安徽省高等学校十二·五规划教材
安徽省高职高专护理专业规划教材

内科护理

（第2版）

（供高职高专护理专业及五年制护理专业使用）

主　编　胡月琴　章正福
副主编　蔡长明　张兰青　李中荣
编　者（以姓氏笔画为序）

李中荣	皖北卫生职业学院	庄道忠	安徽省人口职业学院
张兰青	皖西卫生职业学院	张志萍	皖北卫生职业学院
杨　华	铜陵职业技术学院	郭　杨	安庆医药高等专科学校
胡月琴	皖北卫生职业学院	章正福	滁州城市学院
程　辉	黄山职业技术学院	蔡长明	安徽省人口职业学院

编写秘书　张志萍

东南大学出版社
SOUTHEAST UNIVERSITY PRESS
·南京·

内 容 提 要

本书主要介绍呼吸系统疾病病人的护理、循环系统疾病病人的护理、消化系统疾病病人的护理、泌尿系统疾病病人的护理、血液系统疾病病人的护理、内分泌与代谢疾病病人的护理、风湿性疾病病人的护理、神经系统疾病病人的护理等以及实践指导,书后附有教学大纲。本书内容丰富,实用性和可操作性强。

本书可作为高职高专护理专业和五年制护理专业教材,也可供临床护理人员参考。

图书在版编目(CIP)数据

内科护理/胡月琴,章正福主编.—2版.—南京:
东南大学出版社,2015.5(2018.8重印)
ISBN 978-7-5641-5719-7

Ⅰ.①内… Ⅱ.①胡… ②章… Ⅲ.①内科学—护理学—高等职业教育—教材 Ⅳ.①R473.5

中国版本图书馆CIP数据核字(2015)第097024号

内科护理(第2版)

出版发行	东南大学出版社
出 版 人	江建中
社　　址	南京市四牌楼2号
邮　　编	210096
经　　销	江苏省新华书店
印　　刷	江苏徐州新华印刷厂
开　　本	787 mm×1 092 mm　1/16
印　　张	27.5
字　　数	687千字
版　　次	2015年5月第2版　2018年8月第3次印刷
书　　号	ISBN 978-7-5641-5719-7
定　　价	76.00元

* 本社图书若有印装质量问题,请直接与营销部联系,电话:025—83791830。

随着社会经济的发展和医疗卫生服务改革的不断深入,对护理人才的数量、质量和结构提出了新的更高的要求。为加强五年制高职护理教学改革,提高护理教育的质量,培养具有扎实基础知识和较强实践能力的高素质、技能型护理人才,建设一套适用于五年制高职护理专业教学实际的教材,是承担高职五年制护理专业教学任务的各个院校所关心和亟待解决的问题。

在安徽省教育厅和卫生厅的大力支持下,经过该省有关医学院校的共同努力,由安徽省医学会医学教育学分会组织的安徽省五年制护理专业规划教材编写工作,于2005年正式启动。全省共有十余所高校、医专、高职和中等卫生学校的多名骨干教师参加了教材的编写工作。本套教材着力反映当前护理专业最新进展的教育教学内容,优化护理专业教育的知识结构和体系,注重护理专业基础知识的学习和技能的训练,以保证为各级医疗卫生机构大量输送适应现代社会发展和健康需求的实用性护理专业人才。在编写过程中,每门课程均着力体现思想性、科学性、先进性、启发性、针对性、实用性,力求做到如下几点:一是以综合素质教育为基础,以能力培养为本位,培养学生对护理专业的爱岗敬业精神;二是适应护理专业的现状和发展趋势,在教学内容上体现先进性和前瞻性,充分反映护理领域的新知识、新技术、新方法;三是理论知识要求以"必需、够用"为原则,因而将更多的篇幅用于强化学生的护理专业技能上,围绕如何提高其实践操作能力来编写。

本套教材包括以下30门课程:《卫生法学》《护理礼仪与形体训练》《医用物理》《医用化学》《医用生物学》《人体解剖学》《组织胚胎学》《生理学》《病理学》《生物化学》《病原生物与免疫》《药物

学》《护理心理学》《护理学基础》《营养与膳食》《卫生保健》《健康评估》《内科护理技术》《外科护理技术》《妇产科护理技术》《儿科护理技术》《老年护理技术》《精神科护理技术》《急救护理技术》《社区护理》《康复护理技术》《传染病护理技术》《五官科护理技术》《护理管理学》和《护理科研与医学文献检索》。本套教材主要供五年制高职护理专业使用，其中的部分职业基础课教材也可供其他相关医学专业选择使用。

成功地组织并出版这套教材是安徽省医学教育的一项重要成果，也是安徽省长期从事护理专业教学的广大优秀教师的一次能力的展示。作为安徽省高职高专类医学教育规划教材编写的首次尝试，不足之处难免，希望使用这套教材的广大师生和读者能给予批评指正，也希望这套教材的编委会和编者们根据大家提出的宝贵意见，结合护理学科发展和教学的实际需要，及时组织修订，不断提高教材的质量。

卫生部科技教育司副司长 孟群

2006年2月6日

再版前言

《内科护理》(第2版)是安徽省高职高专规划教材,是在2006年6月由东南大学出版社出版,在安徽省教育厅、卫生厅共同组织编写的安徽省五年制护理专业高职规划教材《内科护理技术》的基础上进行修订而成的。

本教材以《内科护理技术》教学大纲制定的职业培养目标为导向,以职业技能培养为根本,以适应社会需求为目标,突出应用性、实践性的原则,进行教材结构安排。编写内容是与临床各科护理技术主编充分协调后确定,以避免与各课程的教学内容出现不必要的重复、交叉和脱漏,使教材内容优化。全书分九章,依次为第一章绪论、第二章呼吸系统疾病病人的护理、第三章循环系统疾病病人的护理、第四章消化系统疾病病人的护理、第五章泌尿系统疾病病人的护理、第六章血液系统疾病病人的护理、第七章内分泌与代谢疾病病人的护理、第八章风湿性疾病病人的护理、第九章神经系统疾病病人的护理。

本教材以护理程序为基本编写框架,内容突出"三基"(基本理论、基本知识、基本技能)、"五性"(思想性、科学性、先进性、启发性、适用性),充分体现职业教育特点,突出内科护理技术特色,做到理论与实践相结合、方法与内容相结合、整体与个案相结合,培养学生运用护理程序进行整体护理的思维方法以及动手能力、分析问题和解决问题的能力。

本教材参编教师有10人,分别来自7所安徽省高职高专院校。全体编者以高度的责任心积极投入教材的编写工作,相互学习、鼎力合作、共同提高,圆满地完成了编写工作,在此表示感谢!编写过程中得到了皖北卫生职业学院、滁州城市学院、皖西卫生职业学院、安徽省人口职业学院、黄山职业技术学院、安庆医药高等专科学校及铜陵职业技术学院的大力支持,在此表示感谢!安徽省教育厅对该书的出版给予了积极的指导,在此表示衷心的感谢!

由于我们编写水平有限和经验不足,必然会出现不足之处、疏漏或错误,敬请同仁不吝赐教。

胡月琴　章正福

2015年1月

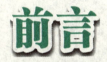

　　《内科护理技术》是由安徽省教育厅、卫生厅共同组织编写的安徽省五年制护理专业高职规划教材,是全面贯彻第三次全国教育工作会议和《中共中央、国务院关于深化教育改革全面推进素质教育的决定》的精神,以发展安徽省高等卫生职业教育、培养面向21世纪高素质劳动者和高级护理技术专门人才为目的所进行的一项教育教学改革。

　　本教材是以内科护理技术教学大纲制定的职业培养目标为导向,以职业技能培养为根本,以适应社会需求为目标,突出应用性、实践性的原则,进行教材结构安排;是通过与临床各科护理技术主编充分协调后确定编写内容,以避免与各课程的教学内容出现不必要的重复、交叉和脱漏,使教材内容优化。全书分九章,依次为绪论、呼吸系统疾病病人的护理、循环系统疾病病人的护理、消化系统疾病病人的护理、泌尿系统疾病病人的护理、血液系统疾病病人的护理、内分泌与代谢疾病病人的护理、风湿性疾病病人的护理、神经系统疾病病人的护理。每章为一模块,以护理程序为基本编写框架。本教材结构衔接紧密、层层深入,前层为后层做铺垫;内容突出"三基"(基本理论、基本知识、基本技能)、"五性"(思想性、科学性、先进性、启发性、适用性)。全书充分体现职业教育特点,突出内科护理技术特色,做到理论与实践相结合、方法与内容相结合、整体与个案相结合,培养学生运用护理程序进行整体护理的思维方法以及动手能力、分析问题和解决问题的能力。教学内容分必学和选学两部分,选学内容用"*"号标记,既适应学生学习能力的差异性,又培养学生自我学习的能力。

本教材参编教师有14人，分别来自8所省属卫生学校和职业技术学院，均有一定的教学和临床工作经验。全体编者以高度的责任心积极投入教材的编写工作，相互学习、鼎力合作、共同提高，圆满地完成了编写工作，在此表示感谢。教材编写过程中得到了阜阳卫生学校、安徽省计划生育学校、黄山卫生学校、六安卫生学校及全体编者所在学校的大力支持，在此表示感谢。全国高等职业技术教育卫生部规划教材《内科护理学》主编夏泉源老师多次亲临指导，并任本书主审，在此表示衷心的感谢。

由于我们编写水平有限和经验不足，加上对教材的框架结构进行了较大的改动，必然会出现不足之处、疏漏或错误，敬请同仁不吝赐教。

胡月琴　王建民

2005年11月

目 录

第一章 绪论

第二章 呼吸系统疾病病人的护理

第一节 呼吸系统疾病概述 ……………………………………………… (5)
 一、呼吸系统解剖生理概要 …………………………………………… (5)
 二、呼吸系统疾病护理技术的特点 …………………………………… (8)
第二节 急性呼吸道感染病人的护理 …………………………………… (15)
 一、急性上呼吸道感染病人的护理 …………………………………… (15)
 二、急性气管-支气管炎病人的护理 ………………………………… (18)
第三节 支气管哮喘病人的护理 ………………………………………… (20)
第四节 慢性阻塞性肺疾病病人的护理 ………………………………… (25)
第五节 慢性肺源性心脏病病人的护理 ………………………………… (32)
第六节 支气管扩张病人的护理 ………………………………………… (36)
第七节 肺炎病人的护理 ………………………………………………… (39)
第八节 肺结核病人的护理 ……………………………………………… (45)
第九节 慢性呼吸衰竭病人的护理 ……………………………………… (53)
第十节 呼吸系统疾病常用诊疗技术及护理 …………………………… (58)
 一、体位引流 …………………………………………………………… (58)
 二、纤维支气管镜检查 ………………………………………………… (59)
 三、动脉血气分析标本采集 …………………………………………… (60)
 四、胸腔穿刺术 ………………………………………………………… (61)
 简答题 …………………………………………………………………… (62)

第三章 循环系统疾病病人的护理

第一节 循环系统疾病概述 ……………………………………………… (64)
 一、循环系统解剖生理概要 …………………………………………… (64)
 二、循环系统疾病护理技术的特点 …………………………………… (67)
第二节 心力衰竭病人的护理 …………………………………………… (73)
 一、慢性心力衰竭病人的护理 ………………………………………… (73)
 二、急性心力衰竭病人的护理 ………………………………………… (80)
第三节 心律失常病人的护理 …………………………………………… (82)
第四节 心脏瓣膜病病人的护理 ………………………………………… (93)
第五节 感染性心内膜炎病人的护理 …………………………………… (99)
第六节 原发性高血压病人的护理 ……………………………………… (102)

— 1 —

目 录

第七节 冠状动脉粥样硬化性心脏病病人的护理 …………………… (108)
    一、心绞痛病人的护理 …………………………………………… (109)
    二、急性心肌梗死病人的护理 …………………………………… (113)
第八节 病毒性心肌炎病人的护理 ………………………………… (119)
第九节 心肌疾病病人的护理 ……………………………………… (121)
第十节 心包疾病病人的护理 ……………………………………… (124)
第十一节 循环系统疾病常用诊疗技术及护理 …………………… (127)
    一、心脏电复律术 ………………………………………………… (127)
    二、人工心脏起搏术 ……………………………………………… (129)
    三、心血管病介入性诊疗术 ……………………………………… (131)
    简答题 ……………………………………………………………… (136)

第四章 消化系统疾病病人的护理

第一节 消化系统疾病概述 ………………………………………… (138)
    一、消化系统解剖生理概要 ……………………………………… (138)
    二、消化系统疾病护理技术的特点 ……………………………… (140)
第二节 慢性胃炎病人的护理 ……………………………………… (145)
第三节 消化性溃疡病人的护理 …………………………………… (148)
第四节 肝硬化病人的护理 ………………………………………… (154)
第五节 肝性脑病病人的护理 ……………………………………… (163)
第六节 急性胰腺炎病人的护理 …………………………………… (168)
第七节 溃疡性结肠炎病人的护理 ………………………………… (173)
第八节 肠结核病人的护理 ………………………………………… (178)
第九节 上消化道出血病人的护理 ………………………………… (181)
第十节 消化系统疾病常用诊疗技术及护理 ……………………… (186)
    一、胃、十二指肠镜检查术 ……………………………………… (186)
    二、结肠镜检查术 ………………………………………………… (188)
    三、双气囊三腔管压迫止血术 …………………………………… (189)
    四、腹腔穿刺术 …………………………………………………… (191)
    简答题 ……………………………………………………………… (193)

第五章 泌尿系统疾病病人的护理

第一节 泌尿系统疾病概述 ………………………………………… (195)
    一、泌尿系统解剖生理概要 ……………………………………… (195)

目 录

　　二、泌尿系统疾病护理技术的特点 …………………………………………………………（198）
第二节　尿路感染病人的护理 ………………………………………………………………………（201）
第三节　慢性肾小球肾炎病人的护理 ………………………………………………………………（205）
第四节　肾病综合征病人的护理 ……………………………………………………………………（209）
第五节　慢性肾衰竭病人的护理 ……………………………………………………………………（213）
第六节　泌尿系统疾病常用诊疗技术及护理 ………………………………………………………（218）
　　一、血液透析 …………………………………………………………………………………………（218）
　　二、腹膜透析 …………………………………………………………………………………………（222）
　　简答题 …………………………………………………………………………………………………（224）

第六章　血液系统疾病病人的护理

第一节　血液系统疾病概述 …………………………………………………………………………（227）
　　一、血液系统解剖生理概要 …………………………………………………………………………（227）
　　二、血液系统疾病护理技术的特点 …………………………………………………………………（228）
第二节　贫血病人的护理 ……………………………………………………………………………（232）
　　一、缺铁性贫血病人的护理 …………………………………………………………………………（232）
　　二、再生障碍性贫血病人的护理 ……………………………………………………………………（238）
第三节　特发性血小板减少性紫癜病人的护理 ……………………………………………………（242）
第四节　过敏性紫癜病人的护理 ……………………………………………………………………（246）
第五节　白血病病人的护理 …………………………………………………………………………（249）
第六节　血友病病人的护理 …………………………………………………………………………（258）
第七节　血液系统疾病常用诊疗技术及护理 ………………………………………………………（261）
　　一、骨髓穿刺术 ………………………………………………………………………………………（261）
　　二、成分输血 …………………………………………………………………………………………（263）
　　三、骨髓移植 …………………………………………………………………………………………（265）
　　简答题 …………………………………………………………………………………………………（268）

第七章　内分泌与代谢疾病病人的护理

第一节　内分泌代谢病概述 …………………………………………………………………………（270）
　　一、内分泌系统解剖生理概要 ………………………………………………………………………（270）
　　二、内分泌系统疾病护理技术的特点 ………………………………………………………………（273）
第二节　单纯性甲状腺肿病人的护理 ………………………………………………………………（276）
第三节　甲状腺功能亢进症病人的护理 ……………………………………………………………（279）
第四节　甲状腺功能减退症病人的护理 ……………………………………………………………（284）
第五节　Cushing综合征病人的护理 ………………………………………………………………（287）

目 录

第六节 糖尿病病人的护理 …………………………………… (290)
第七节 痛风病人的护理 ……………………………………… (301)
 简答题 ………………………………………………………… (304)

第八章 风湿性疾病病人的护理

第一节 系统性红斑狼疮病人的护理 ………………………… (306)
第二节 类风湿关节炎病人的护理 …………………………… (312)
 简答题 ………………………………………………………… (316)

第九章 神经系统疾病病人的护理

第一节 神经系统疾病概述 …………………………………… (318)
 一、神经系统解剖生理概要 ………………………………… (318)
 二、神经系统疾病护理技术的特点 ………………………… (323)
第二节 三叉神经痛病人的护理 ……………………………… (330)
第三节 急性炎症性脱髓鞘性多发性神经病病人的护理 …… (332)
第四节 急性脑血管疾病病人的护理 ………………………… (336)
 一、概述 ……………………………………………………… (336)
 二、短暂性脑缺血发作病人的护理 ………………………… (338)
 三、脑血栓形成病人的护理 ………………………………… (340)
 四、脑栓塞病人的护理 ……………………………………… (345)
 五、脑出血病人的护理 ……………………………………… (346)
 六、蛛网膜下腔出血病人的护理 …………………………… (350)
第五节 癫痫病人的护理 ……………………………………… (354)
第六节 帕金森病病人的护理 ………………………………… (359)
第七节 神经系统疾病常用诊疗技术及护理 ………………… (362)
 一、腰椎穿刺术 ……………………………………………… (362)
 二、高压氧舱 ………………………………………………… (364)
 三、脑血管造影术 …………………………………………… (365)
 简答题 ………………………………………………………… (367)

实践指导

实践一 慢性阻塞性肺疾病、慢性呼吸衰竭病人护理 ……… (370)
实践二 肺炎或肺结核病人护理 ……………………………… (371)
实践三 呼吸系统疾病常用护理技术(一) …………………… (373)
实践四 呼吸系统疾病常用护理技术(二) …………………… (376)
实践五 冠心病、心律失常病人护理 ………………………… (380)

目 录

实践六　心瓣膜病、慢性心力衰竭病人护理……………………………………（381）
实践七、八　循环系统常用护理技术……………………………………………（382）
实践九　消化性溃疡、上消化道出血病人护理…………………………………（384）
实践十　肝硬化、肝性脑病病人护理……………………………………………（386）
实践十一　消化系统疾病常用护理技术…………………………………………（388）
实践十二　尿路感染病人护理……………………………………………………（393）
实践十三　慢性肾炎及慢性肾衰竭病人护理……………………………………（394）
实践十四　泌尿系统疾病常用护理技术…………………………………………（395）
实践十五　贫血病人护理…………………………………………………………（396）
实践十六　急性白血病病人护理…………………………………………………（398）
实践十七　血液系统疾病常用护理技术…………………………………………（399）
实践十八　糖尿病病人护理………………………………………………………（403）
实践十九　甲亢病人护理…………………………………………………………（405）
实践二十　系统性红斑狼疮病人护理……………………………………………（406）
实践二十一　脑血管疾病病人护理………………………………………………（407）
实践二十二　癫痫病人护理………………………………………………………（408）
实践二十三　神经系统疾病常用护理技术………………………………………（409）

附　录

内科护理技术教学大纲……………………………………………………………（412）

主要参考文献………………………………………………………………………（426）

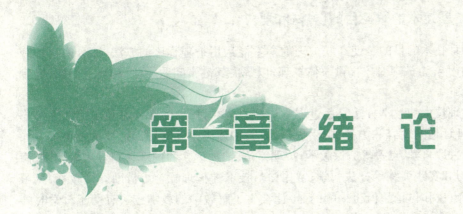

第一章 绪 论

内科护理技术是研究生物-心理-社会因素对内科病人的影响,采用护理程序这一工作方法,将内科护理的理论、知识和技能运用于护理对象,实施整体护理,以减轻病人痛苦、促进康复、增进健康的一门应用性护理专业课程。内科护理技术与其他临床各科护理技术有着密切的联系,在临床护理中占有极其重要的位置,是临床各科护理技术的基础。学好内科护理技术是学好其他临床各科护理技术的关键。

一、内科护理技术的结构、内容和特点

内科护理技术的教学大纲是在参照护士执业考试大纲与部颁教学大纲的基础上制定。教学内容是通过与其他临床各科护理技术进行充分协调后确定,如原发性支气管肺癌、胃癌等病人的护理技术归入外科护理技术,急性肾小球肾炎、巨幼细胞贫血等病人的护理技术归入儿科护理技术,急性呼吸窘迫综合征与多脏器功能衰竭综合征、机械通气病人的护理配合及理化因素所致疾病病人的护理技术归入急重症护理技术,避免了内科护理技术与临床各科护理技术的教学内容出现不必要的重复、交叉与脱漏,做到有学科而不恪守学科,达到教学内容的整体优化。

《内科护理技术》全书共分九章,依次为绪论、呼吸系统疾病病人的护理、循环系统疾病病人的护理、消化系统疾病病人的护理、泌尿系统疾病病人的护理、血液系统疾病病人的护理、内分泌与代谢疾病病人的护理、风湿性疾病病人的护理、神经系统疾病病人的护理。各章内容包括三部分,即疾病概述、疾病护理和常用诊疗技术及护理。疾病概述部分包括解剖生理概要及疾病护理技术的特点两部分;疾病护理部分均以护理程序为基本编写框架,依次为疾病案例、概述、病因及发病机制、护理评估、护理诊断、护理计划与实施;常用诊疗技术及护理部分包括适应证和禁忌证、护理操作流程,另附操作方法。

内科护理技术的内容编写坚持"三基"(基本理论、基本知识、基本技能)、"五性"(思想性、科学性、先进性、启发性、适用性),坚持理论与实践相结合,突出护理技能训练,彰显护理专业职业教育教材的个性特征。如各章以护士执业考试大纲为基准界定编写内容,以链接增加疾病诊治与护理等方面的进展,突出了基本理论、基本知识、基本技能及思想性、科学性与先进性;文、表、图并茂,提高教学内容的趣味性,并将重、难点变得直观易懂,突出了启发性与适用性;各章后附简答题,均以小病例或小问题的形式出现,既突出了理论与实践的结合,又强化了教学重难点,发挥了温故知新的效果;书后附实习指导,将所学的理论知识灵活地应用于具体疾病的护理,加强了对学生动手能力、分析问题和解决问题能力的训练。

— 1 —

二、内科护理技术的学习目的、方法和要求

学习内科护理技术的目的是使高职护理的学生能运用护理程序的方法,综合内科护理的理论、知识和技能,为护理对象提供整体护理,以解决其健康问题,维护和增进健康,为发展护理事业做贡献。

学习内科护理技术的教学方法是通过课堂讲授、自学、讨论、临床见习和实践训练等形式,着重掌握护理评估的内容和方法、常用护理诊断、护理措施和常用诊疗技术及护理。如各章概述内容可采取自学、点拨等方法教学;护理评估、护理诊断和护理计划可采取精讲、病例讨论、临床见习和实践训练等方法教学;常用诊疗技术的护理配合可借助影视教学、见习和实践训练进行点拨和讨论。值得提醒的是,让学生了解教师的教学方法有助于教学时师生互动。

通过内科护理技术一书的学习,要求学生能够达到如下目标:

1. 确立"以人的健康为中心"的护理理念,树立尊重病人、关爱病人、以病人为中心的服务观点;养成自觉按照护理程序进行思维,主动实施护理措施的工作意识。
2. 了解内科常见病的基本医学知识。
3. 具有对护理对象进行护理评估和应用护理程序实施整体护理的能力,对病人病情变化和治疗反应进行观察和初步分析的能力,向个体、家庭、社区提供保健服务和开展健康教育的能力。
4. 具有实施内科常用诊疗技术护理配合的能力。
5. 具有对急危重症病人进行初步应急处理和配合抢救的能力。
6. 能对学习和实践中遇到的问题进行独立思考,通过查阅资料、加强自学,提高获取信息、继续学习、解决问题和创新的能力。
7. 具有刻苦勤奋的学习态度、严谨求实的工作作风、团结协作的工作精神、稳定的心理素质、良好的环境适应能力和较强的创新意识,在学习和实践中培养良好的敬业精神和职业道德。

三、内科护理技术的发展

近年来,现代医学在深度和广度方面有了惊人的发展。在基础医学方面,如遗传学的进展,能进行基因中 DNA 的分析,可得到胎儿地中海贫血的遗传类型和血友病的产前诊断。免疫学的发展,使免疫机制障碍在恶性肿瘤、部分慢性活动性肝炎、肾小球疾病、Graves 病、类风湿关节炎等疾病中的作用得到重视。

在检查和诊断技术方面,心、肺、脑电子监护系统可以进行持续的病情监护,显示各项检测数据并能进行及时报警,有利于及时发现病情变化,提高了危重病人的抢救成功率。内镜技术的改进,扩大了使用范围,减轻了病人痛苦,提高了对呼吸、循环、消化和泌尿系统疾病的早期诊断和确诊率,对止血、取石、切除息肉等治疗都有较大帮助。影像学的进步如高精密度螺旋 CT、数字减影心血管造影、三维立体成像等,提高了内科疾病的诊断水平。在治疗技术方面,血液透析、腹膜透析等血液净化技术的不断改进,使急、慢性肾损害的治疗效果明显改观;器官或细胞移植后有效的免疫治疗,使脏器功能严重衰竭的病人得以生存;埋藏式人工心脏起搏器向微型、长效能源、程序控制和多功能化发展;心脏介入性治疗技术的进展,使一些心脏疾病的治疗疗效大为改善。

基础医学和临床医学的进展促进了内科护理技术的发展。如电子监护技术用于病情监测，促进重症监护学的发展；血液净化治疗为其护理技术改进提供依据；移植技术促进器官移植和细胞移植术前、术中、术后护理方案的完善。展望21世纪内科护理事业，将会出现如下发展趋势：

1. **心理护理成为内科护理的重要组成部分** 内科疾病大都病程较长，某些疾病迁延不愈，或因病情危重病人住进监护病房，加上住院治疗与家人分离，病人易产生焦虑、悲观、恐惧、抑郁等心理反应，影响疾病的治疗和康复，有些内科疾病还被列为心身疾病。因此，内科护士除了应对病人真诚、热情、关爱、宽容，按照医嘱进行精心治疗、护理外，还应注重心理护理工作，针对病人不同的心理反应，做好病人的精神调适，使病人保持良好的精神状态，以利于治疗和康复。

2. **社区护理成为内科护理的重要内容** 由于人民物质生活水平的提高，人类对健康的需求也日益提高；随着老龄社会的到来，老年病、慢性疾病也日益增多；从节约卫生资源和方便服务对象出发，许多健康问题不一定需要住院治疗或长期在大医院治疗。因此，人们对社区和家庭护理的需求逐渐增多。内科护理工作范围将从医院走向社区、家庭；服务对象将从病人扩展到正常人群；护理内容将扩展到出院后的后续治疗、康复护理和正常人群的健康保健。

3. **护理质量控制成为内科护理管理的重要研究课题** 随着临床护理工作独立性、自主性的日益增强，护理新技术的开展，内科临床护士将承担更大的责任和承受更重的压力。确保高水平的护理质量，成为病人、家属和各方面人员共同关心的问题，更是内科护理管理人员的重要职责。要保持高水平的内科护理质量，必须有统一的内科护理质量评估标准，并应有相应的、完整的质量控制体系。因此，研究、制定一套应用范围广、切实可行、统一的内科护理质量标准和评估、控制体系，已成为我国内科护理管理人员在新世纪亟待解决的重要课题。

4. **内科护理科研蓬勃开展** 内科护理已成为与内科学相平行的、独立存在的一门实践性和科学性都很强的护理专业学科。内科学的发展促进了内科护理的发展，而护理科学研究则是内科护理发展的基础和动力，只有充分应用科学研究成果，才能建立和发展内科护理的理论体系，提高内科护理服务的质量和学术水平，开创内科护理的新局面。

5. **护理教育快速发展** 21世纪的护士除了要解决护理对象的身心健康问题外，还要适应医学发展对护理工作提出的各种新要求。如面对先进的监护设备和新的治疗方法，护理工作者渴望获取新知识；面对护理工作的国际化趋势，护理工作者应具备外语沟通能力、国际化的知识和技能、多元化护理理念和电子计算机应用技能。因而，护理专业继续教育的需求日益增加，提供高质量、实用的学习资料和学习机会，成为护理教育专家的重要职责。

四、内科护理技术对护士角色的基本要求

随着医学科学技术的发展，原来的"生物医学模式"已经转变为"生物-心理-社会医学模式"，建立了"以人的健康为中心"的现代护理理念和形成了整体护理观，使内科临床护理工作发生了质和量的变化，内科护理技术也不断地更新和拓展，因此对内科护士的要求也进一步提高。内科护士只有具备良好的职业素质、科学文化素质、专业素质和身体心理素质，才能真正承担起护理者、协作者、教育者、代言者、管理者、研究者等多重角色。

1. **职业道德素质** 应热爱护理工作，具有正确的人生观和价值观及全心全意为人民服

务的思想;具备自爱、自尊、自强、自制的品质,能与其他护理人员和医务人员互敬互助、以诚相待、团结合作、密切配合;有圣洁仁爱的心灵和无私的奉献精神,以真心、爱心、责任心对待病人,尊重、关心、爱护病人,多与病人沟通,加强情感交流,正确处理和协调与病人、病人家属的关系,建立良好的护患关系。

2. 科学文化素质　21世纪的护士必须具备自然科学、社会科学、人文科学等多学科知识;能利用电子计算机等应用技能,掌握现代科学发展的新理论和新技术;具有应用科研成果指导和完善临床护理实践的意识和能力。

3. 专业素质　21世纪的护士必须具备基础医学和临床医学的基本理论知识,熟练的护理操作技能,敏锐的观察能力和综合、分析、判断能力,护理教育和护理科研能力等。只有这样,才能熟练地运用护理程序实施整体护理,解决服务对象的身心健康问题。

4. 身体心理素质　内科护士应具有健美的体魄和良好的职业形象,着装整洁素雅、举止端庄大方、动作轻盈敏捷、话语亲切真诚,给病人留下温和、善良、仁爱的良好形象,而且乐观开朗、情绪稳定、胸怀豁达,勇于开拓进取,有较强的适应能力、应变能力、忍耐力和自控能力。

(胡月琴)

第二章 呼吸系统疾病病人的护理

在我国，呼吸系统疾病是危害人民健康的常见病、多发病。许多疾病致使肺功能逐渐损害，甚至危及生命。据1982—2010年我国城市和农村居民主要死亡原因统计数据显示，呼吸系统疾病始终位居前四。受大气污染加重、吸烟、生活环境恶化、人口老龄化等因素的影响，呼吸系统疾病流行病学和疾病谱也在发生变化，如肺癌发病率居恶性肿瘤之首，支气管哮喘的发病率与死亡率持续增加，慢阻肺发病率居高不下，肺结核发病率又有增高趋势，免疫低下性肺部感染及弥漫性肺间质疾病等发病率也明显增加。虽然近年来对呼吸系统疾病在基础研究、检测技术、治疗与护理方面的成就卓著，但研究和防治工作依然任重而道远。

知 识 链 接

呼吸系统基础与临床研究进展

呼吸器官超微结构、生理、生化、免疫等基础研究取得了显著成就；聚合酶联反应技术、分子遗传学分析技术、放射性核素扫描、纤维支气管镜、高精度螺旋CT、磁共振成像和正电子发射计算机体层扫描等呼吸系统疾病检测技术更加灵敏与准确；临床新一代抗菌和抗真菌药物的问世、分子生物学技术的发展、胸腔镜的应用、通气模式的改进和肺移植的开展，以及呼吸道监护病房组织与管理系统的建立，特别是呼吸支持技术不断发展与完善，对呼吸系统疾病的临床工作产生了重大影响。呼吸系统基础与临床研究的进展使该系统疾病的诊疗与护理水平有了显著的提高。

第一节 呼吸系统疾病概述

一、呼吸系统解剖生理概要

（一）呼吸系统结构

呼吸系统由呼吸道和肺组成。呼吸道以环状软骨为界分为上、下呼吸道，肺由分支在肺内的支气管、肺泡和肺间质组成。

1. 上呼吸道 包括鼻、咽、喉，为气体通道。其中鼻黏膜能对吸入空气进行加温、加湿与过滤，以满足生理需求。因此，呼吸困难病人张口呼吸会感觉不适。

2. 下呼吸道 包括气管、左右主支气管及其在肺内的分支（图2-1）。气管由软骨、平滑肌和纤维组织组成。其中的气管软骨呈"C"型结构，缺口向后，由平滑肌封口。气管切开术常在第3～5气管软骨环处实施。气管在胸骨角平面（第四胸椎体下缘）分出左、右主支气管。其中右主支气管较短、粗、陡直，误吸多发生于该侧。气管和主支气管的管壁从内向外由黏膜、黏膜下层和外膜构成。黏膜由假复层纤毛柱状上皮和分泌黏液的杯状细胞组成，纤毛运动能清除呼吸道分泌物和异物；黏膜下层是由在疏松结缔组织内走行的血管、淋巴管、神经和腺体组成；外膜主要是气管软骨及横行软骨缺口处的平滑肌束等。支气管在肺内进行多级分支，管腔逐渐变小，软骨成分减少，气流速度变慢，而平滑肌成分增多。慢性支气管与肺疾病时呼吸道结构破坏，表现支气管黏膜纤毛倒伏、粘连与脱落，腺体增生，杯状细胞增多与分泌亢进，软骨支架塌陷，支气管平滑肌萎缩、破坏，支气管腔狭窄等。

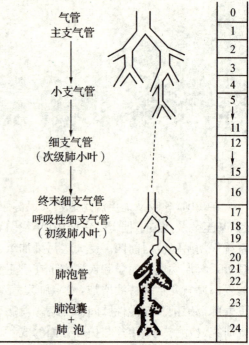

注：气道分级数按Weibel 1963年标准

图2-1 支气管分级示意图

3. 肺及终末呼吸单位 肺位于胸腔，由纵隔分为左肺和右肺，呈圆锥形。左肺狭长，由斜裂将其分成上下两叶。右肺短宽，由斜裂和水平裂将其分为上中下三叶。

终末呼吸单位由每个终末细支气管及其所支配的部分组成，包括呼吸性细支气管及所属的肺泡管和肺泡等，是肺进行气体交换的部分，为肺的功能单位。肺泡数量多，构成广阔的气体交换面积，平常仅有约1/20的肺泡进行气体交换，因而具有很大的潜在功能。肺泡上皮由Ⅰ型细胞、Ⅱ型细胞和巨噬细胞构成，其中Ⅰ型细胞参与呼吸膜的形成，有利于气体弥散；Ⅱ型细胞分泌表面活性物质，降低肺泡表面张力，阻止肺萎陷。当支气管、肺疾病引起肺泡过度充气、膨胀、弹性降低、相互融合，肺泡内渗出物增多甚至实变时，将明显减少呼吸面积，影响气体交换，甚至发生呼吸衰竭。

4. 肺间质 由肺内结缔组织、血管、淋巴管及神经等组成。肺内的血管、淋巴管与全身器官的血液与淋巴液相通，因此，皮肤软组织的感染，深静脉血栓、癌栓可经血液入肺，恶性肿瘤可经淋巴结转移至肺。同样，肺的病变如肺结核可向骨、肾、肠、脑播散，肺癌可向肝、脑、骨转移。

5. 肺血液供应 肺有两组血液供应，即支气管循环和肺循环。支气管循环包括支气管动静脉，起止于体循环，与支气管伴行，是支气管壁、肺泡和胸膜的营养血管。病理情况下，支气管循环可发生动静脉分流，甚至静脉曲张破裂大咯血，可危及生命。肺循环包括肺动脉、肺毛细血管和肺静脉，主要是实施气体交换。肺循环有高容、低阻、低压的特点，在缺氧情况下肺小动脉痉挛可引起肺动脉高压，甚至发生肺源性心脏病。

6. 胸膜及胸膜腔 胸膜分脏层和壁层，脏层胸膜贴附在肺表面，壁层胸膜衬覆在胸壁内面。呼吸时,脏、壁层胸膜相互摩擦,其分泌的少量浆液起润滑作用。另,壁层胸膜分布有感觉神经,受到刺激时会出现胸痛。脏、壁层胸膜间形成一个密闭的胸膜腔,腔内呈负压(正常成人平静吸气末压为 $-10\sim-5$ mmHg,平静呼气末压为 $-5\sim-3$ mmHg),以避免肺萎陷。

(二)呼吸系统功能

1. 气体交换功能　呼吸系统的气体交换功能包括肺通气、肺换气和呼吸调节功能。

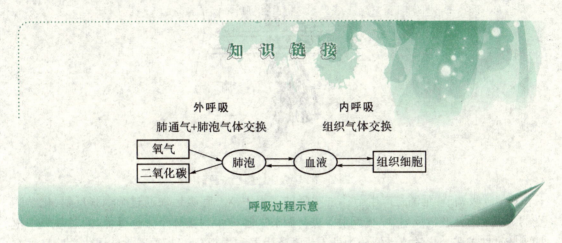

呼吸过程示意

(1)肺通气:肺通气是肺与外环境间进行 O_2 和 CO_2 交换的过程。实现肺通气的器官包括呼吸道、肺泡和胸廓,通气动力来自于呼吸肌运动引起的胸腔容积改变。临床常用指标:①每分钟通气量(MV 或 V_E)=潮气量(V_T)×呼吸频率。正常成人平静呼吸潮气量平均为 $400\sim500$ ml,呼吸频率为 $12\sim18$ 次/分,安静状态下每分钟通气量 $6\sim8$ L。②解剖无效腔指留在口、鼻、气道中的气体,不参与气体交换,正常容积约为 150 ml。③肺泡通气量(V_A)=(潮气量-无效腔气量)×呼吸频率,是参与气体交换的通气量。每分钟通气量和肺泡通气量取决于呼吸频率和潮气量,其关系见表 2-1。

表 2-1　呼吸频率、潮气量与每分钟通气量、肺泡通气量的关系

呼吸频率	潮气量(ml/min)	每分钟通气量(ml/min)	肺泡通气量(ml/min)
平静呼吸	500	500×12=6 000	(500-150)×12=4 200
浅快呼吸	250	250×24=6 000	(250-150)×24=2 400
深慢呼吸	1 000	1 000×6=6 000	(1 000-150)×6=5 100

(2)肺换气:是肺泡与血液之间通过呼吸膜进行的 O_2 和 CO_2 的交换(图 2-2)。影响因素有:呼吸膜的有效弥散、充足的肺泡通气量和肺血流及两者之间的比例。临床常用指标:①正常肺弥散量 188 ml/(min·kPa)。②正常肺泡气-动脉血氧分压差$[P_{(A-a)}O_2]\leqslant$ 15 mmHg,随年龄增长而增加。

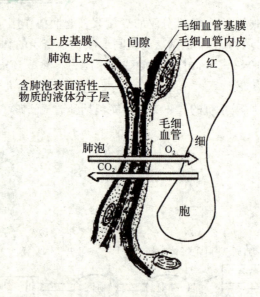

图 2-2 呼吸膜结构示意图

(3) 呼吸调节：延髓是产生节律性呼吸的基本中枢。呼吸运动通过肺牵张反射、化学感受器呼吸反射及咳嗽反射、喷嚏反射等进行调节。肺扩张刺激肺牵张感受器，通过呼吸中枢抑制肺过度扩张。化学感受器分为外周化学感受器和中枢化学感受器。外周化学感受器有颈动脉体和主动脉体，中枢化学感受器在延髓。CO_2、O_2 和 H^+ 通过化学感受器调节呼吸。CO_2 刺激中枢化学感受器，轻度增加时兴奋呼吸，严重增加时抑制呼吸；O_2 通过刺激外周化学感受器兴奋呼吸，但对呼吸中枢却是抑制，且随缺氧程度的加重而抑制作用加强；H^+ 刺激外周化学感受器，浓度升高时兴奋呼吸，浓度降低时抑制呼吸。

呼吸是一个通气、换气与调节相互配合的过程，在这个过程中任何一个环节发生障碍均可破坏机体内环境，导致缺 O_2 和（或）CO_2 潴留，影响物质代谢，甚至危及生命。

2. 防御功能

(1) 物理防御：主要包括鼻黏膜的加温、加湿与过滤、咳嗽、喷嚏、支气管收缩、黏液分泌与纤毛运动等。

(2) 化学防御：主要包括溶菌酶、铁乳蛋白、蛋白酶抑制剂、抗氧化的谷胱甘肽、超氧化物歧化酶等。

(3) 吞噬作用：主要包括肺泡巨噬细胞、多形核粒细胞等。

(4) 免疫杀伤：主要包括 B 细胞分泌的 IgA 与 IgM 等，T 细胞介导的迟发型变态反应等。

当外环境中有害物质进入呼吸道时呼吸系统发挥防御功能，当有害物质刺激过强或呼吸道防御功能下降时，可引起呼吸系统的损伤及疾病。

二、呼吸系统疾病护理技术的特点

【护理评估】

(一) 健康史

1. 人口学资料　呼吸系统疾病病人的发病年龄往往与所患疾病有关。如慢性阻塞性肺疾病、肺心病、肺癌等好发于老年人，支气管扩张多发于年轻人，支气管哮喘则多在儿童时期起病。

2. 既往史　主要是明确病人有无上呼吸道疾病(如感冒、咽痛、鼻窦炎、幼年百日咳等)，发生的频率，与天气变化的关系。

3. 家族史　要询问家族的呼吸系统问题，包括遗传因素(如某些肺癌、α_1-抗胰蛋白酶缺乏等)和过敏因素(如支气管哮喘、囊性肺纤维化等)，还应评估感染疾病史(如肺结核等)。

4. 吸烟史　吸烟与许多呼吸系统疾病的发生与发展有关，因此，对于呼吸系统疾病病人应评估烟草使用情况，包括家中和工作场所的主动吸烟(开始时间、吸烟量、是否戒烟等)及被动吸烟情况。

5. 用药情况　主要是了解针对呼吸系统问题的药物使用情况(如抗组胺药、支气管扩张药、皮质醇类药物、止咳药及抗生素等)，包括用药的原因，药物名称、剂量、给药时间、治疗效果和副作用，给氧的原因、方式，吸氧量和用氧效果。

6. 职业与环境史　对于呼吸系统职业病(如尘肺、毒性肺损伤及高敏感性疾病)的病人，应评估从业时间和进行简单的工作描述。对于过去和现在有喘鸣、呼吸困难、咳嗽、喷嚏等症状的病人，应评估环境中是否存在已知的过敏物质(如食物、药物、粉尘、花粉、树木、动物皮毛和分泌物等)。若经过治疗，应了解治疗的方法及效果。

(二) 身体状况

呼吸系统疾病常见症状有咳嗽、咳痰、咯血、呼吸困难等，不同的呼吸系统疾病常见症状的特点不同。

1. 咳嗽　对于咳嗽病人应评估其性质、节律、时间、病程，是否有效咳嗽及咳嗽对休息、睡眠、饮食等个人生活的影响。急性气管、支气管炎呈急性发作的刺激性咳嗽；慢性阻塞性肺疾病呈慢性咳嗽、秋冬季加重；支气管肺癌呈带金属调的刺激性干咳；支气管扩张症、肺脓肿体位改变时咳嗽、咳痰加重。

2. 咳痰　对于咳痰病人应评估痰的颜色、气味、量、黏稠度，是否易于咳出，在何种情况下容易咳痰等。支气管扩张症、肺脓肿呈大量黄脓痰；肺炎球菌肺炎呈铁锈色痰；克雷白杆菌肺炎呈红棕色胶冻样痰；肺水肿呈粉红色泡沫痰；肺阿米巴病呈咖啡样痰；肺吸虫病呈果酱样痰。痰量的增减可反映感染的加重或缓解，但是若痰量突然减少而体温升高，应考虑支气管阻塞可能。

3. 咯血　对于咯血病人应评估咯血量及是否发生并发症(窒息、肺不张、继发感染、失血性休克)等。咯血量分度见表2-2。肺结核、支气管扩张症、肺癌、肺炎、急性支气管炎等可见痰中带血或咯鲜血。大咯血病人，尤其是出现极度衰竭、无力咳嗽、极度精神紧张，或应用镇静、镇咳药时，表现为咯血突然减少或终止，气促、胸闷、烦躁、大汗淋漓、颜面青紫及意识障碍，提示窒息；咯血后出现呼吸困难、胸闷、气急、发绀，呼吸音减弱或消失，提示肺不张；咯血后出现发热、咳嗽加剧、肺部干湿啰音，提示继发感染；大咯血后出现脉搏增快、血压下降、四肢湿冷、烦躁、少尿等，提示失血性休克。

表 2-2 咯血量分度

程度	咯血量	临床表现
少量咯血	<100 ml/24 小时	痰中带血
中等量	100~500 ml/24 小时	咯鲜血,可有喉痒、胸闷、咳嗽等先兆
大量	>500 ml/24 小时 >300 ml/次	咯血不止,常伴呛咳、速脉、冷汗、气促、苍白、恐惧等,常出现并发症

4. 呼吸困难 对于呼吸困难病人应评估其类型(吸气性、呼气性和混合性)、特点(起病的急缓,发生的时间与环境,呼吸的频率、深度和节律)、与活动的关系等。支气管肺癌等出现吸气性呼吸困难;支气管哮喘、慢性阻塞性肺疾病(chronic obstructive pulmonary diseases, COPD)等可见呼气性呼吸困难;重症肺炎、大量胸腔积液及气胸等可见混合性呼吸困难;肺炎、气胸等起病急,COPD 起病缓、进行性加重;支气管哮喘多发生在气候多变季节。

(三) 实验室及其他检查

1. 血液检查 呼吸系统感染时中性粒细胞增高;过敏性疾病和寄生虫感染时嗜酸粒细胞增高;血清学抗体检查对病毒、支原体感染的诊断有帮助。

2. 痰液检查 可进行痰液涂片、痰培养等检查,以确定病原体;还可进行痰脱落细胞检查,有助于肺癌的诊断。

3. 影像学检查 胸部 X 线透视、摄片、电子计算机体层扫描(CT)、磁共振显像(MRI)、支气管造影、肺血管造影检查等有助于许多呼吸系统疾病的定性和定位诊断。

4. 支气管镜和胸腔镜检查 可通过纤维支气管镜(简称纤支镜)直接窥视,或做黏膜的刷检、钳检,或做支气管肺泡灌洗等检查,以明确病原和病理诊断;还可取出异物及进行高频电刀、激光、微波、药物注射等治疗肿瘤。胸腔镜已广泛应用于胸膜、肺活检等。

5. 肺活体组织检查 经纤支镜做病灶活检,或在超声引导下进行胸腔穿刺肺活检,进行微生物和病理检查,可对肺癌、间质性肺疾病的诊断有帮助,并可随访疗效。

6. 胸腔穿刺液检查 胸腔积液检查可以明确胸腔积液的性质(渗出液或漏出液),有助于明确诊断结核性与癌性胸腔积液等。

7. 呼吸功能检查 通过呼吸功能的测定可了解肺功能损害的性质及程度,对某些肺部疾病的早期诊断有重要价值。慢性阻塞性肺疾病表现为阻塞性通气功能障碍,而胸腔积液、气胸、胸膜增厚等均表现为限制性通气功能障碍。呼吸功能测定结合动脉血气分析,可对呼吸衰竭的性质、程度、预防、治疗及疗效判断作出全面评价。

8. 动脉血气分析 通过对病人进行血气分析的检测,可以判断病人有无缺氧及二氧化碳潴留,有无酸、碱中毒,可以确诊有无呼吸衰竭,判定呼吸衰竭的性质、程度,可以指导氧疗及机械通气各种参数的调节。

(四) 心理社会资料

随着病情的发展,慢性呼吸系统疾病病人的肺功能可明显下降,严重影响病人的健康和劳动能力,给病人和家庭带来巨大的经济负担和精神压力。病人常出现焦虑、悲观甚至绝望情绪,对治疗缺乏信心。大咯血病人可产生紧张、恐惧心理,不敢将血液咯出。呼吸系统传染病病人常担心患病后影响工作和生活,易产生自卑、焦虑心理。肺癌病人易产生悲观、绝望心理,严重影响治疗。部分上呼吸道感染病人对疾病抱无所谓态度,未及时就诊,使感染加重或发生其他严重并发症。因此,积极给予病人针对性的心理疏导和解释,帮助其正确对待疾病,对呼吸系统疾病转归尤显重要。

【护理诊断】

呼吸系统疾病病人常用护理诊断包括：

1. 清理呼吸道无效　与呼吸道分泌物增多、黏稠或有异物吸入呼吸道,支气管痉挛,病人年老体弱或重病衰竭,胸痛,咳嗽反射减弱或消失,排痰方法不正确等因素有关。

（定义:清理呼吸道无效是指个体因不能有效地咳嗽,处于不能及时清理呼吸道的分泌物或异物以维持呼吸道通畅的状态。）

诊断依据：①咳嗽无力或无效咳嗽。②痰液黏稠、量多,肺部可闻及干、湿啰音或异常呼吸音。③自觉气促伴胸骨后发紧感。④呼吸形态异常,有呼吸频率、节律和深度的变化。⑤口唇发绀,烦躁不安。

护理目标：病人能有效地咳嗽,并顺利清除痰液或排除异物。

2. 气体交换受损　与肺部病变使有效肺组织即气体交换面积减少；通气/血流比例失调等因素有关。

（定义:气体交换受损是指个体处于肺泡与肺毛细血管之间的氧和二氧化碳交换减少的状态。）

诊断依据：①呼吸困难,表现为端坐呼吸、三点式呼吸（坐位,两手撑于膝盖,身体稍前倾）或吹气样呼吸。②发绀。③血气分析提示低氧血症、高碳酸血症、血氧饱和度下降。④慢性缺氧、二氧化碳潴留引起多脏器功能障碍的表现,如烦躁不安、意识模糊、恶心、呕吐、蛋白尿、四肢无力等。

护理目标：病人呼吸平稳,发绀减轻或消失,血气分析结果好转或恢复正常,无明显缺氧和二氧化碳潴留引起的各系统症状。

3. 低效性呼吸形态　与肺的顺应性降低、呼吸肌疲劳、气道阻力增加、不能维持自主呼吸及气道分泌物过多等因素有关。

（定义:低效性呼吸形态是指个体处于在呼气、吸气活动过程中肺组织不能有效扩张和排空的状态。）

诊断依据：①呼吸形态异常,表现为呼吸频率、节律和深度的变化。②发绀、喘息、鼻翼扇动、端坐呼吸,辅助呼吸肌参与呼吸运动。③桶状胸,肺活量下降、血气分析异常。

护理目标：导致呼吸形态改变的因素被去除或减轻,病人呼吸形态趋于平稳,血气分析结果好转。

4. 知识缺乏　缺乏吸烟有害健康、有效呼吸和排痰的方法、平喘气雾剂的有效应用、肺结核的防治与隔离、家庭氧疗及护理等有关知识。

（定义:知识缺乏是指个体处于缺乏一些特定的信息,如缺乏有关自理、疾病处理与保健方面的知识和技能的状态。）

诊断依据：①自诉不懂或不理解有关疾病知识及不会有关技能。②不能正确执行医护措施。③因知识缺乏有异常心理表现,如焦虑不安、冷淡、敌视等。

护理目标：病人能掌握必要的有关疾病预防保健方面的知识和技能。

5. 恐惧　与严重呼吸困难、大量咯血等使病人感到生命受到威胁有关。

（定义:恐惧是指个体对明确的伤害性刺激因素产生的惧怕感。）

诊断依据：①有害怕、不安的感觉。②注意力不集中,爱提问,容易疲乏。③有血压升高、脉搏增快、呼吸急促、瞳孔散大、出汗、肌肉紧张度增高、表浅血管收缩等交感神经兴奋表现。

  护理目标:病情好转并稳定,病人恐惧不安的心情得到缓解。

 6. 焦虑 与呼吸系统疾病病情迁延而影响工作、生活、自理能力等有关。

  (定义:焦虑是指个体由于非特异的、不明确的因素引起的一种模糊的不适感。)

  诊断依据:①失眠、肌肉紧张、易疲劳。②交感神经兴奋表现。③忧郁、抱怨、哭泣、控制力差。④注意力不集中、健忘。

  护理目标:病人能正确认识疾病和由其带来的生理反应,逐渐情绪稳定,睡眠良好。

 7. 有误吸的危险 与缺氧、二氧化碳潴留致意识水平下降,咳嗽反射减弱或消失,咽喉部反射抑制有关。

  (定义:有误吸的危险是指个体处于容易将分泌物、固体或液体等吸入气管的危险状态。)

  诊断依据:有下列危险因素存在:①意识障碍。②气管切开、气管插管。③大咯血。④过度疲劳。

  护理目标:病人呼吸道分泌物、呕吐物等被及时清除,无发生误吸的危险。

 8. 有传播感染的危险 与呼吸道传染病病人可能缺乏必要的消毒、隔离方面知识有关。

  (定义:有传播感染的危险指个体有将病原微生物传播给他人的危险。)

  诊断依据:有下列危险因素存在:①病人缺乏必要的消毒、隔离方面知识。②病人痰菌阳性且排菌量多。

  护理目标:病人能获得传染病的消毒和隔离方面知识并能具体实施,无发生疾病的播散的可能。

 9. 功能障碍性脱离呼吸机反应 与呼吸道阻塞,肌肉无力或疲劳,营养失调,依赖呼吸机时间超过一周,脱机过快或以前有数次尝试脱机未成功,对脱机过程的认识不足、缺乏自信或对医护人员不信任,逐步脱机过程中与呼吸不同步有关。

  (定义:功能障碍性脱离呼吸机反应是指病人处于一种对脱离呼吸机过程中低的机械换气水平不能自行调节,从而影响并延长了撤机过程的状态。)

  诊断依据:轻度:①烦躁不安、激动、兴奋。②呼吸频率略有增加。③呼吸不均匀、疲劳和发热感。④过分注意呼吸。中度:①血压升高<20 mmHg。②心率增快<20 次/分。③呼吸增快<5 次/分。④对自身各种活动能力持怀疑态度。⑤不接受呼吸训练。⑥焦虑、出汗、睁大双眼、皮肤苍白、轻度发绀。⑦利用辅助呼吸肌参与呼吸。

  重度:①血压升高>20 mmHg。②心率增快>20 次/分。③呼吸增快>5 次/分。④动脉血气分析异常。⑤激动不安、易怒、大汗。⑥完全利用辅助呼吸肌参与呼吸。⑦呼吸浅快、喘息、腹式呼吸,伴发绀。⑧意识障碍。⑨自主呼吸干扰呼吸机。⑩气道分泌物增多。

  护理目标:病人能正确认识脱机过程,主动配合脱机计划,对脱机有信心。

 10. 医护合作问题

  潜在并发症:肺部感染、窒息、感染性休克、肺性脑病、自发性气胸、呼吸衰竭、水电解质及酸碱平衡失调等。

【护理措施】

1. 促进有效排痰

(1) 指导有效咳嗽:适用于神志清醒,一般情况良好、能配合的无效咳嗽病人,有助于气道远端分泌物的排出。

[方法一]根据病情需要,病人取合适体位→缓慢深呼吸5~6次,以达到必要的吸气容量→深吸气后屏气3~5秒,使气体在肺内得到最大分布→紧闭声门,以进一步增强气道中的压力→加大腹压来增加胸膜腔内压,使呼气时可产生高速气流→突然开放声门,连续用力咳嗽数次,形成由肺内冲出的高速气流,使气管内的分泌物排出体外。

[方法二]病人取坐位,两腿上置一枕头,顶住腹部以促进膈肌上升→咳嗽时身体前倾,头颈屈曲→张口咳嗽将痰液排出。

[方法三]对于因胸痛不敢咳嗽而致排痰不畅者:双手在病人胸痛部位施加一定压力→缓慢深吸气,吸气末屏气数秒→咳嗽,在咳嗽时适当加大双手压力,以减轻咳嗽引起的肺组织牵拉产生疼痛。

(2)湿化呼吸道:适用于痰液黏稠而不易咳出的病人。

方法:湿化吸入法和雾化吸入法,达到湿润气道黏膜、稀释痰液的目的。

采用吸入法应注意:①长期雾化吸入可引起气道湿化过度,降低了氧气吸入浓度,采取提高吸氧浓度或用氧气驱动的射流雾化吸入器(图2-3)能防止病人出现缺氧症状。②干稠的分泌物湿化后可膨胀阻塞支气管,雾化吸入后帮助病人翻身、拍背,有助于及时排痰,防止窒息。③按规定消毒吸入装置和病房环境,严格无菌操作,加强口腔护理,可避免呼吸道交互感染。

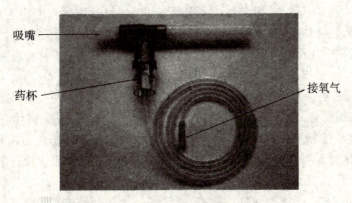

图2-3 射流雾化吸入器

(3)胸部叩击与胸壁震荡:适用于久病体弱、长期卧床、排痰无力病人,在排除未经引流的气胸、肋骨骨折、有病理性骨折史、咯血及低血压、肺水肿等情况下,可进行胸部叩击与胸壁震荡。通过叩击和震荡胸壁,间接地使附着在肺泡周围及支气管壁上的痰液松动并脱落,从而促进排痰,原理如图2-4所示。

胸部叩击:方法:明确病变部位,避开乳房、心脏、骨突及拉链、纽扣部位→单层薄布保护胸廓→侧卧位或坐位→手指并拢,向掌心略微弯曲,手背拱起呈空心掌状(图2-5)→从肺底自下而上、由外向内、有顺序、快节奏地叩击胸壁,每一肺叶叩击1~3分钟,每分钟120~180次,边叩边鼓励病人咳嗽,以利痰液排出。胸部叩击可采用单手叩击也可双手交替进行,叩击时发出一种空而深的拍击音则表示手法正确。

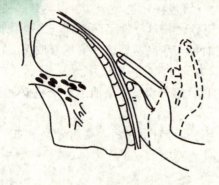 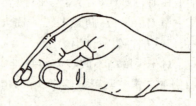

图 2-4 胸部叩击法原理示意图　　图 2-5 胸部叩击手法

胸壁震荡：胸壁震荡一般在胸部叩击后进行。方法：操作者双手重叠，手掌置于欲引流的胸廓部位→吸气时手掌随胸廓扩张慢慢抬起，不施加任何压力→从吸气最高点开始，在整个呼气期手掌紧贴胸壁、肘部伸直，施加一定压力并做轻柔的上下抖动，以震荡病人的胸壁5~7次→每一部位重复6~7个呼吸周期。

胸部叩击与胸壁震荡法操作注意事项：①可每日早晚各一次，安排在餐前30分钟至餐后2小时之间进行，时间以每次5~15分钟为宜；②在操作中用力要适当，以不使病人感到疼痛或不适为度；③为提高其效果，可与体位引流配合进行；④操作过程中应注意病人的反应如呼吸、面色、痰量、生命体征、肺部呼吸音及啰音变化等，协助病人清除痰液后进行口腔护理，并备吸痰器在必要时应用；⑤操作完毕后应记录病人操作前后的呼吸音改变、分泌物引流情况及呼吸形态变化，安排病人卧床休息30分钟，以免其过度疲劳。

(4) 体位引流：适用于痰液量较多，呼吸功能较好，近期无大咯血，无严重心血管疾病，非年老体弱而不能耐受者。体位引流是一种协助排痰措施，方法：根据病灶部位取适当体位，使病变部位在上，引流支气管开口向下，借重力作用，辅以胸部叩击等方法将分泌物排出体外。具体方法、注意事项及护理措施等见本章第十节（呼吸系统常用诊疗技术及护理）。

(5) 机械吸痰：适用于其他排痰方法效果不理想的排痰困难者，有意识障碍、咳嗽反射减弱或消失的病人。方法：经病人的口、鼻腔、气管或气管切开处进行负压吸痰。每次抽吸时间不宜超过15秒钟，两次间隔时间应在3分钟以上，为防止吸痰时出现低氧血症，可在吸痰前、中、后适当提高吸氧的浓度。

2. 氧疗护理　　通过氧疗可纠正缺氧、缓解呼吸困难。

(1) 首先选择给氧方式：包括鼻导管、鼻塞、面罩、气管内和呼吸机给氧。如缺氧严重而无二氧化碳潴留，可用面罩给氧；缺氧伴二氧化碳潴留，可用鼻导管或鼻塞法给氧。

(2) 确定氧浓度和流量：如病人以轻度缺氧为主要表现，动脉血氧分压在50~60 mmHg之间，不伴二氧化碳潴留时，可用一般流量即2~4 L/min供氧，此时吸入氧浓度为29%~37%；若病人系严重低氧血症，动脉血氧分压在50 mmHg以下，不伴二氧化碳潴留现象，可在短时间内，给予间歇高浓度、高流量供氧，给氧流量为4~6 L/min；如果病人不仅有低氧血症，还同时伴有明显的二氧化碳潴留现象，即动脉血二氧化碳分压在50 mmHg以上，应给予持续低流量、低浓度供氧，即供氧流量一般为1~2 L/min，相应的给氧浓度为25%~29%。

(3) 氧疗过程中应观察氧疗效果，警惕氧中毒和二氧化碳麻醉现象：若吸氧后若呼吸频率正常、心率减慢、发绀减轻、尿量增多、皮肤转暖、活动耐力增加，提示缺氧改善，氧疗有效；若意识障碍加深，可能为二氧化碳潴留加重。长时间高浓度吸氧，病人出现恶心、烦躁不安、面色苍白、进行性呼吸困难等,提示氧中毒。当动脉血二氧化碳分压超过 80 mmHg 时,可因二氧化碳浓度过高而产生呼吸中枢抑制和中枢神经系统功能损害,称为二氧化碳麻醉现象,引起呼吸节律改变甚至呼吸停止,病人还可出现面色潮红、头痛、头昏、神情淡漠或兴奋不安、幻觉、谵语、扑翼样震颤、肌肉抽搐、视乳头水肿及不同程度的意识障碍等,重者可昏迷。

(4) 注意事项:保持吸入氧气的温度和湿度,防止吸入干燥的氧气,对呼吸道产生刺激或引起气道黏液栓的形成;供氧用的面罩、导管等需要定时消毒和更换,以防止交叉感染。

3. 窒息的预防和抢救配合

(1) 窒息的预防:对于咳痰病人,尤其是伴有意识障碍、年老体弱、咳嗽无力者,应协助其有效咳嗽,保持呼吸道通畅,警惕窒息的发生。对于咯血病人,应:①观察其咯血量及能否及时将积血咳出;②守护在病人身边,使之有安全感,并指导其放松身心,切勿屏气(屏气非但无助于止血,且易发生喉头痉挛,诱发窒息);③协助病人取患侧卧位,有利于健侧代偿通气;④减少翻动,尽量将积血轻轻咳出;⑤避免应用可抑制咳嗽反射和呼吸中枢的药物,尤其对年老体弱、肺功能不全者要慎用强镇咳剂,以免抑制咳嗽反射和呼吸中枢,使血块不能咯出而发生窒息;⑥备好吸引器、气管插管或气管切开包、氧气等,必要时立即通知医师,积极配合抢救。

(2) 抢救配合:一旦发生窒息,应:①立即置病人头低足高位,轻拍背部,尽快促使血块由气道排出;还可抱起病人下半身使其倒立,另一人托住病人的头向背后仰伸,同时拍击背部。②迅速清除口鼻腔内的凝血块;用鼻导管接吸引器插入气管内抽吸呼吸道积血;必要时进行气管插管或气管镜直视下吸除血块或行气管切开术。③呼吸道通畅后,如自主呼吸未恢复,可行人工呼吸,按医嘱应用呼吸中枢兴奋剂,同时适当提高供氧流量。

重点提示:
1. 呼吸的调节作用。
2. 呼吸系统疾病护理评估的特点;主要的护理诊断;排痰、给氧及窒息的预防和抢救配合的方法。

第二节 急性呼吸道感染病人的护理

一、急性上呼吸道感染病人的护理

【概述】

急性上呼吸道感染简称上感,是鼻、咽、喉部急性炎症的总称。发病无年龄、性别、职业和地区差别具有传染性,多在冬春季散发或在气候突变时小流行。上感主要通过打喷嚏,由飞沫进行空气传播,或经污染的手和用具接触传播。通常病情较轻、病程较短、可自愈、预后良好,但可反复发作,有时会出现严重的并发症。

【病因及发病机制】

病因:上感多由病毒感染引起,常见为鼻病毒、冠状病毒、腺病毒、流感病毒、副流感病毒、呼吸道合胞病毒、埃可病毒、柯萨奇病毒等。细菌感染可直接或继发于病毒感染之后,以溶血性链球菌最常见,其次为流感嗜血杆菌、肺炎链球菌、葡萄球菌等。受凉、雨淋、气候突变、过度劳累、年老体弱及慢性呼吸道及全身性疾病为常见诱因。

发病机制:机体抵抗力及呼吸道防御功能下降致使上呼吸道原存病原或入侵病原繁殖

引起发病。病毒感染后产生的免疫力较弱而短暂,且无交叉免疫,故一个人在1年内可多次发病。年老体弱、儿童、有呼吸道及全身慢性疾病者更易患病。

知识链接

上感病理变化

病毒感染致鼻腔及咽黏膜充血、水肿,上皮细胞破坏,单核细胞浸润,有浆液性和黏液性分泌物渗出,继发细菌感染后还有中性粒细胞浸润和脓性分泌物。

【护理评估】

1. 健康史　询问病人的年龄,过去的健康状况,有无慢性呼吸道疾病及全身性疾病病史;近期有无与上呼吸道感染病人接触史;有无受凉、雨淋、气候突变、过度劳累等诱因。

2. 身体状况

(1) 普通感冒:又称急性鼻炎或上呼吸道卡他,俗称"伤风"。由病毒感染引起,以鼻咽部炎症为主要表现。起病较急,开始为咽痒、咽干;继后以鼻部症状为主,如鼻塞、喷嚏、流清涕,可伴咽痛;2~3天后鼻涕变稠,有时出现听力和味觉减退、流泪、声嘶和咳少量黏痰。全身症状无或轻,一般无发热或仅有低热、轻度不适、头痛等。鼻黏膜充血、水肿,有分泌物,咽部轻度水肿。自然病程5~7天,出现并发症者可迁延。

(2) 急性病毒性咽炎和喉炎:咽炎表现咽痒和灼热感,咽痛不明显,但继发链球菌感染时有咽痛,咳嗽较少见。喉炎表现为声音嘶哑、说话困难和咳嗽时咽痛,可伴发热。咽部充血、水肿、颌下淋巴结肿痛。

(3) 急性疱疹性咽峡炎:由病毒感染引起,好发于夏季,多见儿童,病程约1周。病人表现为明显咽痛、发热。检查可见咽部充血、咽及扁桃体表面有灰白色疱疹及浅表溃疡,周围有红晕。

(4) 急性咽结膜炎:由病毒感染引起,好发夏季,多见儿童,主要通过游泳传播,病程4~6天。表现为咽痛、畏光、流泪及发热等。咽和结膜明显充血。

(5) 急性咽扁桃体炎:多为溶血性链球菌感染。起病急,咽痛明显,伴畏寒、发热,体温39℃以上。咽部明显充血,扁桃体充血肿大,表面附着脓性分泌物,可见颌下淋巴结肿大、压痛。

(6) 并发症:若治疗不当可发生急性鼻窦炎、中耳炎和气管-支气管炎。恢复期有少数病人出现胸闷、心悸、乏力,可能继发病毒性心肌炎;出现眼睑水肿、高血压、蛋白尿,可能继发肾小球肾炎;出现发热、关节痛,可能继发风湿热。

3. 辅助检查

(1) 血液检查:区分病毒与细菌感染主要依靠白细胞计数(表2-3)。

表 2-3 病毒与细菌感染的血液检查结果

	白细胞计数	淋巴细胞	中性粒细胞
病毒感染	正常或偏低	增多	减少
细菌感染	增多	减少	增多

（2）病原学检查：一般无需明确病原。必要时可进行病毒分离、病毒抗原血清学检查等，可确定病毒类型。细菌培养可确定细菌类型并做药物敏感试验。

知 识 链 接

流行性感冒

流行性感冒简称流感，与伤感不同。该病由流感病毒引起，可以散发、小规模流行或大规模暴发。起病急、全身症状明显，而呼吸道症状较轻，主要通过接触及飞沫传播。发病有季节性，北方在冬季、南方在冬夏季节，由于病毒变异率高，而使人群普遍易感。全世界已经有多次暴发流行的记录，严重危害人类健康。

4. 心理社会状况　通常情况下感冒症状经休息和治疗能很快痊愈，不影响生活与工作。但对于有些年轻的上感病人，往往认为自己身体好而抱无所谓态度，不及时治疗，不注意休息，而使病情加重；病情加重可导致并发症的发生，病人因此而焦虑不安。同时应了解当地上呼吸道感染的流行情况，家庭中有无类似的病人，病人对治疗护理的要求。

5. 治疗要点　多采用对症治疗。

（1）对症治疗：对有急性咳嗽、咽干和鼻后滴漏者给予伪麻黄碱治疗，以减轻鼻部充血。对头痛、发热全身酸痛者可使用解热镇痛剂。

（2）病原治疗：普通感冒无需使用抗菌治疗。但对有白细胞升高、咽部脓苔、咳黄痰和流鼻涕等细菌感染表现者，可给予口服青霉素、第一代头孢菌素、大环内酯类或喹诺酮类抗生素。对免疫功能低下者可早期进行抗病毒治疗，使用广谱抗病毒药，如利巴韦林和奥司他韦等，以缩短病程。而对于无发热及发病超过 2 天者无需应用。

（3）中药治疗：可应用具有清热解毒和抗病毒作用的中药，以改善症状、缩短病程。

【护理诊断】

1. 舒适的改变：鼻塞、流涕、咽痛、头痛　与病毒和（或）细菌感染有关。
2. 体温过高　与病毒和（或）细菌感染有关。
3. 潜在并发症：鼻窦炎、中耳炎、气管-支气管炎、心肌炎、肾炎、风湿热等。

【护理计划与实施】

1. 一般护理　注意呼吸道隔离，防治交叉感染，包括对病人住所进行空气消毒等。为病人提供空气流通、温度适宜的环境，保证病人休息。给病人高热量、丰富维生素、易消化、清淡、无刺激的饮食，并鼓励其多饮水、戒烟酒。加强口腔护理，早晚及进食后应清洁口腔。

2. 病情观察　注意病情的流行情况，观察上呼吸道症状的改善情况、体温升高的程度与降温效果、出汗情况等。对病程迁延或病情较重者应警惕发生并发症。

3. 对症护理 对寒战病人要实施保暖,对高热病人要进行降温,对咽痛和声嘶病人要用淡盐水漱口或消炎喉片含服,必要时进行雾化吸入。

4. 用药护理 遵医嘱用药,观察药物副作用。含解热镇痛剂的抗感冒药、头孢菌素、大环内酯类或喹诺酮类抗生素应餐后服用,以减轻胃肠道刺激作用。

5. 健康指导

(1) 加强疾病知识指导:向病人介绍急性上呼吸道感染的疾病性质、好发季节、传播方式、发病率、诱因、临床常见表现与并发症、治疗及预后,帮助病人建立自我护理的意识。

(2) 适时进行心理疏导:虽然上感预后良好,但不及时治疗,特别是年老体弱及患有慢性疾病者,有时会引起严重并发症。应加强自我防护,及时就医,保持良好心态,才能促进身体健康。

(3) 开展自我护理指导:平时应加强体育活动和耐寒锻炼,注意劳逸结合,改善营养状况,必要时注射流感疫苗,以增强机体的抗病能力。在感冒高发季节应注意呼吸道隔离,少去公共场所或外出时戴口罩,一旦感冒应避免对着他人咳嗽和喷嚏,以防止交叉感染。感冒时应特别注意保持室内空气流通,多休息、多饮水、不吸烟饮酒,以促进身体康复。同时应及时就医,在医生指导下用药。对有青霉素过敏史及肾脏损害者,不用第一代头孢菌素治疗。凡药物治疗未缓解,并出现耳痛、头痛加重、鼻窦压痛、胸闷、心悸、眼睑水肿、关节痛等,提示发生了并发症。

知 识 链 接

中医对感冒的研究历史

《内经》指出感冒主要是外感风邪。《素问·骨空论》说"风从外入,令人振寒,汗出,头痛,身重,恶寒"。汉《伤寒论》提出寒邪感冒治疗示范。隋《诸病源候论·风热候》认识了风热病邪感冒的临床证候。《诸病源候论》所指的"时气病"已包含有"时行感冒"。但感冒病名首见于北宋《仁斋直指方·诸风》篇,兹后历代医家沿用此名,并将感冒与伤风互称。元《丹溪心法·伤风》指出本病位在肺,治疗"宜辛温或辛凉之剂散之"。明《万病回春·伤寒附伤风》说"四时感冒风寒者宜解表也"。清代不少医家认识到本病与感受时行病毒有关。《证治汇补·伤风》等提出虚人感冒扶正祛邪的治疗原则。

二、急性气管-支气管炎病人的护理

【概述】

急性气管-支气管炎是由生物、物理、化学刺激或过敏等因素引起的急性气管-支气管黏膜炎症。多在寒冷季节或气候突变时散发,年老体弱者易感,主要临床症状为咳嗽和咳痰,也可继发于急性上呼吸道感染。

【病因及发病机制】

感染是最常见的病因,病原微生物与上呼吸道感染类似,包括病毒与细菌感染。近年来,支原体和衣原体感染明显增加。

吸入过冷的空气、粉尘、刺激性气体或烟雾（二氧化硫、二氧化氮、氮气、氯气等），或对花粉、有机粉尘、真菌孢子、动物皮毛和排泄物、细菌蛋白过敏，或某些寄生虫的幼虫在肺内移行，均可引起本病。

知 识 链 接

急性气管-支气管炎病理变化

气管、支气管黏膜充血、水肿，纤毛上皮细胞损伤脱落，黏液腺肥大，分泌物增多，淋巴细胞和中性粒细胞浸润，或伴有支气管痉挛。

【护理评估】

1. 健康史　询问病前有无上呼吸道感染史，是否接触理化因子和过敏物质，有无受凉、雨淋、气候突变、过度劳累等诱因。

2. 身体状况　起病较急，全身症状一般较轻，可有低或中度发热，多于3～5日内降至正常。以不同程度的咳嗽、咳痰为主或伴气促及咳嗽后加剧的胸痛。胸部听诊呼吸音正常，两肺有散在干、湿啰音，咳嗽后可减少或消失。

3. 辅助检查　血象检查可正常，当有细菌感染时白细胞计数和中性粒细胞可增高。痰培养可发现致病菌。胸部X线检查大多为肺纹理增多。

4. 心理社会状况　对剧烈咳嗽引起胸痛的病人，往往影响到工作、睡眠及营养状况，易产生焦急情绪。

5. 治疗情况　以对症治疗和抗菌治疗为主。

（1）对症治疗：干咳者可用右美沙芬、喷托维林（咳必清）镇咳。痰液黏稠不易咳出者可用盐酸氨溴索、嗅已新（必漱平）等祛痰，也可用兼有止咳、化痰作用的中成药。喘息者可用茶碱类等舒张支气管。

（2）抗菌药物治疗：有细菌感染时应及时使用抗菌药物。可首选新大环内酯类、青霉素类，也可以选用头孢菌素类和氟喹诺酮类药物，采用口服、肌内注射或静脉滴注给药。

【护理诊断】

1. 清理呼吸道无效　与呼吸道感染、痰液黏稠有关。
2. 气体交换受损　与支气管痉挛有关。
3. 疼痛：胸痛　与气管炎症致剧烈咳嗽有关。

【护理计划与实施】

主要加强对咳嗽、咳痰的护理，参见本章第一节。其他护理基本同急性上呼吸道感染。

重点提示：

1. 上感最主要的病因、传染方式、传播途径与并发症，区分病毒与细菌感染，及健康指导。

2. 急性气管-支气管炎的主要症状。

（胡月琴）

第三节 支气管哮喘病人的护理

> **案例**
>
> 15岁男孩小张在和同学一起春游时突然出现呼吸困难,张口喘息、大汗淋漓,约1小时后入院急诊。体检:体温36.5℃,脉搏130次/分,呼吸32次/分,血压110/70 mmHg。神志清楚,表情紧张,端坐位,口唇发绀,说话不连贯,双肺叩诊呈过清音,呼气时间明显延长,双肺闻及广泛哮鸣音,并可触及奇脉。家人述其自幼年起类似情况每年春季均有发生,且其母有支气管哮喘病史。
>
> 请分析:小张可能是什么病?导致其病情发作的诱因是什么?目前小张存在哪些护理问题?本病发作时的主要治疗和护理原则是什么?如何对小张及其家人进行健康指导?

【概述】

支气管哮喘,简称哮喘,是由多种炎性细胞(如嗜酸性粒细胞、肥大细胞、T淋巴细胞、中性粒细胞、气道上皮细胞等)和细胞组分参与的气道慢性炎症性疾病。慢性炎症导致气道反应性增高,引起广泛多变的可逆性气流受限。典型表现为反复发作性的呼气性呼吸困难伴喘息、气急、胸闷或咳嗽等症状,常在夜间和(或)清晨发作、加剧,多数患者可自行缓解或经治疗后缓解。如诊治不及时,随病程的延长可产生气道不可逆性缩窄和气道重塑。

支气管哮喘是常见的慢性呼吸道疾病,其患病率和病死率在全球范围内均呈上升趋势,发达国家高于发展中国家,城市高于农村。本病可累及各年龄组人群,但约半数病人于12岁前起病,约40%的患者有家族史。

【病因及发病机制】

1. 病因 哮喘的病因尚未完全清楚,目前认为其发病与多基因遗传有关,受遗传和环境因素的双重影响。

(1) 遗传因素:目前认为哮喘属于多基因遗传病,本病的亲属患病率高于群体患病率,且亲缘关系越近,患病率越高。研究表明存在有与气道高反应性、IgE调节和特应性反应相关的基因,这些基因在哮喘的发病中起着重要的作用。

(2) 环境因素:主要指某些环境激发因素。①吸入性致敏原:如尘螨、花粉、真菌、动物毛屑、寄生虫等;②呼吸道感染:细菌、病毒、原虫、寄生虫等感染,尤其是病毒感染。③环境污染:如二氧化硫、氨气等刺激性化学气体;④食物:某些异性蛋白食物如鱼、虾、蟹、蛋类、牛奶等;⑤药物:常见的有阿司匹林和普萘洛尔等;⑥其他因素:如气候变化、精神因素、剧烈运动、妊娠等,也可能成为哮喘发作的激发因素。

2. 发病机制 哮喘的发病机制非常复杂,是多种因素综合作用的结果。①变态反应:哮喘多由接触变应原触发或引起。②气道炎症:这是近年来公认的最重要的哮喘发病机制。目前认为,哮喘的本质是一种慢性变态反应性气道炎症。③气道高反应性:指气道对各种刺激因子出现过强或过早的收缩反应,是哮喘发生和发展的重要因素之一。气道高反应常有家族倾向,但气道慢性炎症也是导致气道反应性增高的重要原因。④神经因素:也是哮喘发病的重要环节,β_2肾上腺素能受体功能低下,迷走神经张力亢进及α肾上腺素能神经的反应性增加等,均可引起支气管平滑肌收缩而致支气管口径缩小。

【护理评估】

1. 健康史 评估病人有无过敏史及哮喘家族史;有无接触吸入性变应原;是否进食鱼、虾、蟹、蛋类、牛奶等食物,或服用普萘洛尔、阿司匹林等药物;有无气候变化、剧烈运动、妊娠等其他环境激发因素存在。询问既往哮喘发作史,发作时的表现及治疗情况;评估病人是否掌握药物吸入技术等。

2. 身体状况

(1) 症状:典型症状为伴有哮鸣音的发作性呼气性呼吸困难或发作性胸闷和咳嗽。部分患者发作前可有干咳、喷嚏、流泪、流鼻涕、胸闷等先兆症状,夜间及凌晨发作或加重是哮喘的特征之一。严重时患者呈强迫坐位或端坐呼吸,干咳或咳大量白色泡沫痰,并可出现发绀等。哮喘症状可在数分钟内出现,经数小时至数天,自行缓解或用支气管舒张药缓解。有时咳嗽可成为某些病人哮喘发作的唯一症状,称为咳嗽变异型哮喘;还有些青少年患者可表现为运动时胸闷、咳嗽和呼吸困难,称为运动性哮喘。

(2) 体征:哮喘发作时患者胸部呈过度充气状态,两肺闻及广泛哮鸣音,且呼气音延长,轻度哮喘或哮喘发作非常严重时,哮鸣音可不出现(称寂静胸)。严重哮喘患者还可出现心率增快、奇脉、胸腹部反常运动和发绀等。非急性发作期可无阳性体征。

(3) 临床分期:①急性发作期:是指呼吸困难、气促、咳嗽、胸闷等症状突然发生或加重,以呼气流量降低为特征,常由接触变应原等刺激物或治疗不当所致。病情加重常在数小时或数天内出现,偶见严重病例在数分钟内即危及生命,称哮喘猝死,可能与严重气流受限或其他心、肺并发症有关。②非急性发作期(又称慢性持续期):许多哮喘患者虽然没有急性发作,但在相当长的时间内仍可不同频度和(或)不同程度地出现哮喘症状,并有肺通气功能下降。期间若哮喘症状消失,肺功能恢复,并维持四周以上,亦可称为临床缓解期。

(4) 严重程度分级:哮喘急性发作时病情严重程度不一,可分为轻度、中度、重度和危重四级(表2-4)。若哮喘发作持续24小时以上,不能被一般的支气管舒张剂缓解,则称为哮喘持续状态,多见于重度及危重哮喘患者。

表2-4 哮喘急性发作时病情严重程度分级

病情严重程度	临床表现	血气分析	血氧饱和度	支气管舒张剂
轻度	步行、上楼时出现气短,可平卧,说话连续成句;呼吸频率轻度增加,呼吸末期散在哮鸣音,脉率低于100次/分;可有焦虑,尚安静	PaO_2 正常 $PaCO_2 < 45$ mmHg	>95%	有效
中度	日常生活受限,稍事活动便有喘息,喜坐位,讲话常有中断;呼吸频率增加,哮鸣音响亮、弥漫,脉率100~120次/分;可有焦虑和烦躁	PaO_2 60~80 mmHg $PaCO_2 \leq 45$ mmHg	91%~95%	部分缓解
重度	休息时亦有明显喘息现象,只能单字讲话,端坐呼吸,大汗淋漓;呼吸频率高于30次/分,哮鸣音响亮而弥漫,脉率高于120次/分,可有奇脉;常有焦虑和烦躁	$PaO_2 < 60$ mmHg $PaCO_2 > 45$ mmHg	≤90%	无效

续表 2-4

病情严重程度	临床表现	血气分析	血氧饱和度	支气管舒张剂
危重	严重喘息,不能讲话,出现嗜睡或意识模糊;可见胸腹部反常运动,哮鸣音明显减弱或消失。脉率常变慢或不规则	$PaO_2<60$ mmHg $PaCO_2>45$ mmHg	<90%	无效

(5) 并发症:哮喘急性发作时可产生自发性气胸、纵隔气肿、肺不张及水、电解质和酸碱平衡紊乱等并发症。长期反复发作则可能并发慢性支气管炎、阻塞性肺气肿和肺源性心脏病等。

3. 辅助检查

(1) 血液检查:血嗜酸性粒细胞常升高,外源性哮喘患者血清特异性 IgE 可较正常人明显增高。

(2) 胸部 X 线检查:哮喘发作时可见两肺透亮度增加,呈过度充气状态,缓解期多无明显异常。合并感染或出现其他并发症时,可见相应的 X 线表现。

(3) 呼吸功能检查:①通气功能检测:在哮喘发作时呈阻塞性通气功能改变,呼气流速指标如第 1 秒用力呼气容积(FEV_1)、第 1 秒用力呼气容积占用力肺活量比值(FEV_1/FVC,%)以及最高呼气流量(PEF)等均显著下降,残气量增加、肺总量增加、残气量占肺总量的百分比增高等。缓解期上述通气功能指标可逐渐恢复。②支气管激发试验:用以测定气道反应性。一般适用于通气功能在正常预计值 70% 以上的患者,常用吸入激发剂为乙酰甲胆碱、组胺等。吸入激发剂后患者可表现为通气功能下降、气道阻力增加,如 FEV_1 下降≥20%,即为阳性。③支气管舒张试验:用以测定气道受限的可逆性,常用吸入型的支气管舒张剂如沙丁胺醇、特布他林及异丙托溴铵等。如 FEV_1 较用药前增加≥12%,且其绝对值增加≥200 ml,则判断为舒张试验阳性。④呼气峰流速(PEF)及其变异率测定:PEF 可反映气道通气功能的变化,哮喘发作时 PEF 下降。若 24 小时内 PEF 或昼夜 PEF 波动率≥20%,也符合气道可逆性改变的特点。

(4) 血气分析:严重发作时可有 PaO_2 降低,由于过度通气可使 $PaCO_2$ 下降,pH 上升,表现为呼吸性碱中毒。如气道阻塞严重,可出现 CO_2 潴留,$PaCO_2$ 上升,表现为呼吸性酸中毒,缺氧明显者也可合并代谢性酸中毒。

(5) 其他:痰液检查可见嗜酸性粒细胞增多。特异性变应原检测有助于了解个体哮喘发生和加重的危险因素,也可帮助确定特异性免疫治疗方案。

4. 心理社会状况 哮喘发作时,突发的呼吸困难症状可使病人产生焦虑情绪;重度发作则会引起濒死感、恐惧感;病情反复发作者,可能会对治疗失去信心;另外,患者也可能会对平喘药物产生依赖心理。

5. 治疗情况 本病目前尚不能根治,治疗以抑制炎症和控制临床症状为主,哮喘急性发作得到控制后,其慢性病理基础仍然存在,坚持长期规范化治疗可有效减少复发。

(1) 脱离变应原:对于由明确变应原或是其他非特异性刺激因素引起的哮喘患者,应立即脱离变应原或是去除相关刺激因素,这是防治哮喘最有效的方法。

(2) 支气管舒张药:此类药物通过迅速解除支气管平滑肌痉挛,从而缓解哮喘症状。①β_2 受体激动剂:是控制哮喘急性发作的首选药物,且有一定的抗气道炎症作用。常用的短效制剂有沙丁胺醇、特布他林和非诺特罗等,长效制剂有福莫特罗、沙美特罗及丙卡特罗。用药方法有吸入、口服和静脉注射,首选吸入法,包括定量气雾剂(MDI)吸入、干粉吸入、持续雾化吸入等,注射给药多用于严重哮喘患者。②抗胆碱药:降低迷走神经兴奋性,从而舒张支气管和减少痰液分泌,常用异丙托溴胺定量气雾剂吸入。与 β_2 受体激动剂联合应用有协同作用,尤其适用于夜间哮喘及多痰的患者。③茶碱类:具有舒张支气管平滑肌、兴奋呼吸中枢和强心、利尿等作用。可口服或静脉给药,口服常用氨茶碱和控(缓)释型茶碱,一般用于轻、中度哮喘发作和维持治疗;静脉给药主要用于重度和危重哮喘患者。茶碱类药物与糖皮质激素合用具有协同作用。

(3) 抗炎药物:抑制气道变应性炎症,降低气道高反应性,从而控制或预防哮喘发作。①糖皮质激素:是当前控制哮喘发作最有效的药物,给药方法包括吸入、口服和静脉用药。吸入治疗是目前推荐长期抗感染治疗哮喘的最常用方法,常用倍氯米松、布地奈德、氟替卡松、莫米松等;口服给药用于吸入糖皮质激素无效或需要短期加强的患者,常用药物有泼尼松、泼尼松龙;在重度或危重哮喘发作时,提倡及早静脉给药。②白三烯(LT)调节剂:通过调节 LT 的生物学活性而发挥抗炎作用,同时也可舒张支气管平滑肌,常用药物有扎鲁司特、孟鲁司特等,可用于哮喘的联合治疗。③色甘酸钠:可稳定肥大细胞膜,能有效预防运动及变应原诱发的哮喘。

(4) 其他:抗组胺药如酮替酚、阿司咪唑、曲尼斯特、氯雷他定等,对轻症哮喘和季节性哮喘的防治有一定效果,也可与 β_2 受体激动剂联合用药;特异性免疫疗法(脱敏疗法),适用于变应原明确的哮喘患者;合并呼吸道感染的病人,应选用适当抗菌药物以控制感染。

【护理诊断】

1. 低效性呼吸形态 与支气管痉挛、气道炎症有关。
2. 清理呼吸道无效 与呼吸困难致机体水分丢失、痰液黏稠、体力消耗等有关。
3. 焦虑 与病情长期迁延、反复发作有关。
4. 知识缺乏 缺乏有关哮喘防治及正确使用吸入器给药等自我护理知识。
5. 潜在并发症:呼吸衰竭、自发性气胸、纵隔气肿、肺不张等。

【护理计划与实施】

护理目标:①喘息及呼吸困难症状缓解,能进行有效的呼吸;②能有效咳嗽排痰,呼吸道保持通畅;③情绪稳定,能以良好心态积极配合治疗和护理;④能正确使用吸入器用药,并能应用相关知识进行病情的自我控制和护理;⑤无相关并发症发生。

护理措施:

1. 一般护理

(1) 休息与体位:①环境安静、清洁、舒适,保持空气流通、温湿度适宜,病室不摆放花草,不使用地毯及羽绒制品,不养宠物等。②发作时根据病情安置病人以舒适体位,一般取半卧位或坐位。对于端坐呼吸者可设置跨床小桌,方便病人伏案休息,以减少体力消耗。

(2) 饮食护理:①给予热量充足、富含维生素 A、维生素 C 及钙质,营养丰富、易消化的饮食;②避免进食鱼、虾、蛋、奶等可能诱发哮喘的食物;③对呼吸明显增快、大量出汗、痰液黏稠者鼓励多饮水以稀释痰液,防止痰栓阻塞气道,若无心、肾功能不全,每日入液量宜在 2 500 ml 以上。

2. 病情观察 定时巡视病房,尤其应加强在夜间和凌晨的病情监测,以及时发现哮喘发作的前驱症状;评估病人呼吸困难程度、生命体征变化、能否顺利排痰及有无脱水表现等;严密观察病人有无呼吸衰竭、自发性气胸、纵隔气肿等并发症发生。

3. 对症护理

(1) 保持呼吸道通畅：指导病人有效咳嗽、适当多饮水，按医嘱给予祛痰药物或湿化气道等以利痰液稀释，并定时为病人翻身、拍背，促使痰液排出。

(2) 吸氧护理：重症哮喘患者常伴有不同程度的低氧血症，应遵医嘱给予吸氧。吸氧流量为每分钟1～3L，浓度一般不超过40%。吸入的氧气要温暖湿润，以避免气道干燥和寒冷气流刺激而导致气道痉挛。

4. 用药护理　遵医嘱应用支气管舒张剂和糖皮质激素等治疗，注意观察药物疗效及副作用，指导病人掌握正确的给药方法。①β_2受体激动剂：常用吸入给药，主要用于控制哮喘症状，不宜长期、单一、大量使用，以防产生耐药性。β_2受体激动剂没有抗炎作用，宜与吸入激素等抗炎药物配伍使用。用药时注意观察有无头痛、心悸、骨骼肌震颤等不良反应，心功能不全、高血压、甲状腺功能亢进患者慎用。②糖皮质激素：采取吸入法给药全身不良反应少，少数患者可引起口咽部真菌感染、声音嘶哑或呼吸道不适等，吸药后立即用清水漱口可减轻局部反应。口服用药宜在饭后进行，以减轻对胃肠道的刺激。长期全身用药可引起医源性肾上腺皮质功能亢进，并可出现高血压、高血糖、溃疡出血、骨质疏松等不良反应，用药过程中需注意监测。应用激素类药物应严格按医嘱进行，病人不得自行减量或停药。③茶碱类：饭后服用可减轻胃肠道刺激，静脉注射时浓度不宜过高，速度不宜过快，注射时间应在10分钟以上，以防发生严重毒性反应。给药时需注意观察其不良反应如恶心、呕吐、心律失常、血压下降和头痛、失眠等中枢神经系统兴奋作用，严重者可致室性心动过速、抽搐甚至死亡。④抗胆碱药：常用吸入法给药，不良反应较少，偶见口干、口苦感。⑤其他药物：酮替酚有镇静、头晕和嗜睡等不良反应，高空作业、驾驶员和从事其他需注意力集中的工作时慎用；色甘酸钠可有咽喉不适、胸闷，偶有皮疹，孕妇慎用；白三烯(LT)调节剂的不良反应通常较轻微，主要是胃肠道症状，少数有皮疹、血管性水肿、转氨酶升高，停药后可恢复正常。

知识链接

哮喘病人应正确掌握吸入器的使用方法

哮喘的治疗多采用吸入给药，应用吸入器，可方便治疗和确保用量准确，常用的有定量雾化吸入器(MDI)和干粉吸入器。

MDI吸入方法：①取下吸入器的盖子，摇匀药液；②深呼气后头尽量后仰，将喷口置入口中，口唇包住喷头；③经口缓慢深吸气，吸气的同时揿压喷药，吸气末尽可能屏气10秒钟(使药液雾粒到达气道远端)，然后再慢慢呼气；④如果需要再次喷药，可休息3分钟后再重复以上过程，目的是让第一喷的药物充分起效，气道舒张后，第二喷的药物可以到达更远端的气道；⑤若吸入的是糖皮质激素，用药完毕立即用清水漱口，并将漱口水吐出。

干粉剂吸入方法：与MDI相比，干粉剂的吸入方法较容易掌握，干粉吸入器以吸入启动，病人处于主动吸入状态，避免了呼吸协调的问题。使用时先调节吸入器，装入一次剂量的药物。吸入时，病人先深呼气，然后用双唇含住吸嘴，仰头用力深吸气，吸气后屏气5～10秒。可重复上述动作，直至药粉吸尽为止。

5. 健康指导

（1）疾病知识指导：指导病人及其家属认识本病，理解本病的诱因、发病机制、控制目的和治疗效果等。树立治疗信心，保持乐观情绪，避免焦虑、恐惧等不良心理，严格按医嘱坚持长期治疗以有效地控制哮喘发作。

（2）避免诱发因素：针对病人的具体情况，指导其有效控制诱因。如避免进食能诱发哮喘的食物，诸如鱼、虾、蛋、牛奶等；避免精神紧张和剧烈运动；居室避免放置花草、地毯，不使用羽绒制品，不养宠物等；避免吸入刺激性物质，如灰尘、烟雾、炒菜油烟等；避免接触油漆、染料等化学物质；避免持续的喊叫等过度换气动作；注意保暖，避免冷空气刺激；既往由呼吸道感染诱发哮喘的患者应重点预防呼吸道感染；缓解期适当进行体力活动以增强体质。

（3）用药指导：让病人认识本病需要坚持长期正规治疗，要求病人严格按医嘱用药，不得自行停药或更改剂量；指导病人熟悉常用平喘药物的治疗作用、正确用法及不良反应等；指导病人掌握正确的药物吸入技术；嘱病人随身携带支气管舒张药气雾剂，出现哮喘发作先兆时立即吸入并保持平静，以减轻哮喘的发作。

（4）自我监测病情：指导病人识别哮喘发作的先兆表现（如鼻咽部发痒、打喷嚏、咳嗽、胸闷等）及病情加重的征象；学会哮喘发作时进行简单的自我处理（立即使用随身携带的吸入剂并保持镇定，使用药物后仍呼吸困难者应及时去医院就诊）；掌握峰流速仪的使用方法，有条件者应记录哮喘日记，为疾病预防和治疗提供参考资料；定期门诊随访。

护理评价：①喘息、呼吸困难等症状得到改善，能维持正常有效的呼吸；②能顺利排痰，呼吸道保持通畅；③病人情绪稳定，能积极配合相关治疗和护理；④病人能正确使用吸入器，能有效进行病情的自我护理；⑤未出现相关并发症的症状及体征。

重点提示：
1. 支气管哮喘的主要激发因素、发病机制、临床特征、相关辅助检查的临床意义。
2. 支气管哮喘的治疗原则、常用治疗药物、主要护理问题、一般护理、用药护理及健康指导等。

（杨 华）

第四节 慢性阻塞性肺疾病病人的护理

案例

王大爷，现72岁。吸烟45年，慢性咳嗽、咳痰35年，活动后气急且逐渐加重10年，冬季易发作并持续3～4个月。3天前受凉出现鼻塞、咽痛，之后病情加重，痰变黄色黏稠、不易咳出，伴发热。体检：病人不能平卧，口唇发绀，桶状胸，语颤减弱，叩诊过清音，双肺呼吸音减弱有哮鸣音、肺底散在湿啰音。血液白细胞增高，中性粒细胞比例增加。胸部X线检查两肺透亮度增加。

请分析：该病例可能的原发病？病情加重的原因？病例资料有何特点？主要的护理诊断？如何制订护理计划？

【概述】

慢性阻塞性肺疾病(简称慢阻肺,COPD)是一种以气流受阻为特征的肺部疾病。气流受阻为不完全可逆,病情呈慢性进行性发展。本病多发生于中老年人,近年来有逐渐增加的趋势,主要包括慢性支气管炎和阻塞性肺气肿。慢性支气管炎简称慢支,是指气管、支气管黏膜及其周围组织的慢性非特异性炎症。以慢性咳嗽、咳痰或伴有喘息及反复发作为特征,可发展成阻塞性肺气肿。阻塞性肺气肿简称肺气肿,是指终末细支气管远端气道(呼吸细支气管、肺泡管、肺泡囊和肺泡)的弹性减退、过度充气膨胀、肺容量增大或同时伴有气道管壁结构的破坏,以进行性呼吸困难和肺气肿体征为主要表现。阻塞性肺气肿病情逐渐发展,气道阻塞加重,可发展为COPD。

知识链接

COPD患病率统计及世界银行/世界卫生组织研究

1992年对我国北部和中部地区102 230名农村成人的调查结果显示,COPD患病率为3%,近年对我国7个地区20 245名成人的调查结果显示,COPD患病率为8%。由于其肺功能的进行性减退,在严重影响患者劳动力和生活质量的同时,带来了巨大的社会和经济负担。世界银行/世界卫生组织发表研究,至2020年,COPD将占世界疾病经济负担的第五位。

【病因及发病机制】

病因及发病机制尚不清楚,可能与下列因素有关:

1. 吸烟　吸烟是导致COPD最重要的因素。吸烟的时间愈长、吸烟量愈大,COPD的发病率就愈高。烟草中有多重有害化学成分。

知识链接

吸烟危害健康

烟草中的尼古丁可作用于自主神经系统,焦油可引起支气管黏膜上皮细胞增生和变异,导致呼吸道黏膜充血水肿、纤毛运动减弱、杯状细胞增生、腺体分泌增加,进而呼吸道净化能力减弱,肺泡吞噬功能减弱,增加感染机会。慢性炎症和吸烟刺激,可使机体易感性增加导致支气管痉挛。烟草和烟雾使氧自由基增多,诱导中性粒细胞释放蛋白酶,破坏肺弹力纤维,诱发肺气肿。

2. 感染　反复感染是导致COPD发生与发展的重要因素。主要病毒有流感病毒、鼻病毒、呼吸道合胞病毒等。常见细菌有肺炎球菌、流感嗜血杆菌、卡他莫拉菌及葡萄球菌,支原体感染也是重要因素之一。

3. 理化因素　长期接触职业粉尘和化学物质,如接触烟雾、粉尘、有害气体(二氧化硫、二氧化氮、氯气、臭氧等)对支气管黏膜造成损伤,为细菌入侵创造条件。接触变应原(尘埃、虫螨、细菌、寄生虫、花粉和化学气体等)可引起支气管痉挛、组织损害和炎症反应,使气道阻力增加。理化因素的致病性与接触浓度与致病性呈正相关。

4. **其他因素** 包括:蛋白酶-抗蛋白酶失衡,氧化应激,自主神经功能失调,老年人呼吸道防御功能降低,营养缺乏、遗传和环境温度的突变等。

知 识 链 接

蛋白酶与抗蛋白酶的失衡作用

蛋白酶对组织有损伤、破坏作用,抗蛋白酶对弹性蛋白酶等多种蛋白酶有抑制作用。正常人体蛋白酶与抗蛋白酶平衡,当蛋白酶增多、抗蛋白酶不足时,可使组织结构破坏产生肺气肿。吸入有害物质可导致其失衡。

氧化应激作用

氧化物主要有超氧阴离子、羟根、次氯酸、H_2O_2 和一氧化氮等。氧化物可直接破坏蛋白质、脂质、核酸等生物大分子,导致细胞功能障碍或死亡,破坏细胞外基质;导致蛋白酶-抗蛋白酶失衡;促进炎症反应等。COPD病人的氧化应激增加。

COPD的发病机制见图2-6。

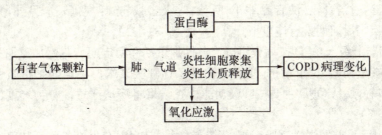

图2-6 COPD发病机制

知 识 链 接

CPOD病理变化

COPD的病理变化主要由慢性支气管炎和肺气肿发展而来。①支气管黏膜损害。支气管慢性炎症使黏膜上皮细胞变性、坏死、溃疡形成,纤毛倒伏、变短、不齐、粘连、部分脱落,导致支气管分泌增加、排出受限。②小气道的不完全阻塞。支气管的慢性炎症,破坏小支气管软骨,使支气管失去正常的支架作用,致管腔狭窄,形成不完全阻塞。吸气时,支气管舒张,气体尚能进入肺泡,但呼气时,由于胸腔内压力增高使细支气管受压塌陷,气体排出受阻,产生活瓣样作用,气体吸入多、呼出少,肺泡内积聚大量气体。③肺组织弹性减退。肺部慢性炎症通过其炎症细胞释放多种蛋白酶,烟草成分通过其产生的氧自由基诱导产生蛋白酶,进而损害肺组织和肺泡壁;当蛋白酶抑制因子(主要为 α_1-抗胰蛋白酶)减少时,可致多个肺泡融合成肺大泡,造成肺气肿病变。随着肺泡膨胀和压力增高,肺泡壁毛细血管受压,血液供应减少,肺组织营养障碍,也可引起肺泡壁弹性减退,促成肺气肿的发生。随着小气道的不完全阻塞和肺气肿日益加重,可致肺通气和换气功能障碍,最终导致 CPOD 的发生,甚至引起慢性呼吸衰竭。

【护理评估】

1. 健康史　询问病人的年龄、性别、职业、家族史等,COPD 多见于老年男性,部分由家族遗传倾向(α_1-抗胰蛋白酶缺乏);有无致病因素,以吸烟史最重要;有无慢性支气管炎、支气管哮喘等肺部原发病;是否有过度疲劳、受凉感冒、接触变应原及有害气体等诱发因素。

2. 身体状况

(1) 慢性咳嗽、咳痰:一般以清晨起床及晚间睡眠时较重、白天较轻,合并感染时加重。重症病人咳嗽频繁、长年不断。痰为白色黏液或浆液泡沫痰,偶带血丝。急性发作或伴有细菌感染时痰变为黄色脓性、量增多。年老体弱、痰液黏稠及伴有支气管痉挛者,可出现剧烈咳嗽而痰量少或不咳嗽,肺部湿啰音多等咳痰不畅的表现。

(2) 气短或呼吸困难:开始时仅在体力活动或上楼时出现,以后进行性加重,以致在日常活动甚至休息时也感到气短,是 COPD 的标志性症状。

(3) 喘息和胸闷:部分病人,特别是重症病人或急性加重期出现。

(4) 肺部体征:随着病情发展逐渐出现肺气肿体征。视诊:桶状胸,呼吸运动减弱;触诊:语颤减弱;叩诊:过清音,心浊音界缩小;听诊:呼吸音减弱、呼气延长。另外,并发感染时肺部有湿啰音,疾病后期病人有体重下降。

(5) 分期与分级:COPD 按病程可分为急性加重期和稳定期。急性加重期是指短期内出现气急加重、咳嗽加剧、痰量增加,重者可出现急性呼吸衰竭。稳定期是指咳嗽、咳痰、气急等症状稳定或轻微。COPD 主要按呼吸功能检查结果将病情严重性分为轻度、中度、重度和极重度(表2-5)。

(6) 并发症:可并发慢性呼吸衰竭、慢性肺源性心脏病、自发性气胸及肺部急性感染等。

3. 辅助检查

(1) 呼吸功能检查:是判断气流受阻主要的客观指标,反映阻塞性通气障碍。第1秒用力呼气容积占用力肺活量的百分比(FEV_1/FVC)<70% 及第1秒用力呼气容积占预计值百分比(FEV_1%)<80%预计值,可确定为不完全可逆的气流受限。肺总量(TLC)、功能残气量(FRC)和残气量(RV)增加,肺活量(VC)增加,表示肺过度充气。依据呼吸功能检查可进行 COPD 病情严重性分级,其分级标准见表2-5。

表2-5　COPD 病情严重性分级

分级	标准	分级	标准
Ⅰ级:轻度	FEV_1/FVC<70% FEV_1%≥80%预计值 有或无慢性咳嗽、咳痰	Ⅲ级:重度	FEV_1/FVC<70% 30%预计值≤FEV_1%<50%预计值 有或无慢性咳嗽、咳痰
Ⅱ级:中度	FEV_1/FVC<70% 50%预计值≤FEV_1%<80%预计值 有或无慢性咳嗽、咳痰	Ⅳ级:极重度	FEV_1/FVC<70% FEV_1%<30%预计值,或<50%预计值,伴慢性呼衰

(2) 血气分析:早期无异常,随病情进展可出现动脉血氧分压降低,进一步发展出现二氧化碳分压升高,可导致酸碱平衡失调。

(3) 影像学检查:胸部X线检查对COPD诊断的特异性不高。可见肺纹理增粗、紊乱等非特异性改变,也可出现两肺透亮度增加、肋间隙增宽、膈降低等肺气肿改变。

(4) 其他:急性发作或并发肺部感染时,血白细胞计数和中性粒细胞增多,痰涂片或培养可查到致病菌。

4. 心理社会状况　COPD从社会、经济、心理各方面影响病人的生活。由于长期患病、反复急性发作、病情逐渐加重,使日常生活与工作能力日趋下降,社会活动逐渐减少,给病人及家庭带来较重的经济负担和精神压力,病人易出现烦躁不安或悲观失落、失眠、缺乏自信与独立性,甚至对治疗丧失信心。

5. 治疗要点

(1) 急性加重期:急性加重是指咳嗽、咳痰、呼吸困难加重或痰量增多或呈黄色,最主要的原因是细菌或病毒感染。故以控制感染为主,辅助祛痰止咳、解痉平喘。应选择敏感抗生素,如β-内酰胺类/β-内酰胺酶抑制剂,如青霉素、阿莫西林;第二代或第三代头孢菌素,如头孢唑肟或头孢曲松;大环内酯类,如阿奇霉素等;氟喹诺酮类,如左氧氟沙星等,以消除炎症。对痰不易咳出者,应使用盐酸氨溴索或溴己新祛痰剂能有效祛痰。对严重喘息者,可给予沙丁胺醇等$β_2$受体激动剂、异丙托溴铵等抗胆碱能药,进行雾化治疗及氨茶碱口服舒张支气管。病情严重者可在应用抗生素及支气管舒张药的基础上使用糖皮质激素,缺氧者可给予低流量吸氧。

(2) 稳定期:支气管扩张药用于平喘(同急性期),辅以祛痰。同时,家庭氧疗可提高COPD病人的生活质量,应长期坚持。

【护理诊断】

1. 气体交换受损　与呼吸道阻塞、肺组织弹性减弱、残气量增加引起肺通气与换气功能障碍有关。

2. 清理呼吸道无效　与呼吸道分泌物增多且黏稠、无效咳嗽及支气管痉挛有关。

3. 低效性呼吸形态　与气道阻塞、膈肌变平及个体能量不足有关。

4. 营养失调:低于机体需要量　与晚期病人反复呼吸道感染引起机体消耗增加,低氧血症引起食欲下降、进食减少有关。

5. 焦虑　与呼吸困难、病情加重有关。

6. 潜在并发症:慢性呼吸衰竭、右心衰竭、自发性气胸、肺部急性感染。

【护理计划与实施】

护理目标:①病人能维持有效的气体交换;②有效咳嗽,保持呼吸道通畅;③以良好的心态配合治疗护理;④营养状况和生活质量改善;⑤无并发症发生。

护理措施:

1. 一般护理

(1) 休息与体位:①提供整洁、舒适、安静的休息环境,减少不良刺激;经常开窗通风,保持病房空气新鲜流通;控制室温在18~22℃,湿度在50%~60%,以充分发挥呼吸道的自然防御功能。②病人取舒适卧位休息,根据呼吸困难程度安置病人取半卧位、端坐位或身体前倾坐位等,必要时伏案,以改善呼吸。③根据病情安排活动,活动量适中。④注意保暖,防止受凉。

(2) 饮食护理:①根据病人的饮食习惯和喜好进行配餐,给予高热量、高蛋白、高维生素、易消化、少刺激饮食,腹胀者给少产气饮食,二氧化碳潴留者给低糖饮食,便秘者不食干、坚果及油煎食物。②为保存能量,进餐前至少安排病人休息30分钟。进餐安排在病人最饥饿、休息最好的时间。③进食时让病人取半卧位或坐位以利吞咽,餐后避免平卧有利消化,嘱病人少量多餐,防止过饱影响呼吸。④鼓励病人多饮水,每日饮水量保持在1500 ml以上,以利于痰液稀释和排出,同时湿润呼吸道黏膜以利于病变黏膜修复。

2. 病情观察　观察病人咳嗽、咳痰、喘息症状,神志、表情、生命征及全身表现,监测血气分析、血清电解质及酸碱平衡状况,及时发现并发症的表现,对痰液黏稠、无力咳出者,尤其要注意窒息先兆表现。

3. 对症护理

(1) 促进排痰:根据病人情况,正确实施排痰措施,有助于气道远端分泌物的排出,保持呼吸道通畅,减少反复感染的机会。对因疼痛而惧怕咳嗽、咳痰者,给予心理安慰,必要时遵医嘱给予止痛药物,疼痛缓解后鼓励其咳嗽、咳痰,咳嗽时协助按压胸部以减轻疼痛。

(2) 氧疗:遵医嘱采用鼻导管或面罩法吸氧,给予病人持续低浓度低流量氧气吸入,维持PaO_2在60 mmHg以上,以改善组织缺氧。用氧过程中应注意观察氧疗效果,加强对用氧情况的评估。另COPD缓解期病人应坚持长期家庭氧疗,可提高生活质量和生存率,对血流动力学、运动能力、肺生理和精神状态均能产生有益的影响。

知识链接

COPD病人不能进行高浓度吸氧

COPD病人长期存在二氧化碳潴留,呼吸中枢对二氧化碳已不敏感,主要依靠缺氧刺激外周化学感受器,反射性兴奋呼吸中枢。而高浓度吸氧能削弱缺氧的刺激作用,造成通气抑制,二氧化碳潴留加重,严重时导致呼吸停止。

(3) 促进有效呼吸模式:促进有效呼吸模式即呼吸功能锻炼或呼吸生理治疗,目的是将浅而快的呼吸改变为深而慢的呼吸,以加强胸、膈呼吸肌肌力,使呼吸功能得到改善。常用腹式呼吸、缩唇呼吸等呼吸模式锻炼。

1) 腹式呼吸:通过腹式呼吸能够增加膈肌的活动范围,以增加肺的通气量。方法:体位(立位、平卧或半卧,两手分别放于胸前和腹部,以感知胸、腹部的起伏)→全身放松,鼻深缓吸,腹尽力凸出,胸部尽可能保持最小的活动度→口缓呼,腹下陷,尽量将气呼出(图2-7)。注意事项:①吸、呼比1∶2或1∶3。②呼吸动作尽量慢,腹凸出最好维持3~5秒以上。③每次训练10~15分钟,每日2次。④腹式呼吸增加能量消耗,应在疾病缓解后进行。

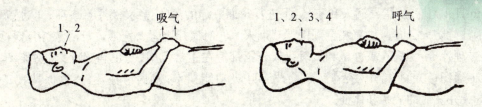

图 2-7 腹式呼吸

2)缩唇呼吸:通过缩唇形成微弱的气流阻力,提高支气管内压,以延长呼气时间、延缓小气道塌陷,有利于肺泡内气体的排出。方法:平静呼吸,鼻深吸→口缓呼→收腹(图 2-8)。注意事项:①吸、呼比 1∶2 或 1∶3,呼吸 7~8 次/分,10~15 分钟/次。②缩唇大小以能使距口唇 15~20 cm、与口唇等高的蜡烛火焰随气流倾倒而不熄灭为宜。

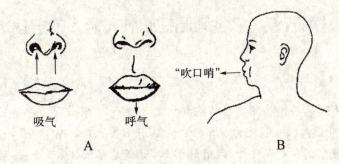

图 2-8 缩唇呼吸

4. 用药护理 遵医嘱用药,不能随意乱用镇静、安眠、麻醉、止咳、镇痛药,以免抑制呼吸、抑制咳嗽反射。用药过程中应注意观察疗效和副作用:①止咳药:可待因有麻醉中枢性镇咳作用,适用于干咳者,有恶心、呕吐、便秘等副作用,可能会成瘾。喷托维林是非麻醉中枢性镇咳药,用于轻咳或少量痰液者,无成瘾性,但有口干、恶心、头痛等副作用。②祛痰药:溴己新可使痰液变稀,但偶见恶心、转氨酶增高,胃溃疡者慎用。年老体弱或痰液较多者、无力咳痰者以祛痰为主,有利于保持呼吸道通畅。

5. 健康指导

(1)疾病知识指导:戒烟是 COPD 重要的防护措施,帮助病人戒烟越早越好。指导病人识别病情加重的因素与症状。过度疲劳、受凉感冒、接触变应原及有害气体等能诱发疾病急性发作,加重病情,甚至造成严重后果,因此,应提倡健康的生活方式。注意劳逸结合,增强抗病力;改善生活与工作环境,避免粉尘和刺激性气体吸入;防寒保暖,预防呼吸道感染。提醒病人咳嗽加剧、咳黄痰量增,呼吸困难加重等是病情加重的表现。

(2)饮食指导:COPD 病人呼吸功增加,引起消耗增多,可导致营养不良。应遵循其饮食原则,指导病人制订科学的饮食计划,合理选择食物,改善营养状况。

(3)心理疏导:帮助病人了解目前的病情、程度及与疾病相关的知识,引导病人以积极的心态对待自身的疾病,增加社会交往,培养社会情趣,以分散注意力、减少孤独,缓解负性情绪,促进疾病康复。

(4)康复锻炼:宣传康复锻炼的意义,充分调动病人康复锻炼的积极性,制定康复锻炼计划,指导病人在腹式呼吸、缩唇呼吸锻炼的基础上,加强呼吸操及全身有氧运动与运动防护。

(5)长期家庭氧疗:方法:每天吸氧 10~15 小时,氧流量 1~2 L/min,维持 PaO_2 在

60 mmHg以上。应指导病人和家属:①进行长期氧疗的目的、意义及注意事项。②强调安全用氧,注意防火、防爆,供氧装置周围严禁烟火。③对氧疗装置要定期进行清洁、消毒与更换。

护理评价:①病人氧分压和二氧化碳分压维持在正常范围;②正确咳嗽、有效排痰,保持呼吸道通畅;③能坚持药物治疗,学会改善呼吸功能技术;④病情稳定,体重保持在正常范围;⑤无并发症的症状和体征。

重点提示:
1. 慢支的临床特点。
2. COPD的重要病因与主要诱因、最常见的原发病;临床特征、咳痰不畅的表现及并发症;呼吸功能检查;治疗要点与常用药;主要护理诊断;生活照顾、正确排痰、呼吸功能训练方法、健康指导及长期家庭氧疗。

第五节 慢性肺源性心脏病病人的护理

王老先生,68岁,有慢性阻塞性肺疾病病史30年。1周前因受凉感冒,咳嗽、咳痰,痰白质黏,伴有呼吸困难、胸闷、乏力。体检:体温38.5 ℃,脉搏94次/分,呼吸24次/分,血压135/75 mmHg。病人口唇发绀,颈静脉怒张,肝颈静脉回流征(+)。两肺叩诊过清音、听诊呼吸音减弱,左下肺闻及湿啰音。肝右肋下1 cm,双下肢凹陷性水肿。血液白细胞增高,中性粒细胞比例增加。胸片示肺透亮度增高,肺纹理粗乱,左下肺野见模糊影,右下肺动脉干扩张。血气分析示$PaCO_2$ 65 mmHg,PaO_2 45 mmHg。

请分析:该病例涉及的护理任务?护理评估资料的特点?对病情发展情况的估计?目前主要的护理诊断?依据病历资料可采取的护理措施?

【概述】

肺源性心脏病是指由支气管-肺组织、胸廓或肺动脉血管病变致肺血管阻力增加,产生肺动脉高压,继而右心室结构和(或)功能异常的疾病。根据起病缓急和病程长短,可分为急性和慢性两类。慢性肺源性心脏病是由肺组织、胸廓或肺血管的慢性病变引起肺血管阻力增加,肺动脉压力增高所致右心肥大、扩张,或伴有右心衰竭的心脏病。此病是我国呼吸系统常见病,患病率随年龄增长而增加,以40岁以上者多发;我国东北、西北、华北高发于南方地区,农村高发于城市;吸烟者明显增高于不吸烟者。在冬春季节和气候骤变时,易出现急性发作。

【病因及发病机制】

1. **病因** 常见支气管、肺疾病,以COPD最多见,其次为支气管哮喘、支气管扩张、重症肺结核、尘肺、慢性弥漫性肺间质纤维化等。胸廓运动障碍性疾病,如严重的脊椎后凸、侧凸、脊椎结核、类风湿关节炎及神经肌肉疾病等较少见。肺血管疾病、过敏性肉芽肿病累及肺动脉、反复发生的多发性肺小动脉栓塞及肺小动脉炎、原发性肺动脉高压、先天性口咽畸形、原发性肺泡通气不足和睡眠呼吸暂停综合征等甚少见。

2. **发病机制** 见图2-9。

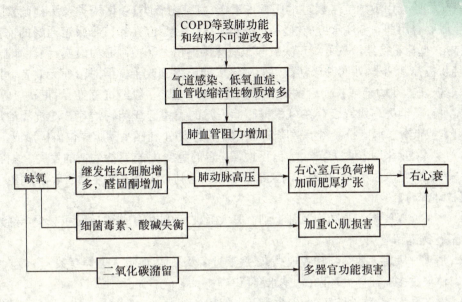

图 2-9 慢性肺心病发病机制

【护理评估】

1. 健康史　询问有无慢性阻塞性肺疾病等支气管、肺疾病病史,胸廓运动障碍性疾病、肺血管疾病等病史及病程长短;有无导致病情加重的诱发因素,如急性呼吸道感染、吸烟、受凉等。

2. 身体状况

(1) 肺、心功能代偿期:除原发病的表现有慢性咳嗽、咳痰、气急、活动后加重的呼吸困难、机体耐受力下降外,病人可有不同程度的发绀和肺气肿体征。肺动脉高压有肺动脉瓣区第二心音亢进,右心室肥大有剑突下心脏搏动增强。

(2) 肺、心功能失代偿期:常因急性呼吸道感染诱发呼吸衰竭,表现为呼吸困难加重,夜间为甚,严重时可发生肺性脑病,出现精神神经症状。体检:发绀明显,球结膜充血与水肿,严重时出现颅内压升高的表现。心力衰竭也较常见,以右心衰竭为主,表现为呼吸困难、乏力、腹胀、尿少等。体检:可有心率增快、颈静脉怒张、水肿、肝肿大、肝颈回流征阳性。

(3) 并发症:慢性肺心病因多脏器功能受损,易发生严重并发症。肺性脑病是肺心病首要死亡原因;可发生各种类型的酸碱失衡及电解质紊乱,使肺心病病情更为恶化;严重缺氧和二氧化碳潴留使胃肠道黏膜充血水肿、糜烂、溃疡形成,易致消化道出血;还可出现心律失常、休克及弥散性血管内凝血等。

3. 心理社会状况　由于病程长、久治不愈,给病人造成很大的精神压力和经济负担,易情绪低落。加上病人心肺功能受损,逐步丧失工作和生活能力,容易对治疗失去信心或造成心理上的过分依赖。家属也可能出现应对无力或对病人的治疗信心不足。

4. 辅助检查　主要有血液检查示红细胞和血红蛋白可增高,合并感染时白细胞计数增加,中性粒细胞增加。代偿期血气分析示低氧血症或高碳酸血症。心电图检查可见心律失常及右心室肥大。X线检查除原发疾病的征象外,尚有肺动脉高压和右心室肥大的征象。

5. 治疗要点

(1) 急性加重期:治疗原则是积极控制感染;通畅呼吸道,改善心肺功能;纠正缺氧和二氧化碳潴留;控制呼吸衰竭和心力衰竭,及时处理并发症。①控制呼吸道感染:应根据痰培养和药敏试验选用敏感抗生素。常用青霉素类、氨基糖苷类、喹诺酮类及头孢菌素类药物，一般主张联合用药。应注意可能继发真菌感染。②氧疗：应在保持呼吸道通畅的前提下，采用低浓度、低流量持续给氧可纠正缺氧和二氧化碳潴留。③控制心力衰竭：慢性肺心病患者一般经积极控制感染、改善呼吸功能后心力衰竭能够得到改善。但对治疗无效者，可适当选用利尿药、正性肌力药或扩血管药物。④纠正心律失常：一般经抗感染、纠正缺氧等治疗心律失常可自行消失。如持续存在可根据心律失常的类型选择药物治疗。⑤抗凝治疗：应用普通肝素或低分子肝素抗凝可有效降低血液黏稠度，防止肺微小动脉原位血栓形成。

(2) 缓解期：采用中西医结合治疗，可增强患者的免疫功能，延缓病情的发展。去除诱发因素，可减少或避免急性发作。通过长期家庭氧疗，可改善肺心功能，改善生活质量，提高生存率。

【护理诊断】

1. 气体交换受损　与肺泡及肺毛细血管大量破坏，肺内气体弥散面积减少，导致低氧血症、二氧化碳潴留有关。
2. 清理呼吸道无效　与呼吸道感染、痰液过多及黏稠、咳嗽无力等有关。
3. 体液过多　与体循环淤血、钠水潴留有关。
4. 潜在并发症：肺性脑病、酸碱失衡及电解质紊乱。

【护理计划与实施】

护理目标：①病人缺氧和二氧化碳潴留得到改善，呼吸困难缓解；②有效咳嗽，保持呼吸道通畅；③尿量增加，水肿减轻或消退；④无并发症发生。

护理措施：

1. 一般护理

(1) 休息与活动：合理安排休息与活动有助于肺心病人心肺功能的恢复。应保持环境安静、舒适，空气新鲜，维持适当的室温和湿度，使病人得到充分休息。病人在心肺功能代偿期，以量力而行、循序渐进为原则，进行适量活动及呼吸功能锻炼，以不引起疲劳、不加重症状为度，提高活动耐力。在心肺功能失代偿期，应采取半坐卧位或坐位，绝对卧床休息，以减少机体耗氧量，减慢心率和减轻呼吸困难，促进心肺功能的恢复。对烦躁不安、神志不清的患者，需要专人护理，加床栏，以保证其安全。对长期卧床的病人，应协助其保持呼吸道通畅及防治压疮形成。

(2) 饮食指导：加强饮食营养的目的是保障机体康复。应给予高蛋白、高热量、高维生素、清淡、易消化饮食。饮食中应有丰富的纤维素，防止因便秘导致腹胀及用力排便而加重呼吸困难；应避免进食含糖高的食物，以免引起痰液黏稠；当病人水肿时，应限制钠、水摄入，钠盐少于 3 g/d，水分少于 1 500 ml/d；注意少食多餐，以减少用餐时的疲劳；进餐前后要漱口，以保持口腔清洁，促进食欲。

2. 病情观察　观察病人生命体征及意识状态，注意咳嗽、咳痰、呼吸困难情况及发绀的严重程度，有无心悸、胸闷、腹胀、尿量减少、下肢水肿等右心衰竭的表现，定期检测动脉血气分析，密切观察头痛、烦躁不安、神志改变等肺性脑病的表现。

3. 对症护理

(1) 氧疗：采取持续低流量、低浓度吸氧。氧浓度一般在 25%～29%，氧流量 1～2 L/min，防止病人因高浓度吸氧抑制呼吸，加重二氧化碳潴留，导致肺性脑病。

(2) 促进排痰：对呼吸道感染，咳痰费力者应根据病人具体情况选择促进排痰的措施，保持呼吸道通畅。

(3) 水肿护理:按医嘱应用利尿剂,正确记录24小时出入液量,注意水肿消长情况。对长期卧床病人应加强皮肤护理,包括定时变换体位、进行皮肤按摩等,防止发生压疮。

4. 用药护理　对于二氧化碳潴留、呼吸道分泌物增多者,应慎用镇静剂、麻醉药、催眠药,防止呼吸抑制及咳嗽反射减弱或消失。使用利尿剂应以小剂量、短疗程为原则,避免大量利尿引起血液浓缩、痰液黏稠而加重气道阻塞使缺氧加重;当使用排钾利尿剂时应遵医嘱补钾;利尿剂尽可能在白天给药,避免夜间频繁排尿而影响病人睡眠。由于肺心病病人长期处于缺氧状态,对洋地黄类药物的耐受性低,易中毒,故使用洋地黄时应以作用快、排泄快、小剂量为原则,用药前要积极纠正缺氧和低钾血症,用药过程中密切观察洋地黄毒副作用。应用血管扩张剂时,应注意观察病人的心率及血压情况,防止体循环血压下降、反射性心率增快、氧分压下降及二氧化碳分压上升等。

5. 健康教育

(1) 对疾病知识的指导:让病人和家属了解疾病发生、发展过程及防治原发病的重要性,减少病情的反复发作。包括:积极防治原发病,避免和防治各种可能导致病情急性加重的诱因,如呼吸道感染等;坚持家庭氧疗的意义及方法等。

(2) 进行心理疏导:加强沟通,多巡视、多解释,并动员家属充分发挥支持作用,解决病人的实际困难,使其安心治疗,解除病人对疾病的忧虑和恐惧,增强与疾病斗争的信心。

(3) 改善呼吸功能:病情缓解期应根据肺、心功能及体力情况,指导其进行适当的体育锻炼、耐寒锻炼和呼吸功能锻炼,如散步、气功、太极拳、冷水洗脸、腹式呼吸、缩唇呼吸等,以改善呼吸功能,提高机体免疫能力。

(4) 减少体力消耗:当病人呼吸困难加重时,应指导病人如何减少体力消耗,以保证机体有效的气体交换的进行,如站立时,全身放松,背倚墙;坐位时,两足正好平放在地,身体稍前倾,两手摆在双腿上或趴在小桌上;卧位时,抬高床头,并略抬高床尾,使下肢关节轻度屈曲。

(5) 定期门诊随访:随访的目的是了解病人病情变化的征象,如出现体温升高、呼吸困难加重、咳嗽剧烈、咳痰不畅、尿量减少、水肿明显或神志淡漠、嗜睡、躁动、口唇发绀加重等,提示病情加重,需及时就医诊治。

知识链接

慢性肺心病的预后

慢性肺心病经过积极治疗患者可以延长寿命,提高生活质量,但随着病情反复发作与加重,肺功能损害逐渐加重,多数人预后不良,病死率在10%～15%左右。

重点提示:
1. 慢性肺心病的病理特征、主要病因及诱因。
2. 慢性肺心病失代偿的主要临床特征、常见并发症及急性加重期的治疗原则。
3. 慢性肺心病的主要护理诊断,一般护理特点、吸氧护理、用药护理及健康教育要点。

(胡月琴)

第六节 支气管扩张病人的护理

案例

某女性病人,20岁,有反复咳嗽病史8年,咳大量脓痰,有时见痰中带血,本次因发热伴咳嗽、咳痰加剧2天入院。血常规检查:白细胞计数$18\times10^9/L$,中性粒细胞占0.75。胸片见左下肺肺纹理粗乱伴不规则环状透亮阴影。住院期间患者突然出现咯血,值班护士小李发现病人面带恐惧,衣服、床单上有较多的血液。护理体检:左下肺闻及湿啰音。

请分析:患者可能是什么病?本病主要病因是什么?还可做哪些检查以明确诊断?该病人存在哪些护理问题?目前病人的主要危险是什么?如何观察病情并配合抢救?

【概述】

支气管扩张症简称支扩,多继发于各种急、慢性呼吸道感染和支气管阻塞,系反复的支气管炎症致支气管壁结构破坏,从而引起支气管异常和持久性的扩张。本病属于呼吸道慢性化脓性炎症,多在儿童和青年期发病,临床以慢性咳嗽、咳大量脓痰和(或)反复咯血为特征,病程长,病情迁延。反复的气道炎症可严重损害患者的肺组织结构和功能,使其生活质量受到明显影响。近年来,随着对呼吸道感染的有效控制,本病的发病率有所降低。

【病因及发病机制】

1. 支气管-肺组织感染和支气管阻塞 这是引起支气管扩张症的主要病因,感染和阻塞两者互为因果,相互影响,促使本病的发生和发展。尤其是婴幼儿期的麻疹、百日咳或支气管肺炎最为常见。这是因为小儿支气管较细,感染致黏膜充血、水肿、分泌物增多,易引起管腔狭窄和阻塞;且小儿气道壁薄弱,反复感染破坏管壁各层组织,尤其是平滑肌和弹性纤维的破坏,削弱其支撑作用,导致气腔扩张。此外,肿瘤、异物、支气管周围肿大的淋巴结等亦可导致支气管阻塞,从而引起支气管扩张。

2. 先天性支气管发育障碍和遗传因素 先天性支气管发育异常和与遗传有关的肺囊性纤维化、α_1-抗胰蛋白酶缺乏症等可出现支气管扩张,但较少见。

3. 全身性疾病 类风湿关节炎、系统性红斑狼疮、溃疡性结肠炎、人免疫缺陷病毒感染等也可伴有支气管扩张,可能与机体免疫功能失调有关。

【护理评估】

1. 健康史 询问病人在其婴幼儿时期有无麻疹、百日咳或支气管肺炎迁延不愈病史;有无肺结核、呼吸道感染反复发作史;有无异物、肿瘤、肿大淋巴结等压迫或阻塞支气管;有无支气管先天性发育障碍和遗传因素存在;有无导致机体免疫功能失调的其他全身性疾病等。

2. 身体状况

(1) 慢性咳嗽、大量脓痰:咳嗽及痰量多与体位改变有关,常在晨起和夜间卧床时加重。严重者每天脓痰可达150 ml以上。收集痰液静置后可呈现分层现象:上层为泡沫下悬脓性成分,中层为混浊黏液,下层为坏死组织沉淀物。急性感染发作时,痰液可呈黄绿色,每日可达数百毫升。如为厌氧菌感染痰液可有恶臭味。

(2) 反复咯血:50%~70%的患者可有不同程度的咯血,从痰中带血至大量咯血不等(<100 ml/d为少量咯血,100~500 ml/d为中等量咯血,>500 ml/d或1次咯血超过300 ml为大量咯血)。部分患者咳大量脓痰现象不明显,仅以反复咯血为主要症状,临床上称为"干性支气管扩张",此类患者病变部位多在引流良好的上叶支气管。

(3) 反复肺部感染:由于扩张的支气管引流差,分泌物不易清除,故本病常在同一肺段反复发生感染并迁延不愈。

(4) 慢性感染中毒症状:反复感染者可有发热、乏力、食欲减退、消瘦、贫血等全身毒血症状,儿童期发病者可影响生长发育。

(5) 肺部体征:早期或干性支气管扩张可无明显肺部体征,病变重或继发感染时常可闻及固定而持久的局限性湿啰音,多位于下胸部及背部肩胛间区。慢性患者可伴有杵状指(趾)。

(6) 并发症:对支扩病人应警惕窒息的可能,咳痰不畅有可能导致痰栓阻塞气道;大咯血病人突然停止咯血并出现呼吸急促、面色苍白、口唇发绀、烦躁不安等提示将有窒息危险。另外,慢性病人可并发阻塞性肺气肿及慢性肺源性心脏病等。

3. 辅助检查

(1) 胸部X线:支气管柱状扩张其增厚的支气管壁影可表现为"轨道征",囊状扩张则可呈现"卷发样阴影",但早期轻症病人常无异常表现或缺乏特异性。

(2) 胸部CT:胸部CT已逐渐取代支气管造影检查,成为支气管扩张的主要诊断方法,可在横断面上清楚地显示管壁增厚的柱状扩张或成串成簇的囊样改变。

(3) 其他:当支气管扩张呈局灶性且位于段以上支气管时,纤维支气管镜检查有助于发现出血部位和鉴别病因,还可进行吸痰和局部灌洗等,同时痰液和灌洗液可送细菌学和细胞学检查。

4. 心理社会状况 支气管扩张系慢性病,病情迁延、反复发作,易使病人丧失治疗信心;若发生大咯血或反复咯血,则会使病人产生紧张情绪或恐惧感;反复咳大量脓痰、口腔异味等也有可能让病人产生自卑心理。

5. 治疗情况

(1) 控制感染:控制感染是本病急性感染期的主要治疗措施。应根据病情、痰培养结果及药物敏感试验合理选用抗生素。常用半合成青霉素如阿莫西林、喹诺酮类和头孢菌素等,重症患者需选用敏感药物联合静脉给药,伴厌氧菌混合感染,加用甲硝唑、替硝唑等。

(2) 清除气道分泌物:清除气道分泌物的目的是保持气道通畅,减少继发感染和减轻全身中毒症状,与抗生素治疗同样重要。①体位引流:根据病灶部位,采取相应体位,利用重力作用,促进脓痰排出。②雾化吸入:痰液黏稠者配合雾化吸入以促进痰液稀释,增强分泌物的清除效果。③祛痰药物:可应用盐酸氨溴索、溴已新、复方甘草合剂等祛痰药物。此外,对伴有气道高反应及可逆性气流受限的患者,可加用支气管舒张剂。

(3) 咯血的治疗:少量咯血可选用氨甲苯酸、氨基己酸等止血药物;大咯血时,首选垂体后叶素静脉注射或滴注,但有高血压、冠心病、心力衰竭者和孕妇禁用;反复大咯血,内科治疗难以控制者,应选择手术治疗。

(4) 手术治疗:病灶较局限,严重咯血或反复感染经内科治疗无法控制者,应考虑手术切除病变肺段或肺叶。

【护理诊断】

1. 清理呼吸道无效 与痰液黏稠量多、体力下降无力咳嗽或没掌握正确咳痰方法有关。

2. 有窒息的危险 与脓痰引流不畅及大咯血阻塞气道有关。

3. 营养失调：低于机体需要量　与慢性病程机体消耗增多、摄入不足有关。

4. 焦虑或恐惧　与病情迁延、反复发作，或反复大量咯血有关。

【护理计划与实施】

护理目标：①能有效咳嗽排痰，呼吸道保持通畅；②无大咯血、窒息发生；③营养状况可，体重维持在正常范围；④情绪稳定，能以良好的心态积极配合治疗和护理。

护理措施：

1. 一般护理

(1) 休息与体位：①环境安静、舒适，温、湿度适宜，室内保持空气流通，定期消毒。②急性感染或病情严重者应卧床休息，缓解期病人可适当进行户外活动，但要避免过度劳累。大咯血病人应绝对卧床，取患侧卧位。

(2) 饮食护理：①提供高热量、高蛋白、富含维生素的饮食。②大咯血病人应暂禁食，少量咯血者可进少量温、凉流质，避免过冷、过热食物刺激加重咯血。③适当多饮水，每天 1 500 ml 以上，多食蔬菜水果以保持大便通畅，避免用力排便而诱发出血。④勤漱口，加强口腔护理，以减少感染并增进食欲。

2. 病情观察　观察咳嗽、咳痰情况，注意痰液的色、质、量、气味及与体位的关系；观察有无咯血，正确评估咯血量及患者反应；注意病人能否有效排痰和清除气道积血；观察呼吸道是否通畅，及时发现窒息表现。

知识链接

支气管扩张病人要警惕发生窒息

支气管扩张病人脓痰引流不畅形成痰栓，或气道积血不能及时咯出凝成血块，都有可能引起气道阻塞，而导致窒息。护士严密观察病情，及时发现窒息表现是减少支扩病死率的关键。咯血不畅、胸闷气促、紧张、面色灰暗、喉头痰鸣音等常为先兆窒息表现，需采取措施维持气道通畅，并做好窒息的抢救准备；若病人表情恐怖、张口瞪目、双手乱抓、抽搐、大汗、神志突然丧失，则提示窒息已经发生，应立即组织抢救。

3. 对症护理

(1) 协助排痰：指导病人有效咳嗽和正确排痰的方法，对大量脓痰患者病情许可时宜行体位引流。体位引流相关护理内容见本章第十节。

(2) 防治窒息：帮助病人有效排痰及时清除气道积血，是预防窒息发生的首要措施；对于咯血病人应嘱其轻轻咳出积血，切勿屏气，以防喉头痉挛诱发窒息；严密观察病情，同时备好抢救用物，一旦发生窒息表现应立即进行抢救。抢救措施包括：①安置病人头低足高位，轻拍背部促使血块或痰栓排出；②手指裹以纱布，直接清除口鼻腔及咽喉部血块等或用吸引器吸除；③必要时可经气管插管或气管镜直视下清除气道阻塞物；④气道通畅后，若病人自主呼吸未恢复，可行人工呼吸、高流量吸氧或遵医嘱给予呼吸兴奋剂等；⑤严密监测病情，警惕发生再窒息。

4. 用药护理　遵医嘱使用抗生素、祛痰药物及支气管解痉剂等，注意观察药物疗效及副作用。

5. 健康指导

（1）疾病知识指导：帮助病人及家属认识本病，指导病人积极防治呼吸道感染，尤其是婴幼儿时期的麻疹、百日咳或支气管肺炎等；及时根治上呼吸道及邻近部位的慢性感染灶；规律生活，劳逸结合，避免过度活动或情绪激动而诱发咯血；指导病人按医嘱坚持长期治疗，熟悉常用治疗药物的疗效和主要不良反应；指导病人自我监测病情，病人和家属均应学会识别病情变化的征象，一旦发现症状加重，及时就诊。

（2）生活指导：指导病人合理安排休息与活动，大咯血病人需绝对卧床休息；摄入高热量、高蛋白、富含维生素的饮食。合理饮食有助于疾病修复，且增强体质、提高机体抵抗力，可帮助病人预防反复气道感染。

（3）心理疏导：本病呈慢性病程，应指导病人树立信心，坚持长期治疗。护士应多巡视病房，与病人交流沟通，给病人安全感，避免其产生焦虑、恐惧心理，而加重病情。告诫病人咯血时切勿惊慌、屏气，应尽量将气道内积血咯出，防止窒息发生。

（4）排痰指导：有效清除气道分泌物是本病治疗的关键，应指导病人学会有效呼吸和咳嗽、雾化吸入及体位引流等促进排痰的方法。

护理评价：①咳嗽排痰有效，无明显呼吸道不畅；②咯血缓解，未见窒息现象；③营养状况好转，体重稳定；④能以良好心态积极配合治疗和护理。

重点提示：
1. 支气管扩张症的主要病因、临床特点和主要辅助检查手段。
2. 支气管扩张症的治疗原则、主要护理问题，大咯血窒息的表现及配合抢救的原则。

（杨　华）

第七节　肺炎病人的护理

某患者，男，28岁，因受凉后出现寒战、高热、咳嗽、咳少量铁锈色痰伴胸痛、气促而入院，查体：神志清楚，急性病容，轻度发绀，体温39.4℃，脉搏110次/分，呼吸30次/分，血压120/80 mmHg，右侧呼吸运动减弱，右上肺叩诊浊音，语颤增强，听诊管状呼吸音及湿性啰音，心律齐，腹平软，肝脾未触及，神经系统检查（—）。初步诊断"肺炎链球菌肺炎"。

请分析：该患者临床表现有哪些？找出可能存在的护理问题。

【概述】

肺炎是指终末气道、肺泡和肺间质的炎症，可由病原微生物、理化因素、免疫损伤、过敏等引起。其中细菌感染引起的肺炎为最常见。虽然新的强效抗生素不断投入使用，但其发生率和病死率仍然很高，其原因可能与病原变迁、人口老龄化、吸烟、医院获得性肺炎发生率增高、不合理使用抗生素导致细菌耐药性增加等有关，尤其老年人伴有基础疾病或免疫功能低下者，如COPD、糖尿病、艾滋病、应用免疫抑制剂等并发肺炎时死亡率更高。

肺炎有多种分类方法。

1. 解剖分类

(1) 大叶性(肺泡性)肺炎:是病原体先在肺泡引起炎症,经肺泡间孔(Cohn 孔)向其他肺泡扩散,致使部分肺段或整个肺段、肺叶发生炎症改变。典型者表现为肺实质炎症,通常不累及支气管。致病菌多为肺炎链球菌。

(2) 小叶性(支气管性)肺炎:是病变起于支气管或细支气管,继而累及终末细支气管和肺泡。病灶常以细支气管为中心,可融合成片状或大片状,密度深浅不一,且不受肺叶和肺段限制。常继发于其他疾病,主要由化脓性细菌引起,常见致病菌有葡萄球菌、肺炎链球菌、肺炎克雷白杆菌、链球菌、铜绿假单胞菌等。

(3) 间质性肺炎:是以肺间质炎症为主,包括支气管壁、支气管周围间质组织及肺泡壁。由于病变在肺间质,呼吸道症状较轻,异常体征较少。可由细菌、支原体、衣原体、病毒或肺孢子菌等引起。

2. 病因分类　分为细菌性肺炎、非典型病原体所致肺炎、病毒性肺炎、真菌性肺炎、其他病原体所致肺炎、理化因素所致肺炎。其中细菌性肺炎最为常见,肺炎链球菌是最常见的病原菌,其次为葡萄球菌、肺炎杆菌。

3. 按患病环境分类

(1) 社区获得性肺炎:也称院外肺炎,是在医院外罹患的感染性肺实质炎症,其中也包括具有明确潜伏期的病原体感染而于入院后平均潜伏期内发病的肺炎。主要病原菌为肺炎链球菌、肺炎支原体、肺炎衣原体等。

(2) 医院获得性肺炎:也称院内肺炎,是患者入院时不存在,也不处于潜伏期,而于入院48小时后在医院内发生的肺炎。常见病原菌为革兰阴性杆菌,包括铜绿假单胞菌、肠杆菌属、肺炎克雷白杆菌等。

本节重点介绍肺炎链球菌肺炎病人的护理。

【病因及发病机制】

肺炎链球菌为革兰染色阳性球菌,其毒力大小与荚膜中的多糖结构及含量有关。机体免疫功能正常时,肺炎链球菌是寄居在上呼吸道的一种正常菌群,只有当机体免疫功能降低或受损时,如受凉、淋雨、疲劳、醉酒、上呼吸道感染,有毒力的肺炎链球菌才进入下呼吸道而致病,细菌在肺泡内繁殖,引起肺泡壁充血水肿,大量纤维素、红细胞、白细胞渗出,渗出液含有细菌,经 Cohn 孔向肺的中央部分蔓延,累及整个肺段或肺叶而致肺炎。典型的病理分期包括:充血期、红色肝变期、灰色肝变期和溶解消散期。本病以冬季与初春多见,患者常为原先健康的青壮年或老年与婴幼儿,男性较多见。

【护理评估】

1. 健康史　询问发病前有无上呼吸道感染史;有无淋雨、受凉、疲劳、醉酒及大手术等诱因;有无慢性阻塞性肺疾病、糖尿病等慢性疾病史;是否使用激素、免疫抑制剂等;是否吸烟及吸烟量。

2. 身体状况

(1) 肺炎球菌肺炎:①症状:典型者起病急骤,出现高热、寒战、全身肌肉酸痛,体温通常在数小时内升至 39~40 ℃,高峰在下午或傍晚,典型热型呈稽留热,脉率随之增加;累及胸膜者可有患侧胸部疼痛,可放射到肩部或腹部,咳嗽或深呼吸时加剧;充血期痰量少,典型痰液呈铁锈色,消散期痰量较多;肺炎病变范围广者可以出现呼吸困难。食欲锐减,偶有恶心、呕吐、腹痛或腹泻,易被误诊为急腹症。②体征:呈急性病容,面颊绯红,鼻翼扇动,皮肤灼热、干燥,口角及鼻周有单纯疱疹,严重时可出现呼吸困难、发绀、心率增快及心律不齐。早期肺部体征不明显,典型者可有肺实变体征,患侧叩诊浊音、语颤增强并可闻及异常支气管呼吸音,消散期可闻及湿啰音,累及胸膜时出现胸膜摩擦音。重症患者可累及膈胸膜,出现肠胀气及上腹部压痛等。本病自然病程大致1~2周。③并发症:肺炎链球菌肺炎的并发症近年来已很少见。严重者可发生感染性休克(中毒性肺炎),尤其是老年人。表现为血压降低、四肢厥冷、多汗、发绀、心动过速、心律失常等,而高热、胸痛、咳嗽等症状并不突出。其他并发症有胸膜炎、脓胸、心包炎、脑膜炎和关节炎等。

(2)葡萄球菌肺炎:葡萄球菌为革兰染色阳性球菌,属化脓菌,致病物质主要是毒素和酶。①症状:起病急骤,寒战、高热,体温可达39~40℃,胸痛、咳嗽、咳痰,痰液多,呈脓性或脓血性;毒血症状明显,全身肌肉、关节酸痛,严重者早期可出现周围循环衰竭。②体征:肺部体征早期不明显,其后在肺部可闻及散在湿啰音;病变较大或融合时可有肺实变体征。

(3)革兰阴性杆菌肺炎:革兰阴性杆菌肺炎是由肺炎克雷白杆菌、铜绿假单胞菌、流感嗜血杆菌等引起的肺部炎症,是医院获得性肺炎的常见致病菌。多见于年老体弱、营养不良、有基础疾病及长期使用免疫抑制剂致机体免疫功能低下者。①症状:发热、咳嗽、咳痰、胸痛、气急、发绀等,其中痰的性状与感染的病原菌有关,如克雷白杆菌感染,痰呈砖红色胶冻状;铜绿假单胞菌感染,痰呈绿色脓痰。严重者可出现休克和呼吸衰竭。②体征:肺部湿啰音和肺实变体征。

(4)肺炎支原体肺炎:肺炎支原体是介于细菌和病毒之间、兼性厌氧、能独立生活的最小的微生物。①症状:起病缓慢,有低热、咽痛、乏力、食欲不振肌肉酸痛等症状;咳嗽逐渐加剧,呈阵发性刺激性咳嗽,有少量白色黏液痰。②体征:咽部充血,肺部体征常不明显。

(5)病毒性肺炎:是由上呼吸道病毒感染向下蔓延所致的肺部炎症。婴幼儿、老年人、原有慢性心肺疾病等免疫力差者易发病。①症状:起病较急,先有发热、头痛、全身酸痛、倦怠等上呼吸道感染的症状,累及肺部时出现咳嗽、少痰或白色黏液痰、胸痛等症状。婴幼儿或老年人易发生重症病毒性肺炎,甚至发生心力衰竭、呼吸衰竭或呼吸窘迫综合征。②体征:肺部体征常不明显,严重者有呼吸浅快、心率加快、发绀、肺部干湿啰音。

知 识 链 接

常见肺炎的鉴别

致病菌	症状体征	X线征象	首选抗生素
肺炎链球菌	起病急,寒战高热、铁锈色痰、胸痛、肺实变体征	肺叶或肺段阴影,无空洞	青霉素G
葡萄球菌	起病急,寒战高热、脓血痰、毒血症状明显	肺叶或小叶阴影易变,早期空洞,脓胸,肺气囊肿	耐青霉素酶的半合成青霉素(苯唑、氯唑西林)或头孢菌素。可联合氨基糖苷类

续表

致病菌	症状体征	X线征象	首选抗生素
克雷白杆菌	起病急,寒战高热,全身衰竭、痰稠可呈砖红色,胶冻状	肺小叶实变,蜂窝状脓肿,叶间隙下坠	头孢菌素联合氨基糖苷类
铜绿假单胞菌	院内感染,毒血症明显、脓痰、可呈蓝绿色	弥漫性支气管肺炎,早期肺脓肿	头孢菌素联合氨基糖苷类
支原体	起病缓,发热、乏力肌痛	下叶间质性支气管肺炎,3~4周自行消散	红霉素
SARS病毒	起病急,发热首发	中下叶磨玻璃影及肺实变影	利巴韦林,重症用糖皮质激素

3. 辅助检查

(1) 血液及痰液检查:细菌感染引起者白细胞计数多在$(10\sim20)\times10^9/L$,中性粒细胞多在80%以上,并有核左移,细胞内可见中毒颗粒。年老体弱、酗酒、免疫功能低下者的白细胞计数可不增高,但中性粒细胞的百分比仍增高。痰培养24~48小时可以确定病原体。

(2) X线检查:早期仅见肺纹理增粗,或受累的肺段、肺叶稍模糊。随着病情进展,表现为大片炎症浸润阴影或实变影。在消散期,X线显示炎性浸润逐渐吸收,可有片状区域吸收较快,呈现"假空洞"征,多数病例在起病3~4周后才完全消散。

4. 心理社会状况 由于肺炎起病急,自觉症状明显,病人缺乏思想准备,常表现烦躁和焦虑,若短期内病情加重,病人会出现恐惧感。

5. 治疗要点

(1) 对症支持治疗:患者应卧床休息,注意补充足够蛋白质、热量及维生素,鼓励饮水。中等或重症患者($PaO_2<60$ mmHg或有发绀)应给氧。烦躁不安、谵妄、失眠者酌用地西泮5 mg肌内注射或水合氯醛1~1.5 g保留灌肠。剧烈胸痛者,可酌用少量镇痛药(如可待因)。

(2) 药物治疗:肺炎治疗的最主要环节是抗感染治疗,一经诊断即应给予抗菌药物治疗,不必等待细菌培养结果。①肺炎球菌肺炎:首选青霉素G,给药途径及剂量视病情轻重及有无并发症而定。抗生素疗程一般为14天,或热退后3天即可停药。对青霉素过敏者或耐青霉素者,可用头孢菌素类等药物,多重耐药菌株感染者可用万古霉素、替考拉宁等。②葡萄球菌肺炎:首选耐青霉素酶的半合成青霉素或头孢菌素,如苯唑西林、头孢呋辛等。③革兰阴性杆菌肺炎:常用第二、三代头孢菌素联合氨基糖苷类,也可用喹诺酮类药物。④支原体肺炎:首选大环内酯类抗生素如红霉素,也可选用喹诺酮类。⑤病毒性肺炎:以对症处理为主,可选用抗病毒药物如利巴韦林、阿昔洛韦等。

(3) 中毒性肺炎的抢救

1) 立即补充血容量:及时补充血容量是抢救休克最重要的措施。应先补低分子右旋糖酐,再给平衡液,24小时内输液总量2 500~3 000 ml,维持尿量每小时30 ml以上,或根据中心静脉压测定结果调整输液量与速度,以恢复血容量。

2) 纠正酸碱失衡:由于休克致组织缺氧,常伴有代谢性酸中毒而加重休克病情。因此,对休克者应视情况遵医嘱给予5%的碳酸氢钠静脉滴注纠正代谢性酸中毒。

3) 使用血管活性药物:休克时血压骤降,若血容量一时难以补足,可选用血管收缩药(如间羟胺)静脉滴注,维持收缩压在 90~100 mmHg 左右,血压稳定 30 分钟后逐渐减量。当血容量已补足,但休克病情未改善,可应用血管扩张药(如多巴胺)改善微循环。

4) 应用糖皮质激素:病情严重者可静脉滴注氢化可的松或地塞米松,缓解病情。

5) 抗菌治疗:联合 2~3 种广谱抗生素,大剂量静脉给药。

【护理诊断】

1. 体温过高　与肺部感染有关。
2. 清理呼吸道无效　与痰液黏稠、咳嗽无力或未掌握有效排痰技巧等因素有关。
3. 气体交换受损　与肺部炎症导致呼吸面积减小有关。
4. 疼痛:胸痛　与肺部炎症累及壁层胸膜有关。
5. 潜在并发症:感染性休克。

【护理计划与实施】

护理目标:体温降至正常范围;病人掌握有效排痰技巧、呼吸道通畅,呼吸平稳;缺氧、胸痛症状缓解;发生休克时能及时发现和及时处理。

护理措施:

1. 一般护理

(1) 休息与体位:发热患者应卧床休息;气急者取半卧位,以增加通气量;胸痛时取患侧卧位。保证室内空气清新,病室温度、湿度适宜,环境安静。

(2) 饮食护理:给予高热量、高蛋白质、高维生素、易消化流质或半流质饮食,易少食多餐,并避免食用产气食物;若有明显麻痹性肠梗阻或胃扩张,应暂时禁食、禁饮和胃肠减压,直至肠蠕动恢复。鼓励病人多饮水,每天 1 000~2 000 ml,以补充发热、出汗或呼吸急促所丢失的水分,并利于痰液排出。脱水严重者应遵医嘱补液,但对老年人或有心脏病者补液不可过多过快,以免诱发急性肺水肿。

(3) 口腔护理:定时清洁口腔,尤其对张口呼吸者,在保持口腔卫生的基础上,注意保持口腔黏膜湿润。

2. 病情观察　严密监测并记录生命体征、尿量、皮肤黏膜及神志变化,观察有无呼吸困难及发绀、观察痰液的颜色和量。尤其对儿童、老年人或久病体弱者,应警惕感染性休克的发生,发现有休克的征象,立即报告医师并配合抢救。对高热者经抗菌药物治疗后常在 24 小时内热退,或数日内体温逐渐下降。若体温降而复升或 3 天后仍不降者,应考虑合并肺外感染,如脓胸、心包炎或关节炎等。

3. 对症护理

(1) 降温护理:高热时可采用乙醇擦浴、冰袋、冰帽等物理降温措施,以体温缓缓下降为宜,防止虚脱。儿童要预防惊厥,不宜用阿司匹林或其他解热药,以免大汗、脱水和干扰热型观察。病人出汗时应及时协助擦汗、更换衣服,避免受凉。

(2) 咳嗽、咳痰护理:鼓励患者深呼吸,协助翻身及进行胸部叩击,指导有效咳嗽,促进排痰。痰液黏稠不易咯出时,可鼓励病人多饮水,亦可给予蒸汽或超声雾化吸入。

(3) 胸痛护理　胸痛明显者,协助取患侧卧位,指导患者在深呼吸和咳嗽时用手按压患侧胸部,指导患者采用放松术、局部按摩、穴位按压、转移注意力等方法,以缓解疼痛。必要时遵医嘱给予止痛药。

(4) 呼吸困难护理:气促、发绀者,遵医嘱吸氧,氧流量一般为 4~6 L/min,若为 COPD

病人,应低流量、低浓度持续吸氧。

4. 用药护理　按医嘱正确使用抗菌药物,注意药物浓度、配伍禁忌、滴速和用药时间;用药前应详细询问过敏史,有药物过敏或药疹史者,应在病历中及病历卡的显著部位标明禁用此类药物。凡对青霉素类药物过敏的患者,不得使用此类药物,也不能做皮肤试验,以免发生意外。药物治疗48~72小时后应对病情进行评价,如出现体温下降、症状改善、白细胞逐渐降低或恢复正常等为治疗有效,如用药72小时后病情仍无改善,应及时报告医生并作相应处理。

5. 休克性肺炎的抢救配合

（1）体位:病人取仰卧中凹位,头胸部抬高20°,下肢抬高约30°,有利于呼吸和静脉血液回流。注意保暖（忌用热水袋）。

（2）给氧:给予高流量吸氧。

（3）补充血容量:快速建立两条静脉通道,一条用于输注低分子右旋糖酐或平衡液,以快速扩充血容量,注意输液速度不宜过快以防发生肺水肿;另一条可先滴碱性溶液,后输注血管活性药物。

（4）用药护理:遵医嘱输入多巴胺、间羟胺（阿拉明）等血管活性药物,根据血压调整滴速,以维持收缩压在90~100 mmHg为宜,保证重要器官的血液供应,改善循环,输注过程中注意防止液体溢出血管外,以免引起局部组织坏死和影响疗效;静脉滴注5％碳酸氢钠时,因其配伍禁忌较多,宜单独输入;联合使用广谱抗菌药物控制感染时,应注意药物疗效和不良反应。

6. 健康教育

（1）疾病知识指导:向病人及家属讲解肺炎的病因和诱因。要注意休息,劳逸结合,防止过度疲劳;参加体育锻炼,增强体质;避免受凉、淋雨、吸烟、酗酒;积极治疗上呼吸道感染;慢性病、长期卧床、年老体弱者,应注意保持气道通畅。

（2）饮食指导:肺炎链球菌肺炎病人由于抵抗力低下及感染影响消化吸收,应指导家属给予病人营养丰富、少胀气、无刺激、易消化的流质和半流质饮食,少食多餐,多饮水,以改善营养状况、增强体质。

（3）心理疏导:肺炎虽然起病急、病情变化快,但抗菌治疗效果较好,病程短,预后好。保持良好心态,积极配合治疗与护理,能加快疾病康复。

护理评价:体温是否降至正常范围;病人是否掌握有效排痰技巧,呼吸道是否通畅;缺氧、胸痛症状是否缓解;发生休克时是否能及时发现和及时处理。

重点提示:

1. 社区获得性肺炎和医院获得性肺炎的概念,典型肺炎球菌肺炎的临床表现及休克性肺炎的临床表现。

2. 肺炎球菌性肺炎的主要护理诊断,休克性肺炎的护理措施。

第八节 肺结核病人的护理

> **案例**
>
> 某患者,男,67岁,因咳嗽、咳痰、气急1年半,痰中带血1周,时有胸闷,夜间盗汗而入院。查体:体温37.4℃,脉搏80次/分,呼吸20次/分,血压105/70 mmHg,消瘦,右肺尖叩诊呈浊音,闻及少量湿啰音。胸片示:右锁骨下片状、絮状阴影,边缘模糊。初步诊断:浸润性肺结核。
>
> 请问该病有哪些临床表现?存在哪些护理问题?如何护理?

【概述】

肺结核是由结核分枝杆菌引起的慢性呼吸道传染病。病程多呈慢性经过。结核病是全球流行的传染疾病之一,在全球所有传染性疾病中,结核病仍为成人首要死因。目前结核病出现全球性恶化趋势,在我国的疫情呈"三高一低",即高患病率、高耐药率、高死亡率、年递降率低。据统计,我国曾受到结核菌感染者近5.5亿人,现有肺结核病人590余万,约占世界结核病病人的1/4。每年因结核病死亡的人数高达13万,尤其值得注意的是,由于一些地区对结核病的诊断不规范、治疗不彻底,致使我国结核病病人中耐药者所占比例高达18.6%~46.5%,出现大量复治病人。

【病因和发病机制】

1. 结核杆菌的生物学特性　结核病的病原菌为结核分枝杆菌,分为人型、牛型、非洲型和鼠型四类,其中引起人类结核病的主要为人型。其生物学特性具有抗酸性,对干燥、潮湿、寒冷、酸碱环境等抵抗力较强,结核菌在阴湿处可生存5个月以上。但通过以下方法可将其杀死(图2-10)。

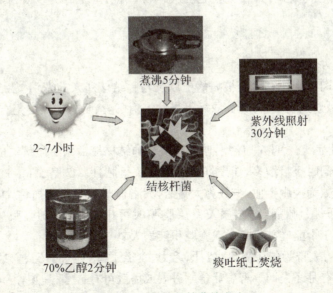

图2-10　杀灭结核菌的方法

2. 传染性　传染源主要是痰中带菌的肺结核病人,最重要的传染途径是通过飞沫经呼吸道传播;易感人群包括生活贫困、营养不良、婴幼儿、老年人、糖尿病、人类免疫缺陷病毒感染者、免疫抑制剂使用者等免疫功能低下者。

  3. 人感染结核杆菌后的发生和发展 人体感染结核菌后既获得了对结核杆菌的免疫力,同时组织又会对结核杆菌的一些成分发生变态反应。是否发病,以及病变的性质、范围等,与感染结核菌的菌量、毒力和人体的免疫状态与变态反应有关。人体对结核菌的免疫有先天非特异性免疫和后天特异性免疫,后者系接种卡介苗或感染结核菌后所获得,主要是细胞免疫,较先天免疫力强而持久,能将入侵的结核菌杀死或制止其扩散,使病灶愈合。结核菌侵入人体后4~8周,机体对结核菌及其代谢产物发生的变态反应属于第Ⅳ型(迟发型),可通过结核菌素实验来测定。变态反应增高时,引起渗出、变质病变。少量、毒力弱的结核菌多能被人体防御功能杀灭,只有遭受大量毒力强的结核菌侵袭而人体免疫力低时,感染后才能发病。结核病的基本病理变化是炎症渗出、增生和干酪样坏死。上述病变可同时存在于一个肺部病灶中,但通常以一种为主。

知 识 链 接

科赫(Koch)现象

  1890年Koch观察,将结核菌皮下注射到未感染结核的豚鼠,10~14天后局部出现红肿、溃疡、不愈合,结核菌大量繁殖,到达局部淋巴结,使局部淋巴结肿大,并沿血液循环向全身播散,豚鼠死亡。如果用同等剂量的结核菌注射到3~6周前受少量结核菌感染的豚鼠皮下。2~3天后局部出现红肿、溃疡、坏死等剧烈反应,但不久结痂愈合。局部淋巴结不肿大,无全身播散和死亡。这种机体对结核菌初次感染和再感染所表现的不同反应的现象称科赫现象。其中局部红肿和溃疡是由结核杆菌诱发的变态反应的表现,结核杆菌无播散、引流淋巴结无肿大以及溃疡较快愈合是具有免疫力的表现。

【护理评估】

  1. 健康史 询问既往有无结核病病史以及与肺结核病人的密切接触史、有无使用免疫抑制剂或糖皮质激素药物史、有无糖尿病等慢性疾病病史、是否为人类免疫缺陷病毒感染者。

  2. 身体状况

  (1)呼吸系统症状:①咳嗽、咳痰:咳嗽咳痰是肺结核最常见的症状。早期为干咳或仅有少量黏液痰,有空洞时痰量增多,伴发细菌感染时痰呈脓性。②咯血:1/3~1/2的病人有不同程度的咯血,多数为痰中带血,少数为大咯血,大咯血时可发生失血性休克,有时血块阻塞大气道,引起窒息。③胸痛:结核累及壁层胸膜时可出现胸痛,随呼吸运动和咳嗽加重。④呼吸困难:多见于干酪样肺炎和大量胸腔积液病人。

  (2)全身症状:表现为午后潮热、盗汗、乏力、食欲下降、体重减轻、全身不适等结核毒性症状,育龄妇女可有月经失调。若病灶急剧进展或播散可有畏寒、高热等。

  (3)肺部体征:成人肺结核好发于肺尖,早期无明显体征,典型病人在肩胛间区或锁骨上下部位叩诊稍浊、听诊有细湿啰音。当病变范围较大,空洞形成时,可出现相应的肺实变和肺空洞的体征。

（4）结核病分类和诊断要点：我国于 1999 年对结核病制定了新的分类标准，归纳为六型。

1）原发型肺结核：多见儿童，为初次感染结核杆菌所致的临床病症。症状多轻微而短暂。X 线胸片表现为原发综合征：即原发病灶、引流的淋巴管炎和肿大的肺门淋巴结（图 2-11）。

2）血行播散型肺结核：此型包括急性血行播散型肺结核即急性粟粒型肺结核（图 2-12）及亚急性、慢性血行播散型肺结核。急性粟粒型肺结核常见于营养不良、患传染病或长期使用免疫抑制剂致免疫低下的儿童，大量结核杆菌短时间内侵入血液，随血液循环到达肺实质，在两肺内形成典型的粟粒大小的结节。起病急，全身毒血症状重，常伴发结核性脑膜炎。

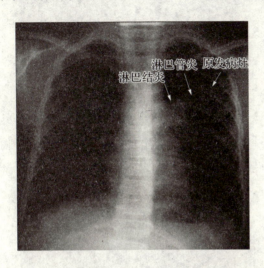

图 2-11　原发综合征　　　　　　图 2-12　急性粟粒性肺结核

3）继发型肺结核：多见成年人，含浸润性肺结核（图 2-13）、空洞性肺结核（见图 2-14）、干酪样肺炎（图 2-15）、结核球（图 2-16）和慢性纤维空洞性肺结核（图 2-17）。其中最常见的是浸润性肺结核；干酪性肺炎毒性症状严重；空洞性肺结核，痰中经常排菌，是结核病的重要传染源；结核球是一种静止性病灶，遇到抵抗力下降时，又会再次繁殖引起感染。

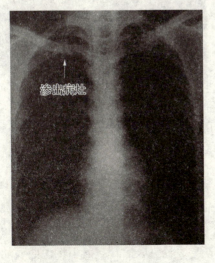
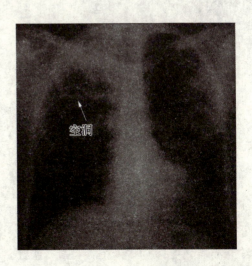

图 2-13　浸润性肺结核　　　　　　图 2-14　空洞性肺结核

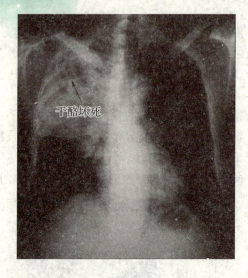

图 2-15 干酪性肺炎　　　　图 2-16 结核球

4) 结核性胸膜炎:含结核性干性胸膜炎、结核性渗出性胸膜炎(图 2-18)、结核性脓胸。干性胸膜炎表现为胸痛,可闻及胸膜摩擦音;渗出性胸膜炎,可出现高热,随积液增多,胸痛减轻,而逐渐出现胸闷、气促,可有胸腔积液的体征。

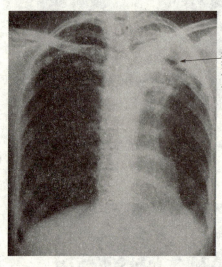
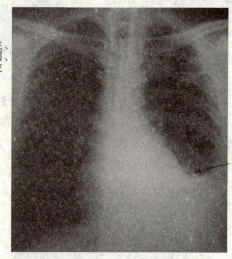

图 2-17 慢性纤维空洞性肺结核　　　　图 2-18 胸腔积液

5) 其他肺外结核:按部位及脏器命名,如骨结核、结核性脑膜炎、肾结核、肠结核等。

6) 菌阴肺结核:菌阴肺结核为三次痰涂片及一次培养阴性的肺结核。

3. 辅助检查

(1) 痰结核菌检查:为确诊肺结核最可靠的方法。检查方法主要有痰涂片、痰培养。结核分枝杆菌培养为痰结核分枝杆菌检查提供准确可靠的结果,常为结核病诊断的金标准,同时还可作为药物敏感试验与菌型鉴定。结核分枝杆菌培养费时较长,一般为 2~6 周,阳性结果随时报告,培养至 8 周仍未生长者报告阴性。应连续多次送检。痰菌阳性说明病灶是开放性的,为社会传染源。

(2) 胸部 X 线检查:可以发现早期轻微的肺结核,对确定病变部位、范围、性质和类型,了解其演变及选择治疗方法具有重要价值。

(3) 纤维支气管镜检查:纤维支气管镜检查常应用于支气管结核和淋巴结支气管瘘的诊断,在直视下可以对病灶部位钳取活体组织进行病理学检查、结核分枝杆菌培养。

(4) 结核菌素(简称结素)试验:目前国际上常用的结核菌素为纯蛋白衍生物(PPD)PPD-RT23。结核菌素试验的方法:选择左侧前臂曲侧中上部分 1/3 处,取 0.1 ml(5IU)结素皮内注射。试验后 48~72 小时观察硬结和记录结果(表 2-6)。

表 2-6 PPD 结果判断

硬结大小	结果判断
硬结直径≤4 mm	阴性
硬结直径 5~9 mm	弱阳性
硬结直径 10~19 mm	阳性
硬结直径≥20 mm 或虽<20 mm 但局部出现水泡或坏死,淋巴结炎	强阳性

成人结核菌素试验阳性反应仅表示受过结核菌感染或接种过卡介苗,并不表示一定患病;3 岁以下婴幼儿强阳性反应,即使无症状也应视为有新近感染的活动性结核病。相反,成人阴性反应一般可视为没有结核菌感染,但在某些情况下也不能排除结核病,如结核分枝杆菌感染后需 4~8 周才充分建立变态反应,在此之前,结核菌素试验可呈阴性;营养不良、HIV 感染、麻疹、水痘、重症结核病、应用免疫抑制剂等,结核菌素试验结果则多为阴性或弱阳性。

(5) 其他检查:如活动性肺结核血沉增快。

4. 心理社会状况　肺结核为一种慢性病,病程长,治疗时间长,具有传染性,常易使患者产生焦虑、孤独等不良的心理体验;又因患者担心患病后会影响家庭生活、社交和工作学习,常出现自卑、多虑等;若治疗效果不明显,甚至会出现悲观厌世的情绪;当出现大咯血时,患者又会出现紧张、恐惧的心理。

5. 治疗要点

(1) 抗结核化学药物疗法(简称化疗):化疗是目前治愈结核病的主要方法。

1) 化疗的原则:肺结核化学治疗的原则是早期、联用、适量、规律和全程。①早期:可以发挥最大杀菌或抑菌作用;②联用:联合使用两种以上的药物,以提高疗效,防止耐药性的产生;③适量:药物剂量过低不能达到有效的血浓度,易产生耐药性,剂量过大易发生药物毒副作用;④规律:即病人必须严格按照化疗方案规定的用药方法,按时用药,不可随意停药或间断用药,亦不可自行更改方案;⑤全程:指病人必须按治疗方案,坚持完成疗程。

2) 常用的一线抗结核药物:属杀菌剂的有异烟肼、利福平、吡嗪酰胺(在酸性环境中)、链霉素(在碱性环境中);属抑菌剂的有乙胺丁醇、对氨基水杨酸钠等。

知识链接

三种不同菌群对不同抗结核药的敏感性不同

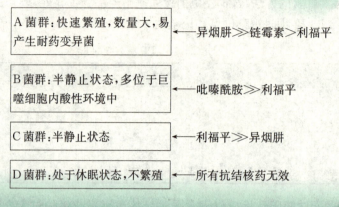

3）化疗方案：见表2-7、表2-8。

表2-7 初治痰涂片阳性肺结核治疗方案

	强化期	巩固期	简写
每日用药	2HRZE	4HR	2HRZE/4HR
间歇用药	$2H_3R_3Z_3E_3$	$4H_3R_3$	$2H_3R_3Z_3E_3/4H_3R_3$

注：药名前的数字代表用药时间，单位"月"；每个药名右侧的下标"3"代表每周给药3次。下表同此。

表2-8 复治痰涂片阳性肺结核治疗方案

	强化期	巩固期	简写
每日用药	2HRZSE	4～6HRE	2HRZSE/4～6HRE
间歇用药	$2H_3R_3Z_3S_3E_3$	$4～6H_3R_3E_3$	$2H_3R_3Z_3S_3E_3/4～6H_3R_3E_3$

（2）一般治疗和对症处理：咯血是肺结核的常见症状，其处理原则和措施见前。

（3）糖皮质激素：仅用于结核毒性症状严重者，但必须在有效抗结核药物治疗的情况下使用。

（4）外科治疗：主要的适应证是经合理化学治疗后治疗无效、多重耐药的后壁空洞、大块干酪灶、结核性脓胸、支气管胸膜瘘和大咯血保守治疗无效者。

【护理诊断】

1. 知识缺乏　缺乏结核病治疗、防止传染与预防的知识。
2. 营养失调：低于机体需要量　与机体消耗增加、食欲减退有关。
3. 潜在并发症：大咯血、呼吸衰竭、肺源性心脏病。

【护理计划与实施】

护理目标：病人对结核病有正确的认识，主动配合药物治疗和消毒隔离；病人营养状况改善,症状消失;及时发现和处理并发症。

护理措施:

1. 一般护理

(1) 休息与体位:轻症病人在坚持化疗的同时,可进行正常工作,应避免劳累和重体力劳动,保证充足的休息和睡眠,做到劳逸结合。肺结核活动期、咯血、高热等结核中毒症状明显或有大量胸腔积液者,均应卧床休息,一般采取患侧卧位,可以减少患侧活动度、防止病灶向健侧扩散,有利健侧肺的通气功能。恢复期病人可适当增加户外活动,如散步、做保健操等,通过加强体育锻炼,增强机体的免疫功能,从而提高机体的抗病能力。

(2) 饮食护理:肺结核是一种慢性消耗疾病,营养状态差,需要合理的营养来提高机体的抵抗力,促进疾病的痊愈。①向病人及家属宣传加强饮食的重要性,使其了解在药物治疗的同时,辅以营养支持对促进疾病康复的意义。②食物的选择:以高热量、高蛋白质、富含维生素的食物为主。蛋白质能增加机体的抗病能力和修复能力,饮食中应有鱼、肉、蛋、牛奶、豆制品等动、植物蛋白,成人每日应提供蛋白质 1.5~2.0g/kg。食物中的维生素 C 有减轻血管渗透性的作用,可以促进渗出病灶的吸收。维生素 B 对神经系统及胃肠神经有调节作用,应每日摄入一定量的新鲜蔬菜和水果,以补充各种维生素。③补充水分:由于机体代谢增加,盗汗使体内水分的消耗量增加,如病人无心、肾功能障碍,应鼓励病人多饮水,每日不少于 1 500~2 000 ml,补充足够的水分,保证机体代谢的需要和体内毒素的排泄。必要时遵医嘱给予静脉补充液体。④增进食欲:患病后病人食欲减退,故应增加食物的花色品种,采用病人喜欢的烹调方法,同时病人进食时还应做到心情愉快、细嚼慢咽、少食多餐,以促使食物的消化和吸收。

2. 病情观察 观察病人临床症状的动态变化,如咳嗽咳痰有无加重,痰量有无增多,痰的性状;有无高热,若有高热则应考虑病情加重或发生并发症;观察咯血的量、颜色、咯血是否顺畅。及时发现窒息、呼吸衰竭、肺源性心脏病、气胸等并发症。

3. 对症护理

(1) 结核毒性症状:一般不须特殊处理。对于干酪性肺炎、急性血行播散性肺结核、结核性胸膜炎有高热等严重结核毒性症状,遵医嘱在有效抗结核治疗的基础上加用糖皮质激素,以减轻炎症和变态反应。如病人持续高热,体温 39 ℃ 以上应予物理降温,鼓励病人多饮水,给流质或半流质饮食。夜间盗汗时,应做好皮肤护理,勤换衣服,防止受凉。

(2) 咯血:协助病人取患侧卧位,以防止结核病灶向健侧扩散。遵医嘱用氨基己酸、氨甲苯酸等药物止血,大咯血时静脉滴注垂体后叶素;对支气管动脉破坏造成的大咯血可采用支气管动脉栓塞法,护士做好相应的准备与配合。对精神紧张者,可遵医嘱给予小剂量镇静剂,但禁用吗啡,以免抑制咳嗽反射中枢和呼吸中枢。发生窒息先兆和窒息时立即协助医师抢救。

4. 用药护理 肺结核的主要治疗方法是化疗,病人能否坚持化疗是治疗肺结核的关键。在化疗过程中,应告诉病人及家属抗结核药物的正确服用方法、剂量、主要的不良反应及注意事项(表 2-9)。

表2-9 常用抗结核药物的主要不良反应及注意事项

药名	缩写	主要不良反应	注意事项
异烟肼	H,INH	周围神经炎,偶有肝功能损害	晨空腹顿服。避免与抗酸药同服;遵医嘱服用维生素B_6;注意消化道反应、肢体远端感觉等;定期检测肝功能
利福平	R,RFP	肝功能损害、过敏反应	早晨空腹顿服。告知病人体液及分泌物会呈橘红色,定期检测肝功能
链霉素	S,SM	听力障碍、眩晕、肾功能损害	用药前后1~2个月注意检测听力,注意有无平衡失调;定期检测尿常规和肾功能
吡嗪酰胺	Z,PZA	胃肠道不适、肝功能损害、高尿酸血症、关节痛	定期检测肝功能,检测血尿酸,注意关节有无疼痛,孕妇禁用
乙胺丁醇	E,EMB	视神经炎	用药后注意检测视力和辨色力,幼儿禁用
对氨基水杨酸	P,PAS	胃肠道不适、肝功能损害、过敏反应	饭后服以减轻消化道的不良反应,检测肝功能

知识链接

WHO积极推行全程督导短程化疗(DOTS)

全程督导短程化疗(DOTS)即肺结核病人在治疗过程中,每次用药都必须在医务人员的直接监督下进行,因故未用药时必须采取补救措施以保证按医嘱规律用药。以提高治愈率,降低复发率和减少耐药病例的发生。

5.健康指导

(1)疾病知识的指导:肺结核是呼吸道传染病,控制结核病流行的基本原则是:控制传染源、切断传染途径及保护易感人群。

1)控制传染源:做到早发现、早诊断、早报告、早隔离、早治疗。由于肺结核病程长,易复发,故应长期对病人随访,掌握病人发病—治疗—治愈的全过程。

2)切断传染途径:①痰菌检查阳性病人在住院治疗期间,应进行呼吸道隔离,做到室内勤通风,每日用紫外线灯消毒病室。②严禁随地吐痰,不可面对他人咳嗽或打喷嚏。在咳嗽或打喷嚏时,要用双层纸巾遮住口鼻,然后将纸巾焚烧处理。有痰时,可吐在泡有消毒剂的瓶中,并经灭菌处理后再弃去,也可将痰吐在纸上直接焚烧,其是最简便有效的方法。接触痰液后用流水彻底洗手。③餐具一般煮沸消毒,同桌共餐时使用公筷。④被褥、书籍在烈日下曝晒6小时以上。⑤探视者应戴口罩,佩戴时要紧紧遮盖口鼻,病人外出时也应戴口罩。

3)保护易感人群:①给未受过结核菌感染的新生儿、儿童及青少年接种卡介苗,使人体获得对结核菌的特异性免疫力,但卡介苗不能预防感染,故仍需与肺结核病人隔离。②对接触过结核菌病人而易发病的高危人群如糖尿病病人、HIV感染者等,可预防性给予化学治疗。

(2)生活指导:嘱病人戒烟、戒酒,合理安排休息,避免劳累、情绪波动及呼吸道感染,房间应保持通风、干燥。应加强营养,以提高病人的免疫力和促进病灶愈合。

(3) 心理疏导：让病人及家属了解肺结核这个疾病是可防可治的，只要早期发现、规律用药，定期复查是完全能够治愈的，以帮助病人树立信心；告知病人结核病是一种慢性传染病，治疗需要一定的时间，不可过于心切；让家属了解结核病知识，从身心健康、生活起居等方面给予病人更多的支持和鼓励，以克服病人自卑心理。

(4) 用药指导：反复强调坚持规律、全程、合理用药的重要性，以取得病人与家属的主动配合。定期复查胸片和肝、肾功能，注意观察有无药物的不良反应，如有不适及时就医，不可擅自减少剂量或停药。

护理评价：病人是否对结核病有正确的认识，主动配合药物治疗和消毒隔离；病人营养状况有无得到改善；是否及时发现和处理并发症。

重点提示：
1. 肺结核主要的传染源、主要传播途径。
2. 肺结核的临床表现特点，确诊主要依据，PPD试验结果的判断和阳性、阴性的临床意义。
3. 肺结核主要的护理诊断，饮食护理和用药护理及健康指导。

(李中荣)

第九节　慢性呼吸衰竭病人的护理

某患者，男性，65岁。慢性咳嗽咳痰伴进行性加重的胸闷气促病史10余年，因受凉后出现发热、咳嗽加重，咳黄色黏痰伴明显呼吸困难2天入院。护理体检：体温38.6℃，脉搏102次/分，呼吸26次/分，血压135/80 mmHg。神志清楚，略显烦躁，面色潮红，球结膜充血，口唇发绀，颈静脉怒张，胸廓呈桶状，叩诊为过清音，听诊两肺呼吸音减弱，呼气延长，可闻及哮鸣音和少量湿罗音，肝右肋下2 cm，双下肢轻度凹陷性水肿。血液检查见白细胞计数与中性粒细胞比例增高。胸片示肺部透亮度增高，肺纹理粗乱，肋骨变平，横膈下移。血气分析示 $PaCO_2$ 65 mmHg，PaO_2 50 mmHg。

请思考：患者可能是什么病？导致本病病情加重的诱因有哪些？分析该患者目前存在的护理问题。

【概述】

呼吸衰竭是指各种原因引起的肺通气和（或）换气功能严重障碍，以致在静息状态下亦不能维持足够的气体交换，导致低氧血症伴（或不伴）高碳酸血症，进而引起一系列病理生理改变和各系统代谢障碍的临床综合征。在海平面、静息状态、呼吸空气条件下，PaO_2 < 60 mmHg，伴或不伴 $PaCO_2$ > 50 mmHg，排除心内解剖分流、心排出量降低等其他致低氧原因，可诊断为呼吸衰竭。

呼吸衰竭按动脉血气分析结果可分为：Ⅰ型呼吸衰竭：低氧血症型，PaO_2 < 60 mmHg，$PaCO_2$ 降低或正常，主要见于肺换气功能障碍性疾病；Ⅱ型呼吸衰竭：低氧伴高碳酸血症型，PaO_2 < 60 mmHg 同时伴有 $PaCO_2$ > 50 mmHg，主要由肺通气功能不足所致。呼吸衰竭还可按起病缓急和病程长短分为：急性呼吸衰竭和慢性呼吸衰竭。急性呼吸衰竭常由某些突发致病因素所致，如创伤、休克、理化损害、急性气道阻塞等，起病急骤、进展迅速，常短时间内危及病人生命；慢性呼吸衰竭临床更为多见，可继发于各种慢性呼吸系统病变，如COPD、肺结核、间质性肺疾病、神经肌肉病变等，病人呼吸功能损害呈进行性加重，最终发展为呼吸衰竭。本节讨论慢性呼吸衰竭。

慢性呼吸衰竭是指在慢性呼吸系统疾病或神经肌肉病变的基础上，呼吸功能日渐损害，经过较长时间发展为呼吸衰竭。本病呈慢性病程，进展缓慢，若机体通过代偿，仍能保持一定的生活、活动能力，称为代偿性呼吸衰竭；某些诱因可导致病情明显加重，出现严重缺氧、二氧化碳潴留等临床表现，则称为失代偿性慢性呼吸衰竭。

【病因及发病机制】

慢性呼吸衰竭多由慢性支气管-肺疾病引起，如COPD、严重肺结核、肺间质纤维化、尘肺、支气管哮喘、广泛胸膜增厚、胸廓畸形、胸部外伤或手术、神经肌肉病变等，其中以COPD最为常见。发病机制系各种呼吸系统病变导致肺通气不足、气体弥散障碍和通气/血流比例失调等，并在此基础上引起机体缺氧、二氧化碳潴留而产生一系列临床表现。COPD引起者以肺通气障碍为主要病理改变，故产生慢性呼吸衰竭多属Ⅱ型呼衰。呼吸道感染是引起慢性呼吸衰竭失代偿最常见的诱因，此外，麻醉镇静药物对呼吸中枢的抑制、给氧不当、引起机体耗氧量增加的病变等，都可以成为导致慢性呼衰患者病情加重的诱发因素。

【护理评估】

1. 健康史　询问有无慢性支气管-肺部疾病史，如COPD、肺结核、支气管哮喘、肺间质病变、胸膜增厚、胸廓病变、胸部外伤手术及神经肌肉病变等；本次发病有无可能的诱因，如受凉感冒、吸氧不当、手术创伤、使用麻醉镇静药物等。

2. 身体状况

(1) 呼吸困难：呼吸困难是呼吸衰竭病人最早、最突出的症状，病人自觉空气不足，呼吸费力，呼吸常变为深快，可有点头、提肩等辅助呼吸肌参与呼吸运动的表现。当$PaCO_2$显著升高导致二氧化碳麻醉时，呼吸可变为浅慢或出现节律变化。

(2) 发绀：发绀是缺氧的典型表现，动脉血氧饱和度(SaO_2)低于90%或血中还原血红蛋白增高均可出现发绀现象，以口唇、指甲为甚。需注意的是，伴有严重贫血的病人即使缺氧明显，也可不发绀。

(3) 精神神经症状：缺氧可使病人出现智力和定向功能障碍。二氧化碳潴留时，随$PaCO_2$升高程度可表现为先兴奋后抑制的现象，兴奋症状可包括烦躁不安和晨昏颠倒（即夜间失眠而白天嗜睡等）；此时若二氧化碳潴留进一步加重，则会对中枢神经系统产生抑制，出现神志淡漠、肌肉震颤或扑翼样震颤、间歇抽搐、昏睡甚至昏迷等肺性脑病表现，肺性脑病系由缺氧和二氧化碳潴留导致的神经精神障碍症候群。

(4) 循环系统表现：慢性缺氧可引起肺动脉压力增高，进而发生肺源性心脏病、右心功能衰竭等；二氧化碳潴留可使体表小静脉扩张，表现为皮肤潮红、球结膜充血、搏动性头痛、皮肤温暖多汗等。晚期严重缺氧和二氧化碳潴留，可直接抑制心血管中枢，引起血压下降、心律失常，甚至心脏停搏。

(5) 其他表现：慢性呼吸衰竭病人还可出现上消化道出血、黄疸等消化系统症状，血尿、蛋白尿、氮质血症等泌尿系统异常等。

(6) 并发症：慢性呼吸衰竭可发生上消化道出血、右心衰竭、休克、心律失常和多器官功能衰竭等并发症。

3. 辅助检查

（1）动脉血气分析：是呼吸衰竭诊断和分型的最重要依据，单纯以 $PaO_2<60$ mmHg 为主要表现者称为Ⅰ型呼吸衰竭；$PaO_2<60$ mmHg 伴有 $PaCO_2>50$ mmHg 时，则称为Ⅱ型呼吸衰竭。

（2）血液生化检查：病人在呼吸性酸中毒基础上常合并代谢性酸中毒或代谢性碱中毒，并出现相应电解质紊乱的表现。如代谢性酸中毒可呈现高钾血症，代谢性碱中毒可伴低钾、低氯血症。

（3）痰液及其他检查：痰液涂片、痰细菌培养检查有助于病因诊断及指导治疗。此外，对病人行肺功能检查及肝肾功能检查等也可出现相应变化。

4. 心理社会状况　本病病程长，病情呈进行性加重，病人易产生焦虑、抑郁心理，常对治疗失去信心；严重呼吸困难，病人常出现恐惧和紧张心理；行气管插管或气管切开机械通气的病人，由于语言表达及沟通障碍，易烦躁不安并情绪低落；在撤除呼吸机过程中又容易表现出对呼吸机的依赖心理，对自主呼吸缺乏信心。

5. 治疗情况

（1）保持呼吸道通畅：为纠正缺氧和二氧化碳潴留的前提条件。措施包括清除呼吸道分泌物、应用祛痰剂和支气管解痉剂、必要时行气管插管或气管切开以建立人工气道。

（2）氧疗：根据血气分析结果，选择合理的供氧流量和浓度，吸氧可以提高肺泡内氧分压，动脉血氧分压和血氧饱和度，改善病人的缺氧症状。

（3）增加通气、纠正二氧化碳潴留：在保证气道通畅的前提下，可适当应用呼吸兴奋剂，如尼可刹米、洛贝林等，通过刺激呼吸中枢或外周化学感受器，从而提高呼吸频率和潮气量来改善通气。严重呼吸衰竭病人需及时应用呼吸机进行机械通气，以有效提高肺的氧合能力，防止呼吸功能不全加重。

（4）其他：积极治疗肺部原发病变，避免各种可能加重呼衰的诱因；纠正酸碱失衡及电解质紊乱；防治各种并发症，预防多器官功能受损；营养支持，必要时给予静脉高营养；抗感染治疗，应结合痰培养及药敏试验选择合适的抗生素。

【护理诊断】

1. 气体交换受损　与通气不足、通气/血流失调和弥散障碍有关。

2. 清理呼吸道无效　与呼吸道分泌物增多或黏稠、咳嗽无力、意识障碍、人工气道建立等有关。

3. 焦虑　与病情进行性加重、担心预后、病情变化或治疗措施带来的不适、经济和精神上的负荷过重等有关。

4. 急性意识障碍　与缺氧和二氧化碳潴留所致中枢神经系统抑制有关。

5. 有受伤的危险　与意识障碍、气管插管及机械通气所致损伤有关。

6. 潜在并发症：电解质紊乱及酸碱失衡、上消化道出血、右心衰竭、多器官功能衰竭等。

【护理计划与实施】

护理目标：①病人能维持有效的气体交换；②有效咳嗽，保持呼吸道通畅；③以良好的心态配合治疗护理；④缺氧和二氧化碳潴留得到改善，病人意识转清；⑤未出现意外损伤；⑥无并发症发生。

护理措施：

1. 一般护理

（1）休息与活动：病情重伴明显呼吸困难的病人需绝对卧床休息，协助病人取舒适且有利于改善呼吸的体位，如半卧位或端坐位，必要时设置跨床小桌，便于病人休息。对于长期卧床病人，应协助定时翻身、加强皮肤护理，以防压疮的产生。一般病人也应适当减少活动量，增加休息时间以降低氧耗，活动以不出现疲劳和呼吸困难症状为度。

（2）饮食护理：给予高热量、高蛋白、丰富维生素易消化的流质或半流质饮食，病情重者可给予鼻饲，必要时给予静脉高营养。避免摄入产气多的食物，以防腹胀而加重呼吸困难。

2. 病情观察　密切观察病人呼吸困难的程度、有无呼吸频率、节律和深度的改变；观察有无发绀、球结膜充血、水肿、皮肤温暖多汗及血压改变等缺氧和二氧化碳潴留的表现；监测生命体征及意识状态；准确记录24小时出入液量；监测动脉血气分析和血液生化检查结果；观察病人有无神志淡漠、肌肉震颤、扑翼样震颤、抽搐、昏迷等肺性脑病表现。

3. 对症护理

（1）保持呼吸道通畅：指导病人有效咳嗽、咳痰；协助翻身、拍背、胸部叩击和震荡等，促进痰液引流；痰液黏稠者指导适当多饮水，并可进行雾化吸入；意识不清、无力咳嗽者给予机械吸痰；病情严重或昏迷的病人，可行气管插管、气管切开或经纤维支气管镜吸痰等；对于建立人工气道者，应加强气道湿化护理，可在气道内间断或连续滴注生理盐水，使分泌物变稀薄，便于有效吸痰以保持呼吸道通畅。

（2）氧疗护理

1）氧疗的原则：根据血气分析结果，选择合理的供氧流量和浓度。吸入氧浓度与氧流量的关系：吸入氧浓度(%)=21+4×氧流量(L/min)。慢性呼吸衰竭多为Ⅱ型呼衰，病人既有缺氧又有明显二氧化碳潴留现象。由于病人长期存在二氧化碳潴留，呼吸中枢对二氧化碳已不敏感，主要依靠缺氧刺激外周化学感受器，反射性兴奋呼吸中枢。吸入高浓度氧会削弱缺氧对呼吸的兴奋作用，从而加重二氧化碳潴留，严重时导致呼吸抑制，故供氧原则为低流量(1~2 L/min)、低浓度(<35%)持续吸氧，要求氧疗后PaO_2维持在60 mmHg或血氧饱和度(SaO_2)达90%以上。

知 识 链 接

Ⅱ型呼吸衰竭病人切勿高浓度吸氧

案例：某患者诊断为"COPD伴呼吸道感染，慢性呼吸衰竭"入院，入院后经过相应治疗与护理，病情稳定，病人神志清晰。清晨，夜班护士在巡视病房时，意外发现病人处于昏睡状态不易唤醒，细心检查后发现，病人的吸氧流量被家属擅自调到了6 L/min。护士立即调低氧流量，同时遵医嘱给予呼吸兴奋剂，1小时后，病人神志转清。

讨论：COPD所致呼吸衰竭为Ⅱ型呼衰，患者因长期二氧化碳潴留，主要靠缺氧刺激来维持呼吸中枢的兴奋性，此时如果吸入高浓度氧，会抑制呼吸中枢，加重二氧化碳潴留，因此Ⅱ型呼衰病人的氧疗原则应为持续低流量、低浓度供氧。但氧疗过程中,病人及家属因为不了解相关知识,常误以为多吸氧会对病人有好处,可能会自行调节供氧装置而吸入高浓度氧,给病人带来风险。因此氧疗时需注意对病人及家属进行相关知识的宣教。

2) 氧疗的方法:临床有鼻导管、鼻塞、面罩、气管内和呼吸机给氧,慢性呼吸衰竭病人多采用鼻导管吸氧。吸氧时需注意湿化,以免干燥的氧气对呼吸道黏膜产生刺激并导致气道黏液栓形成。

3) 氧疗疗效的观察:吸氧后呼吸困难缓解、发绀减轻、心率减慢、神志转醒表示氧疗有效;如意识障碍加深或呼吸变得表浅、缓慢,则提示可能为二氧化碳潴留加重。临床上应根据病人动脉血气分析结果及时调节吸氧流量,以防止发生氧中毒和二氧化碳麻醉。

(3) 行机械通气者按相应原则进行护理,详见《急救护理学》。

4. 用药护理　按医嘱正确使用抗生素、支气管解痉药物、呼吸兴奋剂等,注意观察疗效及不良反应。抗生素选择最好依据细菌培养和药敏试验结果,对于长期使用抗生素的病人要注意有无"二重感染"发生;β_2 受体激动剂及茶碱类等支气管解痉药物能松弛支气管平滑肌,改善通气功能,缓解呼吸困难症状,护士应指导病人学会正确使用气雾剂的方法;呼吸兴奋剂需在呼吸道通畅的前提下遵医嘱使用,静脉给药时速度不宜过快,用药后若出现恶心呕吐、烦躁不安、面色潮红、肌肉震颤等现象,提示呼吸兴奋剂过量,应报告医师给予减量或停药;对缺氧、二氧化碳潴留引起烦躁不安、夜间失眠的病人,慎用麻醉镇静剂,并严密观察病情以防抑制呼吸、加重二氧化碳潴留,而诱发肺性脑病。

5. 健康指导

(1) 疾病知识指导:向病人及家属介绍本病的病因机制、发展转归和可能导致病情加重的诱因;指导病人正确按医嘱用药,有效咳嗽排痰并自我监测病情;告知病人当咳嗽加重、痰量增多变黄、呼吸困难明显或出现神志变化等病情加重表现时,及时来医院就诊。

(2) 生活指导:指导病人合理饮食、加强营养,以增强体质提高机体抗病能力。适当安排休息和活动,以不出现呼吸困难和疲劳、心悸等不适为度。

(3) 心理疏导:耐心与病人沟通,及时满足病人需求,给予病人必要的精神支持和安慰,对于建立人工气道和使用机械通气的病人,更要加强语言与非语言交流,帮助病人克服恐惧不安情绪,使病人以良好心态积极配合治疗和护理。

(4) 康复锻炼:指导病人适当进行室外活动和耐寒锻炼,以增强体质、提高呼吸道抗感染能力;指导进行缩唇腹式呼吸训练、做呼吸操等,以提高呼吸效率,改善通气功能。

护理评价:①病人能维持有效的气体交换,呼吸困难得到改善;②咳嗽、排痰有效,未见明显呼吸道不畅;③病人能以良好的心态积极配合治疗和护理;④缺氧和二氧化碳潴留得到改善,病人神志清醒,精神状况良好;⑤未出现任何意外损伤;⑥未见有关并发症的症状和体征。

重点提示:
1. 呼吸衰竭的概念及分类,慢性呼吸衰竭最常见的病因。
2. 慢性呼吸衰竭的临床表现,呼吸衰竭的动脉血气标准。
3. 慢性呼吸衰竭病人的主要护理问题,氧疗原则,氧疗相关护理、用药护理及健康指导等。

(杨　华)

第十节 呼吸系统疾病常用诊疗技术及护理

一、体位引流

体位引流是指安置病人取适当体位,利用重力作用促使呼吸道内分泌物排出体外的治疗护理技术,又称重力引流。体位选择的原则是让病灶部位在上、支气管开口处向下,呼吸道分泌物多时,痰液可在重力作用下,流向大气道并借助有效的咳嗽排出体外。目的是清除呼吸道内积存的大量分泌物。

【适应证与禁忌证】

1. 适应证 ①支气管扩张、肺脓肿、慢性支气管炎等有大量痰液而排痰不畅者。②支气管碘油造影术前后。

2. 禁忌证 ①呼吸功能不全、有严重呼吸困难及发绀者。②近2周内曾发生大咯血者。③有严重心血管疾病或年老体弱不能耐受体位变化者。

【操作流程】

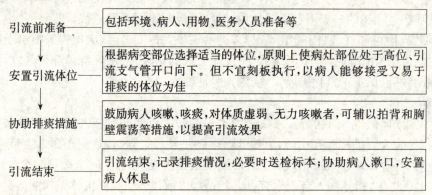

【护理配合】

1. 操作前护理

(1) 病人准备:①向病人及家属解释体位引流的目的、方法和术中注意事项。②做好心理护理,缓解病人紧张情绪,取得病人的密切配合。③选择适当时间进行引流,一般宜在饭前进行。

(2) 环境准备:环境清洁无尘,温湿度适宜。

(3) 用物准备:靠背架、小桌、痰杯、纱布、清水等。

(5) 医务人员准备:评估病人肺部或通过X线胸片、CT扫描、支气管碘油造影等明确病变部位;对痰液黏稠者,引流前15分钟给予超声雾化吸入,雾化液可用生理盐水加α-糜蛋白酶、$β_2$受体激动剂等药物,以稀释痰液,避免支气管痉挛,便于引流。

2. 操作中护理

(1) 根据病情和病人体力情况,体位引流可每日行1~3次,每次可从5~10分钟逐渐增加至15~20分钟。

(3) 引流过程中可采取其他促进排痰的措施以提高引流效果。

(3) 术中需密切观察病人的反应,如病人出现面色苍白、心悸、呼吸困难、发绀、出汗、疲劳等情况,应立即停止引流,并通知医师予以适当处理。

3. 操作后护理
(1) 引流结束后观察并记录排出的痰量、颜色、性质和气味,必要时送检痰液标本。
(2) 帮助病人清水漱口,保持口腔清洁舒适。
(3) 安置病人休息。

二、纤维支气管镜检查

纤维支气管镜检查是利用光学纤维内镜对气管、支气管管腔进行检查和治疗的方法。纤维支气管镜可经口腔、鼻腔、气管导管或气管切开套管插入,可在直视下行活检或刷检、钳取异物、吸除气道分泌物等。

【适应证与禁忌证】

1. 适应证 ①病因未明的X线肺部阴影、肺不张、阻塞性肺炎、刺激性咳嗽、胸腔积液等,可经纤维支气管镜检查协助诊断。②不明原因的咯血病人,可经纤维支气管镜检查明确咯血的病因和部位,或给予局部止血治疗。③气道有黏稠的分泌物或异物者,可经纤维支气管镜清除。④需行支气管肺泡灌洗及局部用药等治疗者。⑤经鼻行气管插管时可经纤维支气管镜引导气管导管。

2. 禁忌证 ①心肺功能严重障碍、重度低氧血症,不能耐受检查者。②严重肝肾功能不全或全身状态极度衰竭者。③出凝血机制严重障碍者。④哮喘发作、大咯血或近期有上呼吸道感染者。⑤有主动脉瘤破裂危险者。⑥对麻醉药过敏,无其他药物可代替者。

【操作流程】

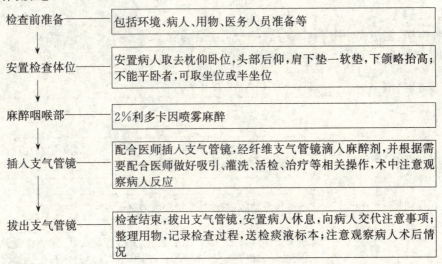

【护理配合】

1. 操作前护理

(1) 病人准备:①向病人解释检查目的、操作过程及有关配合方法,病人应签署知情同意书。②咽喉部局部麻醉前应向病人解释可能出现咽喉麻木的情况,避免病人紧张。
(2) 环境准备:环境清洁、无尘,室温不宜低于20℃。
(3) 用物准备:纤维支气管镜、吸引器、冷光源、活检钳、细胞刷、喉头喷雾器、麻醉药、镇静药及抢救药品和物品等。
(4) 医务人员准备:了解病人有无对消毒剂和麻醉剂过敏史;术前4小时对病人禁食水,

以防误吸;术前半小时遵医嘱给予阿托品 0.5 mg 或地西泮 10 mg 肌内注射,以镇静并减少呼吸道分泌物。

2. 操作中护理

(1) 配合医师插入支气管镜,经纤维支气管镜滴入麻醉剂,并根据需要配合医师做好吸引、灌洗、活检、治疗等相关操作。

(2) 术中应密切观察病人面色、生命体征,发现异常及时告知医师。

3. 操作后护理

(1) 整理用物、记录检查过程、正确留取痰液标本并及时送检。

(2) 嘱病人术后半小时内避免交谈,减少咽喉部刺激。

(3) 术后禁食水 2 小时,避免误吸,2 小时后试饮水,无呛咳时方可进温凉流质或半流质饮食。

(4) 密切观察呼吸道出血情况,观察病人有无发热、声音嘶哑或咽喉部疼痛、胸痛等不适症状。向病人说明术后数小时内,特别是活检后会有少量咯血或痰中带血,不必担心。如出现大咯血及其他不适情况,应及时通知医师。

三、动脉血气分析标本采集

动脉血气分析是通过采集动脉血进行血氧分压、二氧化碳分压等指标测定以判断有无呼吸衰竭及其类型和程度的检查方法,对指导氧疗、机械通气的各种参数调节,以及纠正酸碱、电解质失衡均有重要意义。

【适应证】

各种疾病、创伤或外伤手术等导致呼吸功能衰竭者。

【操作流程】

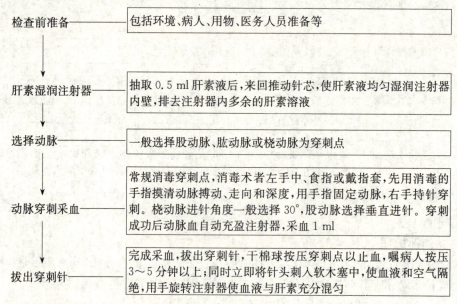

【护理配合】

1. 操作前护理

(1) 病人准备:解释检查目的及穿刺过程,避免病人紧张,取得病人配合。

(2) 环境准备:环境清洁、无尘,温湿度适宜。
(3) 用物准备:消毒用品、无菌治疗盘、2 ml 无菌注射器 1 支、肝素注射液 1 支、软木塞、指套等。
(4) 医务人员准备:洗手,戴口罩,衣帽整洁。

2. 操作中护理　按要求完成动脉穿刺及采血,采血后注意立即将标本与空气隔绝,并旋转注射器让血液与肝素充分混匀。

3. 操作后护理
(1) 详细填写化验单,注明吸氧方法和浓度、呼吸机参数及采血时间等。
(2) 采血后立即送检,以免影响测定结果。

四、胸腔穿刺术

胸腔穿刺术是将穿刺针刺入胸膜腔以抽取胸腔积液(或积气)的有创性操作。其目的包括抽取胸腔积液送检,明确积液性质以协助诊断;或排出胸腔内积液、积气,以缓解压迫症状和避免胸膜粘连增厚;还可经胸腔穿刺行胸腔灌洗或向胸腔内注射药物等以辅助治疗。

【适应证与禁忌证】
1. 适应证　①胸腔积液病因未明者。②大量胸腔积液或积气,压迫症状明显者。③需要行胸腔灌洗或向胸腔内注入药物进行治疗者。
2. 禁忌证　出血性疾病、病情危重、体质极其虚弱不能耐受者。

【操作流程】

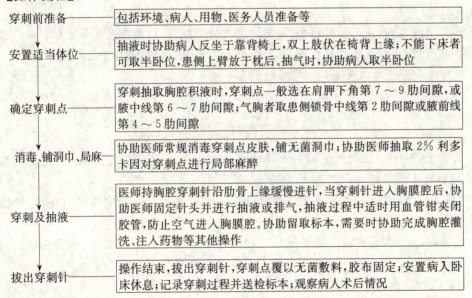

【护理配合】
1. 操作前护理
(1) 病人准备:①向病人及家属解释胸腔穿刺术的目的、大致过程并签订知情同意书。②做好心理护理,缓解病人紧张情绪,取得病人的密切配合。③告知病人在操作过程中注意保持穿刺体位,不要随意活动,尽量不要咳嗽或深呼吸,以免损伤胸膜或肺组织。
(2) 环境准备:环境清洁、无尘,温暖舒适,必要时有屏风遮挡。
(3) 用物准备:胸腔穿刺包(内有无菌试管、无菌洞巾、12 号和 16 号穿刺针、5 ml 和

50 ml注射器、血管钳、7号针头、纱布、无菌手套等）、消毒用品、局麻药（2%利多卡因）1支、0.1%的肾上腺素1支。

(4) 医务人员准备：洗手，戴口罩，衣帽整洁。

2. 操作中护理

(1) 指导病人取适当体位，根据病情及穿刺目的，选择穿刺点，协助医师完成消毒、铺巾和局麻。

(2) 医师持胸腔穿刺针沿肋骨上缘缓慢进针，穿刺成功后，协助医师用血管钳固定穿刺针，并连接注射器进行抽液。

(3) 抽液中适时协助医师夹紧胶管以防空气进入胸膜腔，一般每次抽液不宜超过1 000 ml，以防胸腔内压骤然下降，而诱发肺水肿或循环衰竭。

(4) 诊断性穿刺需协助医师留取标本以供送检。

(5) 术中应密切观察病情如生命征及面色变化等，注意询问病人有无不适感，若病人突然出现头晕、心悸、出冷汗、面色苍白、脉细、四肢发凉等，提示为"胸膜反应"，应立即通知医师停止抽液，安置病人平卧。密切监测血压变化，防止出现休克。必要时，按医嘱皮下注射0.1%的肾上腺素0.5 ml。

3. 操作后护理

(1) 安置病人取平卧位或半卧位休息。

(2) 记录穿刺过程和抽取液体的颜色、量、性状等，及时送检留取的标本。

(3) 观察病人的呼吸、脉搏、血压等情况，注意穿刺点局部有无渗血或液体流出。

重点提示：
1. 体位引流、纤维支气管镜检查、胸腔穿刺术的适应证、禁忌证及操作流程。
2. 体位引流、纤维支气管镜检查、胸腔穿刺术的术前、术中、术后护理要点。
3. 动脉血气分析标本采集的注意事项。

（杨 华）

简答题：

1. 王女士，28岁。2天前受凉后出现喷嚏、咽痛、低热，伴畏寒、头痛及全身肌肉酸痛。体检：鼻腔黏膜及咽部充血，颌下淋巴结肿大、有压痛。

针对该病例，目前最主要的护理任务是什么？可采用的一般护理措施有哪些？健康指导内容有哪些？

2. 某病人，男性，58岁，因"阻塞性肺气肿"（急性加重期）入院治疗。血气分析：动脉血氧分压降低（PaO_2↓）、二氧化碳分压升高（$PaCO_2$↑），医嘱氧疗。

护士完成低流量持续吸氧这一护理任务所需的知识储备是什么？

3. 何谓支气管哮喘，其常见的环境激发因素有哪些？其主要临床特征是什么？常用的治疗药物有哪几类？

4. 支气管哮喘病人存在哪些主要护理问题？哮喘急性发作时如何应对？如何指导病人预防哮喘发作？指导病人使用MDI的注意事项有哪些？

5. 仇女士，52岁。慢性咳嗽、咳痰史12年，1周前感冒使病情复发，2天前开始咳嗽加重，咳出淡黄色黏液性脓痰，伴头痛、胸痛和睡眠障碍，无发热和喘息。体检：神志清、咳痰费力，双肺多量干、湿啰音。

该病例的临床特点有哪些？请列出主要的护理诊断及合作性问题。

该病人病情较重，本着改善病人呼吸、保护病人安全的原则，护士应为其安排最佳的休息体位是什么？可采取哪些促进痰液排出的护理措施？

6．张先生，60岁，吸烟30年，慢性咳嗽20年。3日前受凉使咳嗽加重，痰量增多，伴气促。体检：神志清，口唇微发绀，桶状胸，两肺叩诊呈过清音，呼吸音低。动脉血气分析：PaO_2 70 mmHg，$PaCO_2$ 42 mmHg。经治疗病情缓解准备出院。

该病例健康教育的内容有哪些？如何进行呼吸功能锻炼。

7．李先生，58岁。慢性阻塞性肺气肿病史15年，用力排便时突然右侧胸痛，呼吸困难，且病情逐渐加重，情况危急。胸片提示右肺大片密度降低影，肺纹理消失。经胸腔抽气治疗效果不理想，即将采取胸腔闭式引流。

该病人发生了什么情况？目前首要的护理任务是什么？主要的护理诊断是什么？可采取的一般护理措施有哪些及如何进行抢救配合？

8．钱先生，65岁，慢性咳喘18年，近4～5年渐重，伴心慌、恶心、腹胀、晚间脚踝水肿。2周前感冒，咳喘加重，咯黄色脓痰，不能平卧，在家治疗至今未愈，昨日起家人发现其夜间烦躁，白天嗜睡。体检：神志恍惚，球结膜充血，鼻翼扇动，唇、甲发绀，颈静脉怒张，两肺散在多量哮鸣音及湿啰音，心率116次/分，下肢凹陷性水肿。

分析该病人目前的病情变化，护理任务有哪些？主要护理诊断及合作性问题是什么？护理措施有何特点？

9．何谓支气管扩张？其常见病因是什么？有哪些主要临床表现？

10．支气管扩张病人存在哪些主要护理问题？如何配合抢救支气管扩张伴大咯血窒息的病人？

11．梁先生，34岁。淋雨后出现寒战、高热，左侧胸痛伴咳嗽，咳出少量铁锈色痰。体检：神志清，体温40 ℃，血压100/78 mmHg，心率100次/分钟。胸部X线检查示左下肺野大片密度不均的模糊影。血白细胞计数$15×10^9/L$。诊断为肺炎球菌肺炎收入院，住院第二天，患者突然出现面色苍白、四肢厥冷、脉搏细弱，测血压80/50 mmHg。

该患者发生了什么情况？如何护理？

12．杨先生，28岁。低热、盗汗，伴食欲不振2个月，咳嗽、痰中带血1周，胸片示右肺上叶渗出性病灶，以肺结核收住院。今晨突然咯血300 ml。

该患者目前首要的护理问题是什么？应采取哪些护理措施？

13．患者，男，70岁。反复咳嗽、咳痰20余年，并伴进行性呼吸困难10余年，反复发作双下肢水肿2年。因上呼吸道感染以上症状加重并出现躁动不安急诊入院。查体：血压110/65 mmHg，口唇发绀，桶状胸，双肺可闻及细湿啰音，双下肢凹陷性水肿，血气分析示：PaO_2 45 mmHg，$PaCO_2$ 70 mmHg。

为什么该病人会出现发绀？针对病人的躁动不安，可否使用镇静药物，为什么？根据血气分析结果判断该病人是否存在呼吸衰竭及其类型？氧疗原则是什么，并说出其依据。

14．何谓体位引流？简述体位引流的适应证、禁忌证及引流体位的选择原则。

15．简述如何进行动脉血气分析标本的采集。

16．简述胸腔穿刺术的术前、术中、术后护理要点。

第三章 循环系统疾病病人的护理

引言 循环系统由心脏、血管和调节血液循环的神经体液组成。其功能是运输血液,通过血液将氧和营养物质运送到全身的组织器官,同时将组织代谢产生的废物及二氧化碳运输到肾、肺、皮肤等处排出体外,以保证人体正常新陈代谢的进行。内分泌器官和分散在体内各处的内分泌细胞所分泌的激素以及其他生物活性物质,也由血液运输,作用于相应的靶细胞,以实现体液调节。心肌细胞和血管内皮细胞能分泌心钠肽和内皮素等活性物质,说明循环系统也具有内分泌功能。循环系统疾病包括心脏和血管病,合称心血管病,是现代社会严重威胁人类健康、引起死亡的主要疾病。进入21世纪以来,在我国,由于人民生活水平提高、饮食习惯改变和人口迅速老龄化,每年约300万人死于心血管疾病,已经成为我国居民死亡的首要原因,且心血管病患者人数呈持续增加趋势。这给人民健康带来了严重威胁、给社会带来了沉重负担。由于循环系统疾病的发生与病人的心理状态和行为方式密切相关,因此,在临床护理中,加强整体观念,运用护理程序解决病人的健康问题,帮助病人建立良好的生活方式,对提高病人的生活质量具有十分重要的意义。

第一节 循环系统疾病概述

一、循环系统解剖生理概要

(一)心脏

心脏是一个中空的肌性器官,外观呈圆锥体,斜位于胸腔中纵隔内,是心血管系统的动力泵。心脏有四个腔室,即左心房、左心室、右心房和右心室。正常心左、右两半互不相通;左、右心房之间由房间隔分隔;左、右心室之间由室间隔分隔;房室间有房室瓣相隔,左侧是二尖瓣,右侧是三尖瓣,房室瓣由腱索与心室乳头肌相连。心房连接静脉,心室连接动脉,心室与大血管之间有动脉瓣相隔,左心室与主动脉之间有主动脉瓣、右心室与肺动脉之间有肺动脉瓣。这些瓣膜的功能颇似泵的阀门,顺流开启,逆流关闭,保证血液定向流动,防止心房和心室在收缩和舒张时血液逆流(图3-1)。炎症、退行性改变等原因可导致瓣膜粘连、挛缩、僵硬、钙化,出现瓣口狭窄和(或)关闭不全。

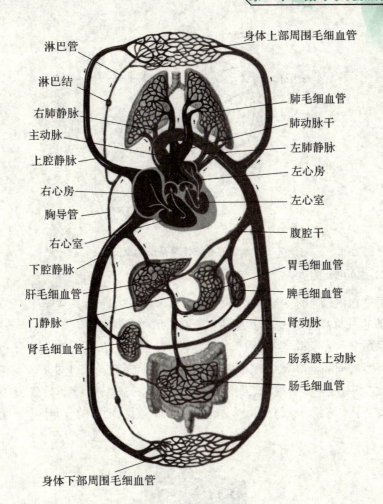

图 3-1　血液循环图

心壁分三层：由内向外分别为心内膜、心肌及心外膜即脏层心包。在心壁三层中，心肌层最厚，心室肌较心房肌厚，左心室肌最厚，约相当于右室的三倍。心房肌与心室肌不相连，两者都附着在左、右房室口周围的纤维环上。因此，心房肌与心室肌不是同时收缩；心外膜与心包壁形成心包腔，分泌少量浆液于腔内，起润滑作用，以减轻心包两层之间的摩擦。

（二）心脏传导系统

心肌细胞分为普通心肌和特殊心肌两类，前者主要功能是收缩，后者具有传导性和自律性，主要功能是产生和传导冲动，控制心脏的节律性活动。心脏传导系统由特殊心肌细胞组成，包括窦房结、结间束、房室结、希氏束、左右束支和浦肯耶纤维网（图 3-2）。心脏传导系统的细胞均具有自律性，能自动发放冲动，其中以窦房结的自律性最高，是心脏正常窦性心律的起搏点，位于上腔静脉入口与右心房后壁的交界处，离窦房结越远，自律性越低。正常人冲动在窦房结形成后，由结间通道和普通心房肌传递到房室结及左心房，冲动在房室结内传导速度极为缓慢，抵达希氏束后传导速度加快，束支及普肯耶纤维的传导速度均极为快捷，使全部心室肌几乎同时被激动，完成一次心动周期。当心脏传导系统的自律性和传导性发生异常改变或存在异常传导组织时，可发生各种心律失常。

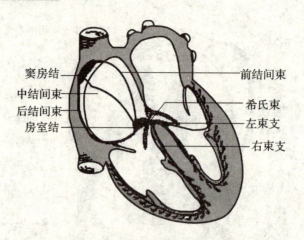

图3-2 心脏传导系统示意图

（三）心脏的血液供应

心脏本身的血液循环称为冠状循环（图3-3）。心脏的血液供应来自左、右冠状动脉，分别起于主动脉的左、右冠状动脉窦。灌注主要在心脏舒张期。

左冠状动脉分为左前降支、左回旋支。其中，左前降支及其分支主要分布于左室前壁、前乳头肌、心尖、室间隔前2/3、右室前壁一小部分；左回旋支分布于左心室高侧壁一小部分、左心室侧壁、左心室后壁。右冠状动脉分布于右心室、左心室下壁和后壁、室间隔后1/3、窦房结和房室交界区。临床上冠心病心肌梗死的范围与冠状动脉的分布区域一致。

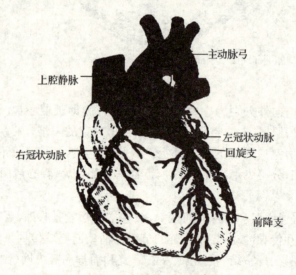

图3-3 冠状循环示意图

（四）血管

循环系统的血管分动脉、静脉和毛细血管。动脉是引导血液出心脏的管道，将血液运送到全身各组织器官，由左心室发出的主动脉及其分支运送动脉血，而由右心室发出的肺动脉及其分支运送的则是静脉血。动脉其管壁含平滑肌和弹力纤维，能在各种血管活性物质的作用下收缩和舒张，改变外周血管的阻力，又称"阻力血管"。静脉是运送血液回心脏的血管，起始于毛细血管，止于心房，其数量较多，口径较粗，管壁薄而柔软，故其容量较大，循环系统中60%～70%的血液存于静脉系统中，又称"容量血管"。毛细血管位于小动脉与小静脉之间，呈网状分布，管壁仅由单层内皮细胞和基膜组成，通透性高，是血液与组织液之间进行物质交换的场所，又称"功能血管"。

（五）调节循环系统的神经-体液

1. **调节循环系统的神经** 主要包括交感神经和副交感神经。交感神经兴奋时，通过肾上腺素能受体，使心率加快，房室交界的传导速度加快，心脏的收缩能力加强，血管平滑肌收缩，血管阻力增加，血压升高；副交感神经兴奋时，通过乙酰胆碱能受体，使心率减慢，房室传导速度减慢，心脏收缩能力减弱，血管平滑肌松弛，血管阻力减小，血压下降。

2. **调节循环系统的体液因素** 循环系统的体液调节是指血液和组织液中的一些化学物质对心肌和血管平滑肌的活动发生影响。主要有：①肾素-血管紧张素-醛固酮系统：对调节血压、钠钾平衡和血容量起重要作用。②肾上腺素和去甲肾上腺素：调节血压和心率等。③血管升压素，对于保持细胞外液量、血浆渗透压和血压起重要作用。④血管内皮细胞生成的血管活性物质，内皮细胞生成的舒血管物质，如前列环素、内皮依赖舒张因子；内皮细胞生成的缩血管物质，如血管收缩因子、内皮素等。这两类物质对调节血管平滑肌舒缩起着重要作用。⑤缓激肽：可刺激血管内皮细胞产生内皮依赖舒张因子，具有舒血管活性，参与对血压和局部组织血流的调节。⑥心钠素：可使血管扩张，外周阻力减小、血压降低，心率减慢、心输出量减少，还参与水、钠平衡的调节。

知 识 链 接

循环系统的结构功能与疾病的关系

循环系统由心脏、血管和调节血液循环的神经体液等组成。在胎儿期如果心脏及大血管发育异常，可形成先天性心血管病；长期外周血管阻力增高，可引起高血压；冠状动脉粥样硬化或长期冠状动脉痉挛，可引起冠状动脉硬化性心脏病（简称冠心病）；风湿热病人反复发生心脏炎，使心瓣膜受累，可引起风湿性心瓣膜病（简称风心病）；长期心脏负荷过重使心肌收缩力减弱，心排血量减少，可导致心力衰竭；心脏传导系统结构异常或功能受损，可引起各种类型的心律失常。

二、循环系统疾病护理技术的特点

【护理评估】

（一）健康史

1. **人口学资料** 心血管病的发病与年龄、性别有一定的关系。如原发性高血压、冠心病多发于中、老年人，先天性心脏病发生于儿童，风心病主要累及40岁以下的人群；冠心病以男性多见，风心病二尖瓣狭窄则多见于女性。

2. **既往史** 风心病与既往反复扁桃体或口腔感染有关，冠心病与高血压、糖尿病、高脂血症等有关，病毒性心肌炎病前有呼吸道或肠道病毒感染史，梅毒性心脏病与梅毒感染有关。

3. **家族史** 原发性高血压有群集于某些家族的倾向,肥厚型心肌病、扩张型心肌病等有明显家族史。

4. **个人生活史** 注意有无吸烟、酗酒史及性格特点等。冠心病的发病与长期吸烟有关,且A型性格人易发生,酒精性心肌病与长期大量酗酒有关,长期食盐过多与高血压的发生密切相关,克山病主要发生在缺硒地区。

5. **用药情况** 主要了解针对循环系统疾病的药物使用情况,特别是洋地黄类药物,包括用药的原因、药物名称、药物剂量剂型、给药时间、给药途径、治疗效果和常见不良反应、药物的禁忌证。

6. **职业环境史** 对于高血压患者要了解其职业特点。城市脑力劳动者高血压患病率超过体力劳动者;从事精神紧张度高的职业者发生高血压的可能性较大;长期生活在噪音环境中,高血压患病率也较高。

(二) 身体状况

循环系统常见症状有心源性呼吸困难、心源性水肿、胸痛、心悸、晕厥等,不同的循环系统疾病引起的这些常见症状特点不同。

1. **心源性呼吸困难** 是指由于各种心血管疾病引起的呼吸时感到空气不足,呼吸费力,并伴有呼吸频率、深度与节律的异常。最常见的原因是左心衰竭,也见于右心衰竭、心包积液、心包压塞等。主要是由于肺部淤血引起。对于心源性呼吸困难的患者要评估其类型和特点。心源性呼吸困难常表现为:①劳力性呼吸困难,即在体力活动时发生或加重,休息后缓解或消失,常为左心衰竭最早出现的症状。系因运动使回心血量增加,肺淤血加重。开始多发生在较重体力活动时,休息后缓解,随着病情进展,轻微体力活动时即可出现。②端坐呼吸,即病人常因平卧时呼吸困难加重而被迫采取高枕卧位、半卧位或坐位。系因抬高上身能减少回心血量并使膈肌下降,有利于缓解呼吸困难。③夜间阵发性呼吸困难,即病人在夜间入睡后因突然胸闷、气急而憋醒,被迫坐起,呼吸加快。轻者数分钟至数十分钟后症状逐渐缓解,重者可伴有咳嗽、咳白色泡沫痰、气喘、发绀、肺部哮鸣音,称为心源性哮喘。

2. **心源性水肿** 水肿是指体液在组织间隙过多积聚。心源性水肿最常见的疾病是右心衰竭,也见于心包积液、心包压塞等。其发生主要机制是体循环淤血,致体循环静脉压增高,毛细血管静水压增高,组织液回吸收减少所致。心源性水肿的特点是水肿首先在身体的最低垂的部位,如卧位病人水肿发生在背骶部、会阴或阴囊部,非卧床病人发生在足踝部、胫前,常表现为压陷性水肿。水肿严重者尚可伴有胸水、腹水。此外患者还可伴有尿量减少,体重增加等。

3. **胸痛** 多种循环系统疾病可导致胸痛。常见原因有心绞痛、急性心肌梗死、梗阻性肥厚性心肌病、急性主动脉夹层、急性心包炎等,不同疾病引起的胸痛其特点不同见表3-1。在评估时应重点评估其疼痛部位、性质、诱因、持续时间和缓解的方式。

表3-1 几种常见胸痛特点比较

病因	特 点
心绞痛	多位于胸骨后,呈压榨样痛。多于体力活动或情绪激动时诱发,休息或含服硝酸甘油后多可以缓解
急性心肌梗死	疼痛部位和性质同心绞痛,但多无诱因,而且程度较重,持续时间长,含服硝酸甘油不能缓解
急性主动脉夹层	常呈突发、急起剧烈而持续且不能耐受的撕裂样疼痛,疼痛部位位于胸骨后或心前区
急性心包炎	疼痛可因呼吸或咳嗽而加剧,呈刺痛,持续时间较长
心血管神经症	可出现心前区针刺样疼痛,但部位常不固定,与体力活动无关,且多在休息时发生

4. 心悸 是一种自觉心脏跳动的不适感。最常见的病因是心律失常,如心动过速、心动过缓,期前收缩等;也可见于因心室肥厚,甲亢、贫血、发热等引起的心脏搏动增强和心血管神经症。此外,健康人在剧烈运动、精神紧张、过量吸烟饮酒、饮浓茶或咖啡,应用某些药物如阿托品、肾上腺素等也可引起心率加快、心收缩力增强而致心悸。心悸的严重程度并不一定与病情成正比。初发的心律失常,心悸多较明显。慢性心律失常者,因逐渐适应可无明显的心悸。心悸一般无危险性,但少数由严重心律失常引起者可发生猝死,故应重点评估其病因和潜在的危险性。

5. 心源性晕厥 是指由于心排血骤减、中断或严重的低血压而引起脑供血骤然减少而出现的短暂意识丧失。心脏供血暂停5秒以上可发生晕厥,超过10秒则可出现抽搐,称阿-斯综合征。心源性晕厥的常见病因包括严重的心律失常和器质性心脏病如肥厚性梗阻型心肌病、严重主动脉瓣狭窄、急性主动脉夹层等,其中以严重心律失常造成长时间心脏停搏或无有效的心排血量最为常见。评估应重点评估病史,发作前有无诱因,有无先兆表现,如头晕、眼花、恶心、呕吐、出汗等,还应该评估其历时时间及缓解方法。

(三) 实验室及其他检查

1. 血液及其他实验室检查 感染性心脏病时血液微生物培养、抗体检查及其他相应检查阳性;动脉粥样硬化时有血脂升高,急性心肌梗死时有血清心肌酶升高等。

2. 心电图检查 常规心电图、食管导联心电图、心电图负荷试验、动态心电图检查等有助于心律失常、冠心病心绞痛、心肌梗死、心包炎的诊断。

3. X线检查 有助于心包炎、心肌疾病、肺淤血、风心病、先天性心脏病等的诊断。

4. 超声心动图及超声多普勒检查 有助于心功能不全、先天性心血管病、风心病、心包炎、心肌疾病、感染性心内膜炎的诊断。

5. 其他非侵入性检查 CT、数字减影心血管造影检查(DSA)、正电子发射计算机体层扫描(PET)、磁共振显像(MRI)、放射性核素心肌和血池显像等检查,均有助于心血管病的诊断。

6. 侵入性检查 主要有心导管检查和选择性心血管造影检查等,有助于冠心病的诊断。心内膜心肌活检有助于心肌炎、心肌病的诊断。

(四) 心理社会资料

心血管病属心身疾病。如冠心病好发于性情急躁、竞争力强的A型性格人群;长期精神紧张,工作、生活压力大的人易患高血压;情绪激动可引起血压增高、心肌需氧量增加、心脏负荷增加,可以诱发心力衰竭、心绞痛、心肌梗死等。

器质性心血管病多较严重,常严重影响病人的劳动力,预后也较差,并有猝死可能,给病人和家庭带来巨大的经济负担和精神压力,易产生焦虑、紧张、恐惧、悲观情绪,甚至导致病人对治疗失去信心,不配合治疗等。

【护理诊断】

循环系统疾病病人常见护理诊断包括:

1. 活动无耐力 与各种心血管疾病导致心排出量下降有关。

诊断依据:①主诉活动耐力下降,表现为活动中出现虚弱、头晕、心慌、脉搏增快、呼吸困难、筋疲力尽,甚至发生心绞痛等。②心电图示心律失常或心肌缺血改变。③超声心电图显示心肌运动幅度减弱。

护理目标:病人活动量逐渐增加,活动后无不适感。

2. 气体交换受损 与左心衰致肺淤血,右心衰致体循环淤血有关。

诊断依据:①呼吸困难。②取坐位、夜间不能平卧、肺部湿性啰音。③动脉血氧分压降低,二氧化碳分压增高,肺小动脉楔压(PCWP)、中心静脉压增高(CVP)。④皮肤、黏膜发绀等。

护理目标:病人呼吸困难和缺氧症状改善或减轻。

3. 体液过多 与右心衰竭致体循环淤血、肾血流量不足、钠水潴留有关。

(定义:体液过多是指个体处于细胞间液或组织间液过多的状态。)

诊断依据:①皮肤水肿,有压痕。②体重增加,尿量减少,颈静脉怒张、肝-颈静脉回流征阳性。③血液稀释,电解质紊乱,CVP增高。

护理目标:水肿逐渐减轻或消失。

4. 营养失调:高于机体需要量 与摄入热量过多、缺少运动有关。

诊断依据:①肥胖。②久坐少动的生活方式。③血胆固醇、甘油三酯、低密度脂蛋白、血糖增高;高密度脂蛋白降低。

护理目标:病人体重维持在正常水平、不超重。

5. 营养失调:低于机体需要量 与右心衰竭,体循环淤血致消化吸收不良,或感染性心内膜炎时,长期发热导致机体消耗过多有关。

诊断依据:①食欲不振,摄入量少。②贫血。③消瘦。

护理目标:病人营养状况改善,体重逐步降至正常水平。

6. 体温过高 与心内膜炎、心肌炎的微生物感染及风湿活动有关。

诊断依据:①体温高于正常范围以上。②感觉皮肤发热,伴全身不适、乏力、肌肉关节酸痛、虚弱、食欲不振。

护理目标:体温下降至正常。

7. 睡眠形态紊乱 与循环系统疾病导致躯体不适,不适应住院环境有关。

诊断依据:①入睡困难。②易醒多梦。③白天感到疲劳、打盹、烦躁、情绪异常。

护理目标:病人能进入正常睡眠,次日精神状态好转。

8. 焦虑 与病情较重影响日常生活及治疗效果不佳,住院治疗影响工作学习、增加家庭负担,对预后不了解等有关。

诊断依据:①郁闷、心情沮丧。②烦躁、无安全感。③注意力不集中、易怒。

护理目标:焦虑感减轻或消失,能保持良好的心态,主动配合治疗和护理。

9. 恐惧　与病情严重增加病人的痛苦,监护室的抢救设施和抢救时紧张的气氛,病友病重或死亡对病人的影响有关。

诊断依据:①注意力专注于自身症状和抢救环境及气氛。②烦躁不安、恐慌。

护理目标:恐惧感减轻或消失,情绪稳定。

10. 疼痛:心前区疼痛　与心肌缺血缺氧有关。

诊断依据:①自诉胸骨后剧烈疼痛。②疼痛时伴烦躁不安、出汗、恐惧,有濒死感。

护理目标:能识别引起疼痛的因素,能有效地减轻或缓解疼痛。

11. 不舒适:心悸　与心肌收缩力变化、心脏节律改变及心肌供血不足有关。

诊断依据:①自觉心前区不适感。②心律失常。③心搏增强。④心电图提示心肌缺血。

护理目标:不适感减轻或消失。

12. 心排出量减少　与心肌收缩力降低及心室舒张充盈受限有关。

(定义:心排出量减少是指个体处于心脏泵出的血液量减少,以致不能满足机体组织需要的状态。)

诊断依据:①血压下降、脉压变小,甚至出现休克现象。②颈静脉怒张、水肿、肝大。③呼吸困难、端坐呼吸、咯泡沫痰、两肺有水泡音。

护理目标:心排出量能满足机体需要。

13. 有受伤的危险　与晕厥发作、血压过高或降压过度、心搏骤停、心肌梗死致血流动力学发生改变有关。

(定义:有受伤的危险是指个体由于感知或生理缺陷、危险意识不够或发育阶段使个体处于受害的危险状态。)

诊断依据:有下列危险因素存在:①突然发生的脑组织缺血、缺氧。②短暂的意识丧失或伴有抽搐。③血压突然升高,血压下降速度过快,直立性低血压。④意识改变,感觉及运动障碍。⑤心搏骤停。

护理目标:病人能了解受伤的原因,不发生外伤。

14. 有皮肤完整性受损的危险　与长期卧床使皮肤受压,皮下水肿及机体严重营养不良致皮肤组织营养障碍有关。

(定义:有皮肤完整性受损的危险是指个体处于或有危险处于表皮、真皮发生改变的状态。)

诊断依据:有下列危险因素存在:①长期卧床,躯体活动受限,局部皮肤受压时间过长。②皮肤组织水肿及感觉减退。③机体处于慢性消耗状态。

护理目标:皮肤保持完整状态。

15. 知识缺乏　缺少与疾病有关的治疗、护理和康复的知识。

护理目标:病人能获得关于治疗、护理及康复方面的知识。

16. 医护合作问题

潜在并发症:高血压危象、脑血管意外、心源性休克、心脏骤停、肺部感染、栓塞、心律失常、心绞痛、急性心肌梗死、心力衰竭、晕厥、视网膜病变、肾功能不全、脑栓塞、深静脉血栓形成、洋地黄中毒、猝死等。

【护理措施】

1. 心源性呼吸困难的护理　①病人采取半卧位或坐位,尤其对有严重左心功能不全的病人,夜间睡眠应保持半卧位,以改善呼吸活动和减少回心血量。一旦发生急性左心衰竭,应迅速给予病人两腿下垂坐位及其他必要措施,以减少回心血量,减轻肺淤血。应注意病人的体位是否舒适和安全,可用软枕支托臂、肩、骶、膝部,以避免组织受压和防止体力不支而滑坡;还可使用床上小桌,让病人伏桌休息。②稳定病人情绪,以降低交感神经兴奋性,使心率减慢、心肌耗氧量减少而减轻呼吸困难。③对于劳力性呼吸困难病人,应减轻体力劳动,使心肌需氧量减少,呼吸困难缓解。当呼吸困难加重时,需协助病人料理生活,照顾其饮食起居,注意口腔清洁,协助大、小便等,以减轻心脏负荷,并保证病人得到休息。④立即给氧,以增加血液氧浓度,改善组织缺氧,减轻呼吸困难。⑤密切观察呼吸困难的类型、程度、发生时间及是否伴有阵咳、泡沫痰,以及时发现心功能变化,尤其需要加强夜间巡视和床旁安全监护。

2. 心源性水肿的护理 ①限制钠盐和养成淡食习惯,首先向病人和家属说明限制钠盐和养成淡食习惯的重要性;根据心功能不全程度和利尿药的治疗情况决定限制钠盐的程度;应向病人说明尽量不食用含钠高的食物,如各种咸货、海味品、用发酵粉制作的面点、含钠的饮料和味精等调味品。②准确记录出入液量、测体重,严重水肿且使用利尿药效果不佳时,每日进液量控制在前一日尿量加 500 ml 为宜;必须输液时,应根据血压、心率、呼吸,随时调整和控制滴速,一般以 20~30 滴/分为宜;注意利尿剂使用后尿量和体重的变化,随时检测血钠、钾、氯指标并按医嘱作必要处理。③加强皮肤护理,因水肿局部血液循环不良,皮肤抵抗力低,感觉迟钝,破损后易引起感染,需保持床单清洁、平整、干燥;用热水袋保暖时,水温不宜太高,避免烫伤;肌内注射时应进行严格的皮肤消毒并作深部肌注,拔针后用无菌棉球按压,避免药液外渗;如有外渗局部用无菌巾包裹,防止继发感染;对水肿明显的部位,如骶、踝、足跟等处应经常给予按摩,会阴部应保持清洁、干燥,男病人阴囊水肿可用托带托起。

3. 心悸的护理 ①向病人解释心悸的原因,说明紧张、焦虑可加重心悸,并阐明心悸的严重程度不一定与病情成正比,以减轻病人的紧张和焦虑不安的情绪。告知无器质性心血管病的良性心律失常者,应保持情绪稳定,建立良好的生活习惯,进食宜少食多餐,避免过饱及刺激性食物,戒烟,禁饮浓茶、酒和咖啡,以免诱发心悸。②严重心律失常病人应绝对卧床休息,可取半卧位,但应避免左侧卧位,防止心脏受压,加重心悸感;保持环境安静、舒适,协助做好生活护理,避免和减少不良刺激;睡眠障碍者按医嘱给予少量镇静剂。③密切观察心率和心律的变化,必要时遵医嘱实施心电监护,发现严重心律失常或晕厥、抽搐时,立即通知医生,并配合抢救。④按医嘱应用抗心律失常药物,观察疗效及不良反应,做好心脏起搏、电复律、导管射频消融术等治疗的术前准备和术后护理。

4. 心前区疼痛的护理 ①向心血管神经症病人解释其心前区疼痛并非器质性心血管病所致,不会影响人的寿命,以解除思想顾虑。向器质性心血管病病人解释心前区疼痛的原因和诱因,指导病人避免诱因,以减少发作;指导病人疼痛时立即停止活动,卧床休息,以减少心肌耗氧量,防止病情加重;陪伴在病人身旁,以减轻其紧张、恐惧感。②密切观察病情变化,尤其是疼痛发作时的心率与心电图的变化。③按医嘱给器质性心血管病病人吸氧和使用硝酸酯类、吗啡、溶栓剂、复方丹参、β-受体阻滞剂、钙通道阻断药等药物解除疼痛;疼痛缓解后继续给药或采用非药物疗法,改善心肌供血,减少心前区疼痛的发作。对心血管神经症病人,遵医嘱给予镇静药、β-受体阻滞剂、抗抑郁剂等药物对症治疗。

5. 心源性晕厥的护理 ①晕厥发作时,安置病人平卧位于空气流通处,头低位,松开衣领,以改善脑供血,促使病人苏醒。②按医嘱给予抗心律失常药物;配合医生做好心脏起搏、电复律、导管射频消融术及左房黏液瘤、主动脉瓣狭窄等治疗的术前准备和术后护理。③晕厥缓解后,向病人解释晕厥的原因、诱因,介绍预防发作、防止外伤的方法,嘱病人避免剧烈活动、情绪激动,以免诱发晕厥和发生意外;告知病人如有头昏、黑矇等晕厥先兆时,应立即下蹲或平卧,以免摔伤。晕厥频繁发作的病人应卧床休息,加强生活护理。病室应靠近护理站,加强心理疏导,安定病人情绪,给病人以心理支持,减轻精神压力。

重点提示:
1. 循环系统疾病常见症状评估要点,主要的护理诊断。
2. 循环系统疾病常见症状的主要护理措施。

第二节　心力衰竭病人的护理

心力衰竭简称心衰,是各种心脏疾病导致心功能不全的一种综合征,在绝大多数情况下,是指心肌收缩力下降使心排血量不能满足机体代谢的需要,器官、组织血液灌注不足,同时出现肺循环和(或)体循环淤血表现的一种综合征。少数情况下,心肌收缩力尚可使心排血量维持正常,但由于左心室充盈压异常增高,使肺静脉血液回流受阻而导致肺循环淤血,此称之为舒张性心力衰竭。心力衰竭时通常伴有肺循环和(或)体循环淤血,故又可称之为充血性心力衰竭。

心力衰竭按其病程和发展速度可分为急性心力衰竭和慢性心力衰竭。慢性心力衰竭多见,按其发生的部位可分为左心衰、右心衰和全心衰,以左心衰较常见。按心衰时心肌有无舒缩功能障碍可分为收缩性心衰和舒张性心衰,以收缩性心衰常见。

一、慢性心力衰竭病人的护理

> 某病人,女,39岁,有风湿性心脏病6年,2年前开始出现劳累后心悸、气促,休息后缓解。2天前因受凉感冒,感觉体力活动明显受限,轻微活动后即感心悸、气促,不能平卧、食欲下降、下肢有明显水肿、尿少。体检:体温37℃,脉搏80次/分,呼吸24次/分,血压110/70 mmHg,神清、端坐呼吸,口唇发绀,颈静脉怒张,两肺底可闻及湿啰音,心界向两侧扩大,心率110次/分,心律不齐,心音强弱不等,心尖区闻及舒张中晚期隆隆样杂音,P$_2$亢进,肝肋下3 cm,脾(一),无腹水,双下肢凹陷性水肿。心电图示:心房颤动。
>
> 结合上述病例请思考:该病人有哪些症状及阳性体征? 判断心功能级别;该病人心衰的诱因是什么?

【概述】

慢性心力衰竭又可称之为慢性充血性心力衰竭。是大多数心血管疾病的最终归宿,也是最主要的死亡原因。在我国,过去以风心病居多,现在以冠心病和高血压病为主,还可见于心肌炎、心肌病等。

【病因及发病机制】

1. **基本病因** 心脏或大血管疾病发展到一定程度,几乎都可以引起心衰,基本原因分为:

(1) 原发性心肌损害：见表3-2。

表3-2 原发性心肌损害类型与常见疾病

损害类型	常见疾病
缺血性心肌损害	冠心病心肌缺血和(或)心肌梗死
心肌炎和心肌病	病毒性心肌炎和原发性扩张型心肌病
心肌代谢障碍性疾病	糖尿病心肌病

(2) 心脏负荷过重

1) 压力负荷过重：又称后负荷过重，是指心脏收缩期射血阻力增加。

2) 容量负荷过重：又称前负荷过重，是指心脏舒张期所承受的容量负荷增加。

表3-3 心脏负荷过重类型与常见疾病

	心脏负荷类型	常见疾病
压力负荷(后负荷)	左室	高血压、主动脉瓣狭窄
	右室	肺动脉高压、肺动脉瓣狭窄、肺栓塞
容量负荷(前负荷)	心脏瓣膜关闭不全	主动脉瓣关闭不全、二尖瓣关闭不全
	左、右心或动静脉分流性先天性心血管疾病	房间隔缺损、室间隔缺损、动脉导管未闭
	伴全身血容量或循环血量增多的疾病	慢性贫血、甲状腺功能亢进症

2. 诱因

(1) 感染：尤以呼吸道感染最常见、最重要，感染性心内膜炎诱发心衰也不少见。

(2) 心律失常：心房颤动为其最重要的诱因，也可见其他各种类型的快速性及严重的缓慢性心律失常。

(3) 血容量增加：如摄入钠盐过多，静脉输血或输液过多、过快等。

(4) 过度的体力活动或情绪激动：如劳累过度、情绪激动、妊娠晚期、分娩等。

(5) 其他：治疗不当，原有心脏疾病加重、并发或合并其他疾病等。

3. 发病机制　心力衰竭是一个慢性发展过程，由于心脏有较强的储备力，当基础心脏病损及心功能时，机体首先发生多种代偿机制。如心肌肥厚可使心肌收缩力增强；心脏扩大使心室容量增加，可增加心脏排血量及心脏做功量；交感神经兴奋性增强和肾素-血管紧张素系统激活可使心率加快，心肌收缩力增强和水、钠潴留，以维持灌注压。这些代偿机制可使心功能在一定时间内维持在相对正常的水平。但这种代偿机制有一定限度，当心肌肥厚到一定程度，可造成心肌损伤、坏死；持续的心脏扩大使心肌耗氧量增加，加重心肌损伤；神经内分泌系统长期活性增加，不仅加重血流动力学紊乱，还直接损伤心肌细胞。心肌最终失代偿，不能维持心排出量，发生心衰。

【护理评估】

1. 健康史　主要询问有无导致慢性心力衰竭的基本病因，如冠心病、高血压、风湿性心瓣膜病、心肌炎、心肌病等；评估有无导致慢性心力衰竭的诱发因素，如呼吸道感染、心律失常、过度劳累、情绪激动、摄钠盐过多、静脉输入液体过多过快、脱水、妊娠和分娩、贫血、风湿活动、不恰当停用洋地黄类药物或降压药物等。

2. 身体状况

（1）左心衰竭：以肺淤血和心排血量降低为主要表现。

1）症状

呼吸困难：呼吸困难是左心衰病人的最常见最主要的症状，最早出现是劳力性呼吸困难；最典型的是夜间阵发性呼吸困难；晚期出现端坐呼吸；最严重的可发展成急性肺水肿，病人可出现咳嗽、咳痰与咯血，咳嗽开始常出现于体力劳动或夜间，坐位或立位时咳嗽可减轻，可咳出白色浆液性泡沫痰，偶有痰中带血。其发生机制为肺泡、支气管黏膜淤血所致。长期慢性肺淤血时肺静脉压升高，导致肺循环与支气管血液循环之间侧支建立，使支气管黏膜下血管扩张，其破裂可致大咯血。

乏力、疲倦、头晕、心悸：由于心排血量减少、器官或组织灌注不足及代偿性心率加快可引起乏力、疲倦、头晕、心悸。

少尿及肾功能损害症状：严重左心衰时，血流进行再分配，肾血流量明显减少导致少尿；长期持续的肾血流量减少可出现血尿素氮、肌酐升高或其他肾功能不全症状。

2）体征：除基础心脏病的体征外，多数可有代偿性的心脏扩大，心率加快，心尖部可出现舒张期奔马律，肺淤血致肺毛细血管压增高，液体渗入肺泡，在两肺底甚至全肺可闻及湿啰音伴哮鸣音等。

（2）右心衰竭：以体循环淤血为主要表现。

1）症状：以消化道症状最常见，由胃肠道及肝脏淤血引起腹胀、食欲不振、恶心、呕吐等。呼吸困难多见于由左心衰竭发展致右心衰竭的患者，也可见于分流性先天性心脏病者等。

2）体征：除基础心脏病的体征外，可出现：①颈静脉征：是右心衰的主要体征，表现为颈静脉充盈、怒张，肝颈静脉反流征阳性更具有特征性。②水肿：是右心衰竭的典型体征，水肿常发生在身体的低垂部位，呈压陷性水肿，可随病情加重而延及全身。严重者可出现胸腔积液。③肝脏肿大：肝脏因淤血而肿大伴压痛，持续慢性右心衰可致心源性肝硬化，晚期可引起肝功能受损，出现黄疸、大量腹水等。

（3）全心衰竭：当左心衰逐渐加重继发右心衰时，即形成全心衰。当右心衰出现后，由于右心排血量减少，肺淤血减轻，使呼吸困难有所减轻。

（4）心功能分级：心功能分级可大体上反映心脏病病人病情严重程度，对护理措施的选择，劳动能力的评定，预后的判断等有实用价值。目前通用的是美国纽约心脏病学会（NYHA）1928年提出的分级方案，主要是根据病人自觉的活动能力划分为四级（表3-4）。这种分级方案的优点是简便易行，但其缺点是仅凭病人的主观感觉，有时症状与客观检查有很大差距，同时病人个体差异也较大。第二种分类方法是根据美国心脏病学会及美国心脏学会（ACC/AHA）2001年版《心力衰竭的评估及处理指南》将心衰分为A、B、C、D四个阶段（表3-5）

表3-4 NYHA心功能分级(1928年)

心功能分级	特点
Ⅰ级	病人患有心脏病,但体力活动不受限制。平时一般活动不引起乏力、心悸、呼吸困难或心绞痛等
Ⅱ级	心脏病病人体力活动轻度受限。休息时无自觉症状,但平时一般体力活动可引起乏力、心悸、呼吸困难或心绞痛,休息后很快缓解
Ⅲ级	心脏病病人体力活动明显受限。休息时无症状,但一般的轻体力活动即可出现上述症状,休息较长时间后症状方可缓解
Ⅳ级	心脏病病人不能从事任何体力活动。休息时亦有症状,体力活动则加重

表3-5 心力衰竭分期(ACC/AHA,2001年)

分期	特点
A期	有发生心力衰竭的高危险因素但无心脏结构异常或心衰表现
B期	有心肌重塑或心脏结构异常,但无心衰表现
C期	目前或既往有心力衰竭表现,包括射血分数降低和射血分数正常两类
D期	也称难治性终末期心力衰竭。尽管采用了优化的药物治疗,病人症状仍未得到改善或迅速复发,典型表现为休息或轻微活动即有症状(包括明显的疲劳感),不能完成日常活动,常有心性恶病质表现,并且需要再次和(或)延长住院接受强化治疗

3. 辅助检查

(1) 胸部X线:左心衰竭可发现左心室或左心房增大,肺淤血早期可见肺门阴影增大,肺纹理增加等,慢性肺淤血可见Kerley B线这一特征性表现,是肺小叶间隔内积液的表现;右心衰竭可见右心室或右心房增大,上腔静脉增宽,可伴胸腔积液;若为全心衰,可见心脏向两侧扩大。

(2) 超声心动图:能准确地提供各心腔大小及瓣膜功能情况。射血分数(EF值)能反映左心室的收缩功能;超声多普勒可显示舒张早期与晚期(心房收缩)心室充盈速度最大值之比(E/A),是临床上最实用的判断舒张功能的方法。

(3) 有创性血流动力学检查:采用漂浮导管在床边测量肺小动脉各部位的压力及血液含氧量,计算心脏指数(CI)及肺小动脉楔压(PCWP),直接反映左心功能;测中心静脉压(CVP)反映右心功能。

4. 心理社会状况 心力衰竭往往是心血管病发展至晚期的表现,病程漫长,呼吸困难、喘息等症状反复出现,影响病人及家人的工作、学习与生活等,常导致心情忧虑、紧张。当心衰严重时,病人生活不能自理而需他人照顾,加重家庭负担,往往使病人陷于焦虑不安、内疚,容易出现思绪纷乱,甚至陷入悲观、绝望或对死亡的恐惧之中。同时,亲属给予过多的保护,使病人产生依赖心理。

5. 治疗情况 慢性心衰的治疗原则是以改善血流动力学和拮抗神经内分泌改变的不利影响为主,积极控制基本病因,消除诱因。采取综合性治疗措施,达到提高生活质量、增加活动耐力,阻止或延迟心室重塑及心肌损害,降低死亡率之目的。

(1) 治疗病因与消除诱因:基本病因治疗包括用利尿剂、血管扩张剂等控制高血压;应用药物或介入治疗改善冠状动脉供血;手术治疗心脏瓣膜病等。消除诱因包括控制感染和心律失常;纠正贫血、电解质紊乱和酸碱平衡失调等。

(2) 一般治疗:依据病情适当控制体力活动、钠盐摄入和输液速度(20~30滴/分钟),避免精神刺激等降低心脏负荷,有利于心功能的恢复。

(3) 药物治疗

1) 利尿剂:是治疗心衰的最常用药物,通过利尿可以达到消除水肿、减少血容量,进而减轻心脏的容量负荷,缓解淤血症状的作用。常用利尿剂的作用和剂量见表3-6。

表3-6 常用利尿药的作用和剂量

类别	名称	每日剂量(mg)	给药途径
排钾类	氢氯噻嗪(双克)	25~100	口服
	呋塞米(速尿)	20~100	口服和(或)静脉注射
保钾类	螺内酯(安体舒通)	20~100	口服
	氨苯蝶啶	100~300	口服
	阿米诺利	5~10	口服

小剂量的螺内酯尚有拮抗醛固酮受体、抑制心血管重构的作用,对改善慢性心力衰竭的远期预后有很好的作用。

2) 血管紧张素转换酶抑制剂(ACEI):ACEI除有扩血管作用而改善血流动力学、减轻心脏负荷,减轻淤血外,更重要的是降低心衰病人代偿性神经-体液因子的不利影响,限制心肌、血管的重塑,以保护心功能,推迟心衰的进展,降低远期病死率。常用药物有卡托普利(开搏通)、贝那普利(洛汀新)、培哚普利(雅施达)、雷米普利等。

3) 血管紧张素受体拮抗剂(ARB):适用于不能耐受ACEI的病人。主要药物有氯沙坦、缬沙坦、坎地沙坦等。

4) 洋地黄类:洋地黄可增强心肌收缩力(正性肌力),抑制心脏传导系统(负性传导),对迷走神经系统有直接兴奋作用,减慢心率(负性心率),长期小剂量应用地高辛可对抗在心衰时交感神经兴奋的不利影响。

适应证:中重度收缩性心力衰竭病人,伴有快速房颤的心力衰竭效果更好;快速性房性心律失常。

禁忌证:预激综合征伴心房颤动;二度或高度房室传导阻滞;病态窦房结综合征;单纯性重度二尖瓣狭窄伴窦性心律而无右心衰竭者;单纯舒张性心力衰竭如肥厚性心肌病尤其伴流出道梗阻者;急性心肌梗死心力衰竭,最初24小时内不宜用洋地黄治疗。

常用洋地黄制剂有:快速作用的毛花苷丙(西地兰)、毒毛花苷K静脉注射;口服制剂常用地高辛。

5) 非洋地黄类:有肾上腺素能受体激动剂如多巴胺和多巴酚丁胺,通过兴奋肾上腺素能受体而增强心肌收缩力。小剂量多巴胺可使心肌收缩力增强,血管扩张,尤其是肾小动脉扩张明显,但心率加快不明显。较大剂量则不利于心衰治疗,并出现明显的副作用。磷酸二酯酶抑制剂如氨力农、米力农,这些药物可在重症心衰时短期应用。

6) β-受体阻断药:β受体阻滞剂可对抗心衰时代偿性的交感神经兴奋性增强,减少对心肌的损害。如美托洛尔、比索洛尔及非选择性并兼有扩张血管作用的卡维地洛。心力衰竭情况稳定者可适量长期使用,但应注意负性肌力作用,应待心力衰竭情况稳定后从小剂量开始,逐渐增加剂量,适量维持。

知 识 链 接

β-受体阻滞剂在心衰中的应用

从传统的观念来看β-受体阻滞剂以其负性肌力作用而禁用于心力衰竭。但现代的研究表明,心力衰竭时机体的代偿机制虽然在早期能维持心脏排血功能,但在长期的发展过程中将对心肌产生有害的影响,加速患者的死亡。在代偿机制中,交感神经兴奋就是一个重要的组成部分,而β-受体阻滞剂可对抗其兴奋作用,其改善心衰预后的作用大大超过了其负性肌力作用。

【护理诊断】

1. 气体交换受损　与左心衰竭致肺循环淤血有关。
2. 体液过多　与右心衰竭致体循环淤血、水钠潴留有关。
3. 活动无耐力　与心排血量下降有关。
4. 焦虑　与病程长、影响工作、生活有关。
5. 潜在并发症:洋地黄中毒、呼吸道感染、下肢静脉血栓形成。

【护理计划与实施】

护理目标:①病人的呼吸困难能减轻或消失,血气分析结果正常;②心排血量增加,主诉活动耐力增加;③水肿、腹水减轻或消失;④焦虑减轻,治疗疾病的信心增强;⑤无洋地黄中毒等并发症。

护理措施:

1. 一般护理

(1)指导休息与活动:休息可减少组织耗氧量,降低血压、减慢心率、减少静脉回流,从而减轻心脏负荷。休息根据病人的心功能情况而定:

Ⅰ级:不限制一般的体力活动,适当参加体育锻炼,但必须避免剧烈运动和重体力劳动。

Ⅱ级:适当限制体力活动,增加午睡时间,强调下午休息,可不影响轻体力劳动和家务劳动。

Ⅲ级:严格限制一般的体力活动,每日有充分的休息时间(以卧床休息为主)。但日常生活可以自理或在他人协助下自理。

Ⅳ级:绝对卧床休息,生活完全由他人照顾。在床上可做四肢被动运动,如轻微的屈伸运动和翻身。病情好转后应尽早作适量活动,如逐渐变为半卧位、坐起、床边活动及室内行走等,有助于减少静脉血栓形成等并发症产生。

对于卧床病人需加强床旁护理,将病人所需用物如餐具、茶杯、书报等置于其伸手可及之处,照顾病人在床上或床旁大小便等。为保证病人身心休息,必要时遵医嘱给予适量的镇静安眠药物。

(2)饮食护理:按照低热量、低盐饮食原则,为病人提供高蛋白、富含维生素、清淡易消化、产气少的食物,同时可少量多餐、避免过饱等。每日热量以 $104.6 \sim 167.4$ kJ/kg 为宜,可降低基础代谢率,减轻心脏负荷,但时间不宜过长。每日钠盐摄入量应少于 5 g,心功能Ⅲ级少于2.5 g,心功能Ⅳ级少于1 g,服用利尿剂者可适当放宽。应限制含钠量高的食品如发酵面食、腌制品、海产品、罐头、味精、啤酒、碳酸饮料等,可用糖、醋、蒜调味以增加食欲。应用排钾利尿剂时,可适当补充水果、深色蔬菜、蘑菇等含钾丰富的食物,或必要时遵医嘱补充钾盐,以口服补钾较好,宜饭后服用或与果汁同饮,以减少胃肠道反应。在限制食盐摄入的同时应限制水摄入,一般病人控制在1 500～2 000 ml/日为宜,对严重水肿病人控制水摄入应更加严格。

(3) 保持大便通畅:由于肠道淤血、进食减少、长期卧床及焦虑等因素使肠蠕动减弱,又因卧床使排便方式改变,病人常有便秘现象,而用力排便可增加心脏负荷和诱发心律失常。故适量增加粗纤维食物,如蔬菜、水果等,必要时使用缓泻剂或开塞露等可保持大便通畅。

(4) 吸氧:根据病人缺氧情况调节给氧流量,一般为2～4 L/min;肺心病有二氧化碳潴留的病人应1～2 L/min持续吸氧以来缓解呼吸困难。氧疗时,应观察心率是否减慢、呼吸困难是否逐渐缓解、发绀是否减轻、神志障碍是否好转等。

2. 病情观察 观察呼吸困难的程度、发绀缓解情况、肺部啰音的变化、血气分析结果、水肿消长情况、每日体重变化、24小时出入量,水肿区皮肤有无发红、水泡、渗液、破溃或继发感染等,发现异常情况及时告知医生并配合处理。

3. 用药护理

(1) 利尿药:在发挥利尿作用的同时,常伴有低钾血症、低钠血症等电解质紊乱,诱发心律失常、洋地黄中毒等。因此,用药时要注意:①准确记录24小时液体出入量和体重变化,监测血电解质变化,观察利尿效果;②指导病人合理饮食,在使用利尿剂期间不宜过度的限制水钠的摄入;③利尿剂不宜在夜晚给予,以免夜间频繁起床排尿而影响睡眠或受凉等。

(2) 血管紧张素转换酶抑制药(ACEI):观察有无低血压、高钾血症、干咳。无尿性肾衰竭、妊娠哺乳期妇女及对ACEI过敏者禁用本类药物。

(3) 洋地黄类药物:①给药前要明确病人是否用过洋地黄类药物,或具体的时间、剂型和剂量,心率、心律、心电图、血电解质和肝肾功能情况。②严格按医嘱用药,如出现心率低于60次/分或节律改变,立即停用并告知医生;告诫病人不要随意服药物,以免中毒。③给药后应密切观察治疗效果,症状体征是否改善,有无洋地黄中毒的表现,必要时监测血洋地黄浓度。④洋地黄用量的个体差异较大,老年人、心肌缺血、缺氧、肝或肾功能衰竭、低钾血症、高血钙等易致洋地黄中毒。⑤洋地黄中毒的表现:最常见的表现是胃肠道症状,如厌食、恶心、呕吐;心脏表现最主要的表现的是心律失常,也是最严重的表现,常表现为室性期前收缩二联律;中枢神经系统症状:如视力模糊、黄视、倦怠等。⑥洋地黄中毒的处理:首要的处理措施是立即停用洋地黄和排钾利尿剂;补充钾盐和镁盐;对快速性心律失常,遵医嘱使用利多卡因或苯妥英钠;若心动过缓可用阿托品。一般禁用电复律。

(4) 非洋地黄类正性肌力药物:长期应用此类药可引起心律失常,应适时检测心律变化,必要时作心电图。

(5) β-受体阻滞药:此类药物可使心肌收缩力减弱、心率减慢、房室传导时间延长、支气管痉挛、低血糖、血脂升高。因此,应监测病人的心音、心率、心律和呼吸,定期检测血糖、血脂等。禁用于支气管哮喘、心动过缓、二度及二度以上房室传导阻滞。

4. 健康指导

(1) 疾病知识指导:根据病人接受能力介绍心衰常见症状,如水肿、乏力、呼吸困难等;要积极治疗引起心衰的原发病,避免病情加重的各种诱发因素,如劳累、情绪激动、尤其要注意避免上呼吸道感染,育龄妇女应避孕,若心脏功能Ⅰ级或Ⅱ级,可以妊娠,但需要做好孕期监护。

(2)饮食指导:坚持合理饮食,进食低盐、低脂、低热量、高蛋白、高维生素、清淡易消化的饮食;少食多餐,避免过饱,多食水果、蔬菜,以防便秘,告诉病人排便时不可太用力,以免增加心脏负荷。

(3)生活指导:合理安排休息和活动,活动应循序渐进,活动量以不出现心悸、气急为原则。保证充足的睡眠。

(4)心理疏导:告知病人焦虑往往加重心衰病情,经过及时的治疗往往可以及时改善病情,良好的心态和积极配合治疗对缓解心衰病情是不可或缺的。

(5)用药指导:告知病人及亲属所用药物的剂量、使用方法、注意事项及不良反应,教会病人进行用药自我管理,尤其使用洋地黄应学会观察脉搏,使用排钾利尿剂应多食含钾丰富的蔬菜和水果,出现不良反应要及时就医。

护理评价:病人的呼吸困难是否减轻或消失;水肿、腹水是否减轻或消退,体重有无减轻,皮肤是否保持完整;焦虑有无减轻,是否增强了治疗疾病的信心;体液、电解质、酸碱是否维持平衡;有无洋地黄中毒的发生,或得以控制。

重点提示:
1. 心功能不全的概念,心功能不全的分级标准。
2. 左心衰和右心衰的临床表现。
3. 心力衰竭的主要护理问题,如何根据心功能级别来合理安排病人的休息和活动,心衰用药的护理。

二、急性心力衰竭病人的护理

早晨查房时,一高血压病人突然出现极度的呼吸困难,面色青灰,口唇发绀,被迫坐起,情绪紧张,大汗淋漓,频繁咳嗽,随后咯出粉红色泡沫痰。检查发现:脉搏130次/分,呼吸35次/分,血压220/130 mmHg。神清,烦躁不安,端坐呼吸,口唇发绀,两肺满布湿啰音及哮鸣音,心律齐,听诊心尖区第一心音减弱并闻及舒张期奔马律。

问题:该病人发生了什么情况?应该怎样配合医生抢救?

【概述】

急性心力衰竭是由于急性心脏病变引起心排血量显著、急剧降低,甚至丧失排血功能,导致组织器官灌注不足和急性淤血的综合征。临床上以急性左心衰竭常见,主要表现为急性肺水肿,严重者伴有心源性休克。

【病因及发病机制】

当心脏收缩力突然严重减弱如急性广泛前壁心肌梗死、急性心肌炎;心脏负荷突然加重如高血压病人血压急剧升高、在原有心脏病基础上输液过多过快;或左室瓣膜急性反流如急性心肌梗死引起的乳头肌功能失调或断裂等使心排血量急剧减少,左室舒张末压迅速升高,肺静脉回流不畅,导致肺静脉压快速升高,使肺毛细血管内液体渗入到肺间质和肺泡内,形成急性肺水肿。肺水肿的早期可因交感神经激活,血压升高,但随病情持续发展,血管反应减弱,血压逐步下降。

【护理评估】

1. 健康史　询问有无引起急性心力衰竭(急性左心衰竭为主)的常见病因,如急性心肌梗死、急性心肌炎、严重二尖瓣狭窄、左房黏液瘤、高血压危象、乳头肌断裂等,有无原有心脏病基础上严重的心律失常、输液过多过快等。

2. 身体状况　多为突发极度的呼吸困难,呼吸频率可达30～40次/分,被迫取端坐呼吸,病人常因有濒死感而极度烦躁不安,面色灰白,口唇发绀,大汗淋漓,频繁咳嗽,咳大量粉红色泡沫痰。皮肤湿冷、血压先升高后下降,听诊两肺满布湿啰音和哮鸣音,心率增快,心尖部第一心音减弱,可闻及舒张期奔马律,肺动脉瓣第二心音亢进。

3. 心理社会状况　因病情突然加重及严重呼吸困难,病人有濒死感而感到恐惧,抢救气氛紧张、病人不熟悉监护室环境,可加重恐惧心理。其亲属也因其对疾病不了解而缺乏应对能力。

4. 抢救措施

(1) 体位:安置病人于危重监护病房,协助病人取坐位、两腿下垂,可减少下肢静脉回流。

(2) 吸氧:吸氧是纠正缺氧的重要环节,应立即给予高流量鼻导管吸氧,病情严重者可采取面罩呼吸机持续加压给氧。一方面改善气体交换功能,另一方面减轻肺水肿。

(3) 吗啡:吗啡不仅具有镇静、解除病人焦虑情绪的作用,而且能扩张动脉和静脉血管,减轻心脏前后负荷。一般5 mg静脉注射,必要时可隔15分钟再重复1次,共2～3次;老年病人可适当减小剂量或改为皮下或肌内注射。

(4) 快速利尿:呋塞米20～40 mg静脉注射,2分钟内推完,4小时后可重复1次。

(5) 血管扩张药:①硝普钠:可同时扩张动、静脉血管,一般剂量为12.5～25 μg/min。硝普钠含有氰化物,连续使用不得超过24小时。硝普钠见光易分解,应现配现用,避光滴注。②硝酸甘油:可扩张小静脉,减少回心血量。

(6) 氨茶碱:氨茶碱0.25 g加入5%葡萄糖20 ml内缓慢静脉注射,具有平喘、强心、利尿、扩血管的作用。

(7) 洋地黄类药:可用毛花苷C首剂0.4～0.8 mg静脉注射,其后视病情而定。

【护理诊断】

1. 气体交换受损　与急性肺水肿有关。

2. 恐惧　与突然病情加重、窒息感、抢救环境对病人的影响有关。

3. 潜在并发症:心源性休克。

【抢救配合与护理】

1. 立即通知医师,安置病人于重症监护室或便于观察及抢救的环境。

2. 立即协助病人取坐位,双腿下垂,以利呼吸和减少静脉回心血量。

3. 给予经30%～50%乙醇湿化的氧气吸入,氧流量为6～8 L/min,氧气经乙醇湿化,能降低肺泡内泡沫表面的张力使泡沫破裂,改善肺通气。

4. 备好抢救药物如强心、利尿、镇静、扩血管等药物及用物,如氧气瓶、吸痰器等,正确迅速按医嘱给予强心、利尿、镇静、扩血管及激素等药物。

5. 密切观察病人面色、心率、心律、血压、尿量、神志等变化,并及时、准确、详细地记录病情变化,以利调整用药和采取相应护理措施。

6. 安慰病人,稳定情绪,给予心理支持。

7. 协助病人咳嗽、排痰,以保持呼吸道通畅。抢救配合流程见图3-4。

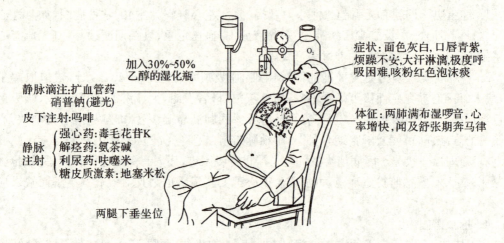

图3-4 急性肺水肿抢救配合示意图

重点提示:
1. 急性左心衰的常见病因和主要临床表现。
2. 急性肺水肿的抢救配合。

(李中荣)

第三节 心律失常病人的护理

某患者,男,82岁,以病态窦房结综合征收入院。主诉胸闷、心慌感,以夜间为主。体检:体温37.5℃,脉搏56次/分,呼吸14次/分,血压130/90 mmHg,神清,心界不大、律齐,第一心音减弱,余无异常。心电图示:窦性心动过缓,心率52次/分;24小时Holter示:阵发性心动过缓,时有窦性停搏,最慢心率为40次/分,给予阿托品治疗后,病人出现快速性心律失常。

请分析:该病例资料有何特点?有效的治疗措施是什么?护理任务是什么?

【概述】

心律失常是指由于各种原因使心脏冲动的频率、节律、起源部位、传导速度或激动次序的异常。

心律失常的分类:

1. 按照病理生理分类

(1) 冲动形成(起源)异常:窦性心动过速、窦性心动过缓、窦性心律不齐、窦性停搏。

(2) 异位心律:①主动性异位心律:期前收缩(房性、房室交界性、室性),阵发性心动过速(房性、房室交界性、室性),心房扑动、心房颤动、心室扑动、心室颤动。②被动性异位心律:

逸搏(房性、房室交界性、室性),逸搏心律(房性、房室交界性、室性)。

(3) 冲动传导异常:①生理性:干扰及房室分离。②病理性:窦房传导阻滞、房内传导阻滞、房室传导阻滞、室内传导阻滞(左、右束支及左束支分支传导阻滞)。③房室间传导途径异常:预激综合征。

2. 按照心率快慢分类　可分为:快速性心律失常、缓慢性心律失常。

【病因及发病机制】

1. 病因

(1) 生理性:可由运动、饮茶、咖啡、酒、吸烟及情绪激动等引起。

(2) 病理性:可见于冠心病、高血压性心脏病、风湿性心脏病、慢性肺源性心脏病、先天性心血管疾病、心肌炎、心肌病等器质性心脏病;发热、甲状腺功能亢进或减退、贫血、休克、颅内高压、阻塞性黄疸、电解质紊乱、酸碱平衡失调等全身性疾病。

(3) 药物:应用肾上腺素、阿托品、胺碘酮、β受体阻滞剂、洋地黄、钙通道阻滞剂等药物均可引起。

2. 发病机制

(1) 冲动形成异常:自主神经系统兴奋性改变或其内在病变,可导致具有自律性的心肌细胞(指窦房结、结间束、冠状窦口附近、房室结的远端和希氏束-普肯耶系统的心肌细胞)不适当的发放冲动。原来无自律性的心肌细胞(心房、心室肌细胞)可在病理情况下(心肌缺血、药物影响、电解质紊乱、儿茶酚胺增多等)出现异常自律性。病理情况下(儿茶酚胺增多、心肌缺血-再灌注、低钾高钙、洋地黄重度)心房、心室和希氏束-普肯耶组织也可产生动作电位后除极,均可导致心律失常。

(2) 冲动传导异常:快速心律失常最常见的发病机制是折返,产生折返的基本条件是传导异常:①心脏有两个或以上部位的传导性与不应期各不相同,相互连接形成一个闭合环;②其中一条通道发生单向传导阻滞;③另一通道传导缓慢,使原先发生阻滞的通道有足够时间恢复兴奋性;④原先阻滞的通道恢复激动,从而完成一次折返激动。冲动在环内反复循环,产生持续而快速的心律失常。

【护理评估】

1. 健康史　主要评估:①有无器质性心脏病,如冠心病、心肌炎、心肌病、风心病、肺心病、高血压性心脏病等病史。②是否存在心外因素,如发热、贫血、休克、缺氧、甲状腺功能亢进、颅内疾病、电解质及酸碱平衡失调等。③有无药物影响,如使用阿托品、肾上腺素、洋地黄、抗心律失常药、麻醉药等对心律的影响。④有无诱发因素,如情绪激动、过度劳累、剧烈运动、饱餐、饮酒或饮咖啡或浓茶、吸烟等。

2. 身体状况

(1) 窦性心律失常:窦性心动过速、过缓与不齐可有心悸、头晕、乏力、胸痛等症状。窦性停搏可出现头晕、黑蒙、晕厥,严重者可发生阿-斯综合征以致死亡。病态窦房结综合征常有发作性头晕、黑蒙、乏力等,严重者可发生晕厥。若有心动过速发作,则可出现心悸、心绞痛等症状。

(2) 房性心律失常:房性期前收缩常无明显症状,频发者可感胸闷、心悸等。心房扑动与颤动心室率不快时无症状,极快时可有心悸、气促、心绞痛或眩晕等症状。心房扑动者听诊时心律规则或不规则,心房颤动体检可发现心音强弱不等、心律绝对不规则、脉搏短绌等。

(3) 房室交界区性心律失常：房室交界区性期前收缩多无明显症状。预激综合征本身不引起症状，但容易并发各种心律失常，如心动过速、心房扑动与颤动，持续发作时容易导致休克、晕厥、心力衰竭甚至死亡。

房性心动过速与房室交界区性心动过速统称为室上性心动过速，多为阵发性。常突发心悸、头晕、胸闷、晕厥等，伴有基础心脏病者症状较重。

知识链接

预激综合征

预激综合征即 WPW 综合征，可发生于任何年龄，以男性居多，大多无其他心脏异常。心电图预激是指心房冲动提前到达心室的部分或全部。解剖学基础是房室传导组织以外存在由普通工作心肌组成的肌束。连接心房与心室之间的称房室旁路或 Kent 束。其他还有：房-希氏束、结室纤维和分支室纤维。

（4）室性心律失常：室性期前收缩可有心悸和胸部不适感，严重者可发生晕厥，体检有第一心音增强、第二心音减弱，脉搏短绌等。室性阵发性心动过速可有低血压、心悸、晕厥、心绞痛等，听诊心律轻度不规则，第一、二心音分裂。心室扑动与颤动者可见意识丧失、抽搐、心搏停止等，大动脉摸不到搏动、呼吸停止、瞳孔散大、发绀等。

（5）心脏传导阻滞：第一度房室传导阻滞一般无任何症状；第二度房室传导阻滞可出现心悸或心搏漏脱感；第三度房室传导阻滞常有心悸、头晕、乏力、呼吸困难、心绞痛、心力衰竭或阿-斯综合征等，听诊第一心音强弱不等、心律不规则等。

3. 辅助检查　心电图检查可判断心律失常的类型（图3-5～图3-23）。

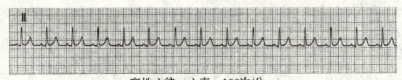

窦性心律，心率＞100次/分

图3-5　窦性心动过速

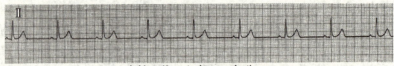

窦性心律，心率＜60次/分

图3-6　窦性心动过缓

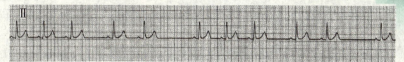

窦性P波，同一导联P-P间期差异＞0.12秒

图3-7　窦性心律不齐

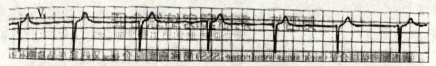

在较正常P-P间期显著延长的间期内无P波，或P波与QRS波群均不出现；
长间歇后常出现房室交界性或室性逸搏

图3-8　窦性停搏

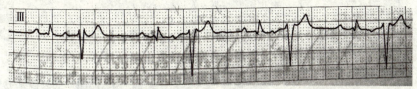

提早出现一个变异的P波，其后的QRS波群形态正常；
P-R间期＞0.12秒；其后有一个不完全代偿间歇

图3-9　房性期前收缩

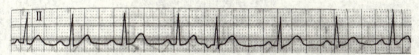

提前出现的QRS-T波群，形态与正常窦性者基本相同；
在QRS波群之前、之中或之后出现逆行P波；其后多有一完全代偿间歇

图3-10　房室交界性期前收缩

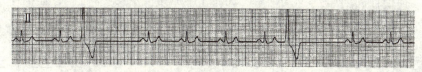

提前出现宽大畸形的QRS-T波，时限＞0.12秒，其前无相关P波；
T波与QRS波群主波方向相反；代偿间歇完全

图3-11　室性期前收缩

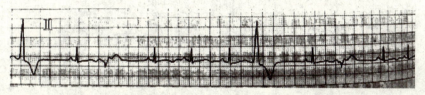

提前出现的QRS波群，时限≥0.12秒、宽大畸形，其前无P波；
T波与QRS波群主波方向相反；其后有一完全性代偿间歇

图3-12　多源性室性期前收缩

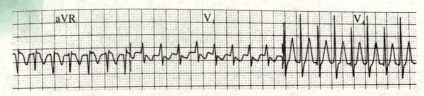

3个或3个以上房性或房室交界性期前收缩连续出现，心率150~250次/分，节律规则；
P波不易辨认；QRS波群形态、时限正常

图3-13 阵发性室上性心动过速

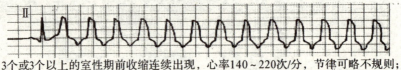

3个或3个以上的室性期前收缩连续出现，心率140~220次/分，节律可略不规则；
QRS波群宽大、畸形，时限>0.12秒；ST-T波方向与QRS波群主波方向相反；
可见心室夺获或室性融合波

图3-14 室性阵发性心动过速

知识链接

心室夺获和室性融合波

心室夺获和室性融合波是确立室速的重要依据。心室夺获（FB）是室速发作时少数室上性冲动下传心室，而室性融合波（CB）是室上性冲动部分夺获心室。前者为QRS波群变窄，前有P波，P-R间期大于0.12秒。后者的QRS波群形态介于窦性与异位心室搏动之间。

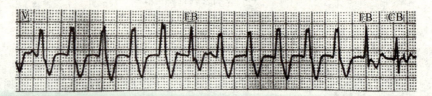

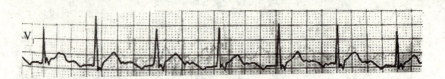

P波消失，代之波幅一致，间隔规则的F波，频率250~350次/分；
F波与QRS波群形成2∶1或4∶1等固定比例；QRS波群形态正常或增宽

图3-15 心房扑动

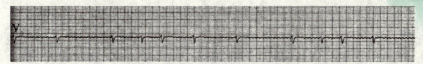

P波消失，代之大小不等、形态各异的f波，频率350~600次/分；
QRS波群间距绝对不规则，形态一般正常

图 3-16 心房颤动

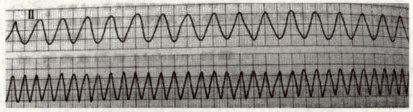

连续快速而相对规律的大振幅正弦波图形，频率150~300次/分；
QRS-T波群，无法识别

图 3-17 心室扑动

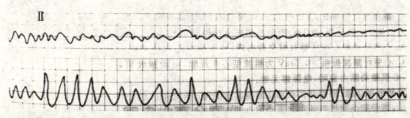

QRS-T完全消失，其波形、振幅、频率极不规则；频率250~500次/分

图 3-18 心室颤动

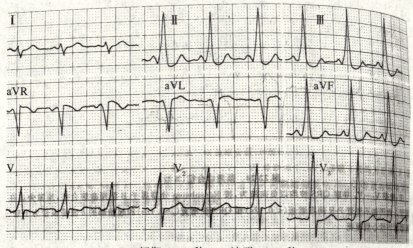

P-R间期<0.12秒；QRS波群≥0.12秒；
QRS波群起始部分粗钝（称为预激波或δ波）；
ST-T波呈继发性改变，与QRS波群主波方向相反

图 3-19 预激综合征

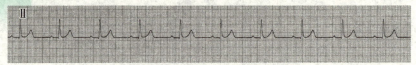

P-R间期≥0.20秒，无QRS波群脱落

图3-20　第一度房室传导阻滞

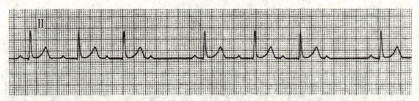

P-R间期逐渐延长，直至QRS波群脱落，脱落后P-R间期又趋缩短，之后又逐渐延长，周而复始

图3-21　第二度Ⅰ型房室传导阻滞

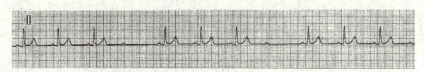

P-R间期恒定(正常或延长)，部分P波后无QRS波群

图3-22　第二度Ⅱ型房室传导阻滞

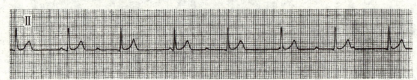

P-P间期相等，R-R间期相等，P波与QRS波群间无关；P波频率快于QRS波群频率；QRS波群可增宽、畸形，心室率＜40次/分，心率常不稳定

图3-23　第三度房室传导阻滞

除心电图检查外，动态心电图可连续记录病人24小时心电图，运动试验、食管心电图、临床心电生理检查等均可协助心律失常的诊断。

4. 心理社会状况　心律失常病人可因躯体不适而精神紧张、焦虑不安；如出现头晕、晕厥或黑矇、心绞痛，或需要进行心脏电复律及心血管介入治疗，又可出现恐惧；还可因对疾病病情的担忧或疾病带来家庭经济负担的加重，而出现情绪低落与信心不足。

5. 治疗情况

(1) 窦性心律失常：窦性心动过速一般无需处理，仅对原发病作相应治疗。必要时可用β-受体阻断药，如普萘洛尔(心得安)等以减慢心率。窦性心动过缓无症状者通常无需治疗。如因心率过慢而出现症状者，可使用阿托品、异丙肾上腺素、麻黄碱等药物，严重者可考虑心脏起搏治疗。对无症状的病窦综合征除病因治疗外，应严密观察，不作抗心律失常治疗。有症状，尤其是有晕厥史者，应选择起搏器治疗。应用起搏器后，病人仍有心动过速发作，则可同时应用各种抗心律失常的药物。

(2) 期前收缩：主要是针对引起期前收缩的病因和诱因进行治疗。必要时，对房性和交界性期前收缩可选用镇静剂、维拉帕米、β-受体阻断药等药物；对室性期前收缩可选用美西律、普罗帕酮、胺碘酮等，对急性心肌梗死急性期伴室性期前收缩首选利多卡因。

(3) 阵发性心动过速

室上性阵发性心动过速发作时，首选刺激迷走神经的方法。①刺激咽喉部引起恶心。②Valsava动作（深吸气后屏息，再用力做呼气动作）。③将面部浸没于冰水内。④颈动脉窦按摩，病人取仰卧位，先按摩右侧颈动脉窦5～10秒，如无效再按摩左侧，按摩的同时注意心率，心率减慢即中止按摩，切勿双侧同时按。⑤压迫眼球，病人取平卧位，闭眼并眼球向下，用拇指在一侧眶下、眼球上方向下、向后压迫眼球，每次5～10秒。也可分情况，选用洋地黄制剂、升压药及维拉帕米、普罗帕酮、腺苷、ATP等药物。频繁发作者且症状较重，口服药物效果不佳者，可行导管射频消融术以求根治。

室性阵发性心动过速时，应紧急施行同步直流电复律术，或选用利多卡因、胺碘酮等静脉注射。

(4) 房扑房颤：主要是针对原发病治疗。但最有效的终止房扑的方法是直流电复律术，也可选用钙通道阻滞剂如维拉帕米、地尔硫䓬，以及β-受体阻断药。若上述方法治疗无效或发作频繁，可应用洋地黄制剂以减慢心室率。对顽固性房扑药物治疗无效者，可选择导管射频消融术。房颤应根据病情或以洋地黄制剂、β-受体阻断药减慢心率；可以直流电复律术、胺碘酮等恢复窦性心律；必要时可施行导管射频消融术及植入心脏起搏器。

(5) 室扑与室颤：一旦发生室扑与室颤，应尽快按照心肺复苏治疗。

(6) 房室传导阻滞：应针对房室传导阻滞不同的病因进行治疗。凡心率无过慢者无需处理，显著缓慢时可用阿托品、异丙肾上腺素静脉给药，必要时安置临时或永久心脏起搏器。

(7) 预激综合征：预激综合征病人无心动过速发作，或偶尔发作但症状轻微者无需治疗。如发作频繁、症状明显，可视不同情况以药物、导管射频消融术、外科手术等治疗。导管射频消融术是根治预激综合征的有效途径，主张较早期应用。

【护理诊断】

1. 活动无耐力　与心律失常导致心排血量减少有关。
2. 有受伤的危险　与心律失常引起头晕、晕厥有关。
3. 焦虑　与心律失常反复发作、疗效不佳有关。
4. 潜在并发症：猝死。

【护理计划与实施】

护理目标：病人情绪稳定，积极配合治疗，心律失常得到控制，活动耐力增加，并获取相关知识。

护理措施

1. 一般护理

(1) 休息与活动：对于偶发、无器质性心脏病的心律失常病人，应注意劳逸结合，不需要卧床休息。但对于心律失常发作时有胸闷、心悸和头晕等症状者，应采取高枕卧位、半卧位或其他舒适体位，避免左侧卧位，以防止病人感觉到心脏搏动而加重不适。对严重心律失常的病人应卧床休息，加强生活护理，保持情绪稳定，以减少心肌耗氧量和对交感神经的刺激。

(2) 饮食护理：给予易消化、清淡、多纤维素食物，少量多餐，避免吸烟、饮酒、食刺激性食物，以免诱发心律失常。

(3) 保持大便通畅：勿用力排便，尤其是心动过缓者应避免排便时屏气，以免兴奋迷走神经而加重病情。

2. 病情观察　定时测量生命体征，观察病人症状的变化，如胸闷、心悸、乏力、气促、晕厥及神志的变化等。一旦出现意识丧失、抽搐、大动脉搏动消失、呼吸停止，立即配合医生进行抢救。有器质性心脏病病人，出现严重心律失常时必须进行心电监护，严密监测心率、心律的变化，以及早发现危险征兆。一旦发现频发、多源性室性期前收缩、Ron T 现象、阵发性心动过速、第二度Ⅱ型及第三度房室传导阻滞等有潜在猝死危险的心律失常时，应及时报告医生，并紧急配合治疗。

3. 用药护理　①用药前告知病人抗心律失常药物的名称、剂量和用法，遵医嘱按时、按量、按一定的给药途径正确给药（表 3-7）。②用药过程中注意询问病人的反应，检查心率、心律，测脉搏、血压，观察呼吸变化，必要时进行心电监测，以及时发现药物的不良反应（表 3-8）。③奎尼丁一般应在白天给药，避免夜间给药。利多卡因应注意给药的剂量和速度；在治疗快速性室性心律失常时，一般先静脉推注 50～100 mg，可遵医嘱重复，有效后再以每分钟 1～3 mg 的速度静滴维持；肌内注射多用于室性心律失常的预防。普罗帕酮在餐时或餐后服用可减少胃肠道反应。使用 β-受体阻滞药时，心率低于 50 次/分，应及时停药。

表 3-7　常用抗心律失常药的适应证、常用剂量与给药途径

药物	适应证	常用剂量与给药途径
奎尼丁	房颤、心动过速	600～1 000 mg 静脉给药；0.2 g/次，q6～8 h 口服
普鲁卡因胺	同上，但多用于室性心律失常	6～13 mg/kg 负荷量，2～4 mg/min 维持量静脉给药；0.5～1.0 g q6 h 负荷量，0.25～0.5 g q4～6 h 口服
利多卡因	室性期前收缩、室速、室颤	1～3 mg/kg 负荷量，1～4 mg/min 维持量静脉给药
美西律	室性期前收缩、室速	150～200 mg，q6～8 h 口服
普罗帕酮	室性期前收缩、心动过速	1～1.5 mg/kg 静脉给药；0.6～0.9 g 负荷量，150～200 mg 维持量 q8～12 h 口服
普萘洛尔	窦速、室上速	0.25～0.5 mg，静脉给药，每 5 分钟一次，总量≤5 mg；10～60 mg，q6～8 h 口服
胺碘酮	房颤、心动过速、窦性期前收缩	5 mg/kg 负荷量 20～120 分钟内，0.6～0.8 g/24 h 维持量静脉给药；0.6 g/d 负荷量 8～10 d，0.1～0.4 g 维持量 qd 口服
维拉帕米	窦性期前收缩、室上速	5 mg 负荷量 2～3 分钟内，必要时 10～15 分钟后重复 1 次；0.005 mg/(kg·min)维持量静脉给药；80～120 mg，q6～8 h 口服
阿托品	有症状的心动过缓、房室传导阻滞、心脏停搏	0.5～1 mg 静脉给药，每 3～5 分钟可重复一次，总量 0.04 mg/kg

表 3-8 常用抗心律失常药物不良反应

药物	不良反应
奎尼丁	胃肠道：恶心、腹泻、厌食
	心血管：窦性停搏、房室传导阻滞、QT间期延长、尖端扭转型室速、晕厥、低血压
	造血系统：血小板减少、溶血性贫血
	神经系统：视听觉障碍、意识模糊
	其他：皮疹、发热等
普鲁卡因胺	胃肠道反应较奎尼丁少见
	神经系统反应较利多卡因多见
	心血管：低血压、传导阻滞、QT间期延长、多形性室速，中毒浓度可抑制心肌收缩力
	血液系统：粒细胞减少症
	其他：发热、药物性狼疮
利多卡因	神经系统：眩晕、感觉异常、意识模糊、谵妄、昏迷
	心血管：少数有窦房结抑制、室内传导阻滞
美西律	胃肠道：恶心、呕吐、腹泻、厌食
	心血管：心动过缓、低血压、心力衰竭、致心律失常
	神经系统：震颤、头晕、失眠、幻觉、癫痫、感觉异常、记忆力减退
	其他：血小板减少、发热、皮疹、抗核抗体阳性
普罗帕酮	神经系统：眩晕、视力模糊
	心血管：窦房结抑制、房室传导阻滞、心衰加重
	其他：胃肠道不适、口内金属味、可能加重支气管痉挛
普萘洛尔	心血管：心动过缓、低血压、心衰
	呼吸系统：可能加重哮喘和慢阻肺病情
	内分泌系统：糖尿病人可能引起低血糖、乏力
	其他：间歇性跛行、雷诺现象、精神抑制
胺碘酮	最严重的心外毒性为肺纤维化
	消化系统：胃肠道不适、转氨酶增高
	心血管：心动过缓，偶有尖端扭转型室速
	其他：光过敏、角膜色素沉着、甲亢或甲减
维拉帕米	主要是心血管反应。对已应用β受体阻滞剂或有血流动力学障碍者易引起心动过缓、低血压、房室传导阻滞、心脏停搏
	消化系统：偶有肝毒性
阿托品	胃肠道：口干、恶心、便秘
	心血管：心动过速、胸痛、少见室速或室颤
	神经系统：意识模糊、头晕、紧张
	其他：尿潴留、皮肤红热、皮疹

4. 健康指导

（1）加强疾病知识指导：向病人及亲属讲解心律失常的常见病因、诱因及防治知识。嘱病人合理安排休息与活动，注意劳逸结合，避免劳累，生活规律，预防感冒，保证充足的睡眠，以防止心律失常的发生。告知病人应遵医嘱用药，不可随意增减药量、停药或擅用其他药物，并教会病人观察药物疗效和不良反应，发现异常及时就诊。

（2）给予饮食指导：指导病人摄入易消化、清淡、富含纤维素的食物，少食多餐，避免饱餐和刺激性食物如咖啡、浓茶等的摄入，戒烟酒，以减轻心脏负担。

（3）进行心理疏导：告诉病人尽管心律失常是一种病态，但是是可治愈的。除了严重者外，避免不良刺激，保持乐观、稳定的情绪，积极配合治疗，能同健康人一样地生活、学习和工作。

（4）进行自我监护：教会病人及亲属监测脉搏的方法；遵医嘱定期复查心电图和随访，发现异常及时就医；对有晕厥和阿-斯综合征发作危险的病人，要随身携带急救药物如阿托品，并掌握正确的舌下使用方法；对有发生严重心律失常危险者，应教会其亲属心肺复苏术，以备紧急需要时应用；接受起搏器、电复律、射频消融治疗的病人的健康教育见循环系统常用诊疗技术与护理一节。

护理评价：病人生命体征稳定，心悸、乏力、呼吸困难等心律失常症状及紧张不安等心理反应减轻或消失，了解心律失常的防治知识及一般护理知识。家庭成员学会心肺复苏术的基本生命支持技术。

知识链接

抗心律失常治疗中的护理职责

（1）监测心电图，收集生命体征、心率评估及身体评估的资料。

（2）至少维持一条静脉给药通道，若条件许可，可用输液泵输注抗心律失常药。

（3）遵医嘱给予抗心律失常药并确保安全使用，观察药物副作用和中毒表现。

（4）提供抗心律失常药治疗的健康教育。

重点提示：

1. 心律失常的常见原因与诱因。

2. 室性期前收缩、心房颤动、心室颤动、房室传导阻滞的临床特点，及常见心律失常的心电图特点。

3. 心律失常常见护理诊断及合作性问题。

4. 心律失常的一般护理、严重情况的观察、用药护理及健康指导内容。

第三章 循环系统疾病病人的护理

第四节 心脏瓣膜病病人的护理

王女士,29岁,急诊入院。入院时憋气厉害、说话费力。该病人3年前因劳累后出现心悸、胸闷、夜间不能平卧,每晚阵发性气急发作2~3次,每次持续约半小时,曾到当地医院就诊,诊断为心脏病。经治疗后(用药不详),症状缓解。一周前因感冒出现咽痛、咳嗽、咳脓性痰,并有发热,心悸、胸闷明显,夜间不能平卧,整日呈坐位。体检:体温38.7℃,脉搏108次/分,呼吸28次/分,血压140/50 mmHg。端坐位,面色晦暗,双颊紫红、口唇发绀。颈静脉充盈,肝颈征阳性。两肺下部可闻及湿性啰音;心尖区闻及低调的隆隆样舒张期杂音,S_1亢进;双下肢轻度凹陷性水肿。血液白细胞计数增高,中性粒细胞比例增加。心电图示左房、右室肥大。

请分析:该病史资料有哪些特点?可以确定哪些护理任务?如何制订与实施护理计划?

【概述】

心脏瓣膜病是由于炎症、黏液样变性、退行性改变、先天性畸形、缺血性坏死及创伤等原因引起的单个或多个瓣膜结构(包括瓣叶、瓣环、腱索或乳头肌)的功能或结构异常,导致瓣口狭窄和(或)关闭不全,产生血流动力学改变的一组心脏疾病。以风湿性心脏瓣膜病简称风心病最多见。风心病是风湿性炎症遗留下来的心脏瓣膜损害,主要累及40岁以下的人群,以20~40岁的女性为多见。二尖瓣最常受累,以单纯性二尖瓣狭窄最常见,其次是主动脉瓣病变。当2个或2个以上瓣膜同时受累,称多瓣膜病,以二尖瓣狭窄与主动脉瓣关闭不全多见。在我国,近20年来风湿热和风湿性心瓣膜病发病率有所下降,但风湿性心瓣膜病仍是目前我国常见的心脏病之一,因此本节重点介绍风湿性炎症引起的二尖瓣病变和主动脉瓣病变。

【病因及发病机制】

A组β溶血性链球菌感染可引起免疫反应致风湿性炎症。风湿性炎症可引起心内膜炎的反复发作,引起心脏瓣膜纤维化、僵硬、钙化、挛缩及粘连,腱索和乳头肌融合或缩短,使瓣膜口狭窄或关闭不全,发生血流动力学改变及加重心脏负荷。

(1) 二尖瓣狭窄:当二尖瓣口面积狭窄至2 cm^2以下时(正常成人二尖瓣口面积为4~6 cm^2),阻碍血流在舒张期由左房流入左室,使左房压升高,左房代偿性扩张及肥厚以增强其收缩力;当瓣口面积减至1.5 cm^2时,左房扩大超过代偿极限,肺静脉压逐渐升高,继之肺毛细血管压、肺动脉压升高,并可引起右心后负荷明显增加,右心室出现代偿性扩张与肥大,最终可引起右心功能不全。

(2) 二尖瓣关闭不全:二尖瓣关闭不全时,左心房接受来自肺静脉的回流血和左心室收缩时的反流血,使左心房的充盈度及其压力均增加,导致左心房扩张、肥大。当左心室舒张时,由左心房流入左心室的血流亦明显增加,使得舒张期负荷过重,因而导致左心室扩张、肥大,引起左心功能不全。左心功能不全后,心排血量明显减少,一是出现左心室舒张末期压更为增高,左心房压力亦进一步增高,更加重肺静脉和肺毛细血管淤血及肺动脉高压,引起右心室肥大和右心功能不全;二是引起外周组织供血不足。

(3) 主动脉瓣狭窄：当主动脉瓣口面积小于 1.0 cm² 时（正常成人主动脉瓣口面积均在 3.0 cm² 以上），跨瓣压差显著，左心室排血受阻，收缩期负荷过重，心排血量降低，导致左心室代偿性肥大并最终功能衰竭。重度者由于冠状动脉灌注量减少、左心室肥厚致心肌相对供血不足，使外周组织灌注不足（如脑、冠状动脉等）。尤其在机体增加运动负荷的情况下，外周组织灌注不足的情况更加明显。

(4) 主动脉瓣关闭不全：主动脉瓣关闭不全时，左心室在舒张期同时接受左心房回流血及主动脉反流血，使左心室舒张期充盈过度，容量负荷增加，导致左心室收缩时搏出量增加。其结果：一是引起左心室代偿性肥大与扩大，甚至左心功能不全；二是出现主动脉收缩压急促上升。当左心室进入舒张期，由于主动脉瓣口的反流，使主动脉舒张压显著降低。若主动脉瓣口反流量较大，可引起冠状动脉灌注不足。

【护理评估】

1. 健康史　询问有无风湿热或慢性咽炎、反复发作的扁桃体炎等链球菌感染史；疾病的发生及病情的进展情况；近期有无风湿活动、呼吸道感染、心律失常、过度劳累及情绪激动等使病情加重的情况。

2. 身体状况

(1) 二尖瓣狭窄：呼吸困难是最常见的早期症状。多先有劳力性呼吸困难，随着二尖瓣狭窄程度的加重，出现夜间阵发性呼吸困难和端坐呼吸。咯血可以有多种表现形式。突然咯大量鲜血为严重二尖瓣狭窄的首发症状；夜间阵发性呼吸困难或咳嗽时痰中带血；急性肺水肿时咳大量粉红色泡沫痰。支气管黏膜淤血或左心房增大压迫左主支气管时，常见咳嗽。少数情况下，可因严重的左心房及肺静脉扩张压迫左喉返神经，引起声音嘶哑。体检见梨形心，心尖部可触及舒张期震颤，闻及第一心音亢进及低调的隆隆样舒张中晚期杂音，若闻及二尖瓣开瓣音，提示瓣膜弹性良好。重症病人常有"二尖瓣面容"。

(2) 二尖瓣关闭不全：轻者可终身无症状，严重者心排血量减少，首发症状是疲乏无力，肺淤血的症状如呼吸困难出现较晚。体检见心尖搏动呈抬举性，向左下移位；心尖区闻及全收缩期粗糙高调的吹风样杂音，向左腋下传导，可伴震颤；心尖部第一心音减弱，肺动脉瓣区可有第二心音亢进。

(3) 主动脉瓣狭窄：症状出现较晚，劳力性呼吸困难、心绞痛和晕厥为常见的典型三联症。呼吸困难最常见，心绞痛较常见，晕厥相对少见。体检见心尖搏动相对局限，可呈抬举性搏动；胸骨右缘第2肋间闻及粗糙而响亮的喷射性吹风样收缩期杂音，向颈部传导，常伴收缩期震颤；晚期收缩压降低、脉压减小。

(4) 主动脉瓣关闭不全：早期可无症状或出现心悸、心前区不适、头部动脉强烈搏动感等，晚期可出现左心衰的表现。常有体位性头晕，但心绞痛少见，晕厥罕见。体检见心尖搏动向左下移位，呈抬举性搏动；胸骨左缘第3、4肋间闻及舒张期高调叹气样杂音，向心尖部传导，坐位前倾和深呼气时最清楚；严重关闭不全时有收缩压升高、舒张压降低、脉压增大，引起周围血管征如点头征、水冲脉、毛细血管搏动征、股动脉枪击音、Duroziez征等。

知识链接

常见多瓣膜病及病理生理特点

常见的多瓣膜病有：二尖瓣狭窄伴主动脉瓣关闭不全，二尖瓣狭窄伴主动脉瓣狭窄，主动脉瓣狭窄伴二尖瓣关闭不全，主动脉瓣关闭不全伴二尖瓣关闭不全及二尖瓣狭窄伴三尖瓣和（或）肺动脉瓣关闭不全。各种多瓣膜病的血流动力学特征和临床表现取决于受损瓣膜的组合形式和受损程度，即：严重损害掩盖轻损害；近端瓣膜损害较严重；总的血流动力学异常明显。

（5）并发症：①充血性心力衰竭是晚期常见并发症及主要死亡原因。②心律失常，特别是心房颤动为二尖瓣狭窄病人相对早期的并发症，及二尖瓣关闭不全病人常见并发症，常可诱发心力衰竭、栓塞、急性肺水肿等。③20％以上的二尖瓣狭窄伴心房颤动的病人可发生栓塞，以脑动脉栓塞最多见。④肺部感染较常见，可诱发或加重心力衰竭。⑤重度二尖瓣狭窄病人可并发严重的急性肺水肿，如不及时抢救可危及生命。⑥少数人，尤其主动脉瓣关闭不全的病人常并发感染性心内膜炎。

3. 辅助检查

（1）超声心动图：为诊断心脏瓣膜病最可靠的方法，M型和多普勒超声可检查瓣膜狭窄、关闭不全、血液反流的程度等。

知识链接

心脏瓣膜病的超声心动图

二尖瓣狭窄时，M型超声见二尖瓣前叶活动曲线呈"城墙"样改变；二尖瓣前、后叶呈同向运动（正常时在舒张期呈相反方向运动）；左心房及右心室增大。二维超声心动图可显示狭窄的二尖瓣膜的形态和活动度，并测绘二尖瓣口面积。彩色多普勒血流显像，可观察二尖瓣狭窄的射流。二尖瓣关闭不全时，二维超声心动图可发现左心室增大、室壁矛盾运动及二尖瓣的形态特征，如瓣叶和瓣下结构的增厚、融合、缩短和钙化，瓣环扩大和钙化，赘生物等。彩色多普勒血流显像可于二尖瓣心房侧和左房内探及收缩期高速射流。主动脉瓣狭窄时，二维超声心动图可显示瓣叶增厚、钙化、活动度、交界处融合以及瓣口大小和瓣环大小等。用连续多普勒可测定通过主动脉瓣的最大血流速度，计算瓣口面积，提供心腔大小、心室厚度及功能等。主动脉瓣关闭不全时，超声心动图检查可见左心室内径增大，流出道增宽，主动脉根部内径增大。M型超声可见主动脉瓣舒张期曲线呈双行，间距大于1 mm；二尖瓣前叶曲线在舒张期出现快速扑动波。彩色多普勒血流显像，可在主动脉瓣口和高位左室流出道探及舒张期反流性血流束，并可粗略估计反流量的大小。

(2) X线检查：胸部X线可检出心影增大及肺淤血征。中、重度二尖瓣狭窄可见左心房及右心室增大，心影呈梨形，肺淤血征象；二尖瓣关闭不全可见左心房及左心室增大；主动脉瓣狭窄者心影正常或左心室轻度增大；主动脉瓣关闭不全可见左心室增大，心影呈靴形。

(3) 心电图：心电图可检出心室肥厚、ST-T变化及心律失常。二尖瓣狭窄时，可见二尖瓣型P波，P波增宽＞0.12秒，伴切迹（图3-24）；二尖瓣关闭不全时，主要表现为左心房增大、左心室肥厚及非特异性ST-T改变；主动脉瓣狭窄和关闭不全时，可见左心室肥厚伴继发性ST-T改变。此外，可有各种心律失常的心电图改变。

知 识 链 接

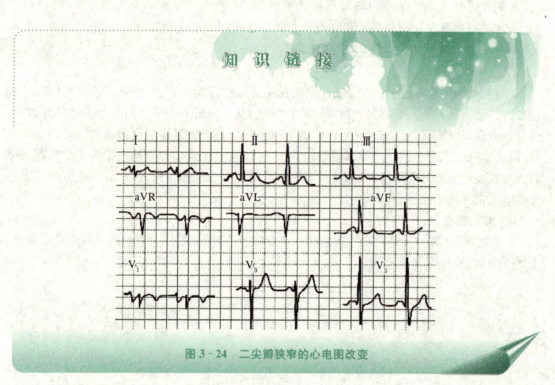

图3-24 二尖瓣狭窄的心电图改变

(4) 其他：主要检测风湿活动征象，如红细胞沉降率（ESR）增快，抗链球菌溶血素"O"（ASO）滴度增高等。

4. 心理社会状况　风心病人发病年龄较轻、病程长，随着瓣膜损害的加重，可出现心力衰竭、心律失常及栓塞等各种并发症，影响病人的活动、休息及睡眠，影响个人能力的发挥，严重者可丧失劳动力，病人容易出现焦虑、恐惧，甚至产生悲观、厌世情绪。

5. 治疗情况

(1) 内科治疗：①无症状期的治疗原则主要是保持和增强心脏的代偿功能。一方面应避免心脏负荷过重，如重体力劳动、剧烈运动等；另一方面必须注意动静结合，适当做些力所能及的活动和锻炼，以增强体质，提高心脏储备能力。②积极治疗并发症，改善病人的症状和心功能。

(2) 介入和外科治疗：手术及介入治疗是治疗心脏瓣膜病的根本方法，如经皮球囊二尖瓣成形术，为缓解单纯二尖瓣狭窄的首选方法。对慢性瓣膜病变，其根本的解决方法有赖于外科手术，如瓣膜修补术、人工瓣膜置换术等。

> **知识链接**
>
> **风湿性心瓣膜病的预防**
>
> 预防风湿性心瓣膜病的关键在于积极防治风湿热,而风湿热的发病又与链球菌感染密切相关。因此,对由链球菌感染引起的咽炎、扁桃体炎等,均需及时用有效的抗生素治疗。在瓣膜病变形成后,仍应积极防止风湿活动发生。对有风湿活动者,主张长期甚至终身应用苄星青霉素120万U,每月肌内注射1次。

【护理诊断】

1. 活动无耐力 与心输出量减少或心律失常有关。
2. 体温过高 与风湿活动、并发感染有关。
3. 有感染的危险 与长期肺淤血、机体抵抗力下降有关。
4. 焦虑 与担心疾病预后及影响工作、生活与前途有关。
5. 潜在并发症:慢性充血性心力衰竭、心律失常、血栓栓塞、感染性心内膜炎、肺部感染、急性肺水肿。

【护理计划与实施】

护理目标:①病人活动耐力增加;②呼吸道感染及风湿活动控制;③焦虑情绪得到缓解;④无并发症发生。

护理措施:

1. 一般护理

(1) 休息与活动:根据病人心功能状况决定活动量的大小,以不出现症状为度。对左房内有巨大附壁血栓者,应绝对卧床休息,以防血栓脱落。对风湿性心脏炎病人,应绝对卧床休息,直至症状消失、实验室指标恢复正常3~4个月后,才可逐渐增加活动量,以避免加重心脏负荷。对绝对卧床休息的病人,应提供必要的生活护理(如协助饮食、洗漱、擦浴、大小便、翻身、肢体活动等)。病情允许时应鼓励并协助病人翻身、活动下肢、按摩及用温水泡脚或下床活动,以防止下肢深静脉血栓形成。

(2) 饮食护理:指导病人摄取高蛋白、高热量、高维生素、易消化饮食,以增加抵抗力,促进机体恢复。但应注意少量多餐,防过饱,以免加重心脏负担。合并心力衰竭时,还应适当限制钠盐的摄入。

2. 病情观察 观察病人:①风湿活动征象,如发热、关节红肿疼痛、皮肤环形红斑、皮下结节等。②心力衰竭表现,如呼吸困难、咳嗽、乏力、尿少、肺部湿啰音、肝大、下肢水肿等。③心律失常症状,如心悸、晕厥、心率增快或减慢、脉律不整等。④栓塞征象,如腰痛、血尿和蛋白尿等肾栓塞征象;左上腹剧痛,呼吸或体位改变时加重等脾栓塞征象;突然发生剧烈胸痛、气急、发绀、咯血等肺栓塞征象;偏瘫、失语、吞咽困难、瞳孔不等大、抽搐或昏迷等脑栓塞征象;肢体剧痛、动脉搏动消失、局部皮肤苍白、发凉、发绀甚至坏死等四肢动脉栓塞征象。一旦发现栓塞,应立即报告医师并配合抢救处理。

3. 对症护理 并发感染或风湿活动时可能出现发热,应及时监测体温,观察热型及伴随症状。如体温超过38.5℃,应鼓励病人多饮水,给予物理降温或遵医嘱给予药物降温,并记录降温效果。同时做好口腔与皮肤护理,出汗多的病人应勤换衣裤、被褥,以防止受凉。

4. 用药护理　遵医嘱给予抗生素及抗风湿药物治疗;并发心力衰竭时,应遵医嘱正确使用正性肌力药、利尿剂、血管扩张剂等;并发心律失常时,应遵医嘱使用抗心律失常药及抗凝药等。用药过程中应严密观察其疗效和不良反应。

5. 健康指导

(1) 疾病知识指导:告知病人及家属本病的病因和病程进展特点,鼓励病人树立信心,做好长期与疾病作斗争的思想准备。改善潮湿、阴暗等居住环境,保持室内空气流通、温暖、干燥,阳光充足。日常生活中适当锻炼,加强营养,注意防寒保暖,避免感冒,一旦发生感染应立即就医。在拔牙、导尿术、内镜检查、分娩、人工流产等手术操作前应告知医生自己有风心病史,以便预防性使用抗生素,劝告反复发生扁桃体炎者在风湿活动控制后2～4个月行扁桃体摘除术。对有手术适应证者,劝其把握最佳手术时机尽早择期手术,以提高生活质量。避免重体力劳动、剧烈运动和情绪激动等诱发因素;育龄妇女要根据心功能情况、在医师指导下选择好妊娠与分娩时机。

知 识 链 接

风心病与妊娠

风心病女病人,若病情较轻,可在医生指导下控制好妊娠、分娩的时机;若病情较重,心功能在Ⅲ级以上,或心功能虽为Ⅰ～Ⅱ级但过去有心衰史者,均不宜妊娠。

(2) 饮食指导:指导病人合理膳食,说明高热量、高蛋白、高维生素、清淡易消化饮食及少量多餐的重要性,以促进机体恢复。

(3) 心理疏导:加强与病人的交流,在言谈举止上表现出对病人的体贴和关怀,使其能大胆地说出内心的感受。针对病人现存的心理问题或思想顾虑,采取有针对性的护理措施,如提供生活帮助和照顾、协调亲属和病人的关系、解释治疗目的、说明住院花费项目等,使病人感到亲切和安慰,减轻其无助感和焦虑。

(4) 用药指导:告知病人所用药物的名称、用法、疗程及副作用,说明坚持按医嘱用药的重要性及出现药物副作用的解决办法。

(5) 定期门诊复查,以防止病情进展。

护理评价:病人心脏储备水平增加,能进行日常生活活动,无呼吸困难、乏力;无感染及风湿活动迹象,生命体征在正常范围;情绪稳定,能够配合治疗和护理;心排血量恢复,水肿消退,尿量正常,肺部听诊正常,且无心律失常、栓塞等并发症征象。

重点提示:

1. 风心病的病因和诱因,瓣膜损害的血流动力学变化。
2. 风心病的常见临床类型,二尖瓣狭窄最常见的早期症状及典型杂音,二尖瓣关闭不全的首发症状及典型杂音,主动脉瓣狭窄典型三联症,主动脉瓣关闭不全引起的周围血管征。
3. 风心病的并发症及晚期主要死亡原因。
4. 诊断心脏瓣膜病最可靠的方法。

5. 治疗心脏瓣膜病的根本方法。
6. 风心病的健康指导内容。

(胡月琴)

第五节 感染性心内膜炎病人的护理

某患者,女性,35岁,风湿性心脏病史10余年。3周前出现发冷发热,活动易累,走路快时即出现心慌气短,10天来又出现腰痛。体检:体温38.6 ℃,脉搏125次/分,血压110/70 mmHg。扁桃体充血肿大,全身皮肤有多处淤点、淤斑。两肺呼吸音粗,可闻及散在湿啰音,心尖部可听到舒张期隆隆样杂音,肝下缘位于右锁骨中线肋下2.5 cm处,脾未触及,肾区叩痛(+),两下肢凹陷性水肿。查血白细胞计数$11.8×10^9$/L,中性粒细胞84%,淋巴细胞16%。经医生诊断为感染性心内膜炎。

请分析:该患者诊断感染性心内膜炎的依据有哪些?明确诊断还需要做哪项检查?护士如何协助做该项检查?如何对该患者进行健康指导?

【概述】

感染性心内膜炎是心脏内膜表面的微生物感染,伴赘生物形成。最常累及的部位是心脏瓣膜,也可发生在间隔缺损部位、腱索或心壁内膜。根据病程可分为急性和亚急性两类,临床以后者较多见。又可分为自体瓣膜、人工瓣膜和静脉药瘾者的心内膜炎。本病临床特点为发热、心脏杂音、脾大、贫血、血尿、皮肤黏膜淤点、栓塞现象及血培养阳性等。

【病因及发病机制】

急性感染性心内膜炎常由金黄色葡萄球菌引起,少数由肺炎球菌、淋球菌、A族链球菌和流感杆菌所致。亚急性感染性心内膜炎最常见的致病菌是草绿色链球菌,其次为D族链球菌和表皮葡萄球菌等。

亚急性感染性心内膜炎主要发生于器质性心脏病病人,以心脏瓣膜病最常见,其次为先天性心脏病。致病微生物可因上呼吸道感染、扁桃体炎、咽峡炎、拔牙、流产、泌尿器械检查及心脏手术等途径侵入血流。正常情况下,进入血液循环中的病原体可被机体的防御机制所清除。但有心血管器质性病变存在时,受血流冲击处的心脏内膜产生损伤,内层胶原暴露,血小板聚集,形成血小板微血栓和纤维蛋白沉着,并由此生成结节样无菌赘生物,循环中的细菌定居在无菌赘生物上时即可发生感染性心内膜炎。急性病例发病机制尚不清楚,主要累及正常心瓣膜,主动脉瓣最常受累。病原菌来自皮肤、肌肉、骨骼或肺部等部位的活动性感染灶。

【护理评估】

1. 健康史　询问有无心脏瓣膜病、先天性心脏病等病史;近期有无发生皮肤感染、上呼吸道感染及细菌性咽、扁桃体炎等;有无各种侵入性操作和手术、创伤等诱发因素。

2. 身体状况

(1) 症状和体征

1) 发热：是最常见的症状。急性者中毒症状明显，可有寒战高热，常突发心力衰竭。亚急性者中毒症状相对轻，体温一般不超过39 ℃，呈弛张热，可伴有全身不适、乏力、食欲不振和体重减轻等非特异性症状。

2) 心脏杂音：多数病人可闻及病理性杂音，可由基础心脏病变和(或)心内膜炎症导致的瓣膜损害所致。

3) 周围血管栓塞征：①淤点以锁骨上皮肤、口腔黏膜和睑结膜多见；②指(趾)甲下线状出血；③Osler结节常见于亚急性者，在指和趾垫出现的豌豆大的红或紫色痛性结节；④Roth斑是视网膜的卵圆形出血斑，中心呈白色；⑤Janeway损害位于手掌和足底处直径1～4 mm的无痛性出血红斑。

4) 动脉栓塞：约1/3患者以此为首发症状，栓塞多由赘生物引起，可发生于机体的任何部位，如脑、心脏、脾、肾、肠系膜、四肢和肺动脉栓塞等，其中以脑栓塞最为多见。

5) 其他：如贫血、脾大等，部分病人可见杵状指(趾)。

(2) 并发症：心力衰竭最常见，也可见细菌性动脉瘤(亚急性病人多见)、迁移性脓肿(多见于急性病例)、神经系统受损(如脑栓塞、脑细菌性动脉瘤、脑出血等)及肾脏受损(肾动脉栓塞和肾梗死、肾小球肾炎、肾脓肿)。

3. 辅助检查

(1) 血培养：是最重要的诊断方法，可培养出致病菌，药物敏感试验还可为抗生素的选择提供依据。

(2) 尿液检查：可见镜下血尿和轻度蛋白尿。

(3) 血液检查：以贫血较常见，白细胞计数可正常或轻度升高，中性粒细胞比例增高，并可出现轻度核左移；血沉增快。

(4) 超声心动图：有助于发现赘生物，经食管超声比经胸壁超声敏感性更高，可检出5 mm以下的赘生物，敏感性高达95％以上。

(5) 其他：X线可了解心脏外形、肺部表现等，心电图可发现心律失常。

4. 心理社会状况　急性感染性心内膜炎大多起病急骤，全身毒血症状重，突发心力衰竭较为常见，病人易产生紧张恐惧心理；亚急性者由于病程长易复发，并发症多见，治疗时间也较长，常使病人焦虑不安和情绪低落。

5. 治疗情况

(1) 抗感染治疗：是最重要的治疗措施。用药原则为早期、大剂量、长疗程、选用杀菌剂、静脉用药为主。可根据血培养和药敏试验的结果选用敏感的抗生素，疗程一般6～8周。病原微生物未明时，急性者宜选用对金黄色葡萄球菌、链球菌和革兰阴性杆菌均有效的药物，亚急性者可先用针对大多数链球菌的抗生素。一般情况下，青霉素可作为首选，也可应用头孢菌素，联合用药能增强杀菌效果，常联用庆大霉素等。对青霉素和头孢菌素耐药者，可考虑应用万古霉素，适用于革兰阳性菌引起的严重感染。

(2) 手术治疗：有严重心内并发症或对抗生素治疗无效者应考虑手术治疗。

【护理诊断】

1. 体温过高　与病原体感染有关。

2. 营养失调：低于机体需要量　与长期发热导致机体消耗过多且食欲下降摄入减少

有关。

3. 焦虑　与病程较长、病情反复、并发症多见及经济负担重有关。
4. 潜在并发症：心力衰竭、栓塞等。

【护理计划与实施】

护理目标：①病人体温逐渐下降；②食欲增加，营养状况改善；③情绪稳定，能积极配合治疗；④无并发症发生。

护理措施

1. 一般护理

（1）休息与活动：急性病人应卧床休息，限制活动并减少探视。心脏超声发现巨大赘生物的患者需绝对卧床休息，防止其赘生物脱落。一般亚急性感染性心内膜炎病人可适当活动，但要避免剧烈运动和情绪激动等。

（2）饮食护理：宜进食高热量、高蛋白、高维生素、清淡易消化的半流质或软食，发热病人应注意补充水、电解质，并做好口腔护理。伴心力衰竭征象者，按心衰病人饮食原则。

2. 病情观察　每4～6小时测量一次体温，并准确绘制体温曲线，以观察体温变化情况。观察有无皮肤黏膜淤点、Janeways结节和Osler结节等周围血管栓塞征象。观察有无心力衰竭、动脉栓塞及其他并发症表现，如出现神志、精神改变和神经系统定位症状，应警惕脑动脉栓塞；肢体突发剧烈疼痛，发冷，动脉搏动减弱或消失要考虑外周动脉栓塞；突发胸痛、气急发绀、咯血等，可能提示肺栓塞等；一旦发现病情变化，应立即通知医师并协助处理。

3. 对症护理　高热病人应安置其卧床休息，可给予冰袋及温水擦浴等物理降温，并记录体温变化。做好降温后出汗的护理，如及时更换汗湿的被褥和内衣，以免受凉而加重病情。

知识链接

正确采集血培养标本

血培养是感染性心内膜炎最有价值的检查项目，临床护士正确地采集血培养标本对本病的诊疗非常重要，由于血培养检查需要反复多次抽血，需向患者做好解释工作，以取得患者的理解和合作。

①对于未经治疗的亚急性病人，在第1天每间隔1小时采血1次，共3次。如次日未见细菌生长，重复采血3次后，遵医嘱开始应用抗生素治疗。②如已用过抗生素者，停药2～7天后采血。③对于急性病人应在入院后3小时内，每隔1小时采血1次，取3次后按医嘱开始治疗。本病的菌血症为持续性，无需在体温升高时采血。每次采血10～20 ml，同时做需氧和厌氧培养。

4. 用药护理　遵医嘱应用抗生素治疗，观察药物疗效及其副作用；如用青霉素类药物应观察有无过敏反应，并及时给予处理。向病人解释坚持大剂量长疗程的抗生素治疗是治疗本病的关键，以取得病人的积极配合。严格按时间用药，以确保维持有效的血药浓度。注意保护静脉，可使用静脉留置针，避免多次穿刺而增加病人痛苦。

5. 健康指导

(1) 疾病知识指导:帮助病人和家属了解本病的病因及致病菌侵入途径,告知其在接受口腔手术及各种侵入性诊治前,应说明自己患有心瓣膜病、心内膜炎等病史,以预防性使用抗生素。指导病人防寒保暖,预防呼吸道感染。教会病人自我监测体温变化,观察有无心力衰竭及栓塞等并发症的表现。一旦发现异常,及时就医。

(2) 生活指导:指导病人进食高热量、高蛋白、高维生素、清淡易消化的半流质或软食,以补充发热引起的体能消耗;指导病人合理安排休息和活动,避免剧烈运动和情绪激动等,心脏超声发现巨大赘生物的患者需绝对卧床休息。

(3) 心理疏导:主动与病人沟通,了解其情绪变化,耐心解释治疗的目的与意义,针对现有的心理问题或思想顾虑,采取相应的护理措施。

(4) 用药指导:抗生素治疗是治疗本病的关键,指导病人坚持大剂量长疗程抗生素治疗。严格按时间用药,不要擅自停药,以确保维持有效的血药浓度。

护理评价:①病人体温是否降至正常范围;②食欲有无好转,营养状况是否得到改善;③病人情绪是否稳定,能否以良好的心态配合治疗护理;④有无并发症的症状和体征。

重点提示:

1. 感染性心内膜炎最常累及的部位、主要致病菌及侵入途径、常见诱因。
2. 感染性心内膜炎的主要临床表现、并发症,主要诊断方法和治疗手段,护士如何采集血培养标本,如何对病人进行健康指导。

(杨 华)

第六节 原发性高血压病人的护理

某患者,男,60岁,教师,既往身体健康,近两年来常感头晕、时有失眠。近几天因老伴生病,心情急躁,感头晕明显随到医院就诊,测量血压为170/90 mmHg,医生告诉张老师患有高血压病。张老师向医生咨询:"高血压平时需要注意哪些方面?这个病严重吗?吃哪些药可以控制?"

问题:你如果是他的主管护士,请你来回答该病人提出的问题。

【概述】

原发性高血压是以血压升高为主要临床表现伴或不伴有多种心血管危险因素的综合征,通常简称高血压。在高血压中,占95%为原发性高血压,另有约5%的高血压病人,血压升高是由某些确定的疾病或病因引起的,称为继发性高血压。高血压病是多种心、脑血管疾病的重要病因和危险因素,影响心、脑、肾等重要脏器的结构与功能,最终导致这些器官的功能衰竭,是心血管疾病死亡的主要原因之一。本病好发40岁以上的中老年人,患病率和血压水平随年龄增加而升高,近年来,我国18岁以上成年人高血压病患病率逐年上升,北方高于南方;沿海高于内地;城市高于农村,青年期男性高于女性,女性绝经期后略高于男性。

目前我国采用国际上统一的高血压诊断标准:即收缩压≥140(mmHg)和(或)舒张压≥

90(mmHg)即可诊断为高血压。根据血压升高的水平,可进一步把高血压分为1、2、3级(见表3-9)。

表3-9　血压水平的定义和分类(WHO/ISH)

类别	收缩压(mmHg)		舒张压(mmHg)
正常血压	<130	和	<80
正常高值	120～139	和(或)	80～89
高血压	≥140	和(或)	≥90
1级高血压(轻度)	140～159	和(或)	90～99
2级高血压(中度)	160～179	和(或)	100～109
3级高血压(重度)	≥180	和(或)	≥110
单纯收缩期高血压	≥140	和	<90

注:在高血压分级时如病人的收缩压和舒张压分属不同的级别,则以较高的定级。

【病因及发病机制】

原发性高血压病因为多因素,是遗传易感性和环境因素相互作用的结果,一般认为遗传因素约占40%,环境因素约占60%。

遗传因素:约60%的高血压病患者有高血压病家族史,父母均有高血压病,其子女的发病概率高达46%。

环境因素:饮食如高钠、高饱和脂肪酸及高蛋白摄入、低钾低钙、大量饮酒;职业与环境如从事注意力高度集中的职业、精神紧张、长期处于对视觉、听觉形成慢性刺激的环境;其他如肥胖、服避孕药、吸烟、睡眠呼吸暂停低通气综合征(SAHS)等。

上述因素引起血压升高的机制主要有以下学说:

(1) 精神神经源学说:在外因刺激下神经精神因素可致大脑皮质功能失调,皮质下血管运动中枢失去平衡,交感神经活动增强,引起全身小动脉痉挛,血管阻力升高。

(2) 肾素-血管紧张素系统(RAS)　激活:由于动脉痉挛,肾素分泌增加,将肝脏产生的血管紧张素原水解为血管紧张素Ⅰ(AT_1),再经血管紧张素转化酶(ACE)的作用,形成血管紧张素Ⅱ(AT_2),其有强烈的收缩血管作用;另一方面血管紧张素又刺激肾上腺皮质球状带,使醛固酮分泌增加,致钠水潴留、血容量增加,血压进一步升高。

(3) 血管内皮功能异常:血管内皮通过代谢、生成、激活、释放各种血管活性物质,使血压升高。

(4) 胰岛素抵抗(IR):是指必须以高于正常的血胰岛素释放水平来维持正常的糖耐量,表示机体组织对胰岛素处理葡萄糖的能力减退。多数认为是IR造成继发性高胰岛素血症引起的,继发性高胰岛素血症使肾脏水钠重吸收增强,交感神经系统活性亢进,动脉弹性减退,从而使血压升高。

(5) 钠摄入过多学说:流行病学调查和临床观察显示,盐的摄入与高血压的发生关系密切,尤其对遗传性钠运转缺陷的病人。某些影响钠排出的因子,如心钠素等也可能参与高血压的形成。

目前多认为高血压是在一定的遗传背景下,由于多种后天环境因素作用,使正常血压调节机制失代偿而致血压升高。

> **知识链接**
>
> **高血压病理变化**
>
> 高血压病早期全身小动脉痉挛,多年后小动脉管壁增厚、管腔硬化狭窄,逐渐累及心脏和血管。心脏受累引起左心室肥厚和扩大,可并发心力衰竭;冠状动脉受累引起冠状动脉硬化,导致冠状动脉粥样硬化性心脏病发生;脑动脉、肾动脉、视网膜动脉受累硬化分别可并发脑出血、脑血栓形成、肾衰竭、视网膜渗血和出血。

【护理评估】

1. 健康史 询问有无高血压病家族史;是否长期从事紧张工作,是否脑力劳动者;有无长期摄入高蛋白、高脂、高盐饮食,有无长期酗酒;注意体形是否肥胖;有无服用避孕药;有无睡眠打鼾等。

2. 身体状况

(1) 一般表现:大多数起病缓慢,缺乏特殊临床表现。常见症状有头晕、头痛、颈项板紧、疲劳、心悸等,也可出现视力模糊、鼻出血等较重症状,典型的高血压头痛在血压下降后即可消失。高血压患者还可以出现受累器官的症状,如胸闷、气短、心绞痛、多尿等。

(2) 高血压体征:一般较少。周围血管搏动、血管杂音、心脏杂音等是重点检查的项目。心脏听诊可有主动脉瓣区第二心音亢进、收缩期杂音或收缩早期喀喇音。

(3) 并发症:脑血管病包括脑出血、脑血栓形成、腔隙性脑梗死、短暂性脑缺血发作、心力衰竭和冠心病、慢性肾衰竭、主动脉夹层等。

> **知识链接**
>
> **高血压是脑出血的主要危险因素**
>
> 脑出血是引起人类死亡的主要疾病之一,而高血压是引起脑出血最重要的独立危险因素。在我国,60%以上的脑出血是由高血压引起,收缩压和舒张压的高度与脑出血的发病呈直线相关,高血压病患者如能长期有效的控制血压,可有效降低脑出血的发生。

(4) 血压危险度分层:高血压的预后不仅与血压水平有关而且与其他心血管疾病危险因素及靶器官损害程度有关。具体分层标准根据血压升高水平、其他心血管危险因素、糖尿病、靶器官损害以及并发症情况(表3-10)。用于分层的心血管危险因素:年龄(男性55岁以上,女性65岁以上)、吸烟、家族史、血脂异常、糖尿病、不当生活方式。靶器官损害:左心室肥厚、蛋白尿和(或)血肌酐轻度升高、动脉粥样硬化、视网膜动脉局灶或广泛狭窄。并发症:心脏疾病(心绞痛、心肌梗死、既往曾接受冠状动脉旁路手术、心力衰竭)、脑血管疾病(脑卒中或短暂性脑缺血发作)、肾脏疾病(血肌酐升高>177 μmol/L)、血管疾病(主动脉夹层、外周血管病)、重度高血压性视网膜病变(出血或渗出、视神经乳头水肿)。

表 3-10 高血压病人心血管危险分层标准

其他危险因素和病史	高血压水平		
	1级(140～159/90～99 mmHg)	2级(160～179/100～109 mmHg)	3级(≥180/110 mmHg)
Ⅰ无其他危险因素	低危	中危	高危
Ⅱ 1～2 个危险因素	中危	中危	极高危
Ⅲ≥3 个危险因素，或靶器官损害，或糖尿病	高危	高危	极高危
Ⅵ有并发症	极高危	极高危	极高危

3．辅助检查

(1) X 线胸片：主动脉可有迂曲、扩张或左心室增大。

(2) 心电图检查：可有左室肥大、缺血性改变或心律失常。

(3) 超声心动图检查：左室肥厚、增大、舒缩功能障碍。较 X 线更有价值。

(4) 动态血压监测：记录 24 小时动态血压，目前可参照采用以下标准：正常时 24 小时平均血压值<130/80 mmHg，白昼均值<135/85 mmHg，夜间均值<125/75 mmHg，夜间血压均值一般比白天均值低 10%～20%。此对诊断"白大衣高血压"（即在诊所内血压升高，而在诊所外血压正常）、发作性高血压和低血压，了解血压的变异性和昼夜节律，指导治疗、判断预后都有一定的价值。

(5) 生化检查：可有血清总胆固醇、三酰甘油、低密度脂蛋白及血糖增高，高密度脂蛋白降低。后期可有尿液改变及肌酐、尿素氮的增高。此外可选择有关排除继发性高血压的检查项目。

4．心理社会状况　高血压病是无法根治的疾病，需终身治疗，尤其需要坚持长期服药和改善不良的生活行为习惯，而很多病人对此认识不足，掉以轻心，不能及时纠正不良的生活习惯，有的不能坚持服药，使血压波动较大，而高血压后期并发症增多，使患者生活质量严重下降，病人又会产生紧张、烦躁、焦虑等不良心理。

5．治疗情况　治疗的目的是使血压控制到正常或接近正常的水平，防治和减少并发症，降低病死率和病残率，并干预可逆危险因素。治疗原则是采取综合性治疗措施，坚持长期或终身治疗。

(1) 改善生活行为习惯：此项措施是所有高血压病患者都必须采取的。包括：保持情绪稳定、合理作息、限制钠盐及脂肪摄入、减轻体重、适量运动、戒烟、限酒。少数早期轻型患者单独采取这项措施病情可以得到好转。

(2) 降压药物治疗：目前常用降压药物可归纳为五大类，包括有利尿剂类，如氢氯噻嗪、呋塞咪、螺内酯等；β-受体阻滞剂类，如美托洛尔、阿替洛尔、比索洛尔等；钙通道阻滞剂类，如硝苯地平、尼群地平、氨氯地平、非洛地平等；血管紧张素转换酶抑制剂类，如卡托普利、依那普利、贝拉普利、福辛普利等；血管紧张素Ⅱ受体抑制剂类，如氯沙坦、缬沙坦、厄贝沙坦等。

降压药物的应用原则是：①选用经济、方便使用的降压药；②用药宜个体化；③采取联合用药，达到减小用药剂量，降低副作用的目的；④用药从小剂量开始，根据血压水平调整剂量，直至血压达到理想水平后维持；⑤坚持长期用药，不宜频繁、随意更换或停用降压药；⑥降压不宜过快过低。

(3) 高血压急症治疗原则：合理选择作用迅速的降压药，尽快控制血压，降低颅内压，控制抽搐,处理并发症。

【护理诊断】
1. 疼痛:头痛　与血压升高有关。
2. 有受伤的危险　与高血压引起头晕、视物模糊等有关。
3. 焦虑　与血压控制不满意或并发症带来生活质量下降有关。
4. 知识缺乏　缺乏疾病预防、保健知识和高血压用药知识。
5. 潜在并发症:高血压急症、脑出血、心力衰竭、肾衰竭等。

【护理计划与实施】
护理目标:病人血压控制在合适的范围,头痛减轻;无意外发生;能自我调整情绪;能增进保健知识,坚持合理用药;无并发症的发生。

护理措施:

1. 一般护理

(1) 休息与活动:高血压初期可适当休息,保证足够睡眠,安排合适的运动如散步、慢跑、气功等,但不宜剧烈运动和重体力劳动。运动中应避免受伤,尤其在变化体位时动作不宜过快过猛。血压较高、症状明显或有严重并发症的病人需增加卧床休息的时间,协助生活料理,为病人提供安静、舒适的休息环境,保证病人充分休息,对睡眠欠佳者可遵医嘱应用镇静剂促进休息。

(2) 饮食护理:①减少钠盐摄入,每人每日不超过 6 g 为宜,尤其应减少烹调用盐。②补充钙和钾盐,多饮牛奶、多食新鲜的蔬菜及水果可补充钙和钾。③控制总热量,尽量把体重指数控制在 25 以下,体重降低对改善胰岛素抵抗、糖尿病、高脂血症等均有益。④减少脂肪摄入,脂肪摄入量应控制在总热量的 25% 以下,增加鱼类禽类摄入。⑤戒烟、限酒,每人每日饮酒量不超过相当于 50 g 乙醇的量。

2. 病情观察　监测血压变化,每天测量血压至少两次,测量前休息 10 分钟以上,必要时进行动态血压监测,尤其对降压药物治疗初期患者、调整降压药物及剂量患者、病情严重的住院患者、有高血压急症的患者,应严格定期监测血压,注意血压有无急剧升高。观察病人有无头痛、头晕及其程度,持续时间,观察病人有无恶心、呕吐视物模糊、烦躁、意识障碍等并发症的发生,一旦发生立即报告医生并协助处理。

3. 用药护理

(1) 观察降压药物的不良反应:常用降压药及不良反应见表 3-11。

表 3-11　常用降压药及不良反应

类别	药物	主要不良反应
利尿药	氢氯噻嗪	血钾、血钠降低,血尿酸、血糖、血胆固醇增高
	螺内酯	血钾增高,加重氮质血症,男性乳房发育等
β-受体阻断药	普萘洛尔	负性肌力作用,心动过缓,支气管收缩,脂质代谢异常
	美托洛尔	冠心病病人突然停药可诱发心绞痛
钙通道阻断药	硝苯地平等	头痛,面色潮红,心率增快,踝部水肿等
ACEI	卡托普利等	干咳,低血压效应,肾功能损害加重,血钾升高
血管紧张素Ⅱ受体抑制剂(ARB)	氯沙坦、缬沙坦、厄贝沙坦等	轻微血管神经性水肿

(2) 应用降压药物注意事项：①严格遵医嘱应用降压药，同时注意监测血压，观察用药疗效及不良反应。②坚持长期用药，不可随意增减药物量，也不可漏服时补服上次剂量，不可停服或突然撤换药物，以防血压过高或过低。③某些降压药可引起体位性低血压，应告知患者改变体位或起床时动作不宜过快、过猛，服药后如出现头晕应立即平卧，抬高下肢，以增加脑部血供。

4. 高血压急症护理

(1) 立即卧床休息，取半卧位，避免一切不良刺激和不必要的活动，安定病人情绪，必要时用镇静剂。

(2) 保持呼吸道畅通，必要时吸氧，氧流量4～5 L/分。

(3) 立即建立静脉通道，遵医嘱迅速准确地给予降压药，一般首选硝普钠，应注意现配现用，避光静脉滴注，根据血压水平调整给药速度；对有脑水肿患者，应遵医嘱应用快速作用的脱水剂，如20%甘露醇250 ml在30分钟滴完或呋塞米静脉推注。

(4) 每5～10分钟测量血压一次，以便调整用药剂量，保证血压缓慢下降至安全范围，以保证重要器官血供。

5. 健康指导

(1) 疾病知识指导：主动与患者及家属沟通，使他们了解高血压病发病的可能原因以及长期高血压对机体的危害性，通过调整饮食、运动、保持愉快的心情和合理的药物治疗将血压控制在正常水平，以减少并发症的发生。

(2) 生活方式：指导患者改善不良生活习惯。包括：①注意劳逸结合，保证睡眠充足；学会自我调整心态，使用放松技巧，如听音乐、看书报、深呼吸等避免紧张和激动。②长期坚持摄入低盐、低脂饮食，戒烟限酒，多食蔬菜、水果。③坚持适度运动，指导患者选择合适的运动方式，如散步、慢跑、打太极拳等，不能进行剧烈运动。

(3) 心理疏导：让病人认识到保持情绪稳定对控制高血压极为重要。根据病人不同的性格特征指导其增强自我控制能力，保持心态平和。

(4) 用药指导：告诉病人药物的名称、剂量、用法、疗效判断及药物常见的不良反应，强调长期遵医嘱用药的重要性，不可随意增减药量和撤换药物或突然停用药物。

(5) 自我监测：教会患者及家属测量血压的方法，定时测量血压并记录，定期门诊随访，如有血压过高或过低变化，立即就医。

护理评价：病人能否正确认识疾病，并能说出诱发或加重高血压的因素，进而改变不良的生活方式；病人能否坚持按医嘱服降压药物，减少并发症的发生，有无高血压急症的发生。

重点提示：

1. 高血压病的诊断标准和分级标准。
2. 高血压危象和高血压脑病的概念，常用降压药物。
3. 高血压病人的用药护理，高血压急症的护理和高血压的健康指导。

(李中荣)

第七节　冠状动脉粥样硬化性心脏病病人的护理

> **案例**
> 　　某患者,男性,55岁,货车驾驶员,既往有心绞痛病史。近半月来常于过度疲劳后出现心前区疼痛,疼痛持续时间较长,休息和口服药物不能缓解。入院诊断为冠心病、心绞痛。患者吸烟史30年,血脂偏高,平时喜进甜食,喝浓茶,血糖高。
> 　　请分析:该患者发生冠心状动脉粥样硬化心脏病的危险因素有哪些?如何制订护理计划?

【概述】

　　冠状动脉粥样硬化性心脏病(简称冠心病)是指冠状动脉粥样硬化,使血管腔狭窄、阻塞,和(或)因冠状动脉功能性改变(痉挛),导致心肌缺血缺氧,甚至坏死而引起的心脏病,亦称缺血性心脏病。本病多发生在40岁以后,男性多于女性,脑力劳动者较多。冠心病是动脉粥样硬化导致器官病变的最常见类型,近年已成为常见的流行病,在有些国家和地区为人群中首位的死亡原因,在我国也呈增长趋势。

【病因和发病机制】

　　引起动脉粥样硬化的原因目前尚未完全明确,目前认为主要和下列危险因素有关:

　　1. 血脂异常　目前认为和动脉粥样硬化形成关系最密切的是胆固醇、甘油三酯、低密度脂蛋白(LDL)或极低密度脂蛋白(VLDL)增高;高密度脂蛋白尤其是它的亚组分 Ⅱ (HDL$_\text{Ⅱ}$)减低,载脂蛋白A减低和载脂蛋白B增高都被认为是危险因素。近年又认为脂蛋白(α)增高也是独立的危险因素。

　　2. 高血压　血压增高与本病关系呈正相关。60%～70%的冠状动脉粥样硬化病人有高血压,高血压患者患本病是血压正常后的3～4倍。

　　3. 吸烟　可造成动脉壁氧含量不足,促进动脉粥样硬化的形成。每日吸烟的支数与其发病率呈正比,吸烟者与不吸烟者的发病率和病死率增长2～6倍。

　　4. 糖尿病　使动脉粥样硬化的发病率明显增加,且动脉粥样硬化进展快速。

　　5. 其他　包括从事脑力劳动、高度精神紧张的职业,做事力求完美、争强好胜的A型性格,40岁以上的年龄,肥胖尤其是体重迅速增加者,不适当的生活方式如缺少活动、进食过多的动物性脂肪、胆固醇、糖和钠盐等。另外,还存在遗传因素。近年还发现与同型半胱氨酸增高、感染尤其存在胰岛素抵抗有关。

【临床分型】

　　根据冠状动脉病变的部位、范围、病变严重程度和心肌缺血程度,可将冠心病分为以下临床类型:

　　1. 无症状型心肌缺血(隐匿型冠心病)　病人无自觉症状,而静息、动态时或负荷试验心电图有心肌缺血性改变(ST段压低、T波低平或倒置),或放射性核素检查有心肌灌注不足的表现。

　　2. 心绞痛型冠心病　有发作性胸骨后疼痛,为一时性心肌供血不足引起。

　　3. 心肌梗死型冠心病　由于冠状动脉闭塞致心肌急性缺血坏死,症状严重。

4. **缺血性心肌病型冠心病** 临床表现与原发性扩张型心肌病类似,表现为心脏增大、心力衰竭和心律失常,为长期心肌缺血导致心肌纤维化所致。

5. **猝死型冠心病** 因原发性心脏骤停而死亡,多为缺血心肌局部发生电生理紊乱引起严重的室性心律失常所致。

知 识 链 接

急性冠状动脉综合征

通常所说的急性冠状动脉综合征是指心肌细胞急性严重缺血缺氧甚至坏死导致的一组疾病。由于冠状动脉内斑块破裂,表面破损或出现裂纹,继而出血和血栓形成,引起冠状动脉不完全或完全阻塞所致。其临床表现可分为不稳定型心绞痛、非ST段抬高心肌梗死、ST段抬高心肌梗死及心源性猝死。

本章主要介绍心绞痛型冠心病和急性心肌梗死型冠心病。

一、心绞痛病人的护理

【概述】

心绞痛是由于冠状动脉供血不足,导致心肌急剧的、暂时的缺血与缺氧所引起的以发作性胸骨后压榨性疼痛为主要表现的临床综合征,是最常见的冠心病类型。本病男性多于女性,多见于40岁以上成人,常在劳累、情绪激动、饱餐、受寒等诱因下诱发。稳定性心绞痛患者大多数可生病许多年,但有发生急性心肌梗死或猝死的危险。

【病因与发病机制】

心绞痛最基本的病因是冠状动脉粥样硬化引起血管腔狭窄和(或)痉挛。其他如重度主动脉瓣狭窄或关闭不全、肥厚型心肌病等亦可是本病发生的原因,但不在此讨论范围。

正常情况下,冠脉循环有很大的储备力,当心肌耗氧量增加时,可通过神经体液的调节,扩张冠状动脉,增加冠状动脉血流量以进行代偿。当冠状动脉病变导致管腔狭窄或部分分支闭塞或扩张性减弱时,限制了血流量的增加,使心肌的供血量相对固定。一旦心脏负荷突然增加,心肌对血液和氧的需求增加,而冠脉的供血不能相应增加,以致心肌缺血,引起心绞痛发作。在缺血缺氧的情况下,心肌内积聚过多的代谢产物如乳酸、丙酮酸等酸性物质,类似激肽的多肽类物质,刺激心脏内自主神经的传入纤维末梢,传至大脑产生痛觉。

【护理评估】

1. **健康史** 评估病人是否知晓冠状动脉粥样硬化所致的冠脉管腔狭窄和痉挛是心绞痛发生的最主要的原因。评估病人有无心脏病史、既往健康状况、心绞痛发作史及家族史。评估病人有无高血压、糖尿病、血脂紊乱和肥胖等相关病因。评估病人的年龄、生活和工作方式、饮食习惯等,发病前有无劳累、饱餐、受寒、吸烟、情绪紧张、缺少活动等诱因。

2. **身体状况**

(1)症状:以发作性胸痛为主要临床表现,疼痛的特点为:

1)部位:位于胸骨体上段或中段之后,可波及心前区,有手掌大小范围,界限不很清楚。

常放射至左肩、左臂内侧达无名指和小指,或至咽、颈、下颌及上腹部等。

2) 性质:为压迫性、紧缩性、发闷、堵塞、烧灼感,但无锐痛或刺痛,可伴濒死感。发作时,病人常不自觉地停止原来的活动,直至症状缓解。

3) 诱因:常因体力劳动或情绪激动而诱发,也可在饱餐、寒冷、阴雨天气、吸烟,或心动过速、休克时发生。疼痛发生在体力劳动或激动的当时而非之后。

4) 持续时间:发作一般持续3~5分钟,很少超过15分钟。可数天、数周发作1次,亦可1日内多次发作。

5) 缓解方式:停止原来的活动,或舌下含服硝酸甘油后1~5分钟内缓解。

(2) 体征:心绞痛发作时常见面色苍白、表情焦虑、皮肤冷或出汗、血压升高、心率增快,有时心尖部可出现舒张期奔马律、一过性收缩期杂音。平时一般无异常体征。

(3) 临床分型:心绞痛的临床分型有利于判断病情轻重,选择治疗措施,估计预后。参照世界卫生组织的"缺血性心脏病的命名及诊断标准",可将心绞痛分为以下几种:

1) 劳力性心绞痛:心绞痛发作是由于体力劳动或其他增加心肌需氧量的因素而诱发,休息或含服硝酸甘油后迅速缓解。其原因主要是冠状动脉狭窄使血流不能按需求相应地增加,出现心肌氧的供求不平衡。包括:①稳定型心绞痛:最常见。其发作特点在1~3个月内大致相同。②初发型心绞痛:为时间不足1个月者。既往有稳定型心绞痛已长期未发作,而现在再次发生,时间不足1个月者也列入此型。③恶化型心绞痛:原为稳定型心绞痛,近3个月内发作的频率、程度、时限、诱因经常变动,进行性恶化,含服硝酸甘油不易缓解。

2) 自发性心绞痛:心绞痛发作与心肌需氧量增加无明显关系,常与冠状动脉血流储备量减少有关。疼痛程度较重,时限较长,不易为硝酸甘油所缓解。包括:①卧位型心绞痛:常在休息或睡眠时发生,硝酸甘油不易缓解。②变异型心绞痛:常在夜间或清晨发作,发作时伴有心电图相关导联ST段抬高,发作时间较长。③急性冠状动脉功能不全:亦称中间综合征,常在休息或睡眠时发生,时间可达30分钟至1小时以上。④梗死后心绞痛:急性心肌梗死发生后1个月内再发的心绞痛。

3) 混合性心绞痛:具有劳力性和自发性两类心绞痛的特点。

临床上常将除稳定型心绞痛之外所有类型的心绞痛,统称为不稳定型心绞痛。目前趋向于将心绞痛分为稳定型心绞痛、不稳定型心绞痛和变异型心绞痛。

知 识 链 接

心绞痛严重度分级

心绞痛严重度分级(采用加拿大心血管协会根据劳力型心绞痛的分类,1972年):

Ⅰ级:一般体力活动(如步行和登楼)不受限,仅在强、快或长时间劳力时发生心绞痛;

Ⅱ级:一般体力活动轻度受限。快步、饭后、寒冷或刮风中、精神应激或醒后数小时步行或登楼,步行两个街区以上,登楼一层以上和爬山,均引起心绞痛;

Ⅲ级:一般体力活动明显受限,步行1~2个街区,登楼一层引起心绞痛;

Ⅳ级:一切体力活动都引起不适,静息时可发生心绞痛。

3. 辅助检查

(1) 心电图:约半数病人静息心电图为正常,也可出现非特异性 ST 段和 T 波改变,也可能有陈旧性心肌梗死的改变。发作时常可出现暂时性心肌缺血性的 ST 段压低,有时出现 T 波倒置。变异型心绞痛发作时可出现 ST 段抬高。运动负荷试验及 24 小时动态心电图检查可提高缺血性心电图的检出率并发现心律失常。

(2) 放射性核素检查:利用^{201}TI-心肌显像并兼做运动负荷试验,可显示心肌梗死后及心肌缺血的灌注缺损区。放射性核素心腔造影,可测定左心室射血分数,显示室壁局部运动障碍。

(3) 冠状动脉造影:可显示冠状动脉各支的狭窄部位、范围和程度,可进行电视摄影、快速连续摄片、磁带录像或光盘记录,是诊断心绞痛的黄金标准。同时对选择治疗方案及判断预后也非常重要。

(4) 其他检查:超声心动图可探测到缺血区心室壁的运动异常,冠状动脉内超声显像可显示血管壁的粥样硬化病变,心肌超声造影可了解心肌血流灌注等。

知 识 链 接

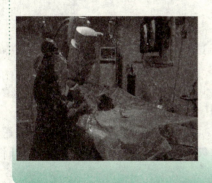

冠状动脉造影术

冠状动脉造影术是通过影像学方法确定冠状动脉有无病变以及为冠心病的诊治和研究提供可靠依据的介入性诊断技术。1959 年 Sones 首次进行了冠状动脉造影术,目前在心血管领域得到了广泛应用。

4. 心理社会状况　因疼痛反复发作,病人工作、学习、生活、社交均受到影响,容易产生焦虑、烦恼等情绪变化;因本病有发生急性心肌梗死或猝死的危险,很多患者会产生恐惧、抑郁心理和认知不足情形。

5. 治疗情况　治疗原则是改善冠状动脉的血供、减轻心肌的氧耗,同时治疗动脉粥样硬化,并预防再发作。

(1) 发作时治疗

1) 发作时应立即休息。

2) 药物治疗:首选作用快、疗效高的硝酸酯制剂,如硝酸甘油 0.3~0.6 mg,舌下含服,1~2 分钟即开始起作用,作用持续约半小时;硝酸异山梨酯每次 5~10 mg,舌下含服,2~5 分钟见效,作用维持 2~3 小时;新近还有供喷雾吸入的制剂。变异型心绞痛可选用钙通道阻滞剂。同时可考虑用镇静剂。

(2) 缓解期治疗

1) 一般治疗:尽量避免各种诱发因素如过度劳累、情绪激动、不适当的饮食等;积极治疗及预防各种冠心病的危险因素,如高血压、高脂血症、糖尿病等。

2）药物治疗：使用作用持久的抗心绞痛药物，可单独选用、交替应用或联合应用。如硝酸酯制剂、β-受体阻断药、钙通道阻断药、抑制血小板聚集的药物如阿司匹林、双嘧达莫（潘生丁）等，及具有活血化瘀作用的中成药。

（3）冠状动脉介入治疗：对符合适应证的心绞痛病人可行经皮腔内冠状动脉成形术和冠状动脉内支架置入术。

（4）外科治疗：对病情严重，药物治疗效果不佳，经冠状动脉造影显示不适合介入治疗者，应及时做冠状动脉旁路移植术，简称冠脉搭桥术。一般取病人自身的大隐静脉作为旁路移植材料，一端吻合在主动脉，另一端吻合在有病变的冠状动脉段的远端。

【护理诊断】

1. 疼痛：胸痛　与一过性心肌急性缺血，乳酸及代谢产物积聚，刺激神经末梢有关。
2. 活动无耐力　与心肌氧的供需失调有关。
3. 焦虑　与剧烈胸痛，并惧怕复发有关。
4. 知识缺乏　缺乏控制诱发因素及预防心绞痛发作的知识。
5. 潜在并发症：心肌梗死。

【护理计划与实施】

护理目标：①心前区疼痛缓解，发作次数减少或不发作。②情绪稳定，焦虑减轻或消失。

护理措施

1. 一般护理

（1）休息：心绞痛发作时应立即就地休息、停止活动，保持安静，解开衣领和过紧的衣物，并张口深大呼吸，全身放松至疼痛消失。不稳定型心绞痛病人，应卧床休息。

（2）饮食护理：给予高维生素、低热量、低动物脂肪、低胆固醇、适量蛋白质、易消化的清淡饮食，少量多餐，避免过饱及刺激性食物与饮料，禁烟酒，多吃蔬菜、水果。

2. 病情观察　观察心绞痛的部位、性质、范围、持续时间、诱因和缓解方式，有条件的送入冠心病监护室观察。结合临床表现和血清酶学改变，及早发现心肌梗死，配合医师及时处理。

3. 对症护理

（1）心绞痛发作时，应即刻给予休息、停止活动、舌下含服硝酸甘油，必要时可给予吸氧及适量镇静剂，如地西泮等。密切观察疼痛变化特点，一旦发现疼痛发作持续或加重，要及时报告医生，警惕心肌梗死。

（2）心绞痛患者进行介入疗法，效果肯定。术前应认真做好各项术前准备，并向病人介绍治疗的方法、注意事项；术中应密切观察心绞痛发作情况和是否出现心律失常等并发症；术后严密观察伤口出血、感染、栓塞等。

4. 用药护理　硝酸甘油是最有效、作用最快终止心绞痛发作的常用药，可含服、静脉滴注或制成喷雾剂、软膏贴剂。使用硝酸甘油应注意：

（1）心绞痛发作时立即舌下含服硝酸甘油0.3～0.6 mg，药物1～3分钟内起效，以后每隔5分钟含服同等剂量的药物，直至疼痛缓解。如果疼痛在15～30分钟后没缓解，应立即报告医生，警惕急性心肌梗死的发生。

（2）心绞痛的药物治疗需遵守个体化原则。硝酸甘油服用需从小剂量开始，剂量过大有头疼、头晕、面部潮红及低血压等副作用。含服硝酸甘油后最好平卧，静脉滴注要掌握好用药浓度和输液速度，以预防低血压发生。

5. 健康教育

(1) 疾病知识指导：指导病人防治冠心病的危险因素，积极治疗高血压、高血脂、糖尿病，防止心绞痛加重并发心肌梗死或猝死，特别是对于初发型、恶化型、自发型心绞痛患者。

(2) 生活指导：指导病人选择低盐、低脂、低热量、高纤维素饮食，忌烟酒，忌饱餐，忌过劳，忌激动，忌风寒，保持大便通畅，以防止意外。参加适当的体力劳动和体育锻炼，避免重体力劳动、竞赛性运动和屏气用力动作，如推、拉、抬、举等；避免用力排便、精神紧张和情绪激动，以免诱发心绞痛；如有预期活动，有心绞痛发生可能，则需在活动前含服硝酸甘油以预防发作。

(3) 心理疏导：由于担心健康状态恶化，以及检查治疗存在风险的不确定性，病人常会感到焦虑不安。因此，护理人员要加强心理护理，在病人面前应保持冷静和耐心，多与病人交流，适时给予心理支持。心绞痛发作时需专人守护，增加患者的安全感，必要时可遵医嘱服用镇静剂。

(4) 用药指导：教会病人和家属心绞痛发作时的缓解方法，心绞痛病人应随身携带硝酸甘油片以备急用；病人及家属应熟知本药的放置地点以备急需；药物应贮存在棕褐色的密闭小玻璃瓶中以防止受热、受潮；使用时应注意有效期，每隔6个月须更换药物；如含服药物时无舌尖麻刺烧灼感，说明药物已失效，不宜再使用；服用后，不要站立过久，避免引起血压急剧下降导致眩晕或晕厥；长期反复应用产生耐药性而效力减低，需停用10天以上，可恢复有效。指导病人按医嘱服药自我监测药物的副作用。定期复查，一旦心绞痛发作频繁、程度加重、持续时间延长、硝酸甘油疗效不明显，要警惕心肌梗死的发生，应立即就诊。

护理评价：①心前区疼痛是否已得到缓解，发作次数有无明显减少；②情绪是否稳定，焦虑和抑郁症状有无明显好转。

二、急性心肌梗死病人的护理

【概述】

急性心肌梗死是指在冠状动脉病变的基础上，冠状动脉供血急剧减少或中断，使相应的心肌严重而持久地缺血，导致心肌坏死。此型属冠心病的严重类型。典型急性心肌梗死临床上表现为持久性的胸骨后疼痛、血清酶增高、心电图进行性改变，常并发心衰、休克和心律失常，是心脏猝死的主要病因。本病男性多于女性，40岁以上占绝大多数。冬春两季发病较多，北方地区较南方地区为多。

【病因与发病机制】

心肌梗死的基本病因是冠状动脉粥样硬化。冠状动脉主支因动脉粥样硬化而致管腔狭窄。一旦狭窄部位不稳定的粥样斑块破溃、出血，局部血栓形成，或少数出现血管持续痉挛，使管腔完全闭塞，而侧支循环未完全建立，致心肌严重而持久地缺血达1小时以上，即可发生心肌梗死。重体力活动、情绪过分激动、血压剧升、休克、脱水、严重心律失常、过量脂肪餐后及早上交感神经活动增强等，常是其诱因。

【护理评估】

1. 健康史　评估病人有无冠心病危险因素、冠心病史及心绞痛发作史；有无重体力活动、过度情绪激动、血压突然升高、饱餐及用力排便等诱因；有无应激状态等因素。评估病疼痛发生的时间和性质、发作诱因、缓解方式及发作频率等。

2. 身体状况

(1) 先兆表现：不少病人在起病前数日至数周有乏力、胸部不适、活动时心悸、气急、烦躁等前驱症状，其中以初发型心绞痛或恶化型心绞痛最为突出。心绞痛发作较以往频繁，程度较重，时间较长，硝酸甘油疗效较差，诱发因素不明显。心电图呈现明显缺血性改变。

(2) 症状

1) 疼痛：为最早出现、最突出的症状。其性质和部位与心绞痛相似，但多无明显诱因，且程度更剧烈，常呈难以忍受的压榨、窒息或烧灼感，伴有大汗、烦躁不安、恐惧及濒死感，持续时间可长达数小时或数天，服硝酸甘油无效。部分病人疼痛可向上腹部、下颌、颈部、背部放射而被误诊。少数急性心肌梗死病人可无疼痛，称无痛性心肌梗死，可一开始即表现为休克或急性心力衰竭。

2) 全身症状：发热，体温可升高至 38 ℃ 左右，持续约 1 周。

3) 胃肠道症状：疼痛剧烈时常伴恶心、呕吐和上腹胀痛，亦可有肠胀气。

4) 心律失常：见于大部分病人。多发生在起病 1～2 周内，尤以 24 小时内多发。以室性心律失常多见，尤其是室性期前收缩。频发、成对、多源或呈 R on T 现象的室性期前收缩，以及短阵室性心动过速常为心室颤动的先兆。下壁梗死易发生房室传导阻滞。

5) 休克：因心肌广泛坏死，心排血量急剧下降可导致心源性休克。休克多发生在起病后数小时至 1 周内，表现为面色苍白、皮肤湿冷、脉细而快、大汗淋漓、烦躁不安、尿量减少，严重者可出现昏迷。心肌梗死发生时，血压常下降，如无上述表现，未必是休克。

6) 心力衰竭：主要为急性左心衰竭。可在起病最初几天内发生，或在疼痛、休克好转阶段出现，表现为呼吸困难、咳嗽、烦躁、发绀等，重者出现肺水肿。右心室心肌梗死者可一开始即出现右心衰竭表现，伴血压下降。

(3) 体征：心脏浊音界可正常或轻至中度增大；心率多增快，少数减慢；心尖部第一心音减弱，可闻及奔马律；乳头肌功能失调者在心前区可闻及收缩期杂音或咯喇音；亦有部分病人在起病 2～3 天出现心包摩擦音，为反应性纤维性心包炎所致。除极早期血压可增高外，几乎所有病人均有血压降低。出现心律失常、休克、心力衰竭时可有相应体征。

(4) 并发症

1) 乳头肌功能失调或断裂：可造成二尖瓣脱垂及关闭不全，严重者致急性左心衰竭。

2) 心脏破裂：少见，常在起病 1 周内出现，多为心室游离壁破裂。

3) 栓塞：可因左心室附壁血栓脱落引起脑、肾、脾或四肢等动脉栓塞。下肢静脉血栓脱落则产生肺动脉栓塞。

4) 心室壁瘤或称室壁瘤：主要发生于左心室，较大者可有左侧心界扩大，心脏搏动较广泛。超声心动图可见心室局部有反常运动。心电图示 ST 段持续抬高。

5) 心肌梗死后综合征：于心肌梗死后数周至数月内出现，可能为机体对坏死物质的过敏反应，表现为心包炎、胸膜炎或肺炎。

3. 辅助检查

(1) 心电图检查：特征性改变是在面向坏死区的导联上出现深而宽的 Q 波（病理性 Q 波）；在面向坏死区周围心肌损伤区的导联上出现 ST 段抬高、弓背向上；在面向损伤区周围心肌缺血区的导联上出现 T 波倒置。心电图的改变是动态的，不仅用于心肌梗死的诊断，对其定位、估计范围、病情演变、预后都有帮助。如心电图改变出现在 V_1、V_2、V_3 导联示前间壁心肌梗死；V_1～V_5 导联示广泛前壁心肌梗死；Ⅱ、Ⅲ、aVF 导联示下壁心肌梗死；Ⅰ、aVL 导联示高侧壁心肌梗死等。

(2) 超声心动图:可了解心室壁的运动情况,评估左心室梗死面积,测量左心功能,诊断室壁瘤和乳头肌功能不全。

(3) 放射性核素检查:可显示心肌梗死的部位与范围,观察左心室壁的运动和左心室的射血分数。

(4) 心室晚电位检查:有助于预测发生严重心律失常的可能性。

(5) 实验室检查:白细胞计数增高。红细胞沉降率增快。血心肌坏死标记物增高如肌红蛋白在起病后 2 小时升高;肌钙蛋白 I(cTnI)和肌钙蛋白 T(cTnT)在起病后 3~4 小时升高,被认为是反映急性心肌梗死更具敏感性和特异性的生化指标。心肌酶如血清肌酸激酶(CK)及其同工酶 CK-MB 在起病后 6 小时以内升高,24~48 小时达高峰,3~4 天恢复正常;天门冬氨酸氨基转移酶(AST)在起病 6~12 小时后升高,24~48 小时达高峰,3~6 天后恢复正常;乳酸脱氢酶(LDH)及其同工酶 LDH_1 起病 8~10 小时后升高,2~3 天达高峰,1~2 周后恢复正常。其中 CK 的同工酶 CK-MB 和 LDH 的同工酶 LDH_1 对诊断的特异性最高,CK-MB 增高的程度能较准确地反映心肌梗死的范围,其高峰出现时间是否提前有助于判断溶栓治疗是否成功。

4. 心理社会状况　冠心病病人多为易激动、急躁、争强好胜者,竞争强烈的工作或家庭社会较高的期望值易强化病人的性格特点,加上胸痛时的濒死感和病情的反复、频繁的发作,是否使病人产生焦虑、恐惧或忧郁心理。患者会因活动耐力、自理能力下降而产生悲观情绪。病人入住监护室,并在短时间内进行一系列的检查和治疗,是否进一步加重病人的焦虑、恐惧或悲观情绪。家属及亲友对疾病的认识程度及对病人的态度,有无因支持能力有限而忽视病人的感受。

5. 治疗情况　对 ST 段抬高的急性心肌梗死强调及早发现、及早住院,加强住院前的就地处理。治疗原则是尽快恢复心肌的血液灌注,尽快开始溶栓和介入治疗,以挽救濒死的心肌,防止梗死扩大或缩小心肌缺血范围,保护和维持心脏功能,及时处理严重心律失常、心力衰竭和各种并发症,防止猝死,使病人不但能度过危险期,且康复后还能保持尽可能多的有功能的心肌。

(1) 一般治疗

1) 休息:立即停止活动。

2) 吸氧:以鼻管或面罩间断或持续吸氧 2~3 日。

3) 监测:在冠心病监护室(CCU)行心电图、血压、呼吸等监测 3~5 日,有血流动力学改变者可用漂浮导管做肺毛细血管楔嵌压和静脉压监测。除颤仪随时处于备用状态。

4) 无禁忌者立即服用阿司匹林 150~300 mg,每日 1 次,3 日后改为 75~150 mg,每日 1 次。

(2) 解除疼痛:常用哌替啶 50~100 mg 肌内注射或吗啡 5~10 mg 皮下注射,必要时1~2 小时后再注射 1 次,以后每 4~6 小时可重复应用。也可再用硝酸甘油 0.3 mg 或硝酸异山梨酯 5~10 mg 舌下含服或静脉滴注。心肌再灌注疗法可有效地解除疼痛。

(3) 再灌注心肌:为防止梗死面积扩大,缩小心肌缺血范围,应尽早使闭塞的冠状动脉再通,使心肌得到再灌注。

1) 溶栓疗法:在起病 6 小时内使用纤溶酶原激活剂溶解冠状动脉内的血栓,使闭塞的冠状动脉再通,心肌得到再灌注,濒临坏死的心肌可能得以存活或使坏死范围缩小,从而改善预后。常用尿激酶150万U,30分钟内静滴;链激酶150万U,在60分钟内滴完;重组组织型纤维溶酶原激活剂100 mg,在90分钟内分次给予。

2) 介入治疗(PCI):如具备介入治疗的条件,亦可尽快(在住院90分钟内)施行。方法为经皮穿刺腔内冠状动脉成形术(PTCA)、支架置入术等。

(4) 消除心律失常:心肌梗死后心律失常可引起猝死,必须及时发现、及时消除。对室性期前收缩首选利多卡因50～100 mg静注,必要时5～10分钟后重复;发生心室颤动应立即行非同步直流电复律;缓慢心律失常可用阿托品;严重时应尽早做起搏治疗。

(5) 控制休克:采用补充血容量、升压药、血管扩张剂、纠正酸中毒等。如上述处理无效时,应选用在主动脉内气囊反搏术的支持下,即刻行PTCA或支架植入,使冠状动脉及时再通;亦可做急诊冠状动脉旁路移植手术(CABG)。

(6) 治疗心力衰竭:主要是急性左心衰竭,除应用吗啡、利尿药外,可选用血管扩张药。心肌梗死发生后24小时内尽量不用洋地黄制剂。血管紧张素转换酶抑制剂和血管紧张素转换酶受体阻断药对改善心肌功能和重塑、降低心力衰竭的发生率及病死率有很好的作用,可在疾病早期应用。右室心肌梗死者慎用利尿药,宜补充血容量。

(7) 其他治疗

1) β-受体阻断药和钙通道阻断药:急性心肌梗死早期即应用β-受体阻断药,可防止梗死范围扩大、改善预后,尤其对伴有交感神经功能亢进者。常用药物有阿替洛尔、美托洛尔等。钙通道阻断药中的地尔硫䓬亦有类似效果。

2) 抗凝疗法:多用在溶栓疗法之后,常用药物有肝素、华法林、噻氯匹啶、阿司匹林、氯吡格雷等。

3) 极化液疗法:氯化钾1.5 g、普通胰岛素8～12 U加入10%葡萄糖液500 ml内静滴,或加硫酸镁5 g,1～2次/日,7～14日为1个疗程。其对恢复心肌细胞膜极化状态,改善心肌收缩功能,减少心律失常有益。

4) 恢复期要进行康复治疗。

5) 对有并发症者要进行相应处理。

(8) 非ST段抬高心肌梗死的处理:非ST段抬高心肌梗死者住院期病死率较低,但再梗死率、心绞痛再发生率和远期病死率则较高。治疗措施与ST段抬高心肌梗死有所区别。非ST段抬高心肌梗死也多是非Q波性,这类病人不宜溶栓治疗,低危险组(无并发症、血流动力稳定、不伴反复胸痛者)以抗凝治疗为主,中危险组(伴持续或反复胸痛,心电图无变化或ST段压低1 mm上下者)和高危险组(并发心源性休克、肺水肿或持续低血压)则以介入治疗为首选。

【护理诊断】

1. 急性疼痛:胸痛　与心肌缺血坏死有关。
2. 活动无耐力　与心肌收缩力下降,心排出量减少有关。
3. 恐惧　与剧烈胸痛伴濒死感有关。
4. 有便秘的危险　与进食少、活动少、不习惯床上排便有关。
5. 自理缺陷　与医源性限制有关。
6. 潜在并发症:心律失常、心力衰竭、心源性休克和心脏骤停。

【护理计划与实施】

护理目标:①病人胸痛减轻或消失。②活动耐力逐渐提高;恐惧感减轻或消失,情绪平稳。③病人排便通畅，生活恢复自理。

护理措施：

1. 一般护理

(1) 心电监护：急性心肌梗死应立即送入冠心病监护室(CCU)，严密监测心电图并记录病人的症状和生命体征，及时发现心律失常、休克、心力衰竭等并发症，开通静脉通道，备好各种急救物品和器材，配合医生进行抢救。

(2) 休息和活动：病人强调休息，发病 12 小时内绝对卧床休息，护理人员协助病人洗漱、进食、大小便、个人卫生；24 小时后可床上行肢体活动；3 天后可病房内走动，一周后逐步增加活动，活动量以不出现症状为限。对于病情稳定者，主张早期活动，以有利于减少并发症，促进早期恢复。第 3~4 周可在医护人员的陪同下试着上下楼梯或出院。病情严重或有并发症者应适当延长卧床时间。密切观察病人活动后的反应，如出现呼吸困难、心率比静息状态下增加 20 次/分以上且休息 3 分钟后仍未恢复、收缩压降低超过 15 mmHg、胸痛、眩晕、心电图上出现心律失常或 ST 段移位等，应指导病人暂停活动。

(3) 饮食护理：疼痛剧烈时禁食。最初几天以流质饮食为主，以后逐渐过渡至半流质、软食和普食。选择易消化的食物，少食多餐避免过饱。

大部分心血管病病人应给予低热量、低盐、低动物脂肪、低胆固醇、适量蛋白质、富含维生素 C、适量纤维素的食物。低动物脂肪、低胆固醇饮食可以减轻高脂血症，有利于控制动脉粥样硬化。少食多餐、避免饱餐及刺激性食物、戒烟限酒；心肌梗死病人应注意饮食供应方式，如第 1 周给予流质饮食，第 2 周改为半流质，第 3 周可吃软饭，1 个月后恢复普通心脏病饮食。

(4) 合理吸氧：根据病人缺氧程度调节给氧流量，一般为 2~4 L/min，鼻导管给氧。如慢性肺心病病人应为 1~2 L/min 持续吸氧，以免高浓度吸氧抑制自主呼吸、减少肺通气量，加重二氧化碳潴留。急性左心衰竭病人应给予高流量吸氧，其给氧流量为 6~8 L/min，病情特别严重者，应给予加压吸氧，机械通气辅助呼吸，采用呼气末正压通气(PEEP)，使肺泡内压在吸气时增加，有利于气体交换，同时可减少肺泡内液体的渗出。另外，在吸氧的同时使用抗泡沫剂，可使肺泡内泡沫的表面张力降低而破裂，有利于改善通气，一般用 1% 二甲硅油或 30%~50% 乙醇湿化吸氧。

(5) 排便护理：由于长期卧床活动量少、进食少、不习惯床上排便、胃肠蠕动慢等原因，病人易发生便秘。因此应适量进食水果、蔬菜、常规给予缓泻剂。每天顺肠蠕动方向按摩腹部数次，增加肠蠕动，促进排便。①向病人解释便秘的原因、不良后果及预防措施。②指导病人多吃富含纤维素的蔬菜和水果。③每日按肠蠕动方向为病人按摩腹部数次，增加肠蠕动，促进排便；对绝对卧床休息，需在床上排便的病人，要解释床上排便对控制病情的重要意义，指导病人在床上使用便盆或在床边使用便椅排便，排便时为其提供隐蔽条件如屏风遮挡；督促病人养成定时排便的习惯，定时给便器。④病情许可时让病人适当增加活动量，以促进肠蠕动，或协助下床排便。⑤便秘时每日清晨给予蜂蜜 20 ml 加适量温开水饮服，或遵医嘱应用缓泻剂如番泻叶、果导等；必要时给予开塞露塞肛、低压灌肠或人工取便，嘱病人切勿用力屏气排便，以免加重心肌缺血缺氧、甚至发生猝死

2. 病情观察　安置病人于冠心病监护病房(CCU)，连续监测心电图、血压、呼吸 5~7 日，密切观察病人的脉搏、心率、意识状态、尿量、皮肤黏膜的变化，需要时进行血流动力学监测，及时发现心排血量减少、外周血管灌注不足的情况。观察是否出现严重心律失常。若发

现潜在引起猝死危险的心律失常或随时有猝死危险的严重心律失常时,应立即通知医生,并准备除颤器、起搏器和各种急救药品,随时准备抢救。严密观察病人有无咳嗽、咳痰、气急、肺部湿性啰音等表现,以及时判断有无心力衰竭。一旦发生心力衰竭,要避免一切可能加重心脏负担的因素,严格控制输液的速度和液体的量。随时监测电解质和酸碱平衡状态,配合医生及时做好相应的调整和处理,以免诱发心律失常。

3. 对症护理

(1) 疼痛的护理:急性心肌梗死迅速止痛极为重要,因为疼痛可使交感神经兴奋,心肌缺氧加重,促使梗死范围扩大,易发生休克和心律失常。吗啡是解除急性心梗疼痛的最有效的药物,伴有低血压、慢阻肺、心动过缓等病症的病人,要慎用吗啡,以免发生意外;吸氧多采用鼻导管吸氧,氧流量和氧浓度要监测调整;止痛药物还可用哌替啶、硝酸甘油等;溶栓治疗和急诊经皮冠状动脉腔内成形术(PTCA)是解除疼痛的最根本方法。

(2) 心律失常:持续监测心电示波情况,出现频发、成对、多源、RonT 室性期前收缩或短阵室速时要警惕室颤或心脏骤停发生,应立即通知医生,备好急救药品。

(3) 溶栓护理:急性心梗缩小梗死面积,提高生存率最有效的方法是尽快使阻塞的冠状动脉再通,静脉溶栓为急性心梗再灌注治疗的首选方法,因此治疗前后的护理十分重要。溶栓前应询问是否存在溶栓禁忌,取得病人合作,尽快建立静脉通道,避免反复穿刺。用药时要严格遵医嘱,准确调整滴速。用药后注意观察溶栓效果、溶栓并发症和有无药物过敏反应。溶栓治疗成功的间接指标为:胸痛 2 小时内基本消失;心电图 ST 段于 2 小时内回降大于 50%;2 小时内出现再灌注性心律失常;血清 CK - MB 酶峰值提前出现(14 小时内)。

4. 用药护理

(1) 链激酶、尿激酶和组织型纤溶酶原激活剂:应注意观察有无出血倾向。

(2) 吗啡或哌替啶:应注意有无呼吸抑制、脉搏加快、血压下降等不良反应。

(3) 硝酸酯类药物:应随时监测血压变化,严格控制静脉输液量和滴速。

(4) 洋地黄药物:急性心肌梗死发生 24 小时内,尽量避免应用洋地黄药物,以免诱发室性心律失常或心肌破裂。

5. 健康教育

(1) 疾病知识指导:指导病人正确认识疾病的发生和危险,树立战胜疾病的信心。积极治疗高血压、糖尿病、血脂紊乱,控制体重,避免相关诱发因素,防止疾病复发。

(2) 生活指导:要避免过度疲劳,避免观看刺激、暴力性电影、电视、球赛;洗澡水温要适合,时间不要过长;饮食上限制钠盐摄入,每天食盐量约 5 g,不暴食暴饮;戒烟、酒、浓茶、咖啡;选择低胆固醇、低脂肪、低热量、低糖、饮食,多食新选鲜蔬菜、水果;保持大便通畅。指导病人恢复期逐步增加活动量,待急性心肌梗死第 6 周后,每天可步行锻炼、打太极拳等,第 8~12 周后,可开始较大活动量的锻炼,但以不出现胸痛、呼吸困难、心悸、头晕为限。

(3) 心理护理:病人入院后常存在紧张、焦虑、急躁、忧郁、恐惧、悲观、失望、思念、孤独等心理表现,护士在配合医生抢救的同时,应做好病人和家属的安慰工作,对患者生活上细致入微地照顾。抢救工作要有条不紊,不在病人面前讨论病情,使病人能够获得信任感和安全感,帮助病人正确认识疾病的过程,协助找出不利于健康的心理社会因素,鼓励病人表达自己的感受和焦虑的原因,避免不良刺激,减轻焦虑的程度。关心病人,协助其料理生活,调整工作和生活方式,教育病人正确地面对现实和挫折,减少人际冲突,减少和消除来自工作、家庭等方面的不良刺激。以和善的态度回答病人提出的问题,帮助其树立战胜疾病的信心,并用积极的态度和语言开导病人,帮助其树立战胜疾病的信心。专人守护病人,给予心理支持。

（4）用药指导:坚持常规用药,定期复查。随身携带保健盒,家属也应熟知急救药放置地点,以备急用。教会病人和家属识别病情变化和自救紧急措施。

护理评价:①胸痛是否消失;②患者活动耐力是否提高;③恐惧感减轻或消失,情绪平稳;④患者生活是否恢复自理。

重点提示：
1. 心绞痛疼痛的特点。
2. 急性心肌梗死的治疗要点。
3. 急性心肌梗死的护理评估和护理措施,尤其是健康教育。

(章正福)

第八节　病毒性心肌炎病人的护理

案例

某患者,男性,22岁,学生。心慌,气急,心前区闷痛2天。情绪较紧张,夜间睡眠不好。自诉两周前曾感冒经治疗后好转,但因学习忙未能很好休息。护理体检:体温37.5℃,脉搏120次/分,呼吸22次/分,血压105/70 mmHg,口唇轻度发绀,心音较低钝,心律不规整。心电图示:频发室性期前收缩。

请分析:该病人可能是什么病,可以进一步做哪些检查？目前的护理要点是什么？可以对病人做哪些健康教育？

【概述】

病毒性心肌炎是由病毒感染引起的,以心肌非特异性间质性炎症为主要病变的心肌炎症性疾病。本病轻重程度有明显差异,大多数病人预后良好,少数重症患者可并发严重心律失常和心力衰竭,甚至发生心源性猝死。

【病因及发病机制】

病毒性心肌炎是临床最常见的感染性心肌炎,与嗜心肌病毒感染有关。可引起本病的病毒很多,其中以肠道和呼吸道感染的病毒多见,尤其是柯萨奇B组病毒最为常见,约占30%以上。柯萨奇A组病毒、艾柯(ECHO)病毒、脊髓灰质炎病毒等亦较为常见,此外,人类腺病毒、流感病毒、单纯疱疹病毒、风疹病毒、脑炎病毒、肝炎病毒及HIV病毒等也能引起。发病机制包括病毒对心肌的直接损害、病毒介导的免疫损伤和微血管损害等,典型病变为心肌间质增生、充血、水肿及炎性细胞浸润。这些变化可损害心脏的结构和功能,从而产生一系列临床表现。

【护理评估】

1. **健康史**　询问患者发病前有无病毒感染史。有无受凉、过度劳累、酗酒、营养不良等引起机体抵抗力下降的诱因。

2. 身体状况

(1) 症状：多数病人在发病前1～3周有呼吸道或肠道病毒感染史，如出现发热、全身酸痛不适等"感冒"症状，或恶心、呕吐、腹泻等消化道症状。随后出现心脏受累相关表现，如心悸、胸闷、头晕、乏力、心前区疼痛等症状，严重者可出现心力衰竭、心源性休克、阿-斯综合征，甚至导致心源性猝死。

(2) 体征：多数患者出现与体温升高程度不一致的心率增快，第一心音减弱，可出现各种心律失常，以室性期前收缩和房室传导阻滞多见，心尖部可闻及舒张期奔马律。有并发症者可出现相应体征，如心力衰竭病人可有心界扩大、肺部湿啰音、肝肿大、颈静脉怒张和双下肢水肿等。

3. 辅助检查

(1) 实验室检查：活动期血沉增快、C反应蛋白增高，血清肌钙蛋白和肌酸激酶同工酶（CK-MB）增高。病原学检查急性期在患者心脏组织及心包穿刺液中检测出病毒及其相关抗原。血清中病毒抗体滴度增高，尤其是柯萨奇病毒IgM抗体滴度明显升高。

(2) 影像学检查：弥漫性心肌炎或合并心包炎症时，胸部X线可显示心影扩大，发生心力衰竭时可见肺淤血或肺水肿征象。超声心动图检查可发现心腔扩大和搏动减弱等。

(3) 心电图：常出现ST-T改变或病理性Q波，并可呈现室性期前收缩、房室传导阻滞等各种心律失常表现。

4. 社会心理状况 发病初期患者常误以为是普通感冒而未引起足够重视，延误治疗或因劳累等导致病情加重；出现心脏受累相关表现时，因日常生活受到影响可产生烦躁和焦虑心理；出现并发症的重症患者会产生紧张、恐惧及悲观心理。

5. 治疗情况

(1) 一般治疗：急性期应绝对卧床休息，进食富含蛋白质及维生素的饮食。

(2) 营养心肌、促进心肌代谢药物：可应用辅酶A、三磷酸腺苷、大剂量维生素C等。

(3) 调节免疫、增强抗病毒能力：近年来采用中西医结合疗法，如干扰素、辅酶Q10、中草药如黄芪等具有一定疗效。

(4) 对症及并发症治疗：处理好心衰、心律失常、心源性休克等并发症，对改善急性期重症患者的预后有重要意义。如心力衰竭可应用利尿剂、血管扩张剂、血管紧张素转换酶抑制剂等，洋地黄类药物应用需谨慎，因心肌炎患者对洋地黄耐受性差，易引起中毒反应。心律失常和心源性休克按相应原则进行治疗，对并发高度房室传导阻滞患者，必要时可安置临时心脏起搏器以帮助病人度过危险期。

(5) 糖皮质激素：对早期轻症患者不主张使用。但对于病情严重者，如出现高度房室传导阻滞、严重心力衰竭和心源性休克等，适当应用糖皮质激素可通过抑制心肌炎症水肿、消除变态反应、减轻毒素作用等，使病情得到控制。

【护理诊断】

1. 活动无耐力 与心肌病变致血氧供需失调有关。
2. 体温升高 与病毒感染、心肌炎症有关。
3. 焦虑 与患者担心病情加重及产生不良预后有关。
4. 潜在并发症：心力衰竭、心律失常等。

【护理计划与实施】

护理目标：①安排好病人的休息与活动，不使其出现疲乏及心慌气促等；②体温降至正常范围;③情绪稳定,以良好的心态配合治疗护理;④无明显并发症发生。

护理措施:

1. 一般护理

(1) 休息与活动:本病三个月内为急性期,三个月后至一年为恢复期。急性期病人应卧床休息至少一个月,并提供安静、舒适的休息环境,直至症状消失、血清心肌酶及心电图等正常后方可逐渐增加活动量;有严重并发症的病人应延长卧床及限制体力活动的时间。

(2) 饮食护理:宜进食高蛋白、高维生素、易消化饮食;少食多餐,不宜过饱,戒烟酒,避免浓茶、咖啡等刺激性饮料;长期卧床的病人宜多食水果、蔬菜等含纤维素丰富的食物以保持排便通畅;伴心力衰竭的病人应限制钠盐摄入。

2. 病情观察 急性期应密切观察心率、心律及生命征变化等,及时发现有无心律失常及心功能不全征象,必要时可行心电监护;定期监测血清心肌酶变化;若发现严重心律失常和急性左心衰表现应及时通知医生并协助急救处理。

3. 用药护理 遵医嘱进行药物治疗,注意观察疗效及不良反应。心力衰竭病人应用洋地黄时,应特别注意用药剂量并严密观察有无毒性反应;应用糖皮质激素时,应注意观察药物副作用;静脉输液要注意量和速度,避免因输液量过多过快而诱发心力衰竭。

4. 健康指导

(1) 疾病知识指导:介绍本病病因和加重因素,告知病人及家属休息是本病康复的关键措施,出院后仍需休息3~6个月,1年内不要从事重体力劳动和剧烈活动,女性病人1年内需避免妊娠。指导病人积极配合治疗、自我监测病情并定期复诊。

(2) 饮食指导:指导病人摄取高蛋白、高维生素、营养丰富、易消化的饮食,多吃蔬菜水果,避免刺激性食物。

(3) 心理疏导:指导病人正确认识本病,既要有足够重视又要避免焦虑不安情绪,以良好心态积极配合治疗和保证休息。

护理评价:①疲乏及心慌气促是否改善;②体温是否降至正常范围;③情绪是否稳定,能否以良好的心态配合治疗护理;④有无并发症发生。

重点提示:
1. 病毒性心肌炎的常见病因及主要临床表现。
2. 病毒性心肌炎的主要治疗原则和护理措施,尤其是合理休息的原则。

第九节 心肌疾病病人的护理

某女病人,42岁。因活动后心悸、气短2年,双下肢水肿1个月入院。护理体检:体温36.8℃、脉搏110次/分、血压90/60 mmHg,口唇轻度发绀,心界向两侧扩大,心音低钝,心律不齐。胸部X线提示心脏呈普大形,有肺淤血征象。心电图示:频发室性期前收缩。医生诊断:原发性心肌病。

请分析:该病人存在哪些主要护理问题?如何合理安排好病人的休息与活动?如何对该病人做好病情观察?

【概述】

心肌病是指病因不明的、以心肌病变为主要表现的，伴有心肌功能障碍的一组疾病。1995年世界卫生组织和国际心脏病学会工作组根据病理生理学不同将心肌病分为扩张型心肌病、肥厚型心肌病、限制型心肌病、致心律失常型右室心肌病四种类型。临床以扩张型心肌病最为多见，其次为肥厚型心肌病，本节主要讨论这两种类型。

【病因及发病机制】

扩张型心肌病病因未明，目前认为除特发性及家族遗传性以外，反复病毒感染（如柯萨奇病毒B感染）可能是重要原因，病毒对心肌的直接损伤或病毒介导的、多种细胞因子参与的免疫性损伤，均可导致或诱发本病。此外，乙醇中毒、抗癌药物、心肌能量代谢紊乱等，也可能与本病的发生有关。本病的主要病理改变为心腔扩张，心室壁变薄，心肌收缩力下降，常伴有附壁血栓形成。临床可引起充血性心力衰竭和心律失常等，这也是导致重症患者死亡的主要原因。

肥厚型心肌病常有明显家族史，目前认为系常染色体显性遗传疾病，肌节收缩蛋白基因突变是其主要的致病因素。儿茶酚胺代谢异常、细胞内钙调节机制异常、高血压、高强度运动等也可能对本病的发生有促进作用。本病主要病理特征为心肌非对称性肥厚、左心室血液充盈受阻、舒张期顺应性下降等，后期可出现心力衰竭。根据左心室流出道有无梗阻可将本病分为梗阻性肥厚型心肌病和非梗阻性肥厚型心肌病，以前者病情较重。

知 识 链 接

心肌病与心源性猝死

心源性猝死是指急性症状发作后1小时之内发生的、以心脏原因引起的、急性意识丧失为主要特征的突然死亡。多数患者有器质性心脏病史，80%的心源性猝死由冠心病及其并发症引起，各种心肌病引起的心源性猝死占5%～15%，尤其是梗阻性肥厚型心肌病、致心律失常型右室心肌病等，是导致青年人发生心源性猝死的重要原因。

【护理评估】

1. **健康史**　询问患者家族成员中有无心肌病病人，病前有无反复病毒感染史。有无疲劳、剧烈运动、情绪激动等诱发因素。

2. **身体状况**

（1）扩张型心肌病：本病患者男性多于女性。起病缓慢，早期可只有心脏轻度扩大而无明显症状。逐渐失代偿后可出现心悸、气急乏力、甚至端坐呼吸，以及水肿、肝肿大等充血性心力衰竭表现。心脏体征主要为心浊音界向两侧扩大，部分病人可合并有各种心律失常，少数患者可发生栓塞甚至心源性猝死。

（2）肥厚型心肌病：部分病人无症状，多数病人有胸痛、心悸、劳力性呼吸困难、头晕及晕厥等。梗阻性肥厚型心肌病患者可在起立或运动时出现头晕，甚至意识丧失，严重者可并发心力衰竭、各种心律失常甚至猝死。心脏体征有心脏轻度增大，可在胸骨左缘3～4肋间闻及较粗糙的喷射性收缩期杂音。凡能影响心肌收缩力、心室射血速度及左心室容量的因素均可影响杂音响度,如使用β-受体阻滞剂、下蹲位时杂音减轻,使用强心剂、硝酸酯制剂或取站立位时杂音增强。

3. 辅助检查

(1) X线检查:扩张型心肌病心影常明显增大,心胸比超过50%,并可呈现肺淤血表现。肥厚型心肌病心影增大多不明显,但有心力衰竭者可显示心影明显增大。

(2) 超声心动图:是诊断本病首选的辅助检查。扩张型心肌病各心腔均增大,以左心室出现早而明显,心室收缩力下降。肥厚型心肌病可出现室间隔非对称性肥厚,梗阻性肥厚型心肌病患者可见室间隔流出道部分向左心室内突出。

(3) 心电图:可显示各种心律失常,另外,可有左心室肥大心电图表现、ST-T改变和病理性Q波等。

4. 社会心理状况　本病病程长,病情逐渐进展,病人常因心功能衰竭、心律失常等,不能进行正常的生活、工作,从而易产生烦躁、焦虑和悲观心理。

5. 治疗情况　由于本病病因未明,目前尚无特殊防治方法。

扩张型心肌病治疗原则是纠正充血性心力衰竭、控制心律失常、防止猝死。由于本病患者对洋地黄耐受性较差,易致洋地黄中毒,故在纠正心衰时应慎用洋地黄制剂,可小剂量给药,并严密观察用药后的反应;β-受体阻滞剂宜从小剂量开始,根据病情适当调节,目前认为长期应用有助于延缓病情进展;对严重心衰、内科治疗无效的严重病例可考虑进行心脏移植。

肥厚型心肌病治疗原则为弛缓肥厚心肌、减轻左心室流出道狭窄、防治心律失常、防止猝死发生。常用药物有β-受体阻滞剂和钙通道阻滞剂,避免使用增强心肌收缩力和减少心脏容量负荷的药物,如洋地黄和硝酸酯制剂,以免加重左心室流出道梗阻。对有严重梗阻的病例,可行介入治疗或经手术切除部分肥厚的室间隔心肌。此外,应加强对患者的生活指导,避免各种诱因,以防止发生心源性猝死。

【护理诊断】

1. 气体交换受损　与左心衰致肺循环淤血有关。
2. 活动无耐力　与心肌收缩力减弱、心排血量下降有关。
3. 疼痛:胸痛　与左心室流出道梗阻引起冠状动脉供血不足有关。
4. 焦虑　与病程长、病情逐渐加重,影响生活质量有关。
5. 潜在并发症:心律失常、心源性猝死、血栓栓塞等。

【护理计划与实施】

护理目标:①病人能维持有效的气体交换,未出现明显呼吸困难;②能在护士的指导下安排好适当的休息和活动,活动耐力有所提高;③胸痛减轻或消失;④情绪稳定,能以良好的心态配合治疗护理;⑤能自觉避免各种诱因,无并发症发生。

护理措施:

1. 一般护理

(1) 休息与活动:心肌病患者应限制体力活动,以减轻心脏负荷从而改善心脏功能。心力衰竭症状明显者应绝对卧床休息,加强生活护理,心衰控制后仍应适当限制活动量。肥厚型心肌病患者体力活动后有晕厥和猝死的危险,应避免剧烈运动、情绪激动、持重或屏气等。有晕厥史患者应避免独自外出活动,避免发生意外。

(2) 饮食护理:指导患者进食高蛋白、高维生素、易消化饮食,多食蔬菜水果;少食多餐,不宜过饱;长期卧床者宜进食含纤维素丰富的食物;心力衰竭病人应注意限制水钠摄入。

2. 病情观察 监测心率、心律及生命征变化;危重者应进行心电监护,以及时发现危险心律失常;注意观察有无心力衰竭表现及其程度;肥厚型心肌病患者应注意观察有无晕厥表现;由于本病发生心源性猝死较多见,在病情观察的同时应备好抢救物品及药品;另外,还应注意观察有无偏瘫、失语等血栓栓塞表现等。

3. 用药护理 按医嘱用药控制心力衰竭和心律失常等,由于本病对洋地黄的耐受性差,给药应慎重,注意给药剂量及观察毒性反应;应用β-受体阻滞剂和钙通道阻滞剂时,应注意观察有无心动过缓等不良反应;肥厚型心肌病应避免使用洋地黄和硝酸酯类药物。

4. 健康指导

(1) 疾病知识指导:向患者、家属介绍本病的病因及诱发因素;提醒肥厚型心肌病患者避免剧烈运动、情绪激动、持重或屏气等,防止发生晕厥甚至心源性猝死;指导病人遵医嘱用药以纠正心力衰竭和心律失常,了解所用药物的剂量、用法、疗效及不良反应等,告诫病人不要随意增减药量或突然撤换药物。

(2) 生活指导:指导病人摄入高蛋白、高维生素、易消化饮食,多食蔬菜水果,保证充足的休息和睡眠,避免受凉、劳累。

(3) 心理疏导:帮助病人正确认识本病,以良好心态配合治疗和康复,避免焦虑不安等不良情绪。

护理评价:①病人呼吸困难有无缓解;②活动耐力有无提高;③胸痛是否缓解;④情绪是否稳定,能否以良好的心态配合治疗和护理;⑤有无并发症发生。

重点提示:

1. 扩张型及肥厚型心肌病的病因机制、诱发因素及主要临床特征。
2. 心肌病病人的休息与活动、病情观察及用药护理。

第十节 心包疾病病人的护理

　　某女病人,39岁,3天前无明显诱因下出现发热、胸痛伴呼吸困难,疼痛可因咳嗽、深吸气而加重。护理体检:体温38.5℃,脉搏120次/分,呼吸26次/分,血压90/65 mmHg,神清,端坐呼吸,口唇发绀,颈静脉明显充盈,心浊音界向两侧扩大,心音低而遥远。心脏超声检查显示液性暗区,诊断为急性心包炎,准备行心包腔穿刺抽液,以进一步明确诊断。

　　请分析:该病人存在哪些主要护理问题?如何对该病人进行病情观察?护士如何配合医生行心包穿刺术?

【概述】

　　心包疾病可由多种病因所致,感染因素引起者称原发感染性心包炎,肿瘤、代谢性疾病、自身免疫性疾病、尿毒症等所致者为非感染性心包炎。临床以急性心包炎和慢性缩窄性心包炎最为常见。急性心包炎为心包脏层和壁层的急性炎症,以心前区疼痛、心包摩擦音、心包积液甚至急性心脏压塞为主要表现。慢性缩窄性心包炎是指心脏被致密厚实的纤维化或钙化心包所包围,使心室舒张期充盈受限而产生一系列循环障碍的疾病,常继发于急性心包炎；长期缩窄者心肌可萎缩，临床表现为劳力性呼吸困难、疲乏无力、上腹胀满、食欲不振等。

【病因及发病机制】

急性心包炎可与细菌、病毒、真菌等感染性因素有关，也可由自身免疫疾病、肿瘤、内分泌代谢疾病、外伤和理化因素等引起，常见的病因有风湿热、结核、细菌或病毒感染、肿瘤、尿毒症、心肌梗死等。急性心包炎根据病理变化可分为纤维蛋白性和渗出性两种。在急性期，病变心包有纤维蛋白、白细胞及少许内皮细胞渗出，此时尚无明显液体积聚，为纤维蛋白性心包炎；随后，如液体渗出增加，则转变为渗出性心包炎，当渗出液短时间内大量增加时，心包腔内压力迅速上升，导致心室舒张期充盈受限，外周静脉回流受阻，心排血量降低，血压下降，出现急性心包压塞表现。

缩窄性心包炎常继发于急性心包炎，在我国以结核性最为常见，也可由化脓性或创伤性心包炎演变而来，少数与肿瘤、放射性心包炎等有关。急性心包炎后，随着渗出液逐渐吸收，可有纤维组织增生、心包增厚粘连、钙化，最终形成坚厚的瘢痕而失去伸缩性，导致缩窄性心包炎发生。

【护理评估】

1. 健康史 询问病人有无细菌、病毒感染史；有无自身免疫性疾病、心肌梗死、肿瘤及内分泌代谢疾病史；有无外伤或理化因素损害。对慢性缩窄性心包炎病人，应询问有无急性心包炎及结核病史等。

2. 身体状况

（1）纤维蛋白性心包炎：心前区疼痛为主要症状。疼痛可位于心前区或胸骨后；性质呈尖锐性或压榨样，常因咳嗽、深呼吸或变换体位时加重。心包摩擦音为典型体征，以胸骨左缘第3~4肋间最为明显，坐位前倾、深吸气时更易听到。心包摩擦音可持续数小时或数天，当积液增多时，摩擦音可消失。

（2）渗出性心包炎：呼吸困难是最突出的症状，与支气管、肺受压及肺淤血有关。病人常取身体前倾坐位，呼吸浅速、有面色苍白或发绀等。心尖搏动减弱或消失，心音低钝遥远，心浊音界向两侧扩大，立位时可呈烧瓶型，大量心包积液时可累及静脉回流，出现颈静脉怒张、肝大、腹水和下肢水肿等。有些病人也可因气管、食管受压等出现干咳、声嘶和吞咽困难症状。

（3）心脏压塞：心包腔渗出液在短时间内大量增多时，可出现急性心脏压塞，表现为心动过速、血压下降、脉压变小和静脉压明显上升，甚至引起急性循环衰竭、休克。亚急性或慢性心脏压塞表现为体循环淤血、颈静脉怒张、静脉压升高、奇脉等。

（4）缩窄性心包炎：缩窄性心包炎多在急性心包炎后1年内形成。病人可有劳力性呼吸困难、疲乏、食欲不振、上腹胀满或疼痛等症状，体征有颈静脉怒张、肝肿大、腹水、下肢水肿等，心尖搏动减弱或消失，叩诊心浊音界正常或稍大，听诊心音减低、心率增快，并可触及奇脉。

3. 辅助检查

（1）血液检查：感染引起者可见白细胞计数增加、红细胞沉降率增快等。

（2）心电图：急性心包炎常有ST段抬高呈弓背向下型，T波低平或倒置，渗出性心包炎时可有QRS波群低电压，一般无病理性Q波。缩窄性心包炎也可有QRS波群低电压，T波低平或倒置。有心律失常时可有相应改变。

（3）X线检查：渗出性心包炎可见心影向两侧增大，而肺部无明显充血现象，此为心包积液表现。缩窄性心包炎心影可偏小、正常或轻度增大。

（4）超声心动图：渗出性心包炎可见液性暗区，对诊断心包积液简单易行，迅速可靠。

（5）心包穿刺液检查：心包穿刺液常规检查、细菌培养、脱落细胞检查等有助于鉴别积液性质和协助病因诊断。

4. 心理社会状况　由于心前区疼痛、呼吸困难、晕厥等，影响病人工作和生活，且担心病情预后、治疗带来精神和经济负担等，均易使病人产生烦躁、焦虑甚至悲观失落情绪。另外，心包穿刺等诊疗操作也易使病人感到紧张不安。

5. 治疗情况

（1）病因治疗：针对病因应用抗生素、抗结核药物、化疗药物等治疗。

（2）对症治疗：对呼吸困难者给予半卧位、吸氧；疼痛者应用镇痛药物等。

（3）心包穿刺：主要指征是心脏压塞和未能明确病因的渗出性心包炎，可解除心脏压塞和减轻大量渗液引起的压迫症状，心包穿刺液检查有助于病因诊断，必要时还可通过心包穿刺向心包腔内注射治疗药物。

（4）缩窄性心包炎应早期施行心包切除术。

【护理诊断】

1. 疼痛：胸痛　与心包炎症有关。
2. 气体交换受损　与肺淤血、肺或支气管受压有关。
3. 体温过高　与细菌、病毒等因素导致急性炎症反应有关。
4. 活动无耐力　与心排血量不足，氧的供需失调有关。
5. 焦虑　与病因不明、病情重、担心预后有关。

【护理计划与实施】

护理目标：①疼痛减轻，能识别并避免导致疼痛加重的诱因；②呼吸困难症状得到改善；③体温降至正常水平；④根据病情适当安排休息和活动，未见明显心慌气短、疲乏无力等不适；⑤病人情绪稳定，能以良好心态积极配合治疗。

护理措施：

1. 一般护理

（1）休息与活动：症状明显者需卧床休息，根据病情取半卧位或前倾坐位，以缓解呼吸困难，设置跨床小桌便于病人休息。

（2）饮食护理：给予高蛋白、高热量、高维生素、易消化饮食，并适当限制钠盐的摄入，尿毒症所致心包炎应限制蛋白质摄入。

2. 病情观察　密切观察病人的意识、面色、生命征变化，心前区疼痛及呼吸困难的程度，有无心包压塞的表现等。如病人面色苍白、呼吸急促、心动过速、血压下降、脉压变小、颈静脉怒张等，应及时报告医师，协助病人取前倾坐位，并备好心包穿刺用物，必要时协助进行心包穿刺以解除心脏压塞症状。

3. 对症护理　呼吸困难者给予吸氧；心前区疼痛明显的病人卧床休息，按医嘱给予镇痛药，嘱病人勿用力咳嗽、深呼吸或突然改变体位，以免加重疼痛；发热者，给予降温处理，并做好退热后的护理。

4. 用药护理　遵医嘱给予抗生素、抗结核药物、糖皮质激素及抗肿瘤药物等，注意观察药物疗效及不良反应。

5. 心包穿刺术的配合护理　术前宜禁食4～6小时，安置病人取坐位或半卧位，告诫病人在穿刺过程中切勿剧烈咳嗽或深呼吸,如有不适及时告知术者。术中严格无菌操作;抽液过程中随时夹闭胶管,防止空气进入心包腔;抽液要缓慢,每次抽液量不超过1 000 ml,首次抽液量不宜超过200~300 ml;若抽出鲜血,立即停止抽吸,密切观察有无心脏压塞症状。术后准确记录抽液量和性质,按要求留标本送检;注意观察病人的反应,如有无面色苍白、头晕,脉搏、血压、心率及心电图变化等,应立即通知医生并协助处理。

6. 健康指导

(1) 疾病知识指导:帮助病人认识本病病因,从而积极配合病因治疗;了解治疗原则和常用药物,严格按医嘱用药,不擅自停药以防止复发,注意观察药物不良反应,定期复查肝肾功能;注意劳逸结合,加强营养,增强机体抵抗力;防寒保暖,防止呼吸道感染;注意避免可引起症状加重的诱因;能识别病情加重的表现。

(2) 饮食指导:指导病人进食高蛋白、高热量、高维生素、易消化饮食,限制钠盐摄入,以增强机体抵抗力,促进康复。

(3) 心理疏导:关心体贴病人,多与病人及家属沟通,帮助正确认识本病,消除顾虑,树立治疗信心,帮助病人以稳定情绪、良好心态积极配合治疗。

护理评价:①疼痛是否缓解;②呼吸困难有无改善;③体温是否降至正常范围;④有无明显心慌气短、疲乏无力等不适;⑤病人情绪是否稳定,能否以良好心态积极配合治疗和护理。

重点提示:
1. 急性心包炎和慢性缩窄性心包炎的主要病因及临床特征。
2. 心脏压塞的表现,心包穿刺的目的,心包穿刺术的配合护理。

(杨 华)

第十一节 循环系统疾病常用诊疗技术及护理

一、心脏电复律术

心脏电复律术是指在短时间内向心脏通以高压电流,使心肌在瞬间同时除极,然后心脏自律性最高的起搏点重新主导心脏节律,使异位性快速型心律失常转复为窦性心律的方法。心脏电复律术分为同步(放电时电流正好与R波同步)和非同步直流电复律,其中同步直流电复律适用于心室颤动以外的各种快速型心律失常,非同步直流电复律用于心室颤动的复律。

【适应证及禁忌证】

1. 适应证 心室扑动和颤动者,心房扑动和颤动伴血流动力学障碍者,有严重血流动力学障碍或其他治疗方法无效的阵发性心动过速者,预激综合征合并快速型心律失常者。

2. 禁忌证 伴高度房室传导阻滞的心室扑动和颤动,伴病态窦房结综合征的快速型异位心律失常,洋地黄中毒或有低钾血症者。

【操作流程】

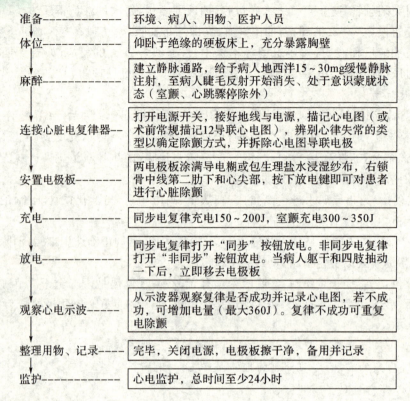

【护理配合】

1. 操作前护理

(1) 环境:舒适、温暖、清洁、空气新鲜。

(2) 物品准备:心脏电复律器(除颤仪)及心肺复苏所需的抢救设备及药品等。

(3) 病人准备:①向病人及家属介绍电复律的目的、方法,取得病人配合。②停用洋地黄类制剂 1~3 日,并积极纠正低钾血症、酸中毒,改善心脏功能。③复律前 1~2 日按医嘱使用奎尼丁,以预防复律后复发。④复律当日禁食,并排空膀胱。⑤电复律治疗时,去处病人身上所有金属物品。

(4) 医护人员准备:洗手、戴口罩、戴帽子。

2. 操作中护理

(1) 病人如原吸氧者,应停止吸氧。

(2) 任何人不能接触病人及床沿,操作者不要接触盐水纱布或将导电糊涂在电极板以外的区域,以免遭电击。

(3) 密切观察麻醉和心脏电复律过程中生命体征变化。

(4) 室颤时,不做术前准备,不需麻醉,尽快实施非同步电击除颤。

3. 操作后护理

(1) 心电监护 24 小时,注意观察病人心率、心律、呼吸、血压、瞳孔、神志等变化,如有异常,应立即报告医师并配合处理。

(2) 麻醉清醒后 2 小时内禁止进食。

(3) 遵医嘱继续服用奎尼丁、洋地黄或其他抗心律失常药物,以维持窦性心律。

二、人工心脏起搏术

人工心脏起搏术是通过人工心脏起搏器发放脉冲电流刺激心脏,引起心肌兴奋、收缩,以带动心搏的治疗方法。主要用于缓慢心律失常的治疗,也可用于治疗快速型心律失常。

【适应证及禁忌证】

适应证:二度Ⅱ型以上房室传导阻滞,病态窦房结综合征,心室率极慢引起晕厥、心力衰竭或伴有快-慢综合征者,反复发作的颈动脉窦晕厥和心室停搏者,异位快速型心律失常经药物治疗无效者。

【操作流程】

起搏器种类繁多,以安置体外起搏器为例,简述其流程。

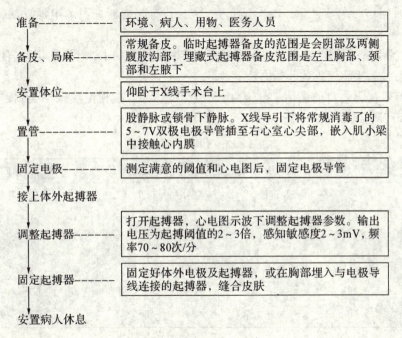

【护理配合】

1. 操作前护理

(1) 物品准备:起搏器、心电图机、心肺复苏所用的抢救设备及药品。

(2) 病人准备:①向病人介绍起搏器安装的目的、手术的过程及术中病人的配合。②手术前夜给予地西泮口服。③术前1日手术部位常规备皮,临时起搏器备皮的范围是会阴部及两侧腹股沟部,埋藏式起搏器备皮范围是左上胸部、颈部和左腋下。④术前停用抗血小板凝聚药物,禁食6小时,术前30分钟按医嘱肌内注射苯巴比妥0.1g。⑤建立静脉通路。

2. 操作中护理　协助医师安置起搏器。

3. 操作后护理

(1) 接病人回病房,了解术中情况及起搏频率,必要时进行心电监护。

(2) 术后病人应卧床休息,埋藏式起搏病人卧床1~3日,取平卧位或稍向左侧卧位,经股静脉临时起搏者需绝对卧床,术侧肢体避免过度活动;咳嗽时用手按压伤口,以防电极移位或脱落。

(3) 埋藏式起搏器安装者伤口应沙袋压迫6小时,无出血后及时移去,定期更换无菌敷料,按医嘱使用抗生素3～5日,防止感染。

(4) 观察病人有无心脏穿孔、血栓栓塞、腹壁肌肉抽动等并发症,密切监测心率、血压变化,进行心电监护,发现异常立即报告医师,及时处理。

(5) 告诉病人起搏器的设置频率及使用年限,教会病人测量脉搏,每日至少测量2次。如出现脉搏过快或过慢,或有头晕、晕厥等,应及时就医。

(6) 起搏器局部10 cm以内,应避免电疗、照光,避开高电压、强磁场,以免影响起搏器的正常工作。

(7) 安装监控器的上肢在3个月内避免过度上举,6周内避免提举5 kg以上的物体,以免电极移位。

(8) 定期到医院随访,测试起搏器功能。开始2个月内每2周随访一次,2个月至1年内每1～2个月随访一次,以后每3个月随访一次。若有起搏器失灵或电池耗竭征象,应及时复查。

(9) 妥善保管起搏器卡,外出时随身携带,以备发生意外时及时提供相关信息。

【附】心脏起搏的代码和起搏方法

1. 起搏器代码 目前通用1987年由北美与英国心脏起搏电生理学会制定的起搏器代码,即NBG代码(表3-12)。

表3-12 NBG起搏器代码

第一位	第二位	第三位	第四位
起搏心腔	感知心腔	感知后反应方式	程控功能
	O 无	O 无	O 无
A 心房	A 心房	I 抑制	P 简单程控
V 心室	V 心室	T 触发	M 多项程控
D 心房+心室	D 心房+心室	D 双重(抑制+触发)	C 遥测
S 心房或心室	S 心房或心室		R 频率调整

2. 起搏方式

(1) VVI方式:是最基本的心脏起搏方式,适用于:①无器质性心脏病而心率缓慢者。②间歇发生的心室率缓慢及长R-R间隔者。但有下列情况者不适宜此方式:①VVI起搏时血压下降20 mmHg以上。②心功能代偿不良。③已知有起搏器综合征者。

(2) AAI方式:适用于房室传导功能正常的病态窦房结综合征。但有下列情况者不适宜此方式:①有房室传导障碍。②慢性房颤。

(3) DDD方式:适用于房室传导阻滞伴或不伴窦房结功能障碍者。但有慢性房颤-房扑者不适宜此方式。

(4) 可根据具体情况选用VVIR、AAIR、DDDR方式,适用于从事中、重度体力劳动者。但有心率加快后心悸、心绞痛症状加重或诱发心力衰竭者不宜应用。

3. 不同起搏模式心电图表现 见图3-25。

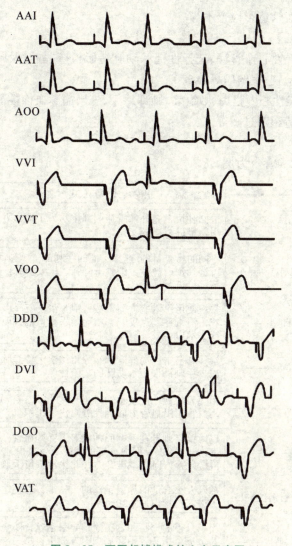

图3-25 不同起搏模式的心电示意图

三、心血管病介入性诊疗术

心血管病介入性诊断和治疗是指通过心脏导管术将相关器械送入心脏和血管内,对疾病进行诊断和治疗的方法。常用的介入性诊断技术有心脏导管检查术、心内电生理检查术、冠状动脉造影术等;常用介入性治疗方法有经静脉心内膜人工心脏起搏术、经皮穿刺腔内冠状动脉成形术、经皮穿刺球囊瓣膜成形术、心律失常的心导管射频消融术、冠状动脉内粥样斑块消除术、先天性心血管病的心导管介入治疗等。其治疗效果好、创伤小,近年来发展迅速。由于心脏介入性诊疗术专科性较强,操作复杂,可通过运用现代教学媒体教学了解其操作流程。在此重点介绍心血管病介入性诊疗术的护理配合。

心导管检查术

心导管检查术主要用于诊断心脏和大血管病变的部位、程度、性质、范围,并可测定血流动力学变化,为心脏介入性治疗和心脏外科手术提供依据。心导管检查包括左、右心导管检查及左、右心选择性血管造影检查术等。

【适应证及禁忌证】

1. 适应证　先天性心血管病、选择性冠状动脉造影检查、静脉及肺动脉造影、心内电生理检查、血流动力学检查、室壁瘤等检查。

2. 禁忌证　感染性心内膜炎、败血症、肺部感染、外周静脉血栓性静脉炎、严重出血性疾病、严重肝肾损害和造影剂过敏等。

【操作流程】

以右心导管静脉插管术为例。

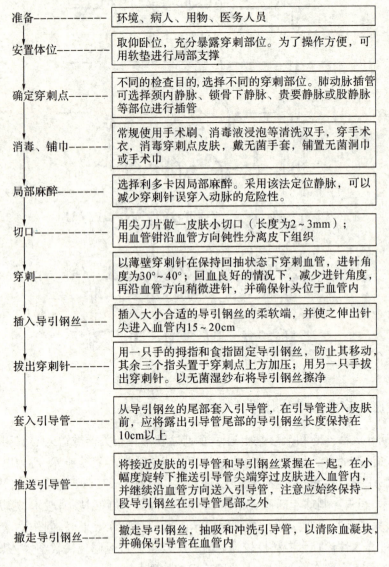

【护理配合】

1. 操作前的护理

（1）用物准备：准备相关器械和药品。

（2）病人准备：①向病人介绍心导管检查的目的、必要性、手术过程，取得病人配合，缓解病人紧张心理，必要时手术前夜予地西泮口服。②做好碘过敏试验并记录，检查肝肾功能、出凝血时间、超声心动图、X线胸片。③术前禁食6小时。④术前30分钟给予苯巴比妥0.1g肌内注射。⑤拟穿刺动脉者检查、比较双侧动脉搏动情况并做好标记。

2. 操作中的护理

(1) 穿刺过程中做连续的心电图和血压监测。

(2) 动脉穿刺成功后遵医嘱注入肝素3 000 U,以后每延长1小时,注入肝素1 000 U。

3. 操作后的护理

(1) 动脉穿刺者,术后穿刺局部应以沙袋压迫6小时,穿刺侧肢体制动12小时;静脉穿刺者术侧肢体应制动4～6小时。

(2) 穿刺部位定期换药,并应用抗生素3日,防止感染。

(3) 密切观察生命体征,穿刺侧动脉搏动,肢体颜色、温度、感觉及运动等,发现异常变化或出现出血、血管栓塞及感染等并发症,应及时报告医师,进行相应处理。

心导管射频消融术

心导管射频消融术是指通过心导管将射频电流引入心脏内,在导管头端与局部心肌内膜之间电能转化为热能,达到一定温度(46～90 ℃)后,使心肌细胞脱水、变性、坏死,自律性和传导性均发生改变,以根治快速型心律失常。

【适应证及禁忌证】

1. 适应证 ①预激综合征合并阵发性心房颤动或快速心室率者。②发作频繁、心室率不易控制的典型和非典型心房扑动。③房室折返性心动过速、房室结折返性心动过速、房性心动过速等。④不适当窦速合并心动过速心肌病。⑤发作频繁或药物预防发作效果差的心肌梗死后室速。

2. 禁忌证 同心导管检查。

【操作流程】

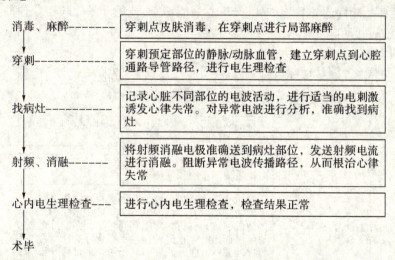

【护理配合】

1. 操作前的护理

(1) 用物准备:准备相关器械和药品。

(2) 病人准备:①术前应先行电生理检查,明确病变部位。②向病人介绍心导管射频消融术的目的、必要性、手术过程,取得病人配合,缓解病人紧张心理,必要时手术前予地西泮口服。③术前常规进行手术部位(可根据具体情况选择股静脉、股动脉部位)皮肤备皮。

④做碘过敏试验并记录其结果,检查肝肾功能、出凝血时间、超声心动图、X线胸片。⑤术前停用所有抗心律失常药物达5个半衰期,禁食禁水6小时。⑥术前30分钟给予苯巴比妥0.1g肌内注射。⑦拟穿刺动脉者检查、比较双侧动脉搏动情况并做好记录。

2. 操作中的护理

(1) 穿刺部位皮肤常规消毒、铺巾、麻醉。

(2) 选择大号导管,配合做心腔内心电图检查。

(3) 观察消融是否成功,主要是原有心律失常是否消失,能否被诱发。

3. 操作后的护理

(1) 动脉穿刺者,术后穿刺局部应以沙袋压迫6小时,穿刺侧肢体制动12小时;静脉穿刺者术侧肢体应制动4～6小时。

(2) 穿刺部位定期换药,并应用抗生素3日,防止感染。

(3) 术后行心电监护24小时,同时严密监测血压、脉搏、呼吸,前2小时每15分钟测量1次,以后每30～60分钟测量1次,以后每日行心电图检查1次,连续3日。

(4) 密切观察有无心律失常及心包填塞现象。如有异常,应立即报告医师,并配合进行相应处理。

冠状动脉造影术

冠状动脉造影术是将特形的心导管经股动脉、肱动脉或桡动脉送到左、右冠状动脉开口处,注入造影剂进行造影检查的方法。该造影术可发现冠状动脉各支动脉狭窄性病变的部位及程度,是目前诊断冠心病最可靠的方法。

【适应证及禁忌证】

1. 适应证　①对所有疑似冠心病而无创性检查未能确诊者。②对药物治疗中心绞痛仍较重,为明确病变情况以考虑介入性治疗或手术者。

2. 禁忌证　除同心导管检查外,严重心功能不全、外周动脉血栓性脉管炎、造影剂过敏者均不能实施冠状动脉造影术。

【操作流程】

以经股动脉途径冠状动脉造影为例。

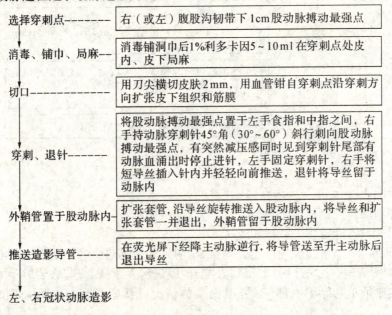

【护理配合】

基本同心导管检查术,在心导管检查术护理配合的基础上还应做到:

1. 操作前的护理　训练在床上排尿及平卧时深吸气-屏气-用力咳嗽动作,以加快造影剂的排出。术前不禁药。

2. 操作后的护理　应注意造影剂过敏反应和肾衰竭。

经皮冠状动脉腔内成形术

经皮冠状动脉腔内成形术(PTCA)是将带球囊的心导管经股动脉、肱动脉或桡动脉穿刺送入冠状动脉,到达狭窄节段,扩张球囊,使狭窄管腔扩张,解除狭窄,以改善心肌供血的方法,是最常用的经皮冠状动脉介入治疗(PCI)。

【适应证及禁忌证】

1. 适应证　①稳定型心绞痛经药物治疗后仍有症状者。②不稳定型心绞痛经药物治疗,病情未稳定者。③冠状动脉不完全狭窄,狭窄程度达70%～75%以上者。④PTCA术后心绞痛复发,管腔再狭窄者。⑤主动脉-冠状动脉旁路移植术后复发心绞痛者。⑥冠心病急性心肌梗死病人。

2. 禁忌证　①狭窄病变在左冠状动脉主干或主干分叉附近是绝对禁忌证。②冠状动脉狭窄程度≤50%、冠状动脉严重钙化、多支广泛性弥漫性病变等病人。

【操作流程】

基本操作流程同心导管动脉插管术。

【护理配合】

1. 操作前的护理

(1) 用物准备:①X线设备。②指引导管、球囊导管、导引钢丝、密封三通连接导管、球囊加压泵、多导程生理记录仪。③抢救设备及抢救用药物。

(2) 病人准备:术前5日应停用抗凝剂,术前24小时做碘过敏试验,备血,进行出凝血时间、血小板计数、凝血酶原时间、肝肾功能测定,术前晚饭后口服肠溶阿司匹林300 mg和氯吡格雷75 mg,术前10小时禁食。

2. 操作中的护理

(1) 选择右股动脉或右桡动脉处进行消毒、铺巾、麻醉。

(2) 术毕,在置管部位覆盖无菌纱布。

3. 操作后的护理

(1) 即刻做心电图,与术前比较。

(2) 安置病人于CCU病房,监护心电图、血压等24小时。

(3) 保持静脉输液通道24小时。

(4) 术后4～6小时可拔除导管鞘管(经桡动脉穿刺者术后立即拔除),局部压迫止血15～20分钟,如无出血用弹力绷带包扎,并用1 kg沙袋压迫4小时。

(5) 术后绝对卧床休息24小时,72小时后可下床活动。嘱病人逐渐增加活动量,起床和下蹲动作应缓慢,不能突然用力,防止伤口再度出血,1周后根据病人情况可恢复日常生活与轻体力劳动。

(6) 术后即可进食,多饮水,以加速造影剂的排泄。

(7) 遵医嘱常规使用抗生素3日,以防感染;继续使用抗血小板聚集药、钙通道阻滞剂、硝酸酯剂等,定期检测血小板及出、凝血时间。

(8) 密切观察病情,注意有无局部穿刺损伤、腰酸、腹胀、栓塞、尿潴留、低血压、造影剂反应、心肌缺血及感染等,发现后立即告知医师并配合做相应的处理。

(9) 嘱病人定期门诊随访,尤其在 3～6 个月内,防止发生再狭窄。

经皮冠状动脉内支架置入术

经皮冠状动脉内支架置入术是将以不锈钢或合金材料制成的支架,通过心导管引导置入狭窄的冠状动脉内以支撑血管壁,维持血流通畅的方法,可以防止和减少 PTCA 后再狭窄和急性冠状动脉闭塞等的发生。

【适应证及禁忌证】

适应证及禁忌证基本同 PTCA。适应证还包括 PTCA 后的急性冠状动脉闭塞、再狭窄等。

【操作流程】

基本操作流程同心导管动脉插管术。

【护理配合】

护理配合基本同 PTCA,但应注意:冠状动脉内支架安置术后绝对卧床休息 48 小时,48～72 小时可在床上活动,72 小时后逐渐下床活动。术后除遵医嘱服用阿司匹林抗血小板聚集外,宜加用氯吡格雷首剂 300 mg,继而 75 mg,每日 1 次,连用 6～9 个月。

经皮穿刺球囊二尖瓣成形术

经皮穿刺球囊二尖瓣成形术(PBMV)是指将球囊导管自股静脉进入右心房,经房间隔穿刺跨越二尖瓣,用造影剂和生理盐水各半的混合液充盈球囊,使瓣叶间粘连部分分离,从而扩大瓣膜口,解除瓣膜口狭窄的方法。此为缓解单纯二尖瓣狭窄的首选方法。

【适应证及禁忌证】

1. 适应证　①中至重度单纯二尖瓣狭窄,尤其对瓣膜柔软,无钙化,瓣下结构无明显增厚的病人效果更佳。②高龄,伴有严重冠心病或其他严重的肺、肾、肿瘤等疾病不宜手术或不愿手术者。③妊娠伴严重呼吸困难。④外科二尖瓣分离术后再狭窄病人也可选择该疗法。

2. 禁忌证　伴有二尖瓣关闭不全或风湿活动,左心房血栓形成等。

【操作流程】

基本操作流程同心导管静脉插管术。

【护理配合】

护理配合基本同心导管检查术。但应注意:对有血栓和慢性心房颤动的病人术前应充分进行华法林抗凝。术后应注意观察有无二尖瓣反流、心房穿孔引起的心脏压塞、脑栓塞等并发症。

(章正福)

简答题:

1. 某患者,男性,65 岁。因"慢性阻塞性肺疾病并发肺源性心脏病"入院治疗,现在患者下肢水肿明显。请问对该患者如何正确饮食和皮肤护理?

2. 某患者,女,45 岁。患风湿性心瓣膜病史 20 余年,劳累后心悸、气促 5 年,近 3 日病情加重,休息时亦感心悸、胸闷,夜间不能平卧入睡。查体:心率 98 次/分,心律齐,心尖部闻及舒张期隆隆样杂音,双肺底闻及细湿啰音,双下肢凹陷性水肿。

问:(1)请判断病人心功能级别。(2)如何合理安排病人休息与活动?(3)如应用洋地黄类制剂应如何护理?(4)健康指导内容。

3. 李先生,30 岁。突然出现呼吸困难,咯大量粉红色泡沫痰。体检:血压 90/60 mmHg,口唇发绀,心率 140 次/分,心律绝对不规则,心尖部闻及隆隆样舒张期杂音,两肺满布湿啰音。

问:(1)该病人目前发生了什么情况?(2)主要护理诊断及合作性问题。(3)如何配合医师进行紧急救护?

4. 杨先生,28 岁,高度近视眼。主诉突然感到心悸。体检:血压正常,心率 200 次/分,心律匀齐,强弱均等。心电图检查提示室上性阵发性心动过速。

问:该病人目前主要的护理诊断及合作性问题有哪些?简便有效的治疗措施是什么?需要如何进行护理配合?

5. 李先生,54 岁。自感心慌,头晕就医。体检:病人心率为 84 次/分,心律不规则,心音强弱不等,脉搏为 52 次/分。

问:该病人心慌、头晕的原因?如何确诊?健康指导和自我护理措施有哪些?

6. 患者,男性,66 岁,肥胖。有高血脂和高血压病 10 年,血压 170/96 mmHg,突然出现心前区疼痛伴大汗 2 小时,休息不能缓解,急诊就医。心电图检查提示:$V_1 \sim V_5$ 导联出现病理性 Q 波,ST 段弓背向上抬高,T 波倒置。

问:(1)目前该病人诊断是什么?(2)治疗措施是什么?(3)健康指导内容有哪些?

7. 病毒性心肌炎的常见病因是什么?有哪些主要临床症状和体征,可能出现哪些并发症?本病的治疗和护理要点是什么?如何对病人进行保健指导?

8. 某患者,男性,21 岁,活动时常出现头晕、心悸和呼吸困难。查体:胸骨左缘第 3~4 肋间可闻及粗糙的喷射样收缩期杂音。患者父亲病故的原因是心源性猝死。该患者可能是什么病?可以建议其做什么检查以明确诊断?护士应该如何对患者进行健康指导?

9. 某患者,女性,36 岁。呼吸困难、干咳 1 周,伴发热、乏力、上腹部胀痛就诊。初步诊断为急性渗出性心包炎,心包积液收入院,准备行心包穿刺抽液检查。对该患者进行护理体检时可发现哪些阳性体征?若患者出现心脏压塞,可以有哪些表现?如何协助医师行心包穿刺抽液?

10. 林先生,62 岁,患高血压病 10 余年,长期服降压药。30 分钟前生气后,突然出现头痛、呕吐、抽搐、意识模糊。查体:血压 230/120 mmHg,心率 85 次/分,心律齐,双肺呼吸音稍粗糙,无肢体运动障碍。头颅 CT 未见异常。

问:(1)目前病人发生了什么情况?(2)紧急护理措施。(3)健康指导内容。

第四章 消化系统疾病病人的护理

引言 消化系统疾病是指发生在食管、胃、肠、肝、胆、胰等器官的器质性和功能性病变。消化系统病变可局限于消化系统和累及其他系统，其他系统或全身性疾病也可引起消化系统疾病或症状。消化系统疾病病因复杂，可由多因素引起，常见病因有感染、理化因素、营养缺乏、代谢紊乱、吸收障碍、免疫因素、外伤、肿瘤、神经系统功能失调、遗传和医源性因素等，心理、社会和环境因素也可影响消化系统疾病的发生和发展，因此，对消化系统疾病的防治和护理应特别重视整体观念和综合措施。

第一节 消化系统疾病概述

一、消化系统解剖生理概要

（一）消化系统的解剖结构

1. **食管** 食管是连接咽和胃的通道，长约25 cm。食管在起始部、与左主支气管交叉处和穿越横膈处有三处生理性狭窄，是异物滞留嵌顿和肿瘤的好发部位；食管壁由黏膜、黏膜下层和肌层组成，没有浆膜层，故食管病变易扩散至纵隔；食管下端括约肌的功能是防止胃食管反流；食管下端静脉血经胃冠状静脉回流至门静脉系统，在门静脉高压时，导致食管下端静脉曲张，破裂时可引起大出血。

2. **胃** 胃分为贲门部、胃底、胃体和幽门四个部分，贲门与食管相接，幽门与十二指肠相连。胃壁由黏膜层、黏膜下层、肌层和浆膜层组成。黏膜层腺体丰富，主要有三种细胞，即：①壁细胞：分泌盐酸和内因子，盐酸激活胃蛋白酶原使其成为有活性的胃蛋白酶，并具有杀灭胃内细菌的作用；内因子可协助维生素 B_{12} 的吸收。②主细胞：分泌胃蛋白酶原，该酶被激活后参与蛋白质的消化。③黏液细胞：分泌碱性黏液，可中和胃酸和保护胃黏膜。此外，胃黏膜还有多种内分泌细胞。其中，胃窦部的 G 细胞分泌促胃液素，在调节胃酸、胃蛋白酶原的分泌和胃的运动中起着重要的作用。胃液由贲门腺、泌酸腺和幽门腺三种腺体和胃黏膜上皮细胞的分泌物组成，呈酸性，pH 为 0.9~1.5。

3. **小肠** 小肠由十二指肠、空肠和回肠构成。十二指肠上接幽门、下连空肠，长约25 cm，呈"C"型弯曲并包绕胰头。十二指肠分为球部、降部、横部、升部共四段。球部为消化性溃疡的好发处。胆总管与胰管分别或汇合开口于降部内后侧壁十二指肠乳头的顶部，胆汁和胰液由此进入十二指肠；升部与空肠相连，连接处被屈氏（Treitz）韧带固定，此处为上、下消化道的分界处。空肠和回肠之间无明显分界。小肠内有十二指肠腺和肠腺两种腺体,小肠液由肠腺分泌,呈弱碱性,pH 约为 7.6,成年人每日分泌量为 1~3 L,大量的小肠液可稀释消化产物,使其渗透压下降,有利于吸收的进行。

4. 大肠　大肠分为盲肠、阑尾、结肠和直肠 4 部分,全长约 1.5 m。回肠和盲肠交接处的回盲瓣,可使回肠中食糜残渣间歇进入结肠,并能阻止大肠内容物反流进入小肠。大肠液由大肠腺分泌,富含黏液和碳酸氢盐,呈碱性,其中的黏液蛋白具有保护肠黏膜和润滑粪便的作用。

5. 肝脏　肝脏是人体内最大的腺体,也是最大的实质性脏器。大部分位于右上腹部的膈下和季肋深面,仅小部分超越前正中线达左季肋部。由门静脉和肝固有动脉双重供血。

6. 胆囊　胆囊呈长梨形的囊状器官,位于肝脏面的胆囊窝内,借结缔组织与肝脏相连。胆囊分底、体、颈、管四部分。胆道系统在肝内有毛细胆管、小叶间胆管及左右肝管,出肝后汇合成肝总管及胆总管,最后开口于十二指肠降部。胆汁经由胆道系统运输和排泄至十二指肠。

7. 胰腺　胰腺是腹膜后器官,分头、体、尾三部分。胰的输出管为胰管,自胰尾至胰头纵贯胰的全长,穿出胰头后与胆总管合并或分别开口于十二指肠乳头。

（二）消化系统的生理功能

1. 食管　其功能是把食物和唾液等运到胃内。

2. 胃　胃暂时储存食物,通过胃蠕动一方面将食物与胃液进行充分混合,以利形成食糜;另一方面促使胃内容物进入十二指肠。幽门括约肌可控制胃内容物进入十二指肠的速度,并能阻止十二指肠内容物反流入胃,混合性食物从胃完全排空需 4~6 小时。

3. 小肠　小肠主要进行消化和吸收。食物通过小肠后,消化过程基本完成,许多营养物质被吸收。食物在小肠内停留的时间因食物性质而有差异,一般为 3~8 小时。

4. 大肠　大肠主要吸收水分和盐类,并为消化后的食物残渣提供暂时的贮存场所。肠内细菌还能利用肠内物质合成维生素 B 和维生素 K,吸收后对人体有营养作用。食物残渣在大肠内停留大约 10 小时以上,经细菌酶的发酵和腐败作用,形成粪便,排出体外。

5. 肝脏　肝脏主要功能:①分泌胆汁,促进脂肪的消化和吸收。②参与糖、蛋白质、脂肪等多种物质代谢。③通过生物转化发挥解毒作用。

6. 胆囊　胆囊的主要功能是贮存、浓缩和排出胆汁。胆囊黏膜每天可分泌 20 ml 左右的黏液样物质,以润滑和保护胆囊黏膜。

7. 胰腺　胰腺具有内分泌和外分泌两种功能。胰的外分泌结构为腺泡细胞和导管管壁细胞,分泌胰液,其中含有胰淀粉酶、胰脂肪酶、胰蛋白酶和糜蛋白酶等消化酶,能对淀粉、脂肪和蛋白进行消化、分解。胰的内分泌结构为散在于胰腺组织中的胰岛,其中有 A 细胞分泌胰高血糖素,B 细胞分泌胰岛素,主要参与糖代谢。

> **知 识 链 接**
>
> **消化系统的结构功能与疾病的关系**
>
> 消化道直接开口于体外,容易发生感染、炎症、损伤,消化系统肿瘤发病率较高也与此有关;胰管多与胆总管汇合成共同通道开口于十二指肠壶腹部,故胆道疾病(如结石、炎症、蛔虫等)可引起急性胰腺炎的发生;当消化系统正常功能因各种原因发生改变时,即会引起消化吸收障碍性疾病,如肠结核、溃疡性结肠炎等;肝是人体代谢的枢纽,当先天或后天因素导致代谢酶缺乏、肝细胞损害、血供不足等情况时即会发生相关肝病;消化器官的活动受自主神经支配,当自主神经功能紊乱时,可导致消化器官某些疾病的发生,如消化性溃疡等。

二、消化系统疾病护理技术的特点

【护理评估】

（一）健康史

1. **人口学资料** 消化性溃疡好发于中年人,胃溃疡比十二指肠溃疡晚十年。急性胰腺炎和结核性腹膜炎均好发于青壮年,女性多于男性;溃疡性结肠炎多发年龄在 20～40 岁。

2. **既往史** 肝硬化绝大多数与乙型肝炎有关;急性胰腺炎通常和胆道系统疾病有关;胃癌常与慢性胃炎和胃溃疡有关;结核性腹膜炎与身体其他部位结核感染有关。

3. **个人生活史** 日常生活无规律性、长期精神紧张的人,易患胃肠道功能紊乱、消化性溃疡等疾病。平日有不良饮食习惯的人,包括不按时进餐,进食品种组成及数量不合理,喜好在正餐外进食、暴饮暴食和进辛辣刺激性食物,以及吸烟、嗜酒等易患胃炎和消化性溃疡。长期酗酒与肝硬化、原发性肝癌的发生有密切的关系。血吸虫性肝硬化多见于生活在疫源地或有疫水接触史的人。

4. **家族史** 有些消化系统疾病有家族遗传倾向,如溃疡性结肠炎目前认为有一定的遗传性。

（二）身体状况

消化系统常见的主要症状及体征有恶心和呕吐、呕血和黑便、腹痛、腹泻、黄疸等。

1. **恶心和呕吐** 发生在进餐后 6～12 小时,呕吐量大、呕吐物含酸性发酵宿食,是幽门梗阻的特征;餐后数小时出现,呕吐物量大,含有胆汁和粪臭味,可见于肠梗阻;无恶心先兆的喷射性呕吐,与饮食无关,可能是中枢神经系统疾病;进餐后立即发生呕吐,无恶心,呕吐量不多,吐后即可进食,考虑为精神性呕吐。

2. **呕血和黑便** 上消化道出血呕血多呈棕褐色或咖啡色,粪便多为黑色或柏油样。

3. **腹痛** 上腹部阵发性隐痛、灼痛,伴恶心、呕吐、嗳气、反酸等,可见于胃、十二指肠病变;上腹部持续性剧烈钻痛或绞痛,并向腰背部呈带状放射,见于急性胰腺炎;全腹弥漫性疼痛,腹肌紧张、有压痛、反跳痛为急性腹膜炎的特征。

4. **腹泻** 粪便呈糊状或水样,含有未消化的食物残渣,可能是小肠病变;粪便含有黏液、脓、血,甚至出现里急后重,可见于大肠病变。

5. **黄疸** 皮肤、黏膜、巩膜呈浅黄至深黄不等,伴有乏力、食欲减退,常见于肝细胞性黄疸;黄疸程度较重,皮肤呈暗黄、黄绿或绿褐色,皮肤瘙痒明显,尿色深,粪便颜色变浅或呈白陶土色,常见于胆汁淤积性黄疸。

(三)实验室及其他检查

1. 粪便检查　对肠道感染、寄生虫病、腹泻、便秘和消化道隐血试验有重要诊断价值。
2. 胃液分析　常用于促胃液素瘤和消化性溃疡的诊断。
3. 十二指肠引流　对引流液进行显微镜和细菌学检查,用于胆道疾病的诊断。
4. 血液、尿液检查　肝功能试验对肝胆系统疾病的诊断有重要价值;测定肝炎病毒标记物可确定肝炎的类型;测定甲胎蛋白、癌胚抗原等可协助消化系统肿瘤的诊断;测定血清、尿液淀粉酶有助于急性胰腺炎的诊断。
5. 腹水检查　对于鉴别肝硬化、腹腔细菌性感染、腹膜结核、腹内癌肿等有实用意义。
6. X线检查　对疑有食管、胃、小肠疾病或胰腺癌的病人,可做X线钡餐检查;结肠病变,除做X线钡餐检查外,应进行钡剂灌肠检查。电子计算机X线体层摄影(CT)对肝、胆、胰的囊肿、脓肿、肿瘤、结石等占位性病变,对脂肪肝、肝硬化、胰腺炎等弥漫性病变,以及消化道肿瘤分期均很有价值。
7. 内镜检查　包括食管镜、胃镜、十二指肠镜、胆管镜、小肠镜、结肠镜和腹腔镜。可直接观察消化道管腔情况,并可在直视下取活组织做病理检查,以明确相关疾病的诊断。
8. 活组织检查和脱落细胞检查　用于消化系统肿瘤的诊断。
9. 超声显像、放射性核素检查、磁共振显像　对肝、脾、胰、胆囊病变的诊断,特别是占位性病变的诊断较有价值。

(四)心理社会资料

消化系统疾病病人可因食欲不振、呕吐、腹痛、腹胀、腹泻等症状给病人带来不适和痛苦,影响病人的日常工作和生活,特别是症状反复出现或持续存在时,易使病人产生焦虑、悲观等不良情绪反应。有些疾病如肝硬化失代偿期、消化系统肿瘤等,因治疗效果不佳、预后不良以及较重的医疗费用负担等,也给病人带来较大精神压力;而不良情绪反应常使某些疾病如消化性溃疡、溃疡性结肠炎、胃肠道功能紊乱等症状加重。

【护理诊断】

1. 恐惧　与上消化道大量失血有关。

诊断依据:①主诉恐惧感,有精神紧张、烦躁不安、恐慌、哭泣等表现。②呕血和黑粪。

护理目标:症状缓解或消失,情绪稳定。

2. 疼痛:腹痛　与胃肠道黏膜炎性、溃疡、穿孔,平滑肌痉挛,腹膜炎症,消化道梗阻,实质性脏器占位和消化器官及其周围组织炎症、水肿、坏死等病变有关。

诊断依据:①主诉腹部疼痛。②腹部压痛、反跳痛和腹肌紧张。③呼吸、脉搏增快、出汗。④取保护性的体位。⑤伴有烦躁不安、紧张、焦虑的情绪和痛苦表情。

护理目标:腹痛缓解或消失。

3. 营养失调:低于机体需要量　与消化系统疾病引起摄入减少或频繁呕吐、消化吸收不良、机体消耗和肝功能衰竭致代谢紊乱有关。

诊断依据:①恶心、呕吐、腹胀、腹痛、腹泻、食欲减退、厌食、不能进食等。②频繁呕吐所致的失水、低氯低钾性碱中毒。③疲乏无力、精神不振。④慢性面容、消瘦、体质量下降、贫血。⑤皮肤干枯、粗糙,夜盲、舌炎、多发性神经炎。

护理目标:营养状况改善。

4. 焦虑　与病痛增加、病情反复发作、迁延、出现并发症使病情加重,担心预后甚至癌变有关。

　　诊断依据:①心神不定、坐立不安、紧张、忧虑、情绪不稳定等。②伴有心率加快、呼吸急促、睡眠不佳等。③自身有不良感觉,害怕他人的反应或被别人排斥,感到无助。

　　护理目标:能采取有效应对措施,消除焦虑心理,保持乐观情绪。

5. 腹泻　与胃肠道炎症和溃疡使肠蠕动增强、排空过快,对水钠吸收障碍有关,同时与消化液分泌过多、减少或缺乏、肠道感染性疾病、内分泌功能紊乱、肿瘤和自身免疫病有关。

　　诊断依据:①排便次数增加。②粪便不成形,呈糊状或水样。③里急后重。④肠鸣音亢进。⑤水、电解质紊乱及酸碱平衡失调。

　　护理目标:腹泻停止,恢复水、电解质及酸碱平衡。

6. 便秘　与食物缺乏粗纤维、摄入水分少、不良心理因素等导致肠蠕动减弱或肠腔内有阻塞性肿块有关。另外,与活动少、工作压力大、生活环境改变及不定时排便也有关。

　　诊断依据:①排便次数每周少于3次。②粪便干硬。③伴有腹胀及排便困难等。④肠蠕动和肠鸣音减弱。⑤腹部可触及硬块。⑥肛诊时可触到粪便块。

　　护理目标:去除导致便秘的因素,正常排泄成形的软便。

7. 体液过多　与机体严重营养不良或肝功能减退引起低清蛋白血症、醛固酮和抗利尿激素增多及门静脉高压有关。

　　诊断依据:①腹水、水肿、体重增加。②电解质紊乱。③呼吸急促、端坐呼吸。④精神状态不佳。

　　护理目标:水肿逐渐减轻或消失,身体舒适感增加。

8. 有体液不足的危险　与恶心、呕吐、禁食、胃肠减压有关。

　　诊断依据:有下列危险因素存在:①频繁呕吐、胃肠减压致丢失体液过多。②禁食、消化吸收功能降低影响液体摄入和吸收。

　　护理目标:能及时得到水和电解质的补充,未发生脱水及酸碱平衡紊乱。

9. 有皮肤完整性受损的危险　与皮肤组织抗损伤能力下降及(或)皮肤损伤因素加强有关。

　　诊断依据:有下列危险因素存在:①营养不良。②皮肤水肿、干糙、瘙痒。③皮肤有无破损、感染。④长期卧床。⑤缺乏保持皮肤卫生的知识和良好的卫生习惯。⑥胆盐刺激皮肤引起瘙痒。

　　护理目标:保持皮肤完整状态,未出现破损和继发感染;黄疸减轻或消失。

10. 有感染的危险　与机体抵抗力下降、血液白细胞减少和皮肤瘙痒有关。

　　诊断依据:有下列危险因素存在:①机体慢性消耗致营养不良。②长期卧床。③接受放疗、化疗。④血液白细胞减少。⑤缺乏保持个人卫生的知识和良好的卫生习惯。

　　护理目标:去除感染的危险因素,无感染迹象或感染被控制。

11. 急性意识障碍　与血氨增高、消化道大出血等使大脑功能受损有关。

　　诊断依据:①有记忆力、注意力、定向力、认识力和思维方面的障碍。②有睡眠习惯改变或病理性睡眠。③有言语不清,书写障碍,举止反常,或错觉、幻觉、狂躁等。

　　护理目标:意识状态逐渐恢复正常。

12. 照顾者角色困难　与病人意识障碍或处于衰竭状态,使照顾者照顾能力不足有关。

　　诊断依据:①照顾者感到体力和精力不足,为照顾病人所要付出的时间、体力所困扰。

②照顾者由于病人患病前后变化显著,加上缺乏知识和技能,感到不知所措。③照顾者经济状况不良。

护理目标:照顾者的照顾能力增强,病人能获得切实有效的照顾。

13. 有受伤的危险　与大脑功能障碍、机体严重消耗有关。

诊断依据:有下列危险因素存在:①肝性脑病。②严重营养不良的病人头晕、目眩等。

护理目标:去除受伤的危险因素,未发生受伤。

14. 医护合作问题　潜在并发症:消化道出血、急慢性胃肠穿孔、幽门梗阻或肠梗阻、癌变及癌结节破裂出血、肠梗阻、结核性腹膜炎、肠系膜淋巴结结核、肠道瘘管、中毒性巨结肠、感染、肝性脑病、电解质及酸碱平衡紊乱、急性呼吸窘迫综合征、急性肾衰竭、心功能不全、败血症、DIC等。

【护理措施】

1. 恶心与呕吐的护理　①应协助其采取合适的体位,病情轻者可取坐位,病情重及体力差者,采取侧卧位或仰卧位、头偏向一侧,以防止呕吐物吸入呼吸道,避免发生窒息及吸入性肺炎。②指导病人进行缓慢的深呼吸,使声门开放、减少空气进入胃内,从而减轻或控制恶心、呕吐。③配合医生针刺内关、中脘、足三里等穴位;遵医嘱给予镇静药如地西泮、巴比妥类药物,解痉药如阿托品、山莨菪碱和止吐药如甲氧氯普胺(胃复安)、多潘立酮(吗丁啉)等。若有少量呕吐物呛入气管,可轻拍背部协助呕吐物咳出,量多时应迅速配合医生抢救误吸或窒息。呕吐后让病人用温开水漱口;做好口腔护理,护理时避免刺激舌、咽及上腭等部位,以防止诱发呕吐;及时更换呕吐物污染的床褥、衣被并开窗通风,以减少呕吐物气味及污浊环境对病人的刺激。呕吐停止后,供给清淡、易消化的饮食,注意少量多餐,逐渐增加进食量;呕吐剧烈不能进食或有严重脱水时,应遵医嘱静脉补液,以保证机体营养需要,避免发生水、电解质紊乱及酸碱平衡失调。

2. 呕血和黑粪的护理　①保持病室安静,安置病人休息,尽快清理呕吐物和黑粪,避免不良刺激。应向病人说明发生呕血、黑粪的原因,告知安静休息、情绪稳定有助于止血,而过度的精神紧张则可加重出血,对特别紧张的病人可遵医嘱适当给予镇静药。大出血时病人应绝对卧床休息,取平卧位并将下肢略抬高,呕血时头偏向一侧,以防止误吸和窒息,呕血停止后协助病人漱口,保持口腔清洁。②少量出血时,可进温凉清淡流质饮食(消化性溃疡所致的出血,进食可中和胃酸、促进溃疡愈合),严重呕血者应禁食8～24小时。出血停止后给予营养丰富、易消化、无刺激的半流质饮食、软食,以免诱发再次出血,少量多餐,逐步过渡到正常饮食。③建立静脉通道,遵医嘱及时补充血容量和使用止血药物,核查血型做好输血准备,并注意观察疗效和不良反应。④对老年或伴有心血管疾病者,应注意补液的速度和液体量,避免过快、过多,以防发生急性肺水肿。

3. 腹痛的护理　①对急性腹痛病人应卧床休息,以减少疲劳感和能量消耗,提高对疼痛的耐受力,还能够增加脏器血流量,促进组织修复。应采取舒适的体位,一般取仰卧位或侧卧位,下肢屈曲,以避免腹肌紧张,减轻疼痛。加强巡视,以了解病人的需要和解决病人的问题,如对烦躁不安者应采取防护措施,以防坠床、意外伤害等发生;对慢性腹痛病情较轻者可边工作边治疗,指导合理安排学习、工作和休息,保证充足睡眠,注意劳逸结合。②对急性腹痛病人,诊断未明时宜暂禁食,必要时行胃肠减压。而慢性腹痛应进食营养丰富、易消化、富含维生素的饮食。但应注意随腹痛病因不同,其饮食原则有差异,如溃疡性结肠炎病人宜食低纤维食物,且忌乳制品,急、慢性胆囊炎病人应摄取低脂肪饮食等。③非药物性缓解疼痛的方法,是对疼痛,特别是慢性疼痛的主要处理方法,能提高其疼痛阈值和对疼痛的控制感。具体方法有指导式想象、分散注意力、行为疗法、局部热疗法和针灸止痛。指导式想象是利用一个人对某特定事物的想象而达到特定正向效果,如回忆一些有趣的往事可转移对疼痛的注意力;分散注意力如心中默默数数、谈话、深呼吸等,以减轻疼痛;行为疗法如松弛技术、生物反馈、听音乐、冥想等,以缓解疼痛;局部热疗法是除急腹症外,疼痛局部用热水袋进行热敷解除肌肉痉挛而减轻疼痛;针灸止痛是根据不同疾病和疼痛部位选择针疗穴位。④药物止痛,镇痛药物种类繁多,应根据病情、疼痛性质和程度选择给药。癌性疼痛应遵循世界卫生组织的三阶梯治疗原则,即按阶梯治疗、口服给药、按时给药、个体化给药、注意具体细节的原则,有效控制病人的疼痛。疼痛缓解或消失后及时停药,以防止药物不良反应,减少药物耐受性和药物依赖的发生。观察药物不良反应,如口干、恶心、呕吐、便秘和用药后的镇静状态。急性剧烈腹痛诊断未明时,不可随意使用镇痛药物,以免掩盖症状,延误病情。

  4. 腹泻的护理 ①休息可减少肠蠕动,减轻腹泻症状,减少耗能。急性腹泻、全身症状明显的病人应卧床休息;慢性腹泻、症状较轻者应增加休息时间。②合理饮食有利于控制腹泻症状,应根据病情和医嘱给予禁食、流质、半流质或软食,腹泻好转后鼓励病人逐渐增加食量,以促进体力的恢复,避免发生营养障碍。饮食以营养丰富、少纤维素、低脂肪、易消化为宜,适当补充水分和食盐,忌食生冷及刺激性食物,以免刺激肠黏膜引起肠蠕动亢进,而加重腹泻。③遵医嘱给予解痉止痛、止泻、补液、补充电解质和营养物质等治疗。一般多用口服补液,严重腹泻、伴恶心呕吐、禁食或全身症状明显时,可通过静脉补液。口服补液要少量、多次,注意液体保温,以防服用时刺激病人的消化道,为改善口感和预防恶心,可在口服液中加入少量果汁或柠檬汁;静脉补液要注意输液速度的调节,特别是老年人输液时速度不宜过快,以免诱发肺水肿。④要注意保护肛周皮肤,告知病人排便后宜用软纸擦拭,擦拭动作应轻柔,便后用温水清洗肛门及周围皮肤,清洗后轻轻拭干局部,保持清洁干燥,必要时涂布凡士林或抗生素软膏以保护肛周皮肤或促进损伤处愈合。⑤注意病人腹部保暖,用热水袋热敷腹部,可起到减轻胃肠痉挛以减轻腹泻症状。⑥要留取粪标本送检,以明确腹泻病因。⑦对肠道传染病所致腹泻,应严格进行隔离消毒。

  5. 黄疸护理 ①对急性期黄疸病人应卧床休息,病情康复时可逐步恢复活动。②饮食宜清淡、易消化、富含维生素;蛋白质供给应视肝功能情况,伴有胆道阻塞的病人因肠道内胆汁缺乏而致脂肪和脂溶性维生素吸收代谢障碍,应给予低脂和含丰富脂溶性维生素的饮食,必要时可肌内注射补充脂溶性维生素;禁忌烟、酒。③对有皮肤瘙痒者,应加强皮肤清洁,常用温水清洗,局部涂擦炉甘石洗剂等以减轻瘙痒症状,必要时遵医嘱使用氯苯那敏、异丙嗪等;应及时给病人修剪指甲,以免抓破皮肤;建议病人穿棉质、柔软舒适的衣服。

重点提示:
1. 消化系统的生理功能。
2. 消化系统疾病护理评估的要点,主要护理措施。

第二节 慢性胃炎病人的护理

【概述】

慢性胃炎是由多种原因引起的胃黏膜慢性炎症性病变。本病发病率在各种胃病中居首位。本病可发生于任何年龄组,但随年龄增长,发病率可增高,男性发病率高于女性。根据病理组织学改变和病变部位不同,结合可能病因,新悉尼系统分类法将慢性胃炎分为浅表性(又称非萎缩性)、萎缩性和特殊类型三大类。

【病因和发病机制】

慢性胃炎的病因尚未十分明了,主要病因可能有:

1. 幽门螺杆菌(helicobacter pylon,Hp)感染　目前被认为是慢性胃炎最主要的病因。Hp 具有鞭毛结构,能直接侵袭胃黏膜;释放尿素酶分解尿素产生 NH_3,损伤上皮细胞膜;其分泌的空泡毒素蛋白使上皮细胞受损,细胞毒素相关基因蛋白引起强烈的炎症反应及菌体胞壁作为抗原产生免疫反应。因此,Hp 长期存在导致胃黏膜的慢性炎症。

2. 理化因素　如长期饮浓茶、酒和咖啡,食用过冷、过热、过于粗糙的食物,可损伤胃黏膜;服用大量的非甾体类抗炎药、糖皮质激素以及各种原因引起的十二指肠液反流会破坏或削弱胃黏膜屏障功能。

3. 自身免疫　壁细胞损伤后能作为自身抗原刺激机体的免疫系统而产生相应的壁细胞抗体(PCA)和内因子抗体(IFA),破坏壁细胞,使胃酸分泌减少乃至缺失,还可影响维生素 B_{12} 的吸收,导致恶性贫血。

4. 其他因素　如饮食中高盐和缺乏新鲜蔬菜水果能引起胃黏膜萎缩、肠化生。此外,某些疾病如心力衰竭、肝硬化门静脉高压、尿毒症等也使胃黏膜易于受损。

【护理评估】

1. 健康史　评估患者的饮食情况,是否有长期饮浓茶、咖啡、过热、过冷、过于粗糙食物。评估患者服药史,有无长期服药史,特别是非甾体抗炎药。评估患者的生活习惯与嗜好,有无不规律的饮食习惯与嗜酒、吸烟等。评估患者的既往史,有无肝、胆、心脏疾病和自身免疫性疾病等。

2. 身体状况

(1) 症状:慢性胃炎病程迁延,进展缓慢,缺乏特异症状,大多数病人无明显症状。部分病人出现消化不良的表现,可有上腹部饱胀不适,以进餐后明显,无规律的隐痛、嗳气、反酸、食欲不振、恶心、呕吐等。少数病人可有上消化道少量出血。慢性萎缩性胃炎病人可出现明显厌食和体重减轻,可伴有贫血。如有典型恶性贫血者,可出现舌炎、舌萎缩和周围神经病变如四肢感觉异常。

(2) 体征:胃体部胃炎病人可伴有贫血和体重减轻。体检上腹可有轻压痛。

3. 辅助检查

(1) 胃液分析:慢性萎缩性胃炎均有胃酸缺乏,慢性浅表性胃炎胃酸多正常或增多。

(2) 胃镜及胃黏膜活组织检查:这是最可靠的诊断方法。内镜下慢性浅表性胃炎可见红斑、黏膜粗糙不平或有出血点;慢性萎缩性胃炎可见黏膜呈颗粒状、黏膜血管显露、色泽灰暗,皱襞细小。

(3) 幽门螺杆菌检测:目前临床可通过对活检标本进行培养、涂片、尿素酶测定等检出

Hp。①侵入性检查:有活检标本快速尿素酶试验、活检标本涂片或常规病理切片中找 Hp、Hp 培养、聚合酶链反应(PCR)等,快速尿素酶试验为侵入性检查中诊断 Hp 感染的首选方法;②非侵入性检查:^{13}C-或^{14}C-尿素呼气试验和血清学试验等,前者可作为根除治疗后复查的首选方法。

(4)自身免疫反应:导致的胃炎 PCA 多呈阳性,伴恶性贫血时 IFA 多呈阳性。当胃体黏膜出现明显萎缩时,空腹血清促胃液素水平明显升高而胃液分析显示胃酸分泌缺乏。

4. 心理社会状况　慢性胃炎病程迁延,反复发作,时轻时重,症状不典型,易使患者产生烦躁、焦虑、抑郁等不良情绪。少数患者因出现明显厌食、贫血、消瘦怕癌变而出现紧张、失眠、恐惧心理。

5. 治疗情况

(1)根除 Hp 感染:目前多采用三联疗法(见表 4-1),即一种胶体铋制剂或一种质子泵抑制剂加上两种抗菌药物,如用枸橼酸铋钾或奥美拉唑加阿莫西林和甲硝唑(或呋喃唑酮),1~2 周为一个疗程。

表 4-1　根除 Hp 三联疗法方案

质子泵抑制剂或胶体铋剂		抗菌药物	
名称	剂量(mg/d)	名称	剂量(mg/d)
奥美拉唑	40	克拉霉素	500~1 000
兰索拉唑	60	阿莫西林	1 000~2 000
枸橼酸铋钾	480	甲硝唑	800
选择一种		选择两种	

(2)对症处理:胃酸增高者可应用制酸剂;胃酸缺乏者可服用稀盐酸、胃蛋白酶合剂。有胃动力学改变者应用多潘立酮或西沙必利,伴恶性贫血者可用维生素 B_{12} 肌内注射。

【护理诊断】

1. 疼痛:腹痛　与胃黏膜炎症病变有关。
2. 营养失调:低于机体需要量　与消化吸收功能障碍有关。
3. 焦虑　与疼痛、病情反复发作、担心预后有关。
4. 知识缺乏　缺乏对疾病的认识、治疗、保健知识。

【护理计划与实施】

护理目标:①缓解病人腹痛、饱胀不适症状。②增加病人食欲,改善病人营养状态;能说出致病相关因素及基本的应对措施,对疾病有正确的认识。

护理措施:

1. 一般护理

(1)饮食护理:以高热量、高蛋白、丰富维生素、易消化、少量多餐为基本饮食原则。培养良好的饮食、卫生习惯;鼓励病人进食,可以色、香、味的合理调配来促进病人食欲,必要时可用促消化药物;避免长期饮浓茶、咖啡、过热、过冷、过于粗糙食物;忌暴饮暴食及餐后从事重体力活动;如消化道出血者可暂禁食。

(2)休息:一般无需控制活动,如有消化道出血或慢性胃炎急性发作者应卧床休息。

2. 病情观察　观察病人腹痛、消化不良等症状的变化,如有上消化道出血者应注意粪便的颜色和性状的改变;观察病人进食情况;观察病人用药疗效及其不良反应。

3. 对症护理　有腹痛、腹胀的病人,注意腹部保暖并配合上腹部轻按摩,可以缓解不适,如腹痛较剧烈者应卧床休息,并可使用解痉药物;有反酸、嗳气、恶心等症状者,可给予制酸、助消化等药物治疗。

4. 用药护理　治疗慢性胃炎的常用药物有助消化药物、胃肠促动药、制酸药、胃黏膜保护剂、抗菌药物等。

(1) 助消化药物:如胃蛋白酶、胰蛋白酶、稀盐酸合剂等,服用时宜用吸管送至舌根部直接咽下,避免接触牙齿,后用温水漱口。

(2) 胃肠促动药:如甲氧氯普胺、多潘立酮等,宜餐前服用,避免与胃肠解痉药同服,可有头痛、嗜睡等不良反应。

(3) 制酸药物:H_2受体阻断剂,如西咪替丁、雷尼替丁、法莫替丁等,前两种常见不良反应有头痛、头晕、幻觉、心动过缓等;质子泵抑制剂,如奥美拉唑、兰索拉唑、雷贝拉唑等,有肝功能减退者用量应酌减。

(4) 胃黏膜保护剂:如米索前列醇、硫糖铝、麦滋林等,并注意药物的不良反应。

(5) 抗菌药物:如阿莫西林,用前应询问有无青霉素过敏史;甲硝唑用后应观察有无胃肠道反应、舌炎、口腔金属味等;克拉霉素服用后应注意有无恶心等胃肠道反应,肝功能损害者慎用。

5. 健康教育

(1) 疾病知识的指导:通过教育让病人了解本病的有关知识,指导其避免诱发因素。

(2) 生活指导:指导病人注意饮食卫生和规律的生活,同时戒烟酒。避免使用对胃黏膜有刺激性的药物,如非甾体抗炎药。

(3) 心理疏导:告知病人引起慢性胃炎的可能病因、疾病经过和预后,说明通过正规治疗多能痊愈,使其树立信心、配合治疗,消除焦虑和恐惧的心理。

(4) 用药指导:告诉病人药物可能出现的不良反应及其应对措施。指导病人定期复查,特别是慢性萎缩性胃炎和(或)有肠上皮化生、不典型增生者,应强调复查的必要性。

护理评价:①腹痛是否减轻或已消失,有无腹部压痛、反跳痛和腹肌紧张。②食欲减退、不能进食症状是否改善,进食后有无恶心、呕吐、嗳气、腹胀、腹痛,饮食是否已恢复正常。营养状况贫血是否得到纠正。

重点提示:
1. 慢性胃炎的护理评估要点。
2. 慢性胃炎的护理措施。

(章正福)

第三节 消化性溃疡病人的护理

案例

张先生,男性,36岁,农民,因间断上腹痛5年、加重1周来诊。患者自5年前开始间断出现上腹胀痛,空腹时明显,进食后可自行缓解,时有夜间疼痛,无放射痛,有嗳气和反酸,常因进食不当或生气诱发,每年冬春季节易发病。1周前因吃烧饼后再犯,腹痛较前重,但部位和规律同前,自服药物后无明显减轻来诊。发病以来无恶心、呕吐和呕血,饮食好,二便正常,无便血和黑便,体重无明显变化。既往体健,无肝肾疾病、胆囊炎和胆石症病史,无手术、外伤和药物过敏史。无烟酒嗜好。查体:体温36.7 ℃,脉搏80次/分,呼吸18次/分,血压120/80 mmHg。

请分析:该案例有何特点?存在哪些护理问题?如何制订护理计划?

【概述】

消化性溃疡是指主要发生在胃和十二指肠黏膜的慢性溃疡即胃溃疡(gastric ulcer,GU)和十二指肠溃疡(duodenal ulcer,DU)。临床以慢性病程、周期性发作和节律性上腹部疼痛为主要特点。本病可发生于任何年龄,均好发于男性,其中DU多见于青壮年,GU多见于中老年。DU与GU发生率的比值大约为3∶1。

【病因及发病机制】

应激、吸烟、长期精神紧张、进食无规律等是消化性溃疡发生的常见诱因。在导致各类胃炎的病因持续作用下,黏膜糜烂可进展为溃疡。其常见的病因如下:

1. Hp感染　是消化性溃疡的主要病因,DU病人的Hp感染率高达90%~100%,GU为80%~90%。同样,在Hp感染高的人群,消化性溃疡患病率也较高。清除Hp可加速溃疡的愈合,显著降低消化性溃疡的复发。

2. 药物　长期服用NSAIDs、糖皮质激素、氯吡格雷、化疗药物、双磷酸盐、西罗莫司等药物的患者可发生溃疡。NSAIDs是导致胃黏膜损伤最常用的药物。

3. 其他　部分消化性溃疡患者有家族史,提示可能有遗传易感性;十二指肠-胃反流,胃排空延迟及食糜停留过久,可刺激分泌促胃液素,均可导致胃黏膜损伤。

消化性溃疡发病机制是胃酸、胃蛋白酶的侵袭作用与黏膜的防御能力间失去平衡,胃酸对黏膜产生自我消化。胃溃疡在发病机制上以黏膜屏障功能降低为主要机制,十二指肠球部溃疡则以高胃酸分泌起主导作用。多数导致消化性溃疡的病因既可以损坏黏膜屏障,又可以使胃酸、胃蛋白酶的侵袭作用增强。

知识链接

吸烟与消化性溃疡

在吸烟的人群中,消化性溃疡发病率显著高于不吸烟人群,其溃疡愈合过程延缓,复发率显著增高,以上与吸烟量及时间呈正相关性。可能与吸烟(尼古丁)引起胃黏膜血管收缩,降低幽门括约肌张力,使胆汁及胰液反流增加,从而削弱胃黏液及黏膜屏障,并抑制胰腺分泌碱性胰液,减少十二指肠内中和胃酸能力等有关。

【护理评估】

1. 健康史 询问有无不良的生活习惯,如饮食无规律、暴饮暴食、长期食用过冷、过热、过硬或刺激性食物及烟酒嗜好等;家族中有无消化性溃疡和病人的性格特征;有无经常服用的药物如NSAIDs、糖皮质激素等。有无精神刺激、过度疲劳、气候变化等诱发或加重因素。

2. 身体状况

(1) 症状:上腹痛或不适为主要症状,性质可有钝痛、胀痛、灼痛、剧痛、饥饿样不适,可能与胃酸刺激溃疡壁的神经末梢有关,常有下列特点:①慢性过程,病史可达数年或十余年;②周期性发作,发作期可为数周或数月,缓解期亦长短不一,发作有季节性,多在秋冬和冬春之交发病;③部分患者有与进餐相关的节律性上腹痛,如饥饿痛或餐后痛;④腹痛可被抑酸或抗酸剂缓解。部分病例无上述典型的疼痛,仅表现厌食、腹胀、嗳气、反酸等消化不良症状。

(2) 体征:发作时剑突下可有局限性压痛,疼痛多位于上腹中部、偏右或偏左。缓解后无明显体征。

知识链接

特殊类型的消化性溃疡

复合溃疡是胃和十二指肠均有活动性溃疡,多见于男性,幽门梗阻发生率高。幽门管溃疡餐后很快发生疼痛,早期出现呕吐,易出现幽门梗阻、出血、穿孔等并发症;球后溃疡是发生在降段和水平段的溃疡,易出血;巨大溃疡直径大于2cm的溃疡;老年人溃疡因表现多不典型易误诊为胃癌;无症状性溃疡常以上消化道出血、穿孔等并发症为首发症状;难治性溃疡系经正规抗溃疡治疗而溃疡仍未愈合者;儿童期溃疡主要发生于学龄儿童,发生率低于成人。

(3) 并发症:①出血:消化性溃疡是上消化道出血中最常见的病因,十二指肠球部溃疡较胃溃疡易发生。当消化性溃疡侵蚀周围或深处血管,可产生不同程度的出血。轻者表现为黑粪,重者出现呕血。有慢性腹痛的患者,出血后腹痛减轻。②穿孔:当溃疡向深处发展,穿透胃、十二指肠,溃破入腹腔可引起弥漫性腹膜炎,急性游离穿孔是最严重的并发症;溃破穿孔并受阻于毗邻实质性器官,如肝、胰、脾等(穿透性溃疡);也可穿入空腔器官形成瘘管。

③幽门梗阻:炎症水肿和幽门部痉挛而引起的梗阻为暂时性的,可因药物治疗、溃疡愈合而消失;瘢痕收缩或与周围组织粘连而阻塞流出道,多为持续性梗阻,需手术治疗。表现为餐后加重的上腹胀痛,呕吐后腹痛可稍缓解,呕吐物为宿食,严重者致失水,低氯、低钾性碱中毒;可出现胃蠕动波、振水音。④癌变:溃疡由良性演变为恶性的几率很低,估计低于1%的胃溃疡有可能癌变。十二指肠球部溃疡一般不发生癌变。

知 识 链 接

表 4-2 消化性溃疡出血的 Forrest 分型

分型	特征	再出血率(%)
Ⅰ	活动性动脉出血	90
Ⅱa	裸露血管伴明显渗血	50
Ⅱb	血凝块	25～30
Ⅲa	少量渗血	10
Ⅲb	仅有溃疡,无血迹	3

注:胃镜下溃疡出血病灶的 Forrest 分型有助于评估病灶再出血的概率

3. 辅助检查

(1) 胃镜及黏膜活检:是确诊消化性溃疡首选方法,可确定病变部位、鉴别良恶性、治疗效果评价,同时对合并出血者给予止血治疗。内镜下消化性溃疡多呈圆形或椭圆形,边缘光整,底部覆有灰黄色或灰白色渗出物,周围黏膜可有充血、水肿,可见皱襞向溃疡集中(图 4-1)。

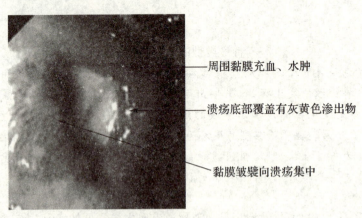

图 4-1 十二指肠球部溃疡

(2) X 线钡餐:可以了解胃的运动情况,适合胃镜禁忌者、不愿接受胃镜检查和没有胃镜。龛影是溃疡的 X 线直接征象;局部压痛、胃大弯侧痉挛性切迹、十二指肠球部激惹及球部畸形等间接征象。

(3) 幽门螺杆菌检测:详见本章第二节慢性胃炎。

(4)粪便隐血：阳性提示溃疡有活动性，如持续阳性应怀疑癌变可能。

4. 心理社会状况　本病病程长、有周期性和节律性疼痛的特点，患者易产生紧张、焦虑急躁情绪，当出现出血、穿孔或癌变时，易产生恐惧心理。了解家庭经济状况和社会支持情况。

5. 治疗情况　治疗的目的是去除病因、控制症状、促进溃疡愈合、预防复发和避免并发症。

知 识 链 接

消化性溃疡药物治疗进展

自20世纪70年代以来，消化性溃疡药物治疗经历了H_2受体拮抗剂、PPI和根除Hp三次里程碑式的进展，使溃疡愈合率达到95%左右，青壮年患者消化性溃疡死亡率接近于零，老年患者主要死于严重的并发症，尤其是大出血和急性穿孔，病死率小于1%，从而相应的外科手术大幅度减少。

(1) 抑制胃酸分泌：①H_2受体拮抗剂：是治疗消化性溃疡的主要药物之一，常用西咪替丁、雷尼替丁、法莫替丁和尼扎替丁。②质子泵抑制剂（PPI）：以奥美拉唑、兰索拉唑等为代表。抑酸作用强，溃疡愈合率略高于H_2受体拮抗剂。此外PPI可增强抗Hp抗生素的杀菌作用。

知 识 链 接

埃索拉唑化学结构与优点

埃索拉唑是奥美拉唑的S异构体，采用不对称合成技术生产，使快、慢代谢基因型患者对该药的代谢差异缩小，减少靶组织内药物浓度的个体间差异，提高整体人群药物作用的起效速度和溃疡愈合率。

(2) 根除Hp：消化性溃疡不论活动与否，都是根除Hp的主要指征之一，根除Hp可显著降低溃疡的复发率（药物选用及疗程见本章第二节）。由于耐药菌株的出现、抗菌药物不良反应、患者依从性差等因素，部分患者胃内的Hp难以根除，应因人而异制订多种根除Hp方案。

(3) 保护胃黏膜：①铋剂在酸性溶液中呈胶体状，与溃疡基底面的蛋白形成蛋白-铋复合物，覆于溃疡表面，阻断胃酸、胃蛋白酶对黏膜的自身消化。此外，铋剂还可通过包裹Hp菌体，干扰Hp代谢，发挥杀菌作用。不良反应少，常见舌苔和粪便变黑。由于肾脏为铋的主要排泄器官，故肾功能不全者忌用铋剂。②弱碱性抗酸剂常用铝碳酸镁、磷酸铝、硫糖铝、氢氧化铝凝胶等，可中和胃酸，短暂缓解疼痛。由于其能促进前列腺素合成，增加黏膜血流量、刺激胃黏膜分泌HCO_3^-和黏液，目前多被视为黏膜保护剂。

(4) 消化性溃疡的治疗方案及疗程:抑酸药物的疗程通常为4～6周,部分患者需要8周,根除Hp所需的1～2周疗程可重叠在4～8周的抑酸药物疗程内,也可在抑酸疗程结束后进行,溃疡愈合率可超过90%。

(5) 外科手术治疗:大多数消化性溃疡已不需要外科手术治疗。有下列指征者可行外科手术治疗:①大量出血经药物、胃镜及血管介入治疗无效;②急性穿孔、慢性穿透性溃疡;③瘢痕性幽门梗阻;④胃溃疡疑有癌变;⑤正规内科治疗无效的顽固性溃疡。

知 识 链 接

消化性溃疡外科术式

胃大部切除术和迷走神经切断术是治疗消化性溃疡最常用的两种手术方式。手术不只是单纯切除溃疡病灶,而是通过手术永久地减少胃酸和胃蛋白酶分泌的能力。对胃大部切除后消化道重建主要有三种术式:①Billroth-Ⅰ式吻合:即残胃直接与十二指肠吻合;②Billroth-Ⅱ式吻合:将残留胃和近端空肠吻合,十二指肠残端缝合;③胃空肠Roux-en-Y吻合术。术后并发症有:术后胃出血、十二指肠残端破裂、胃肠吻合口破裂或瘘、术后梗阻、倾倒综合征、胆汁反流性胃炎、吻合口溃疡、缺铁性贫血等营养不良。

【护理诊断】

1. 疼痛:腹痛 与胃酸刺激溃疡面,引起化学性炎症或并发穿孔有关。
2. 营养失调:低于机体需要量 与疼痛所致摄入量减少及消化吸收障碍有关。
3. 焦虑 与溃疡迁延不愈、反复发作,或出现并发症使病情加重有关。
4. 知识缺乏 缺乏溃疡病的防治知识。
5. 潜在并发症:上消化道大量出血、穿孔、幽门梗阻、癌变。

【护理计划与实施】

护理目标:①病人能应用缓解疼痛的方法和技巧,疼痛逐渐减轻或消失;②能建立合理的饮食习惯和结构;③焦虑减轻或无焦虑;④了解溃疡病相关知识;⑤已发生的并发症得到了及时护理或预防并发症发生。

护理措施:

1. 一般护理

(1) 休息与活动:溃疡活动期且症状重或有并发症的患者应卧床休息,以缓解症状。病情轻者则鼓励适当活动,分散注意力,但以不感到劳累和诱发疼痛为原则。

(2) 饮食护理:①指导病人有规律地定时进食,以维持正常消化活动的节律。在溃疡活动期,以少食多餐为宜,每天进餐4～5次,避免餐间零食和睡前进食,使胃酸分泌有规律。一旦症状得到控制,应尽快恢复正常的饮食规律。饮食不宜过饱,以免胃窦部过度扩张而增加促胃液素的分泌。进餐时注意细嚼慢咽,避免急食。咀嚼可增加唾液分泌,后者具有稀释和中和胃酸的作用。②选择营养丰富、易消化的食物。除并发出血或症状较重外,一般无需规定特殊食谱。症状较重的病人以面食为主,因面食柔软易消化,且其含碱能有效中和胃酸。

不习惯于面食则以软米饭或米粥替代。由于蛋白质类食物具有中和胃酸作用,可适量摄取脱脂牛奶,宜安排在两餐之间饮用,但牛奶中的钙质吸收有刺激胃酸分泌的作用,故不宜多饮。脂肪到达十二指肠时虽能刺激小肠分泌抑促胃液素,抑制胃酸分泌,但同时又可引起胃排空减慢,胃窦扩张,致胃酸分泌增多,故脂肪摄取应适量。应避免食用机械性和化学性刺激性强的食物。机械性刺激强的食物指生、冷、硬、粗纤维多的蔬菜、水果,如洋葱、韭菜、芹菜等;化学性刺激强的食物有浓肉汤、咖啡、浓茶和辣椒、酸醋等调味品等。

2. 病情观察　　观察患者腹痛的规律和特点,包括疼痛部位,程度,持续时间,诱发因素,疼痛与进食、服药的关系,有无放射痛、有无恶心、呕吐等伴随症状出现,重点观察有无上消化道出血、急性穿孔、幽门梗阻、癌变的征象。

3. 对症护理　　根据病人情况,正确实施缓解疼痛的措施。如 DU 患者若有空腹痛或午夜痛,则指导患者随身携带碱性食物(如苏打饼干等)可疼痛前或疼痛时进食。也可采用放松术、局部热敷或针灸止痛。

4. 用药护理

(1) H_2 受体拮抗剂:该药应在餐中或餐后服用,也可将一天的剂量睡前顿服,若与抗酸药联用时应间隔 1 小时以上。若采取静脉给药,则应注意给药速度,防止滴速过快引起低血压和心律失常。长期大量使用西咪替丁可出现男性乳房肿胀、性功能紊乱,且其主要通过肾脏排泄,用药期间应监测肾功能。此外,少数病人还可出现一过性肝损害和粒细胞缺乏,亦可出现头痛、头晕、疲倦、腹泻及皮疹等反应,如出现上述反应需及时协助医生进行处理。因药物可随母乳排出,哺乳期应停止用药。

(2) 质子泵抑制剂:在酸性胃液中不稳定,口服时不宜破坏药物外裹的保护膜。应用奥美拉唑可引起头晕,用药期间不适宜高空作业和开车。此外,奥美拉唑有延缓地西泮及苯妥英钠代谢和排泄的作用,联合应用时需慎重。应用兰索拉唑可出现荨麻疹、皮疹、瘙痒、头痛、口苦等,反应严重时应停止用药。泮托拉唑的不良反应较少,偶可引起头痛和腹泻。

(3) 保护胃黏膜药:如氢氧化铝凝胶等,应在饭后 1 小时和睡前服用。服用片剂时应嚼服,乳剂给药前应充分摇匀。抗酸药应避免与奶制品同时服用,因两者相互作用可形成络合物。酸性的食物及饮料不宜与抗酸药同服。氢氧化铝凝胶能阻碍磷的吸收,引起磷缺乏症,表现食欲不振、软弱无力等症状,甚至可导致骨质疏松。长期大量服用还可引起严重便秘、代谢性碱中毒与钠潴留,甚至造成肾损害。若服用镁制剂则易引起腹泻。硫糖铝片在餐前 1 小时服用,可有便秘、口干等不良反应。不能与多酶片同服,以免降低两者的效价。枸橼酸铋钾和某些抗菌药物用药护理参见本章"胃炎"。米索前列醇可引起子宫收缩,孕妇禁用。

(4) 根除 HP 药物:抗生素宜在餐后服用,尽量减少对胃黏膜的刺激,要定时定量,以达到根除 HP 的目的。

5. 并发症护理　　当消化性溃疡病人发生急性穿孔时应立即遵医嘱做好手术前准备。发生幽门梗阻时应指导患者禁饮禁食,必要时胃肠减压,观察和记录呕吐的量及性质,及时纠正水、电解质、酸碱平衡紊乱。发生上消化道出血的护理详见上消化道大量出血(本章第九节)。

6. 健康指导

(1) 疾病知识指导:向病人及家属讲解引起和加重溃疡病的相关因素。指导病人规律生活,避免过度紧张与劳累。选择合适的锻炼方式,提高机体抵抗力,指导病人建立合理的饮食习惯和结构,戒除烟酒,避免摄入刺激性食物。告知年龄偏大的胃溃疡患者应定期复查,防止癌变。

（2）饮食指导：建立合理的饮食规律，定时进餐，使胃酸分泌有规律；养成良好的饮食习惯，少量多餐、进餐时充分咀嚼，以助消化；选择营养丰富、易消化的偏碱性食物中和胃酸。同时，戒烟酒，避免摄入对胃黏膜有刺激性的食物。

（3）用药指导：指导教育病人按医嘱正确服药，学会观察药效及不良反应，不随便停药或减量，防止溃疡复发。指导病人慎用或勿用致溃疡药物，如阿司匹林、咖啡因、泼尼松等。定期复诊。若上腹疼痛节律发生变化或加剧，或者出现呕血、黑便时，应立即就医。

（4）心理疏导：告知不良情绪对胃黏膜修复的影响，而消除疑虑、保持乐观情绪、树立信心对溃疡愈合的意义。同时，指导病人使用放松技术转移注意力的方法。

护理评价：①病人有无痛苦表情，腹痛是否减轻或已消失，生命体征是否平稳；有无饮食不当诱发疼痛，饮食是否规律；②能选择合理的饮食方式和结构，营养指标是否在正常范围内；③心理压力有无减轻或无焦虑；④了解溃疡病的防治知识；⑤已发生的并发症是否得到及时护理或有无并发症发生。

重点提示：

1. 消化性溃疡的常见病因、诱因。
2. 消化性溃疡的临床特点和并发症。
3. 消化性溃疡的药物治疗。
4. 消化性溃疡的饮食及用药护理。

第四节　肝硬化病人的护理

李先生，56 岁。乏力、食欲减退、腹胀不适 10 个月，今日因食辣椒和烤馒头片后，觉得上腹不适，伴恶心，排柏油便约 500 ml，并呕鲜血约 600 ml，当即晕倒，家人急送入院。既往有乙肝病史，无烟酒嗜好，否认血吸虫疫水接触史。查体：体温 37.5 ℃，脉搏 125 次/分，呼吸 21 次/分，血压 90/60 mmHg，营养差，慢性肝病面容，神志清楚，巩膜无黄染，颈前可见 2 颗蜘蛛痣，无颈静脉怒张，心肺未见异常。腹部平坦，腹壁静脉可见，移动性浊音（±），肝掌（+），两下肢轻度凹陷性水肿。初步诊断为"肝硬化、上消化道出血"，立即收入院。

请分析：若你是主管护士，可为该病人确定哪些护理问题？如何护理？

【概述】

肝硬化是一种以广泛的肝细胞变性坏死、再生结节形成、结缔组织增生，正常肝小叶结构破坏和假小叶形成为组织学特征的慢性进行性弥漫性肝病。临床以肝功能减退和门静脉高压为特征，常并发上消化道出血、肝性脑病、继发感染等而死亡。

【病因及发病机制】

在我国，目前引起肝硬化的病因以病毒性肝炎为主；在欧美国家，乙醇性肝硬化占全部肝硬化的 50%～90%。

1. **病毒性肝炎**　乙型肝炎病毒感染为最常见的病因，其次为丙型肝炎病毒感染，从病毒性肝炎发展为肝硬化短至数月，长达数十年。甲型肝炎病毒和戊型肝炎病毒感染致肝炎一一般不发展为肝硬化。

2. 乙醇　长期大量饮酒导致肝细胞损害、脂肪沉积及肝脏纤维化，逐渐发展为肝硬化（图4-2），营养不良、合并乙型肝炎病毒或丙型肝炎病毒感染及有服用损伤肝脏药物等因素将增加乙醇性肝硬化发生的风险。饮酒的女性较男性更易发生乙醇性肝病。

3. 胆汁淤积　任何原因引起肝内、外胆道梗阻，持续胆汁淤积，皆可发展为胆汁性肝硬化。根据胆汁淤积的原因，可分为原发和继发性胆汁性肝硬化。

4. 循环障碍　肝静脉和（或）下腔静脉阻塞、慢性心功能不全及缩窄性心包炎（心源性）可致肝脏长期淤血、肝细胞变性及纤维化，最终发展为淤血性肝硬化。

5. 药物或化学毒物、免疫疾病、寄生虫感染、遗传和代谢性疾病、营养障碍等。

6. 病因不明　部分患者无法用目前认识的病因解释肝硬化的发生，也称隐源性肝硬化。

知 识 链 接

遗传和代谢性疾病所致的肝硬化

①肝豆状核变性是：一种常染色体隐性遗传的铜代谢障碍疾病，铜在体内沉积，损害肝、脑等器官而致病；②血色病：是由于第6对染色体上基因异常，导致小肠黏膜对食物内铁吸收增加，过多的铁沉积在肝脏，引起纤维组织增生及脏器功能障碍；③α_1-抗胰蛋白酶（α_1-AT）缺乏症：α_1-AT是肝脏合成的一种低分子糖蛋白，由于遗传缺陷，肝脏不能将异常的α_1-AT排至血中，大量积聚于肝细胞内，肝组织受损，引起肝硬化；④其他，如半乳糖血症、血友病、酪氨酸代谢紊乱症、遗传性出血性毛细血管扩张症等亦可导致肝硬化。

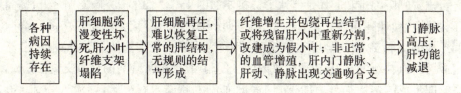

图4-2　肝硬化的病理演变过程

【护理评估】

1. 健康史　询问患者有无病毒性肝炎、血吸虫病、乙醇中毒、胆道疾病史；有无长期使用肝损害的药物及反复接触工业毒物史；有无慢性心力衰竭（尤其右心衰竭）、缩窄性心包炎等循环系统疾病等。

2. 身体状况　临床分为肝功能代偿期和失代偿期。

（1）代偿期：症状轻，缺乏特异性。乏力和食欲不振为早期主要表现，可伴有腹胀不适、恶心、厌油腻、上腹隐痛、轻微腹泻等。上述症状多因劳累或伴发病而出现，经休息或治疗后可缓解。体检营养状态一般，肝轻度肿大，质地偏硬，无或有轻度压痛，轻至中度脾大。肝功能检查结果正常或轻度异常。

(2) 失代偿期：症状显著，主要为肝功能减退和门静脉高压两大临床表现。

肝功能减退的表现：①消化吸收不良：表现为食欲减退、恶心、厌食，腹胀，餐后加重，荤食后易泻，多与门静脉高压时胃肠道淤血水肿、消化吸收障碍和肠道菌群失调等有关。②营养不良：一般情况较差，消瘦、乏力，精神不振，甚至因衰弱而卧床不起，患者皮肤干枯或水肿。③黄疸：表现为皮肤、巩膜黄染、尿色深，肝细胞进行性或广泛坏死；肝功能衰竭时，黄疸持续加重，多系肝细胞性黄疸。④出血和贫血：常有鼻腔、牙龈出血及皮肤黏膜淤点、淤斑和消化道出血等，与肝合成凝血因子减少，脾功能亢进和毛细血管脆性增加有关。⑤内分泌失调：具体内容见链接（肝硬化病人内分泌激素变化）。⑥不规则低热：肝脏对致热因子等灭活降低，还可由继发性感染所致。⑦低白蛋白血症：表现为双下肢水肿、全身性水肿甚至腹水。

知 识 链 接

肝硬化病人内分泌激素的变化

①性激素：常见雌激素增多、雄激素减少。前者与肝脏对其灭活减少有关，后者与升高的雌激素反馈抑制垂体促性腺激素释放，从而引起睾丸间质细胞分泌雄激素减少有关。男性患者常有性欲减退、睾丸萎缩、毛发脱落及乳房发育等；女性有月经失调、闭经、不孕等症状。蜘蛛痣及肝掌的出现均与雌激素增多有关。②肾上腺皮质功能减退，促黑素细胞激素增加。患者面部和其他暴露部位的皮肤色素沉着、面色黑黄，晦暗无光，称肝病面容。③抗利尿激素增多，促进腹水形成。④甲状腺激素：肝硬化患者血清总 T_3、游离 T_3 降低，游离 T_4 正常或偏高，严重者 T_4 也降低。

门静脉高压的表现：①腹水，是肝功能减退和门静脉高压的共同结果，是肝硬化失代偿期最突出的表现。少量腹水时腹胀，大量腹水时腹部膨隆，呈蛙状腹，甚至促进脐疝等腹疝形成。可出现呼吸困难和心悸。腹水形成机制如图4-3。②门-腔侧支循环开放，持续门静脉高压，机体代偿性脾功能亢进，出现肝内、外分流。肝内分流是纤维隔中的门静脉与肝静脉之间形成的交通支，使门静脉血流绕过肝小叶，通过交通支进入肝静脉；肝外分流主要与肝外门静脉的血管新生有关，也可使平时闭合的门-腔静脉系统间的交通支重新开放，其与腔静脉系统间形成的侧支循环，使部分门静脉血流由此进入腔静脉，回流入心脏（图4-4）。③脾大，是肝硬化门静脉高压较早出现的体征。脾功能亢进时，患者外周血象呈白细胞减少、增生性贫血和血小板降低，易并发感染及出血，有脾周围炎时脾脏可有触痛。脾脏大小、活动度、质地与病程病因相关。如大结节性肝硬化者比小结节性肝硬化者脾大明显，血吸虫性肝硬化比乙醇性肝硬化者脾大更为突出。

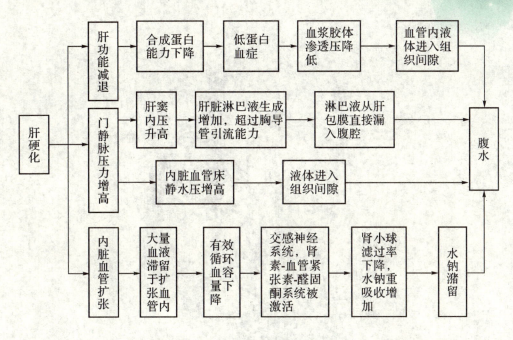

图4-3 肝硬化腹水的形成机制

知 识 链 接

侧支循环的建立与开放

门静脉与腔静脉之间存在许多交通支,当门静脉的压力增高达200 mmH$_2$O以上时,来自消化器官和脾的血液流经肝脏受阻,使门腔静脉交通支充盈扩张,血流量增加,建立侧支循环。①食管和胃底静脉曲张是肝硬化合并上消化道出血的重要原因。常因粗硬食物的机械损伤、胃酸反流腐蚀损伤或腹内压突然增高,使曲张静脉破裂导致上消化道出血,表现为呕血、黑粪甚至休克。②腹壁静脉曲张可在脐周与腹壁见迂曲的静脉,以脐为中心向上及下腹延伸,呈水母头状。③痔静脉扩张可形成痔核,破裂时引起便血。④腹膜后吻合支曲张:腹膜后门静脉与下腔静脉之间有许多细小分支,称为Retzius静脉。门静脉高压时,Retzius静脉增多和曲张,以缓解门静脉高压。⑤脾-肾分流:门静脉的属支脾静脉、胃静脉等可与左肾静脉沟通,形成脾肾分流。

(3) 并发症:①上消化道出血:是最常见的并发症。门静脉高压可致食管胃底静脉曲张出血、胃黏膜糜烂、溃疡及门静脉高压性胃病。食管胃底静脉曲张出血多见于粗糙食物、胃酸侵蚀、腹内压增高及剧烈咳嗽等诱因。突然发生大量呕血或柏油样便,伴出血性休克等。②胆石症:肝硬化患者胆结石发生率增高,以胆囊及肝外胆管结石均较常见。③感染:肝硬化患者容易发生感染,感染部位因患者基础疾病状况而异。常见有自发性细菌性腹膜炎,胆道、肺部、肠道及尿路感染。④门静脉血栓形成或海绵样变:主要见于脾切除术后。⑤电解质和酸碱平衡紊

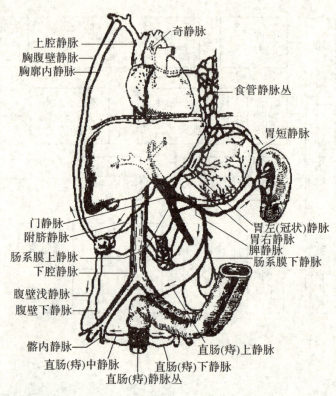

图4-4 门-腔静脉侧支循环的建立和开放

乱:长期钠摄入不足及利尿、大量放腹水、腹泻和继发性醛固酮增多均是导致电解质紊乱的常见原因。低钾、低氯血症与代谢性碱中毒,容易诱发肝性脑病。持续重度低钠血症,容易引起肝肾综合征,预后较差。⑥肝-肾综合征:由于严重门静脉高压,内脏高动力循环使体循环血流量明显减少;多种扩血管物质引起体循环血管床扩张,肾脏血流尤其是肾皮质灌注不足,因此出现肾衰竭。临床主要表现为少尿、无尿及氮质血症。⑦肝-肺综合征:临床上主要表现为肝硬化伴呼吸困难、发绀和杵状指(趾),预后较差。⑧原发性肝癌。⑨肝性脑病(详见本章第五节)

知 识 链 接

门静脉高压性胃病

门静脉高压性胃病系胃黏膜下的动-静脉交通支广泛开放,胃黏膜毛细血管扩张,广泛渗血。发病率占肝硬化患者的50%~80%,临床多为反复或持续少量呕血、黑便及难以纠正的贫血,少数出现上消化道大出血。

3. 辅助检查

(1) 血常规:血小板降低是较早出现的门静脉高压的信号,随着脾大、脾功能亢进的加重,红细胞及白细胞也降低。

(2) 尿常规:失代偿期有蛋白尿、血尿和管型尿,有黄疸时出现尿胆红素及尿胆原增加。

(3) 肝功能试验：代偿期正常或有轻度异常，失代偿期多有异常。重症病人有血清胆红素增高，转氨酶轻至中度增高，一般以血清丙氨酸氨基转移酶（ALT）增高较显著；血清总蛋白正常、降低或增高，清蛋白降低，球蛋白增高，清/球蛋白比例降低或倒置，γ-球蛋白显著增高；凝血酶原时间有不同程度延长。

(4) 腹水检查：一般为漏出液，并发自发性细菌性腹膜炎、结核性腹膜炎或癌变时腹水性质发生相应变化。

(5) 影像学检查：X线钡餐检查显示虫蚀样或蚯蚓状充盈缺损，胃底静脉曲张可见菊花瓣样充盈缺损。B超、CT、MRI检查可显示肝、脾的形态、门静脉及脾静脉内径增宽及腹水。

4. 心理社会状况　肝硬化为慢性经过，随着病情发展加重，病人逐渐丧失体能，长期治病影响家庭生活、经济负担沉重，均可使病人及其照顾者出现各种心理问题和应对行为的不足，易出现焦虑、抑郁、易怒、悲观等情绪。同时评估病人及家属对疾病的认识程度及态度、家庭经济情况。

5. 治疗情况　目前的治疗手段不能逆转已发生的肝硬化。代偿期病人，治疗旨在延缓肝功能失代偿、预防肝细胞肝癌；失代偿期病人，则以改善肝功能、治疗并发症、延缓或减少对肝移植需求。

(1) 保护或改善肝功能：①去除或减轻病因。②慎用损伤肝脏的药物。③维护肠内营养。④保护肝细胞，如胆汁淤积时，微创方式解除胆道梗阻，可避免对肝功能的进一步损伤；口服熊去氧胆酸降低肝内鹅去氧胆酸的比例，减少其对肝细胞膜的破坏；但过多使用保肝的药可加重肝脏负担。

知 识 链 接

如何维护肝硬化病人的肠内营养

肠内营养是机体获得能量的最好方式，对于肝功能的维护，防止肠源性感染有重要意义。肝硬化时，若碳水化合物供能不足，机体将消耗蛋白质供能，加重肝脏代谢负担。只要肠道尚可用，应鼓励肠内营养，减少肠外营养；应进食易消化的食物，以碳水化合物为主，蛋白质摄入量以患者可耐受为宜，辅以多种维生素。对食欲减退或进食不能耐受者，应给予易消化的、蛋白质已水解为小肽段的肠内营养剂。肝功能衰竭或有肝性脑病先兆时，应限制蛋白质的摄入。

(2) 腹水的治疗：①限制钠、水摄入。②利尿，常联合使用保钾及排钾利尿药，即螺内酯联合呋塞米，利尿效果不满意时，应酌情配合静脉输注白蛋白。利尿速度不宜过快，以免诱发肝性脑病、肝-肾综合征等。③经颈静脉肝内门腔分流术（详见知识链接）。④排放腹水加输注白蛋白，一般每放腹水1 000 ml，输注白蛋白80 g。该方法缓解症状时间短，易于诱发肝肾综合征、肝性脑病等。⑤自发性腹膜炎，选用肝毒性小、主要针对革兰阴性杆菌并兼顾革兰阳性球菌的抗生素，用药时间不得少于2周。因自发性腹膜炎多系肠源性感染，除抗生素治疗外，还应注意保持大便通畅、维护肠道菌群。腹水是细菌繁殖的良好培养基，因此控制腹水也是治疗的一个重要环节。

> **知识链接**
>
> **经颈静脉肝内门腔分流术(TIPS)**
>
> TIPS是在肝内门静脉属支与肝静脉间置入特殊覆膜的金属支架,建立肝内门-体分流,降低门静脉压力,减少或消除由于门静脉高压所致的腹水和食管胃底静脉曲张出血。TIPS可有效缓解门静脉高压,增加肾脏血液灌注,显著减少甚至消除腹水。且多数TIPS术后患者可不需限盐、限水及长期使用利尿剂,可减少对肝移植的需求,可较长期维持疗效。对不具备TIPS技术、对TIPS禁忌及失去TIPS机会时顽固性腹水的姑息治疗,行排放腹水加输注白蛋白治疗。

(3) 其他并发症治疗:①食管胃底静脉曲张破裂出血的治疗详见本章第九节。②胆石症应以内科保守治疗为主,尽量避免手术。③对肝硬化并发的感染,一旦疑诊,应立即经验性抗感染治疗,若培养出致病菌,则应根据药敏实验选择窄谱抗生素。④门静脉血栓:对新近发生的血栓应做早期静脉肝素抗凝治疗,肝硬化患者不推荐使用溶栓治疗。⑤肝肾综合征:TIPS能减少缓进型转为急进型;肝移植可以同时缓解这两型肝肾综合征,是该并发症有效的治疗方法。⑥肝肺综合征:轻型、早期患者给予吸氧及高压氧舱,肝移植可逆转肺血管扩张。⑦原发性肝癌及肝性脑病的处理详见外科护理和本章第五节。

(4) 手术:包括治疗门静脉高压的各种分流、断流及限流术。由于TIPS综合技术具有微创、精准、可重复和有效等优点,逐渐成为有效延长生存期的治疗方法。肝移植是对终末期肝硬化治疗的最佳选择。

> **知识链接**
>
> **食管胃底静脉曲张破裂出血预防**
>
> 一级预防 主要针对已有食管胃底静脉曲张但尚未出血者,包括:①对因治疗;②口服PPI制剂或H_2受体拮抗剂;③非选择性β-受体拮抗剂;④内镜结扎治疗。
>
> 二级预防 指对已发生过食管胃底静脉曲张出血史者,预防其再出血。①患者在急性出血期间已行TIPS,止血后可不给予预防静脉曲张出血的药物,但应采用多普勒超声每3~6个月了解分流道是否通畅;②患者在急性出血期间未行TIPS,预防再出血的方法有分流术、断流术和限流术,非选择性β受体拮抗剂及长效生长抑素类似物调节门静脉血流,口服PPI制剂或H_2受体拮抗剂。

【护理诊断】

1. 营养失调:低于机体需要量　与肝硬化所致食欲减退、消化不良及营养吸收障碍有关。

2. 体液过多　与肝功能减退、大量腹水有关。

3. 活动无耐力　与肝功能减退、大量腹水有关。

4. 有皮肤完整性受损的危险　与营养不良、皮肤干燥、水肿、瘙痒及长期卧床有关。

5. 有感染的危险　与机体抵抗力降低、门-腔静脉侧支循环开放有关。

6. 焦虑　与病程漫长、症状复杂多变、病情重及预后差等有关。

7. 潜在并发症:上消化道出血、电解质和酸碱平衡紊乱、肝-肾综合征、肝性脑病。

【护理计划与实施】

护理目标:①病人能描述营养不良的原因,遵循饮食计划,保证各种营养物质的摄入;②腹水和水肿有所减轻,身体舒适感增加;③能遵循休息与活动计划,活动耐力增加;④无皮肤破损或感染、瘙痒等不适感减轻或消失;⑤焦虑减轻或无焦虑;⑥去除诱因防止并发症发生。

护理措施:

1. 一般护理

(1) 休息与活动:代偿期肝硬化患者应适当减少活动,但仍可以参加轻体力工作,避免过度劳累;失代偿期肝硬化患者强调以卧床休息为主,休息可以减少能量消耗,减轻肝脏代谢的负担,增加肝脏的血流量,有助于肝细胞的修复。

(2) 体位:平卧位有利于增加肝、肾血流量,改善肝细胞的营养,提高肾小球滤过率,故应多卧床休息。可抬高下肢,以减轻水肿。阴囊水肿者可用托带托起阴囊,以利水肿消退。大量腹水者卧床时可取半卧位,以使膈下降,有利于呼吸运动,减轻呼吸困难和心悸。

(3) 饮食护理:饮食原则上给予高热量、高蛋白质、高维生素、易消化饮食。肝功能显著损害或有肝性脑病先兆时,应限制或禁食蛋白质,待病情好转后再逐渐增加摄入量,并以植物蛋白为主,多食新鲜蔬菜水果;有腹水时应限盐和水,钠限制在每天 500~800 mg(氯化钠 1.2~2.0 g/d),入水量在 1 000 ml/d 左右,如有低钠血症,则应限制在 500 ml 以内。TIPS 术后患者可不必限盐和水。有食管胃底静脉曲张者进餐时宜细嚼慢咽,应食菜泥、肉末、软食,进餐时细嚼慢咽,咽下的食团宜小且外表光滑,避免食用刺激性强、粗糙和坚硬的食物如糠皮、硬屑、鱼刺、甲壳等,以防损伤曲张的静脉而出血。

2. 病情观察　经常评估病人的饮食和营养状况,包括每天的食品和进食量,体重和实验室检查有关指标的变化;观察腹水和下肢水肿的消长,准确记录出入量,测量腹围、体重;监测血清电解质和酸碱平衡情况;注意有无呕血和黑粪、精神异常、腹痛、腹胀、发热、少尿无尿等,以及早发现上消化道出血、肝性脑病、腹膜炎等并发症。若发现异常,应及时报告医师并协助处理。

3. 对症护理　大量腹水时,应避免使腹内压突然剧增的因素,例如剧烈咳嗽、打喷嚏、用力排便等。对水肿病人应加强皮肤护理,可每日用温水擦浴,避免水温过高、用力搓擦及使用有刺激性的皂类和溶液;黄疸时出现皮肤瘙痒,应避免搔抓,遵医嘱给予止痒处理,防止皮肤破损继发感染;长期卧床患者应定时更换体位,防止发生压疮。

4. 用药护理　使用利尿剂时应特别注意维持水电解质和酸碱平衡。利尿速度不宜过快,以每天体重减轻不超过 0.5 kg 为宜。不易滥用护肝药物。

5. 腹腔穿刺术的护理　事先准备好腹腔穿刺器械、消毒物品和腹水标本收集试管等。术前说明注意事项、测量腹围、体重、生命体征,排空膀胱以免误伤;术中及术后监测生命体征,观察有无不适反应;术毕用无菌敷料覆盖穿刺部位;束紧腹带,避免腹内压骤然下降;记录抽出腹水的量、性质和颜色,标本及时送检。详见消化系统常用诊疗技术及护理(本章第十节)。

6. 健康指导

(1) 疾病知识指导:向病人和家属宣传肝硬化的有关知识,包括:肝硬化的病因和诱发因素,早期症状体征及常见并发症的表现,治疗原则与护理原则等。

(2) 心理疏导:引导病人以积极的心态对待自身的疾病。在征得患者家属同意后,尽可能让患者知晓病情,以利于配合治疗。患者出现情绪反应需要进行安抚和疏导。

(3) 饮食指导:食物应以易消化、产气少的粮食为主,常吃蔬菜水果,调味不宜过于辛辣,保持大便通畅,不要用力排大便。对已有食管胃底静脉曲张者,进食不宜过快、过多,食物不宜过于辛辣和粗糙,在进食带骨的肉类时,应注意避免吞下刺或骨。严格禁酒。

(4) 用药指导:不宜服用不必要且疗效不明确的药物、各种解热镇痛的复方感冒药、不正规的中药偏方及保健品,以减轻肝脏代谢负担,避免肝毒性损伤。失眠患者应在医生指导下慎重使用镇静、催眠药物。如服用利尿剂者,应记录尿量,若出现软弱无力、心悸等症状时,提示低钾、低钠血症,应及时就医。

(5) 指导照顾者:对患者家属应强调在情感上关心和支持患者,从而减轻心理压力,细心观察及早识别病情变化。

护理评价:①病人食欲是否改善,能否保证每天所需热量、蛋白质、维生素等营养成分的摄入,营养状态是否改善;②腹水和皮下水肿及其引起的身体不适有无减轻,腹围有无缩小,体重是否减轻或已恢复正常;③病人精神状态和体力是否好转,卧床时间是否逐渐缩短,耐力是否增加;④皮肤有无水肿、干糙、瘙痒、破损或感染;⑤焦虑有无减轻或消失;⑥有无并发症发生。

重点提示:

1. 肝硬化最常见的病因是病毒性肝炎。
2. 肝硬化的临床表现及并发症。
3. 肝硬化患者的饮食护理及健康指导要点。

第五节　肝性脑病病人的护理

　　王女士,57岁,因意识不清一日入院。一天前因进食一大碗鸡肉及鸡汤后出现躁动不安、淡漠少言、随地便溺。既往有乙肝病史18年,腹胀、水肿、皮肤黏膜出血3年。3天前出现昼睡夜醒。入院体检:体温36 ℃,脉搏83次/分,呼吸18次/分,血压100/65 mmHg,能正确回答问题,有时吐词不清,定向力差,消瘦,慢性肝病病容,扑翼样震颤(+),腹壁静脉曲张,脾肋下2 cm,移动性浊音(+),双下肢可见淤斑。
　　请分析:如果你是当班护士,该如何实施护理?

【概述】
　　肝性脑病是由严重肝病或门-体分流引起的、以代谢紊乱为基础、中枢神经系统功能失调的综合征,临床表现轻者可仅有轻微的智力减退,严重者出现意识障碍、行为失常和昏迷。

【病因及发病机制】
　　大部分肝性脑病由肝硬化引起,其他病因包括重症肝炎、暴发性肝衰竭、原发性肝癌、严重胆道感染及妊娠期急性脂肪肝等。确定这些病因通常并不困难,但临床上常需在肝病基础上寻找诱发肝性脑病的因素。常见诱因有消化道出血、大量排钾利尿、放腹水、高蛋白饮食、催眠镇静药、麻醉药、便秘、尿毒症、外科手术及感染等。
　　1. 病因　大部分肝性脑病由肝硬化引起,其他病因包括重症肝炎、暴发性肝衰竭、原发性肝癌、严重胆道感染及妊娠期急性脂肪肝等。其中最常见的病因是病毒性肝炎后肝硬化。而由原发性肝癌、妊娠期急性脂肪肝、严重胆管感染引起的肝性脑病比较少见。
　　2. 诱发因素　肝性脑病常有明显的诱因,常见的有上消化道出血、高蛋白饮食、大量排钾利尿和放腹水、应用镇静催眠药和麻醉药、便秘、感染、尿毒症、外科手术、低血糖等。
　　3. 发病机制　关于肝性脑病的发病机制目前主要有如下假说:
　　(1) 氨中毒学说:氨代谢紊乱引起氨中毒是肝性脑病、特别是门-体分流性肝性脑病的重要发病机制。游离的NH_3有毒性,且能透过血-脑屏障,使大脑细胞的能量供应不足,直接干扰神经的电活动,对脑功能具有抑制作用。当脑内氨浓度升高,谷氨酰胺合成增加。谷氨酰胺增加不仅导致星形胶质细胞,也使神经元细胞肿胀,是肝性脑病时脑水肿发生的重要原因。

知 识 链 接

氨的形成和代谢

　　氨的形成和代谢:血氨来自于肠道、肾和骨骼肌,但消化道是氨产生的主要部位,肠氨来源于:①谷氨酰胺在肠上皮细胞代谢后产生;②肠道细菌对含氮物质(摄入的蛋白质及分泌的尿素)的分解。氨以非离子型氨(NH_3)和离子型氨(NH_4^+)两种形式存在,两者受pH的影响而互相转化。氨在结肠部位以非离子型氨(NH_3)由肠黏膜弥散入血,游离的 NH_3 有毒性,而且能透过血-脑屏障;氨在肠道的吸收受 pH 的影响,当结肠内 pH>6 时,NH_3 大量弥散入血;pH<6 时,NH_3 从血液转至肠腔,随粪排泄。机体清除血氨的主要途径为:①合成尿素,绝大部分来自肠道的氨在肝中转变为无毒的尿素经肾脏排出,这是机体清除血氨的最主要的途径;②脑肝肾等组织利用和消耗氨合成谷氨酸和谷氨酰胺;③血氨过高时可从肺部呼出少量;④肾是排泄氨的主要场所。

肝性脑病病人血氨增高的原因

血氨增高主要是生成过多和(或)代谢清除过少。血氨生成过多可以是外源性的,也可以是内源性的;外源性的如摄入过多含氮食物(高蛋白饮食)或药物;内源性的如上消化道出血(停留在肠内的血液分解为氨)、肾前性与肾性氮质血症(血中的尿素弥散至肠腔转变为氨,再进入血液)、肝合成尿素能力减退、门-体静脉间有分流(肠道的氨未经肝解毒而直接进入体循环,使血氨升高)等。

(2)其他学说:包括假神经递质学说、γ-氨基丁酸/苯二氮(GABA/BZ)复合体学说、氨基酸代谢不平衡学说及锰离子学说等,可导致神经传导发生障碍,出现意识障碍或昏迷等症状。

【护理评估】

1. 健康史 询问病人有无病毒性肝炎后肝硬化、重症肝炎、暴发性肝功能衰竭、门静脉高压及门-体分流手术、原发性肝癌、妊娠期急性脂肪肝、严重胆管感染等疾病史,有无上消化道出血、高蛋白饮食、大量排钾利尿和放腹水、应用镇静催眠药和麻醉药、便秘、感染、尿毒症、外科手术、低血糖等诱发肝性脑病的因素。

2. 身体状况 肝性脑病在临床上主要表现为高级神经中枢的功能紊乱,根据意识障碍程度、神经系统体征和脑电图改变,可将肝性脑病的临床过程分为四期。

(1)一期(前驱期):此期临床表现不明显,仅有轻度性格改变和行为失常,如淡漠少言或欣快激动、衣冠不整、随地便溺等,有时吐词不清且较缓慢,但回答问题正确。可有扑翼样震颤。脑电图多数正常。

知 识 链 接

扑翼样震颤

扑翼样震颤也称为肝震颤,即嘱病人两臂平伸,肘关节固定,手掌向背侧伸展,手指分开时,可见到手向外侧偏斜,掌指关节、腕关节、甚至肘与肩关节急促而不规则地扑击样抖动。

(2)二期(昏迷前期):以意识错乱、睡眠障碍、行为异常为主要表现。病人定向力和理解力减退,对时间、地点、人物的概念混乱,不能完成简单的计算和智力构图,言语不清、书写障碍、举止反常,睡眠时间倒错,昼睡夜醒,甚至有幻觉、恐惧、狂躁而被视为一般精神病。此期有明显神经体征,如腱反射亢进、肌张力增高、踝震挛及 Babinski 征阳性,扑翼样震颤存在。

脑电图有特征性异常。

(3) 三期(昏睡期):以昏睡和精神错乱为主。病人大部分时间呈昏睡状态,勉强唤醒可应答,但常有甚至不清和幻觉。肌张力高,腱反射亢进,锥体束征常阳性等神经体征持续或加重,扑翼样震颤仍可引出。脑电图明显异常。

(4) 四期(昏迷期):神志完全丧失,不能唤醒。浅昏迷时,腱反射亢进和肌张力高;深昏迷时,各种反射消失,肌张力降低。肝功能损害严重的病人有明显黄疸、出血倾向和肝臭,易并发各种感染、肝肾综合征和脑水肿等。由于病人不能合作,扑翼样震颤无法引出。脑电图明显异常。

以上各期的分界不很清楚,前后期临床表现可有重叠,其程度可因病情发展或治疗好转而变化。肝性脑病与其他代谢性脑病相比并无特征性。

3. 辅助检查

(1) 血氨:正常人空腹静脉血氨为 20～60 μmol/L。慢性肝性脑病尤其是门体分流性脑病病人多有血氨升高,急性肝性脑病病人血氨可以正常。

(2) 脑电图:正常人脑电图呈 α 波,每秒 8～13 次。肝性脑病病人的脑电图表现为节律变慢,二至三期病人表现为 δ 波或三相波,每秒 4～7 次。昏迷时表现为高波幅的 δ 波,每秒少于 4 次。

(3) 心理智能测验:心理智能测验主要用于早期肝性脑病,尤其轻微肝性脑病的诊断。其中木块图试验常与数字连接试验及数字符号试验联合,用于诊断轻微肝性脑病。缺点是受年龄、教育程度的影响。

(4) 影像学检查:可行 CT 或 MRI 检查,急性肝性脑病病人可发现脑水肿,慢性肝病病人可发现不同程度的脑萎缩。

目前,开展的磁共振波谱分析及临界视觉闪烁频率对检测轻微肝性脑病有一定帮助。

4. 心理社会状况　随着病情的发展加重,病人会逐渐丧失工作能力和生活自理能力。加上长期治疗和预后不佳,给病人及其家庭带来沉重的经济及精神负担,病人及其家人会产生抑郁、焦虑、恐惧等各种心理问题。

5. 治疗情况　积极治疗原发肝病,去除引发肝性脑病的诱因、维护肝脏功能、促进氨代谢清除及调节神经递质是治疗肝性脑病的主要措施。

(1) 消除诱因:①纠正电解质和酸碱平衡紊乱。肝硬化病人在进食量减少、利尿过度及大量排放腹水后常出现低钾性碱中毒,因此利尿药的剂量不宜过大应;大量排腹水时应输入足量的白蛋白以维持有效血容量和防止电解质紊乱,入液量应约为尿量加 1 000 ml,以免血液稀释、血钠过低而加重昏迷。②止血。上消化道出血是肝性脑病的重要诱因之一。措施详见本章第五节。③止血和清除肠道积血。用乳果糖、乳梨醇或 25% 硫酸镁口服或鼻饲导泻,生理盐水或弱酸液(如稀醋酸溶液)清洁灌肠。④预防和控制感染。⑤慎用镇静药及损伤肝功能的药物,镇静、催眠、镇痛药及麻醉剂可诱发肝性脑病,禁用鸦片类、巴比妥类、苯二氮䓬类镇静剂,可试用异丙嗪、氯苯那敏等抗组胺药。⑥保持大便通畅,可给予乳果糖,以保证每日排软便 2～3 次,注意防治便秘。

(2) 营养支持治疗:营养支持的目的在于促进机体的合成代谢,抑制分解代谢,保持正氮平衡(具体见本节饮食护理)。

(3) 减少肠内氮源性毒物的生成与吸收:①清洁肠道特别适用于上消化道出血或便秘的病人,方法如前述。②乳果糖或乳梨醇,乳果糖使肠道酸化后对产尿素酶的细菌生长不利,但有利于不产尿素酶的乳酸杆菌生长,使肠道细菌产氨减少。此外,酸性的肠道环境可减少氨的吸收,并促进血液中的氨渗入肠道排出体外。乳果糖的疗效确切,可用于各期肝性脑病及轻微肝性脑病的治疗。亦可用乳果糖稀释至33.3%保留灌肠。乳梨醇的疗效与乳果糖相似。③口服抗生素可抑制肠道产尿素酶的细菌,减少氨的生成。常用的抗生素有利福昔明、甲硝唑、新霉素等。④益生菌制剂含双歧杆菌、乳酸杆菌的微生态制剂可通过调节肠道菌群结构,抑制产氨、产尿素酶细菌的生长,对减少氨的生成有一定作用。

(4) 其他:L-鸟氨酸-L-天冬氨酸和鸟氨酸-α-酮戊二酸促进体内氨的代谢,促进脑、肾利用和消耗氨以合成谷氨酸和谷氨酰胺;谷氨酸钠或钾、精氨酸等药物理论上具有降血氨作用,但至今尚无证据肯定其疗效。GABA/BZ复合受体拮抗药,如氟马西尼对三至四期的病人具有促醒作用。支链氨基酸制剂是一种以亮氨酸、异亮氨酸、缬氨酸等为主,减少假性神经递质的形成,其疗效尚有争议。

> ### 知 识 链 接
>
> **肝性脑病病人的预后**
>
> 　　轻微型肝性脑病经积极治疗多能好转;急性肝衰竭所致的肝性脑病往往诱因不明显,发病后很快昏迷甚至死亡;失代偿期肝硬化发生的肝性脑病多有明显诱因,如能去除诱因及恰当治疗,可能恢复;肝功能较好、分流手术后及诱因明确且容易消除者,通常预后较好;肝硬化终末期肝性脑病,起病缓慢,反复发作,逐渐转入昏迷至死亡;有腹水、黄疸、出血倾向的病人多数肝功能很差,其预后也差;暴发性肝衰竭所致的肝性脑病预后最差;肝移植的开展已大大改善难治性肝性脑病的预后。
>
> **人工肝**
>
> 　　人工肝是用分子吸附剂再循环系统代替肝脏的某些功能,如可清除肝性脑病病人血液中部分有毒物质、降低血胆红素浓度及改善凝血酶原时间等,为肝移植赢取时间,尤其适用于急性肝功能衰竭的病人。

【护理诊断】

1. 意识模糊　与血氨增高、干扰脑细胞能量代谢和神经传导有关。
2. 照顾者角色困难　与病人的意识障碍、照顾者缺乏有关照顾知识及经济负担过重有关。
3. 营养失调:低于机体需要量　与肝功能减退、消化吸收障碍以及控制蛋白质摄入有关。
4. 活动无耐力　与肝功能减退、营养摄入不足有关。
5. 有感染的危险　与长期卧床、营养失调、抵抗力下降有关。
6. 知识缺乏　缺乏预防肝性脑病的有关知识。

【护理计划与实施】

护理目标:①病人意识逐渐恢复正常,无受伤、误吸发生;②能获得一个切实可行的照顾;③营养状况改善;④生活能基本自理或体力有所改善;⑤无感染;⑥了解肝性脑病的有关知识。

护理措施:

1. 一般护理

(1) 休息与体位:提供环境安静、空气新鲜的病房,保证病人绝对卧床休息,专人护理。昏迷者取仰卧位,头偏向一侧,防止舌根后坠阻塞呼吸道。兴奋躁动不安或抽搐的病人需要使用床挡,必要时用保护带,以防坠床。

(2) 饮食护理:①限制蛋白质:在起病数天内,饮食中暂停蛋白质的摄入(一至二期的病人可限制在 20 g/d 以内),待病人神志清楚后,可逐步增加蛋白质饮食。从每日 20 g 开始逐渐增加至 1 g/(kg·d),但短期内不能超过每日 40~50 g。慢性肝性脑病病人无禁食必要。植物蛋白较好,因其支链氨基酸多,且所含非吸收性纤维被肠菌酵解产酸有利氨的排出。②保证热量:给予高热量饮食,每天供给充足的热量,以碳水化合物为主食,如面条、稀饭等。昏迷的病人以鼻饲或静脉滴注 25% 葡萄糖液供给热量,以减少体内蛋白质的分解。③维持水、电解质平衡:水钠不宜过多,尤其是腹水和脑水肿病人。钠限制在每日 250 mg,水入量为尿量加每日 1 000 ml。④其他:提供丰富的维生素,多食新鲜蔬菜和水果,但禁用维生素 B_6,以免影响多巴进入脑组织,减少中枢神经系统的正常传导递质。脂肪可延缓胃的排空,应尽量少用。

2. 病情观察 密切注意肝性脑病的早期征象,观察病人思维及认知的改变,监测生命体征及瞳孔变化等。

3. 对症护理

(1) 保护脑细胞:对有抽搐、脑水肿的病人,应遵医嘱使用脱水剂,同时注意滴速和尿量。

(2) 对昏迷病人的护理:重要措施是保持呼吸道通畅,包括:病人取仰卧位,头略偏向一侧,以防舌后坠阻塞呼吸道;深昏迷病人必要时做气管切开;做好排痰护理。另外,要保证氧气供给;做好口腔、眼的护理,对眼睑闭合不全,角膜外露的病人用生理盐水纱布覆盖眼部;尿潴留的病人应给予留置导尿;为防止静脉血栓形成和肌肉萎缩,可给病人做肢体被动运动。

4. 用药护理 ①新霉素可抑制肠道产尿素酶的细菌,减少氨的形成。但使用不宜超过一个月,以免长期口服致耳毒性和肾毒性,同时使用期间应监测听力和肾功能。②谷氨酸钠、谷氨酸钾、精氨酸等药物对水电解质、酸碱平衡有较大影响,临床已很少使用。精氨酸不宜与碱性溶液配伍使用,而且滴速不宜过快,以免引起流涎、呕吐、面色潮红等反应。③乳果糖或乳梨醇通过酸化肠道,使肠道产氨减少。但在肠内产气较多,可引起腹胀、腹痛、恶心、呕吐及电解质紊乱,应遵医嘱从小剂量开始使用,调节至每日排便 2~3 次,粪以 pH5~6 为宜。④使用 L-鸟氨酸-L-门冬氨酸应检查肾功能,严重肾衰竭者禁用该药。静脉给药应控制速度,避免出现恶心、呕吐等消化道不良反应。

5. 健康指导

(1) 疾病知识指导:向病人和家属介绍肝性脑病的相关知识,指导其了解各种诱发因素,并有效去除和避免,如限制蛋白质的摄入,不滥用对肝脏有损害的药物,保持大便通畅,避免各种感染,戒烟、酒等。

(2) 心理疏导:向照顾者介绍肝性脑病的诱因、早期表现及主要治疗与护理知识,提高照顾能力,帮助照顾者进入角色。通过增进与照顾者的相互沟通,建立良好的护患关系,给予情感上的支持,树立信心。

(3) 用药指导:指导病人遵医嘱用药,包括其剂量、用法服药、常见不良反应等,并定期随访复诊。

护理评价:①诱发本病的原因是否去除,病人神志是否清醒、生命体征是否稳定;②照顾者能明确自身的价值,主动参与照顾病人,使病人得到较理想的照顾;③病人营养状态是否改善;④病人体力是否明显改善;⑤有无感染;⑥是否了解肝性脑病知识。

重点提示:
1. 肝性脑病最常见的病因、诱因。
2. 肝性脑病的临床分期及特点。
3. 肝性脑病的饮食护理及用药护理。

第六节 急性胰腺炎病人的护理

张先生,男性,38岁,急性病程。5天前饮酒后出现上腹持续性绞痛,阵发性加重,伴频繁恶心、呕吐,经补液治疗后有所好转。3天前进食油腻后再次加重,腹痛逐渐蔓延至全腹,腹胀明显,恶心呕吐加重,肛门停止排气排便,尿量少,色黄,伴烦躁不安,皮肤湿冷。既往否认胆石病史。查体:体温38.6 ℃,脉搏115次/分,血压80/50 mmHg,患者全腹膨隆,腹肌紧张,明显压痛、反跳痛。肠鸣音减弱或消失,移动性浊音阳性。辅助检查血白细胞计数 $21.3×10^9/L$,中性粒细胞91%,血、尿淀粉酶正常范围,血糖14.5 mmol/L。

请分析:如何评估病情并制订护理计划?怎样实施健康指导?

【概述】

急性胰腺炎是由各种病因导致胰酶在胰腺内被激活后引起胰腺组织自身消化、水肿、出血甚至坏死的化学性炎症反应。临床以急性上腹痛、淀粉酶升高为特点。多数患者病情轻,预后好;少数患者可伴发多器官功能障碍及胰腺局部并发病,病死率高。本病可见于任何年龄,但以青壮年居多。

【病因及发病机制】

表4-3 急性胰腺炎病因及发病机制

病因	发病机制
胆道系统疾病	结石、蛔虫嵌顿在壶腹部,胆管内炎症或胆石移行时损伤Oddi括约肌等,使胰管流出道不畅,胰管内压升高,胰腺腺泡细胞破裂,胰酶激活,胰腺自身消化,导致急性胰腺炎
乙醇	乙醇可促进胰液分泌,若胰管流出道不能充分引流大量胰液时,胰管内压升高,引发腺泡细胞损伤
胰管阻塞	如胰管结石、蛔虫、狭窄、肿瘤(壶腹周围癌、胰腺癌)可引起胰管阻塞和胰管内压升高
十二指肠降段疾病	球后穿透溃疡、邻近十二指肠乳头的憩室炎等可波及胰腺
手术与创伤	腹腔手术、腹部钝挫伤等损伤胰腺组织、导致胰腺严重血液循环障碍,均可引起急性胰腺炎。内镜逆行胰胆管造影术插管时导致的十二指肠乳头水肿或注射造影剂压力过高等,也可引发急性胰腺炎

续表 4-3

病因	发病机制
高甘油三酯血症	脂球微栓影响微循环及胰酶分解甘油三酯致毒性脂肪酸均可能损伤胰腺腺泡细胞。甲状旁腺肿瘤、维生素 D 过多等所致的高钙血症可致胰管钙化、促进胰酶提前活化而促发本病
药物	噻嗪类利尿剂、硫唑嘌呤、糖皮质激素、磺胺类等药物可促发急性胰腺炎
感染及全身炎症反应	全身炎症反应时,作为受损的靶器官之一,胰腺也可有急性炎性损伤。急性胰腺炎可继发于急性流行性腮腺炎、甲型流感、肺炎衣原体感染、传染性单核细胞增多症、柯萨奇病毒感染等,常随感染痊愈而自行缓解
自身免疫性的血管炎	血管炎若使胰腺血供受阻超过 50%,可能导致急性胰腺炎
其他	遗传性急性胰腺炎、特发性急性胰腺炎

70%～80%的胰管与胆总管汇合成共同通道开口于十二指肠壶腹部受阻,因此胆石症及胆道感染等是急性胰腺炎的主要病因。最先是胰蛋白酶原被激活成胰蛋白酶,从而激活多种胰酶引起病理变化。进食荤食常是急性胰腺炎发病的诱因,单纯过度进食作为病因的急性胰腺炎已显著减少,应仔细寻找潜在的病因。

知 识 链 接

急性胰腺炎的病理

1. 急性胰腺炎 分为急性水肿型及急性出血坏死型胰腺炎两型,急性水肿型可发展为急性出血坏死型。①急性水肿型较多见,病变可累及部分或整个胰腺,以尾部为多见。胰腺肿大、充血、水肿和炎症细胞浸润,可有轻微的局部坏死。②急性出血坏死型相对较少,胰腺内有灰白色或黄色斑块的脂肪组织坏死,出血严重者,胰腺呈棕黑色并伴有新鲜出血,坏死灶外周有炎症细胞浸润。常见静脉炎和血栓。此外尚可有胰腺脓肿、假性囊肿等。

2. 重症急性胰腺炎 由于炎症波及全身,可有其他脏器如小肠、肺、肝、肾等脏器的炎症病理改变;由于胰腺大量炎性渗出,常有胸、腹水等。

遗传性急性胰腺炎

遗传性急性胰腺炎罕见,是一种有 80% 外显率的常染色体显性遗传病,其发病被认为是阳离子胰蛋白酶原基因突变所致。

【护理评估】

1. 健康史 询问有无胆道疾病,如胆道结石、感染及蛔虫等;有无胰腺及十二指肠疾病;有无腹部手术与创伤、内分泌与代谢疾病等。发病前有无大量饮酒及暴饮暴食等诱因。

2. 身体状况

(1) 轻症急性胰腺炎(MAP):表现为急性腹痛,常较剧烈,多位于中左上腹、甚至全腹,部分患者腹痛向背部放射。患者病初可伴有恶心、呕吐,轻度发热。常见体征:中上腹压痛,肠鸣音减少,轻度脱水貌。

(2) 重症急性胰腺炎(SAP):在上述症状基础上,腹痛持续不缓、腹胀逐渐加重,可陆续出现表4-4列出的部分症状、体征及胰腺局部并发症。

(3) 中度重症急性胰腺炎(MSAP):临床表现介于上述二者之间,在常规治疗基础上,器官衰竭多在48小时内恢复,恢复期出现胰瘘或胰周脓肿等局部并发症。

(4) 胰腺局部并发症:①胰瘘,急性胰腺炎致胰管破裂,胰液从胰管漏出7天以上,即为胰瘘。②胰腺脓肿,胰腺内、胰周积液或胰腺假性囊肿感染,发展为脓肿。③左侧门静脉高压胰腺假性囊肿压迫和炎症,导致脾静脉血栓形成,继而脾大、胃底静脉曲张,破裂后可发生致命性大出血。

表4-4　SAP的症状、体征及相应的机制

症状和体征	机制
呼吸困难	成人呼吸窘迫综合征、肺间质水肿、胸水、严重肠麻痹及腹膜炎
全腹膨隆、张力较高,压痛及反跳痛,移动性浊音(+),肠鸣音弱下、甚至消失;少数病人Grey-Turner征、Cullen征	腹膜炎、肠麻痹、腹腔间隔综合征、胰腺出血坏死
少尿、无尿	休克、肾功能不全
黄疸加深	胆总管下端梗阻、肝损伤
上消化道出血	应激性溃疡
意识障碍,精神失常	胰性脑病
体温持续升高或不降	严重的感染及炎症反应
猝死	严重心律失常

3. 辅助检查

(1) 诊断急性胰腺炎的重要标志物:①血清淀粉酶测定:急性胰腺炎时,血清淀粉酶于起病后2~12小时开始升高,48小时开始下降,持续3~5天。②血清脂肪酶升高略晚于血淀粉酶。上述两种胰酶超过正常值3倍才可诊断急性胰腺炎。

(2) SAP的实验室检测指标:变化见表4-5。

表4-5　SAP的实验室检测指标变化

检测指标	变化情况
白细胞	↑
总胆红素,AST、ALT	↑
血糖(无糖尿病史)	>11.2 mmol/L
C反应蛋白	>150 mg/L
血钙	<2 mmol/L
血钠、钾、pH	异常
白蛋白	↓
尿素氮、肌酐	↑
血氧分压	↓
血甘油三酯	↑

(3) 影像学检查：腹部超声是急性胰腺炎的常规初筛影像学检查，也是胰腺炎胆源性病因的初筛方法。腹部 CT 平扫有助于确定有无胰腺炎，胰周炎性改变及胸、腹腔积液；增强 CT 有助于确定胰腺坏死程度，一般应在起病一周左右进行。

4. 心理社会状况　由于急性起病及剧烈而持久的腹痛与呕吐，病人常产生紧张、恐惧的心理，甚至感到死亡的威胁，增加了对医护人员的依赖心理。

5. 治疗情况　急性胰腺炎治疗的两大任务：一是寻找并去除病因；二是控制炎症。急性胰腺炎，即使是 SAP，应尽可能采用内科及内镜治疗。若经历大的手术创伤将加重全身炎症反应，增加死亡率。胰腺局部并发症可通过内镜或外科手术治疗。

(1) 去除病因，急诊或择期内镜、腹腔镜治疗，微创对因治疗的疗效肯定，创伤小，可迅速缓解症状，改善预后。若局部并发症可通过内镜或外科手术治疗。

(2) 器官支持：①液体复苏，如心功能容许，在最初的 48 小时静脉补液量及速度为 200～250 ml/h，或使尿量维持在 0.5 ml/(kg·h) 以上。补液不充分是重症急性胰腺炎常见的原因之一。此外，还应根据病情补充白蛋白、血浆或血浆代用品，维持血浆胶体渗透压。组织中乳酸堆积，代谢性酸中毒较常见，应积极补充碳酸氢钠。②呼吸功能支持，见本节护理措施。③肠功能维护，导泻及口服抗生素有助于减轻肠道炎症反应。胃肠减压有助于减轻腹胀。早期营养支持有助于肠黏膜屏障的修复。④连续性血液净化，早期使用血液净化有助于清除部分炎症介质，当患者出现急性肾功能不全时，连续性血液净化达到净化血液目的。

(3) 减少胰液分泌　①禁食：食物是胰液分泌的天然刺激物，起病后短期禁食，降低胰液分泌，减轻自身消化。②抑酸：胃酸胃液也可促进胰液分泌，适当抑制胃酸可减少胰液量，缓解胰管内高压。③生长抑素及其类似物：它可抑制胰泌素和缩胆囊素刺激的胰液基础分泌，也可明显缓解腹痛。予外源性补充生长抑素 250～500 μg/h，或生长抑素类似物奥曲肽 25～50 μg/h，持续静脉滴注。

(4) 镇痛：可肌内注射哌替啶止痛，每次 50～100 mg。由于吗啡可增加 Oddi 括约肌压力，胆碱能受体拮抗剂如阿托品可诱发或加重肠麻痹，故均不宜使用。

知 识 链 接

急性胰腺炎局部并发症及处理

①胰腺和胰周坏死组织继发感染，给予抗生素治疗，若脓肿不能吸收，可行腹腔引流或灌洗。如果仍不能控制感染，应施行坏死组织清除和引流手术。②腹腔间隔室综合征，即急性胰腺炎导致腹部严重膨隆，腹壁高度紧张，伴有心、肺、肾功能不全。多数患者可通过对因、抗炎、器官支持等治疗逐渐缓解，少数患者需要开腹减压手术。③胰腺假性囊肿 4 cm 以下的囊肿几乎均可自行吸收。6 cm 以上者或多发囊肿则自行吸收的机会较小，在观察 6～8 周后，若无缩小和吸收的趋势，需要引流。其方式包括：经皮穿刺引流、内镜引流、外科引流。

【护理诊断】

1. 疼痛：腹痛　与胰腺及周围组织炎症、水肿、坏死有关。

2. 体温升高　与感染及坏死组织吸收有关。
3. 有体液不足的危险　与呕吐、禁食及胃肠减压有关。
4. 潜在并发症：电解质紊乱、急性呼吸窘迫综合征、心功能不全、急性肾衰竭等。

【护理计划与实施】

护理目标：①病人主诉疼痛减轻或消失；②体温逐渐恢复正常范围；③保持体液平衡，表现为尿量 30 ml/h 以上，无口渴感觉，皮肤弹性良好，血压、心率正常；④已出现的并发症得到及时护理或防止并发症发生。

护理措施：

1. 一般护理

(1) 休息与体位：急性胰腺炎病人应采取舒适体位(弯腰、抱膝侧卧位)卧床休息，以减轻疼痛。

(2) 禁食和胃肠减压：急性期严格禁食、禁水，以减少胃酸和食物刺激胰液分泌，促进胰腺修复，并可减轻腹痛和腹胀。禁食期间，要耐心地做好解释工作，一般每日应补液 2 000～3 000 ml(急性肺损伤和呼吸窘迫例外)，胃肠减压时补液量适当增加，同时补充电解质，维持水电解质平衡。患者口渴可含漱或湿润口唇，并要每天做好口腔护理。待腹痛和腹部体征消失后，逐渐给予清淡流质、半流质、软食渐进为普通饮食，恢复期仍禁止高脂饮食，切忌暴饮暴食和大量饮酒。对于 MAP 患者，在短期禁食期间可通过静脉补液提供能量即可。SAP 时，在肠蠕动尚未恢复前，应先予肠外营养。

(3) 营养支持：于 MAP 患者，在短期禁食期间可通过静脉补液提供能量即可。SAP 时，在肠蠕动尚未恢复前，应先予肠外营养。当病情缓解时，应尽早过渡到肠内营养。恢复饮食应从少量、无脂、低蛋白饮食开始，逐渐增加食量和蛋白质，直至恢复正常饮食。

2. 用药护理　由于吗啡可增加 Oddi 括约肌压力，胆碱能受体拮抗剂如阿托品可诱发或加重肠麻痹，故均不宜使用。腹痛剧烈者可遵医嘱给予哌替啶等止痛药，但应注意其反复作用可致成瘾。

3. 对症护理　对腹痛者，应采取：①观察并记录病人腹痛的部位、性质及程度，发作的时间，频率和持续时间及相关临床表现。②采取非药物性缓解疼痛的方法，如行为疗法、松弛疗法等。③患者剧烈疼痛辗转不安时，应注意安全，必需时加用床档，防止坠床。④观察药物止痛的效果。⑤氧疗：轻症患者可予鼻导管、面罩给氧，力争使动脉氧饱和度达 95% 以上。当出现急性肺损伤、呼吸窘迫时，应给予正压机械通气。

4. 病情观察　根据症状、体征、实验室检测、影像学变化及时了解病情发展。病人呕吐物的量及性状，腹部疼痛的部位、性质、时间以及引起疼痛的原因等；使用胃肠减压时应观察引流液的颜色、内容物及量，准确记录 24 小时出入量；血、尿淀粉酶，电解质、血气变化，以便及时发现病情变化，及时协助处理并发症。

5. 健康指导

(1) 疾病知识指导：应向患者及家属介绍本病的主要诱因和疾病发生发展的过程，教育病人积极治疗胆道疾病，注意防治胆道蛔虫。讲清本病好发的特点及治疗中注意事宜，给予鼓励安慰以稳定的情绪积极配合治疗。

(2) 饮食指导：指导病人养成良好的饮食习惯，避免暴饮暴食和大量饮酒。腹痛缓解后，应从少量低脂、低糖饮食开始逐渐恢复正常饮食。避免刺激强、产气多、高脂和高蛋白饮食，戒烟戒酒，以防疾病复发。

（3）心理疏导：安慰病人，告知腹痛的产生与转归，消除疑惑，树立战胜疾病的信心，以缓解烦躁不安、恐惧心理。教会病人放松技巧，尽量分散注意力，以提高痛阈、减轻疼痛。

知 识 链 接

急性胰腺炎的预后

轻症患者常在1周左右康复，不留后遗症。重症患者死亡率约15%，经积极抢救幸免于死的患者容易发生胰腺假性囊肿、脓肿和脾静脉栓塞等并发症，遗留不同程度的胰腺功能不全。未去除病因的部分患者可经常复发急性胰腺炎，反复炎症及纤维化可演变为慢性胰腺炎。

护理评价：①腹痛是否减轻或已消失，有无痛苦表情，生命体征是否平稳。②体温恢复到正常范围；③胃肠减压引流是否通畅，血生化检查显示水、电解质和酸碱值是否在正常范围之内；④已出现的并发症是否得到及时护理或是否发生并发症。

重点提示：
1. 急性胰腺炎的常见病因，急性胰腺炎的健康指导要点。
2. 急性胰腺炎及重症急性胰腺炎的临床特点。
3. 禁食和胃肠减压的目的、护理及腹痛的病人为何禁用吗啡。

（蔡长明）

第七节　溃疡性结肠炎病人的护理

张女士，38岁。2年前无明显诱因出现腹痛，以左下腹为主，多为隐痛，并解黏液脓血便，2～4次/日，便后腹痛无缓解，病情常反复发作。1个月前开始腹痛加重，排便次数增多至6～7次/日，伴里急后重、低热及食欲不振。患者自起病以来精神和睡眠差，明显消瘦。体检：体温37.8 ℃，呼吸16次/分，脉搏86次/分，血压100/65 mmHg。皮肤黏膜无黄染，浅表淋巴结无肿大，心肺（－）。腹软，肝脾肋下未及，左下腹压痛（＋）、无反跳痛。血常规检查：红细胞计数 $3.5×10^{12}/L$，白细胞计数 $10.5×10^{9}/L$，血红蛋白 105 g/L；大便常规：红细胞3＋、白细胞4＋；结肠镜检查：病变肠黏膜粗糙呈颗粒状，充血和水肿，有脓性分泌物附着。

请分析：该病例考虑何种疾病，其依据是什么？存在的主要护理问题；如何制订护理计划？

【概述】

溃疡性结肠炎是一种病因不明的直肠和结肠慢性非特异性炎症性疾病。病变主要限于大肠黏膜与黏膜下层，病程漫长，病情轻重不一，常反复发作。主要临床表现有腹泻、黏液脓血便和腹痛。可发生于任何年龄,以20~40岁多见,男女发病率无明显差别。

【病因及发病机制】

病因及发病机制尚不清楚,目前认为是多因素相互作用所致,主要与环境、遗传、感染和免疫因素有关。环境因素作用于遗传易感者,在肠道菌丛的参与下,启动了肠道免疫及非免疫系统,最终导致免疫反应和炎症过程。可能由于抗原的持续刺激和(或)免疫调节紊乱,这种免疫炎症反应表现为过度亢进和难以自限。

知 识 链 接

溃疡性结肠炎的病理变化

病变主要位于直肠和乙状结肠,可延伸到降结肠,甚至整个结肠。病变一般仅限于黏膜与黏膜下层,少数重症者累及肌层。病变早期有黏膜弥漫性炎症,可见水肿、充血与局灶性出血,黏膜脆弱,触之易出血。由于黏膜与黏膜下层有炎症性细胞浸润,大量中性粒细胞在肠腺隐窝底部聚集,形成小的隐窝脓肿。当隐窝脓肿融合破溃,黏膜即出现广泛的浅小溃疡,并可逐渐融合成不规则的大片溃疡。结肠炎症在反复发作、不断破坏和修复的慢性过程中,黏膜丧失正常结构,大量新生肉芽组织增生,常出现炎性息肉,并且由于溃疡愈合形成瘢痕,黏膜肌层与肌层增厚,使结肠变形缩短,结肠袋消失,甚至出现肠腔狭窄。少数病人发生结肠癌变,以恶性程度较高的未分化型多见。

【护理评估】

1. 健康史　询问病人患病、诊治过程及其饮食形态和排泄形态;询问家族史、生活史,生活事件与病情恶化的关系;有无肠道感染、精神刺激、劳累、饮食失调等诱发因素;疼痛及腹泻对睡眠的影响,工作压力造成的不适症状等。

2. 身体状况　起病缓慢,病程呈慢性过程,多为发作期与缓解期交替,临床表现与病变范围、类型及病期有关。

(1) 消化系统表现:①腹泻:最主要的症状,与炎症导致大肠黏膜对水钠吸收障碍以及结肠运动功能失常有关。轻者每日排便2~4次,重者每日10次以上。粪便中的黏液脓血为炎症渗出和黏膜糜烂及溃疡所致。黏液脓血便是本病活动期的重要表现。病变限于直肠或乙状结肠患者,除可有便频、便血外,偶尔有便秘,这是病变引起直肠排空功能障碍所致。②腹痛:轻型可无腹痛或仅有腹部不适。活动期有轻度及中度腹痛,多位于左下腹或下腹阵痛,亦可涉及全腹。有疼痛—便意—便后缓解的规律,常有里急后重。若并发中毒性结肠扩张或炎症波及腹膜,则腹痛剧烈而持久。③其他症状:常有腹胀,严重病例有食欲不振、恶心、呕吐。

(2) 全身表现:中、重型患者活动期可有低度至中度发热;高热多提示并发症或见于急性暴发型者;重症患者可出现衰竭、消瘦、贫血、水电解质失衡等表现。

(3) 肠外表现:部分病人可出现与自身免疫相关的外周关节炎、结节性红斑、坏疽性脓皮病、口腔复发性溃疡等,这些肠外表现在结肠炎控制或结肠切除后可以缓解或恢复。

(4)体征:轻者仅有左下腹轻压痛,有时可触及痉挛的降结肠或乙状结肠,重症者常有明显鼓肠、腹肌紧张、腹部压痛和反跳痛、肠鸣音减弱。

(5)临床分型:按病程分为初发型、慢性复发型(最多见)、慢性持续型(症状持续半年以上)及急性暴发型(少见)。按病情程度分为轻型、中型和重型。①轻型:多见,腹泻4次/日以下,便血轻或无,无全身表现;②重型:腹泻6次/日以上,有明显黏液脓血便,发热、脉速等全身症状明显;③中型:介于轻型与重型之间。按病情分期分为活动期和缓解期。

(6)并发症:可并发中毒性巨结肠、直肠结肠癌变、大出血、急性肠穿孔、肠出血等。

知识链接

中毒性巨结肠

多发生在暴发型或重症病人,是最严重的并发症,预后很差,易引起急性肠穿孔。常因低钾、钡剂灌肠、使用阿片或抗胆碱能药物诱发,重症病人的结肠病变广泛而严重,累及肌层与肠肌神经丛,肠壁张力减退,结肠蠕动消失,肠内容物与气体大量积聚,引起急性结肠扩张,一般以横结肠最严重。临床表现为病情急剧恶化,毒血症明显,有脱水与电解质紊乱,出现鼓肠、腹部压痛、肠鸣音消失。血常规白细胞计数显著升高,X线腹部平片可见结肠扩大,结肠袋消失。

3.辅助检查

(1)血液检查:可见血红蛋白减少;活动期白细胞计数增加;血沉增快和C反应蛋白增高是活动期的标志。

(2)粪便检查:肉眼可见黏液脓血便,显微镜检可见红细胞和脓细胞。连续粪便(至少3次)病原学检查可帮助排除感染性结肠炎。

(3)结肠镜检查:是诊断本病最重要的检查方法,可直接观察或对病变肠黏膜活检。镜下病变肠黏膜粗糙呈颗粒状、充血和水肿、有脓性分泌物附着,病变明显处可见弥漫性多发糜烂或溃疡、结肠袋变浅、变钝或消失,假息肉形成(图4-5)。

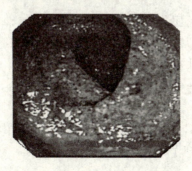

图4-5 结肠镜下溃疡性结肠炎

知识链接

内镜的重要作用

内镜的发展至今有200年的历史,从最初1805年的硬式直管到如今的电子内镜。内镜在近30年来迅猛发展,已经形成医学领域中独特新兴的学科——内镜学。内镜是临床医生不可缺少的"左臂右膀",可进行肉眼的形态诊断、放大观察染色、荧光病理活检、细胞刷涂片、穿刺细胞学诊断、术前准确的定位、摄影录像、介入超声诊断、肿瘤在内镜下的特殊检测等。

(4) X线钡剂灌肠检查:主要改变为:①黏膜粗乱和(或)颗粒样改变。②肠管边缘呈锯齿状或毛刺样,肠壁有多发性小充盈缺损。③肠管缩短,袋囊消失呈铅管样。重型或暴发型病人不宜做此项检查,以免诱发中毒性巨结肠或加重病情。

4. 心理社会状况 因本病病程漫长,反复发作,迁延不愈,日常生活与工作能力日趋下降,病人易出现焦虑烦躁不安或悲观失落等心理反应,甚至对治疗丧失信心;治疗期间由于饮食受限制、用药时间长,病人易出现不配合治疗和护理的现象。

5. 治疗情况 治疗目的是控制急性发作,缓解症状,减少复发,防止并发症。

(1) 一般治疗:①活动期应充分休息,以减少精神和体力消耗。②饮食和营养:给予流质饮食,病情改善后改为营养少渣饮食。部分患者发病可能与乳制品有关,故应对此限制乳制品的摄入。病情严重者应禁食,给胃肠外营养。

(2) 药物治疗:①氨基水杨酸制剂:柳氮磺吡啶为常用药物,适用于轻型、中型病人和经糖皮质激素治疗已缓解的重型病人。②糖皮质激素:适用于对氨基水杨酸制剂疗效不佳的轻、中型病人,尤其适于重型活动和暴发型病人。③免疫抑制剂:可用于激素治疗效果不佳或对激素依赖的慢性持续型病人。

(3) 外科手术治疗:一般采用全结肠切除加回肠造瘘术,适用于并发大出血、肠穿孔、中毒性巨结肠,结肠癌或经积极内科治疗无效者。

【护理诊断】

1. 疼痛:腹痛 与肠道炎症、溃疡有关。
2. 营养失调:低于机体需要量 与长期腹泻及吸收障碍有关。
3. 焦虑 与病情反复、迁延不愈有关。
4. 潜在并发症:中毒性巨结肠、出血、穿孔、癌变。

【护理计划与实施】

护理目标:①病人腹痛减轻或缓解;②营养状况改善,腹泻减轻或停止;③焦虑和恐惧心理缓解,情绪稳定;④减少和避免并发症的发生。

护理措施:

1. 一般护理

(1) 休息与体位:活动期应充分休息,给病人提供整洁、舒适、安静的休息环境,减少不良刺激。

(2) 饮食护理:给病人提供良好的进餐环境,以增进病人食欲;给予质软、易消化、少纤维素又富含营养、有足够热量的食物,避免食用生、冷及刺激性的食物及牛乳和乳制品;急性发作期病人,给予流质或半流饮食;病情严重者应禁食,按医嘱给予胃肠外营养,以改善全身状况。

2. 病情观察　了解腹泻的次数、性质、伴随症状及粪便检查结果,检测血清电解质变化;观察腹痛特点及生命体征的变化,如腹痛性质突然改变,应注意是否发生大出血、肠梗阻等并发症;询问病人进食情况,定期测体重,检测血红蛋白和清蛋白的变化,了解营养状况。

3. 对症护理

(1) 缓解腹痛:根据医嘱予以解痉药物。

(2) 控制腹泻:腹泻病人注意腹部保暖,以有利于减轻腹痛等症状。注意肛周皮肤护理,排便后应用温水清洗肛周,保持清洁干燥,涂无菌凡士林或抗生素软膏以保护肛周皮肤,促进损伤处愈合。观察排便情况、伴随症状、监测生命体征,观察有无脱水和电解质紊乱,遵医嘱及时补充液体、电解质、营养物质。

4. 用药护理　遵医嘱用药,并观察其疗效及不良反应。

(1) 柳氮磺砒啶:应嘱病人餐后服药,可出现恶心、呕吐、皮疹、粒细胞减少及再生障碍贫血等不良反应,服药期间要定期复查血象。

(2) 糖皮质激素:不可随意停药,防止反跳现象;应用硫唑嘌呤或巯嘌呤时可出现骨髓抑制现象,应监测白细胞变化。

5. 健康指导

(1) 疾病知识指导:本病与遗传、感染、自身免疫、精神心理等多种因素有关。临床表现多种多样,病情轻重不一,多反复发作,发作期与缓解期交替。常因精神刺激,饮食失调、劳累而诱发。

(2) 生活指导:指导病人合理的休息与活动。急性发作期或病情严重时均应卧床休息,缓解期注意劳逸结合。合理饮食,摄入柔软、易消化、富有营养和足够热量的食物,少量多餐;补充多种维生素,勿食生、冷、油腻及多纤维素的食物;忌烟酒、辛辣食品、牛奶等食品,以免加重病情。

(3) 心理疏导:由于病因不明,病情反复发作,迁延不愈,常给病人带来痛苦,尤其是排便次数的增加,给病人的精神和日常生活带来很多困扰,易产生自卑、焦虑,甚至恐惧心理。应鼓励病人树立自信,以平和心态应对疾病,自觉配合治疗。

(4) 用药指导:嘱病人坚持治疗,不要随意更换药物或停药。教会病人识别药物的不良反应,出现异常情况如疲乏、头疼、发热、手脚发麻、排尿不畅等要及时就诊,以免耽误病情。

护理评价:①病人疼痛是否减轻或缓解;②病人的腹泻是否减轻或停止;③病人营养素摄入是否充足,营养状况是否得到改善;④焦虑和恐惧心理缓解,情绪稳定。

重点提示:

溃疡性结肠炎的主要表现症状及疼痛规律;并发症及结肠镜检查;治疗要点与常用药;主要护理诊断;饮食护理、用药护理及健康指导。

第八节 肠结核病人的护理

案例

某患者,女,45岁。脐周以上腹痛半年余,近2个月来低热、乏力,3天前出现腹泻,每日10余次,为糊状便,不含黏液脓血。右下腹有压痛,腹部未触及明显包块。胃肠X线钡餐检查发现回盲部有激惹征象,乙状结肠无异常。

请分析:该病例考虑何种疾病,其依据是什么?存在的主要护理问题有哪些?如何制订护理计划?

【概述】

肠结核是因结核杆菌侵犯肠道而引起的肠道慢性特异性感染性疾病,是临床上较为常见的肺外结核病,病变部位主要位于回盲部。本病多见于青壮年,女性较男性多见。

【病因及发病机制】

肠结核主要由人型结核分枝杆菌引起,少部分因饮用未经消毒的带菌牛奶或乳制品而发生牛型结核分枝杆菌肠结核。肠结核易发于回盲部,结肠其他部位可见,直肠少见。其感染途径:①经口感染:为最常见的感染途径,主要是开放性肺结核或喉结核病人,常因吞咽含有结核菌的自身痰液而致病;或经常与开放性肺结核患者密切接触又忽视消毒隔离措施的应用。②血行播散:常见于粟粒型肺结核,结核杆菌经血行播散而侵犯肠道。③直接蔓延:由腹腔内结核病灶经淋巴管直接蔓延而引起,如输卵管结核、结核性腹膜炎、肠系膜淋巴结核等。

> **知识链接**
>
> **回盲部是肠结核好发部位**
>
> 结核杆菌被食入后,因其具有含脂外膜,多数不被胃酸杀灭。病菌到达肠道(特别是在回盲部)时,含有结核杆菌的食物已成食糜,有较大机会直接接触肠黏膜,回盲部存在着生理性潴留,增加感染机会;结核杆菌易侵犯淋巴组织,而回盲部有丰富的淋巴组织。

肠结核的发病是人体和结核分枝杆菌相互作用的结果。当侵入的结核杆菌数量较多、毒力大,并且人体免疫功能低下、肠道功能紊乱引起局部抵抗力削弱时,才会致病。

知识链接

肠结核的病理变化

肠结核的病理变化特点与人体对结核杆菌的免疫力与变态反应有关。若人体过敏反应强,病变以炎症渗出性为主,感染菌量多、毒力大,可有干酪样坏死,形成溃疡型肠结核;人体免疫状况好,感染较轻,则表现为肉芽组织增生及纤维化,形成增生型肠结核;兼有以上两种病变者称为混合型或溃疡增生型肠结核。

【护理评估】

1. 健康史　询问病人有无肺结核病史或活动性肺结核,有无与开放性肺结核病人密切接触及肺外结核史;结核治疗情况;病人的职业、饮食方式、工作环境、有无烟酒嗜好等。

2. 身体状况　起病缓慢,病程长,早期症状不明显易忽视。

(1) 腹痛与腹部肿块:腹痛多位于右下腹,可牵涉至上腹或脐周疼痛,多为隐痛或钝痛,进食易诱发或加重,排便后腹痛有缓解。并发肠梗阻时常出现肠绞痛。增生型者常触及肿块(中等质地,比较固定),局部有轻度至中度压痛。

(2) 腹泻与便秘:溃疡型肠结核常表现为腹泻,为肠道炎症和溃疡,致肠蠕动加速、排空过快以及继发性吸收不良所致。轻者一般每日排便2~4次,重者每日腹泻多达10余次,多为糊状便或稀水样,一般便中无肉眼黏液及脓血,无里急后重感。此外还可出现腹泻-便秘交替。增生型肠结核主要表现为便秘,粪便呈羊粪状。

(3) 全身表现:病人呈慢性面容、消瘦、苍白。溃疡型肠结核病人结核毒血症明显,而增生型肠结核病程较长,全身情况较好,多无结核中毒症状。

(4) 并发症:见于晚期病人,常有肠梗阻、瘘管形成,肠出血少见,也可并发结核性腹膜炎,偶有急性肠穿孔。

3. 辅助检查

(1) 实验室检查:溃疡性肠结核可有不同程度贫血,无并发症者白细胞计数一般正常。红细胞沉降率明显增快,可作为估计结核病活动程度的指标之一。粪便检查可见镜下少量脓细胞与红细胞。结核菌素试验强阳性有辅助诊断意义。

(2) X线检查:X线钡餐造影或钡剂灌肠检查对肠结核诊断具有重要价值。溃疡型肠结核表现为X线钡影跳跃征象(钡剂在病变肠段呈激惹征象,表现为钡剂在病变肠段充盈不佳,排空很快,而在病变部位的上、下肠段充盈良好)。增生型肠结核可见肠腔增生性狭窄、肠段缩短变形、充盈缺损。

(3) 纤维结肠镜检查:可直接观察病变所在,并行活检或取样做细菌培养,检查结果阳性则可以确诊。

4. 心理社会状况　因病程长、反复发作、病情逐渐加重,日常生活与工作能力日趋下降,给病人及家庭带来较重的经济负担和精神压力,病人易出现烦躁不安或悲观失落,情绪压抑,担心传染,甚至对治疗丧失信心。

5. 治疗情况　治疗目的是消除症状、改善全身情况、促进病灶愈合及防治并发症,强调早期实施抗结核治疗。

（1）一般治疗：合理的休息与营养应作为治疗肠结核的基础，以减少热量消耗，改善营养状况，增加机体抗病能力。给予高蛋白、高维生素、高热量饮食，必要时可给胃肠外营养治疗。

（2）抗结核药物治疗：详见本书第二章呼吸系统疾病"肺结核病人的护理"。

（3）对症治疗：腹痛可用抗胆碱药物，如山莨菪碱、阿托品。严重腹泻或摄入不足者，应注意纠正水、电解质与酸碱平衡紊乱。当不完全性肠梗阻时需行胃肠减压。

（4）手术治疗：当并发完全性肠梗阻、急性穿孔、慢性穿孔导致肠瘘形成、肠道大量出血经积极抢救未能止血者，须手术治疗。

【护理诊断】

1. 疼痛：腹痛　与结核分枝杆菌侵犯肠壁有关。
2. 腹泻　与结核感染致肠功能紊乱有关。
3. 营养失调：低于机体需要量　与结核杆菌毒性作用致消化吸收功能障碍有关。
4. 潜在并发症：肠梗阻、肠穿孔、结核性腹膜炎。

【护理计划与实施】

护理目标：①腹痛减轻或消失；②排便次数减少，大便恢复正常，水、电解质、酸碱平衡紊乱得到纠正；③营养得到充分补充；④未发生肠梗阻、肠穿孔等并发症。

护理措施：

1. 一般护理

（1）休息与体位：提供整洁、舒适、安静的休息环境，减少不良刺激；帮助病人取舒适卧位缓解腹痛；应卧床休息至病情稳定后逐步增加活动量。

（2）饮食护理：给予高热量、高蛋白、高维生素、易消化的饮食。腹泻病人应少食乳制品及富含脂肪和粗纤维的食物，以免肠蠕动加快，加重腹泻。并发急性肠穿孔、肠道大量出血、肠梗阻者应暂时禁食，给予静脉补充营养。

2. 病情观察　严密观察腹痛的性质、特点及生命体征，注意肠穿孔、肠梗阻等并发症的表现，定期测量体重及贫血程度等，了解营养状况。

3. 对症护理

（1）腹痛：密切观察腹痛的特点，评估病情进展程度。可采用热敷、按摩、针灸、交谈分散注意力等方式缓解疼痛，还可按医嘱给予解痉止痛药物。肠梗阻者，应行胃肠减压。如发现病人腹痛突然加重、压痛明显或血便等情况，应立刻报告医师，并积极配合医师采取抢救措施。

（2）腹泻：密切观察病人的排便次数、性状等，伴随症状及全身情况，注意有无水、电解质、酸碱平衡紊乱等。指导病人合理饮食，做好肛周皮肤护理。

（3）便秘：指导病人养成定时排便的习惯，排便前按顺时针方向沿结肠走向进行按摩，并注意适当运动，必要时遵医嘱使用缓泻剂或保留灌肠。

4. 用药护理　向病人介绍抗结核药物应用的重要性，坚持早期、适量、规律、联合、全程的用药原则。遵医嘱正确应用抗结核药及解痉镇痛药，观察疗效及不良反应。

5. 健康指导

（1）疾病知识指导：肠结核常继发于肺结核病，故应加强对肺结核病人的管理。通过严密的消毒隔离措施，阻断结核病的传播，如告知开放性肺结核病人不可吞咽痰液及随地吐痰；对肠结核病人的粪便要消毒处理等。

(2) 饮食指导：为病人提供营养丰富的饮食，以增强机体免疫力。对有全身症状者，注意饮食要易消化。提倡使用公筷进餐和分餐制，防止接触传染。

(3) 心理疏导：告知病人结核病虽然治疗时间长，但可治愈，应树立自信，积极配合治疗。向患者及家属介绍结核病的常识，说明抗肺结核药物在治疗中的重要性。指导患者保持良好的精神状态。

(4) 指导用药：指导患者遵医嘱用药，坚持疗程，定期复查，保证治疗的有效性并及时发现与处理药物不良反应。

知 识 链 接

巴氏灭菌法

巴氏灭菌法亦称低温消毒法、冷杀菌法，早在1865年由法国人巴斯德发明。它利用较低的温度既可杀死对健康有害的病原菌又可使乳质成分少发生变化。在巴氏灭菌法发明前，欧洲因喝生牛奶或吃乳制品而染结核病的人不计其数。巴氏灭菌法是目前世界通用的一种牛奶灭菌法。

护理评价：①病人腹痛有无缓解；②排便是否恢复正常，水、电解质、酸碱平衡紊乱是否得到纠正；③营养是否得到改善；④有无发生肠梗阻、肠穿孔等并发症。

重点提示：

肠结核的病因、好发部位及感染途径，主要临床特点，X线钡剂检查及结肠镜检查，治疗要点与常用药；主要护理诊断；饮食护理及健康指导。

第九节　上消化道出血病人的护理

案例

某男性，62岁，呕血1天后入院。病人既往有乙肝病史20余年。入院体检：体温37.2℃，呼吸22次/分，脉搏106次/分，血压90/65 mmHg。一般情况差，表情淡漠，呼吸急促，面色苍白，巩膜无黄染，面部和颈部可见3个蜘蛛痣。颈软，无颈静脉曲张，两肺未闻及啰音，心律齐，未闻及杂音，腹软隆起，移动性浊音阳性。

请分析：该病例考虑何种疾病，其依据是什么？存在的主要护理问题？如何制订护理计划？

【概述】

上消化道出血是指屈氏韧带以上的消化道，包括食管、胃、十二指肠、胰、胆等部位的出血，以及胃空肠吻合术后的空肠病变出血。上消化道大量出血是指数小时内失血量超过1 000 ml或循环血量的20%，其临床表现除呕血和（或）黑便外，常伴有急性周围循环衰竭，是临床常见的急症。

【病因及发病机制】

临床上引起上消化道出血的原因很多,其中最常见的病因为消化性溃疡,此外,急性糜烂出血性胃炎、食管胃底静脉曲张及胃癌也较常见。常见的病因为:

1. 食管疾病　食管炎、食管癌、食管贲门黏膜撕裂综合征等。

2. 胃或十二指肠疾病　消化性溃疡、急性糜烂出血性胃炎、胃癌、急性胃扩张、十二指肠憩室炎等。

3. 肝硬化门静脉高压引起的食管或胃静脉曲张破裂。

4. 上消化道邻近组织或器官疾病　胆囊或胆管结石、胆道蛔虫症、胆囊或胆管癌、肝癌或肝血管瘤破入胆道引起的胆管出血；胰腺癌、急性胰腺炎并发脓肿破溃等。

5. 全身性疾病　血液病、尿毒症、血管性疾病、结缔组织病、应激性溃疡以及急性传染性疾病等。

【护理评估】

1. 健康史　询问病人有无引起上消化道出血的病因,如消化性溃疡、胃癌、肝硬化、出血性血液病等。注意询问最近是否应用阿司匹林、吲哚美辛、糖皮质激素、保泰松等药物,或严重创伤、休克、严重感染等应激史。出血前有无过度劳累、精神紧张、酗酒、食用坚硬粗糙食物等诱因。

2. 身体状况　取决于病变的性质、部位、出血量、出血速度,并与病人的全身状况有关。

(1) 呕血与黑便:呕血与黑便是上消化道出血的特征性表现。一般来说,呕血者常伴有黑便,而黑便可以单独出现。出血部位在幽门以上者常伴有呕血,若出血量较少、速度慢,亦可无呕血;反之,幽门以下出血,如出血量大、速度快,可因血液反流入胃引起呕血。

知识链接

呕血与黑便的颜色

因血液在胃内与胃酸充分混合,故呕血多为棕褐色,呈咖啡渣样。如出血量大,未经胃酸充分混合即呕出,则呈鲜红色。由于血红蛋白中的铁经肠内硫化物作用形成硫化铁,使粪便发黑,表面有光泽感,故而呈柏油样。如果上消化道出血量大、速度快,肠蠕动强,血液在肠内停留时间短,可有暗红甚至鲜红色血便,酷似下消化道出血,应注意鉴别。

(2) 失血性周围循环衰竭:上消化道大量出血可引起循环血容量迅速减少,导致急性失血性周围循环衰竭,其严重程度因出血量大小和出血速度而异。病人可有头昏、乏力、心悸、口渴、出汗、黑蒙及晕厥等症状。严重者出现失血性休克,表现为皮肤黏膜苍白、呼吸急促、脉搏细速、口唇发绀、四肢厥冷、全身大汗、尿量减少、精神萎靡、烦躁不安,甚至意识模糊、心率增快、血压下降、脉压变小。

(3) 发热:上消化道大量出血后,多数病人在24小时内出现低热,但一般不超过38.5 ℃,持续3～5天降至正常。发热原因可能与急性周围循环衰竭导致体温调节中枢功能障碍有关。

(4) 失血性贫血：急性上消化道大量出血早期，红细胞计数、血红蛋白浓度、红细胞比容可无明显变化。在出血 3～4 小时后，由于组织液渗入血管内，使血液稀释，可出现贫血，在出血 24～72 小时后血液稀释达到最大限度。贫血程度取决于失血量、出血前有无贫血、出血后液体平衡状态等因素。

(5) 氮质血症：上消化道大量出血后，由于进入肠道的蛋白消化产物大量被吸收，血中尿素氮浓度可暂时升高，在出血后 24～48 小时达高峰，造成肠源性氮质血症，血尿素氮一般低于 14.3 mmol/L，3～4 天后恢复正常。

3. 辅助检查

(1) 实验室检查：出血 3～4 小时后红细胞计数、血红蛋白浓度及血细胞比容下降，出血 24 小时内网织红细胞即可增高，5～7 天增高达最高峰，以后逐渐降至正常。如持续出血，网织红细胞可持续升高。白细胞计数在大量出血 2～5 小时后可升高，出血停止后 2～3 天可恢复正常。肝功能试验异常、血小板计数及白细胞计数减少有助于肝硬化的诊断。

(2) 胃镜检查：此项检查是上消化道出血病因诊断的首选检查方法。现多主张出血后 24～48 小时内进行紧急内镜检查。通过胃镜检查可以确定病因、出血部位，判断是否继续出血或估计再出血的危险性等情况，并可同时进行内镜下止血治疗。

(3) X 线钡餐检查：目前多被胃镜检查所取代，主要适用于有胃镜检查禁忌证或不愿进行胃镜检查者。但对在十二指肠降段以下小肠病变者，有特殊诊断价值。一般在出血停止或病情稳定数天后进行该项检查。

(4) 其他检查：放射性核素扫描、选择性腹腔动脉造影、逆行胰胆管造影等，适用于内镜或 X 线钡餐检查未能确定诊断，而又反复出血者。

4. 心理社会状况　上消化道出血量大时，病人易产生紧张、恐惧心理；若因慢性病或全身性疾病导致反复出血时，病人常出现悲观、沮丧等心理反应，甚至对治疗丧失信心。

5. 治疗情况　上消化道出血的治疗原则是迅速补充血容量，积极抢救失血性休克，同时给予止血治疗和进行病因诊断及治疗。

(1) 迅速补充血容量：迅速建立静脉通道，立即配血，尽快补充血容量，输液开始宜快。治疗急性失血性周围循环衰竭的关键是尽快补足全血，在等待输血时，可先输入平衡液或葡萄糖盐水、右旋糖酐或其他血浆代用品。输液量可根据估计的失血量来确定，必要时可在中心静脉压指导下，调节输液速度、输液量或输血量。

(2) 止血措施

1) 非食管胃底静脉曲张破裂出血的止血措施：以消化性溃疡出血最为常见。①口服止血剂：可用去甲肾上腺素 8 mg 加入生理盐水 100～150 ml 中，分次口服或胃管注入，可使出血血管收缩而达到止血目的。②抑制胃酸分泌药物的应用：H_2 受体拮抗剂、质子泵抑制剂静脉给药。血小板聚集及凝血功能所诱导的止血作用需在 pH＞6.0 时才能发挥有效作用。因此抑制胃酸分泌，提高胃内 pH，在上消化道出血治疗中有重要意义。③内镜止血：常用于有活动性出血或暴露血管的溃疡。有效的方法包括高频电凝、激光光凝、热探头、微波、上止血夹及注射硬化剂等。④手术治疗：经内科治疗大量出血仍然不能有效控制者，应积极做好手术准备，及时行外科手术治疗。⑤介入治疗：上消化道大量出血者，若无法进行内镜治疗，又不能耐受手术，可进行选择性肠系膜动脉造影并同时进行血管栓塞治疗。

2) 食管静脉曲张破裂出血的止血措施：出血量大、再出血率高、容易发生急性周围循环衰竭，死亡率高，应在短时间内控制出血。①药物止血：临床常用血管加压素，以减少门静脉血流量、降低门静脉压,从而使出血停止。②气囊压迫术:双气囊三腔管压迫止血效果肯定,但由于存在并发症多(呼吸道阻塞,食管壁缺血、坏死、破裂,吸入性肺炎等)、早期再出血率高、给病人造成痛苦等问题,目前临床已不作为首选止血措施,而作为暂时止血措施,以争取时间准备其他治疗措施。③内镜治疗:是目前临床治疗食管胃底静脉曲张破裂出血的重要措施。方法是在内镜直视下用皮圈套扎或注射硬化剂至曲张的静脉,止血迅速,而且可有效防止早期再出血。④手术治疗:在上述方法仍然不能有效控制出血者,可考虑外科手术治疗,有条件者可选择经颈静脉肝内门体分流术。

【护理诊断】

1. 体液不足　与上消化道大量出血有关。
2. 活动无耐力　与失血性周围循环衰竭有关。
3. 有受伤的危险:误吸、窒息、创伤　与血液反流入气管或三腔气囊管阻塞气道有关。
4. 知识缺乏　缺乏原发疾病相关知识。

【护理计划与实施】

护理目标:①病人出血得到有效控制,血容量得到有效补充,生命体征稳定;②改善活动耐受性,保证活动安全;③病人呼吸道通畅无因气囊压迫而损伤,未发生食管胃底黏膜坏死;④增加对原发疾病的了解。

护理措施:

1. 一般护理

(1) 休息与体位:立即安排在监护病房或抢救室,在床头及床中铺好橡胶单和中单。休克时取休克体位,未休克时取平卧位,双下肢略抬高,大量出血者绝对卧床休息。保持呼吸道通畅,呕血时指导病人采取半卧或侧卧位,有意识障碍的病人取去枕平卧位,头偏向一侧,避免误吸。必要时床头备吸引器。

(2) 饮食护理:少量出血无呕吐者可选择无刺激性的温凉、清淡流质饮食,出血停止后渐改为营养丰富、易消化、无刺激性半流质、软食。开始少量多餐,逐渐过渡到正常饮食。大出血者应严格禁食,待血止后1~2天可给予高热量、高维生素、易消化的流质食物,注意避免粗糙、坚硬、刺激性食物,以防再次出血。

(3) 生活护理:定时更换体位,及时清除口腔血迹,禁食期间做好口腔护理,大便后用温水清洗肛周,并用软膏、油剂涂抹,保护肛门皮肤。

2. 病情观察

(1) 监测指标:①生命体征:大出血时根据病情每半小时或1小时监测1次,必要时心电监护。②精神和意识状态。③皮肤和甲床色泽、肢体温度、周围静脉充盈情况。④24小时出入量。⑤呕吐物和粪便的性质,颜色及量。⑥定期测血象、大便隐血及肾功能。⑦血清电解质和血气分析的变化。

(2) 出血量的估计:一般情况下,上消化道出血量在5~10 ml以上,大便隐血试验阳性;出血量在50~70 ml以上时,可出现柏油样便;胃内积血量达250~300 ml时可引起呕血。当出血量超过400~500 ml时,可能出现头昏、心悸、乏力等表现;当出血量在短时间内迅速达到1 000 ml以上时,可出现急性周围循环衰竭的表现。

知识链接

评估急性上消化道大出血严重程度的关键判断指标

评估急性上消化道大出血严重程度最有价值的指标是急性血容量减少所致的急性周围循环衰竭的表现,其中血压和心率是最重要的判断指标。可采用改变体位方法测量心率、血压并观察症状和体征,如病人由平卧位改为坐位时血压下降幅度大于15~20 mmHg、心率加快超过10次/分,提示血容量明显不足;如收缩压低于90 mmHg、心率大于120次/分,伴面色苍白、四肢湿冷、烦躁不安或神志不清,提示进入休克状态,需积极抢救。应引起注意的是:红细胞计数、血红蛋白浓度及血细胞比容的测定可协助估计失血的严重程度,但并不能在急性失血后立即反映出来,而且还受出血前是否已经有贫血的影响,因此仅作为参考。

(3)活动性出血或再出血证据:①反复呕血,呕出物由咖啡色转为鲜红色。②排便次数增多,由成形便转为稀便,由黑色转为红色,同时伴肠鸣音亢进。③经充分补液、输血,周围循环衰竭的表现未改善,或虽好转后又恶化,中心静脉压不稳定。④红细胞计数、血红蛋白浓度及血细胞比容持续下降,网织红细胞持续升高。⑤补足血容量后休克仍不能纠正,尿量正常但血尿素氮仍高。

3. 用药护理 对于上消化道出血病人,应迅速建立静脉通道,遵医嘱输血、输液,用止血药。开始时输液速度应快,对老年或伴有心血管疾病者,可监测中心静脉压,调整输液的速度和量,防止发生急性肺水肿。血管加压素可引起腹痛、血压升高、心律失常、心绞痛、甚至心肌梗死,使用时应注意监测血压、心电变化,高血压与冠心病病人、孕妇禁用。肝硬化病人宜输新鲜血(因库存血含氨量较高,可诱发肝性脑病),忌用巴比妥类、吗啡等药。

4. 双气囊三腔管压迫止血的护理 详见本章第十节"消化系统疾病常用诊疗技术及护理"。

5. 健康指导

(1)疾病知识指导:向病人及家属讲解上消化道大出血的病因、诱因以及防护知识,告知早期出血征象及应急措施,如出现头晕、心悸、呕血、黑便时,立即卧床休息,保持安静,并送到医院诊治。

(2)饮食指导:注意养成良好的饮食卫生习惯,定时定量、细嚼慢咽、少量多餐,避免过饥或暴饮暴食,平时进食营养丰富、易消化、无刺激性的食物,避免坚硬、粗糙、油炸食物。避免食用过热、过冷、产气多的食物,戒烟酒。

(3)心理疏导:告知病人消除精神紧张,保持情绪稳定有助于止血。抢救工作应迅速而不忙乱,以减轻病人的紧张情绪。解释各项检查、治疗措施。大出血时陪伴病人,使其有安全感。呕血或解黑便后及时清除血迹、污物,以减少对病人的不良刺激。听取或解释病人及家属的提问,以减轻他们的疑虑。

(4)生活指导:生活有规律,劳逸结合,保持乐观情绪,保证充分的休息。

(5)用药指导:在医生指导下用药,避免使用诱发或加重病情、损伤胃黏膜的药物,定期门诊随访。

护理评价:①病人出血是否停止,情绪是否稳定,生命体征是否正常;②病人活动耐力是否增加;③有无误吸、窒息、损伤、食管胃底黏膜坏死发生;④疾病相关知识有无增加。

重点提示:
1. 上消化道出血的概念、常见病因、主要临床特点和治疗措施。
2. 上消化道出血病人可能涉及的护理诊断。
3. 上消化道出血出血程度的估计和周围循环状态的判断方法。
4. 双气囊三腔管压迫止血术的护理。

(郭 杨)

第十节 消化系统疾病常用诊疗技术及护理

一、胃、十二指肠镜检查术

胃、十二指肠镜检查术,是应用最广、进展最快的内镜检查。通过此检查可直接观察食管、胃、十二指肠炎症,溃疡或肿瘤等的性质、大小、部位及范围,并可行组织细胞病理检查。

【适应证与禁忌证】

1. 适应证 ①有上消化道症状而原因不明者。②不明原因的上消化道出血。③疑有上消化道肿瘤者。④需随访观察的病变,如消化性溃疡、萎缩性胃炎、反流性食管炎等。⑤需内镜治疗的病变,如摘取异物、急性上消化道出血的止血、胆管切开取石术或引流术等。

2. 禁忌证 ①严重心、肺疾病,如严重心律失常、心力衰竭、哮喘发作等。②各种原因所致休克、昏迷、癫痫发作等危重状态。③神志不清、精神失常不能配合检查者。④食管、胃、十二指肠穿孔急性期。⑤口、咽、食管、胃的急性炎症(特别是腐蚀性炎症),主动脉瘤及严重的颈胸段脊柱畸形。⑥严重凝血障碍、活动性肝炎。

【操作流程】

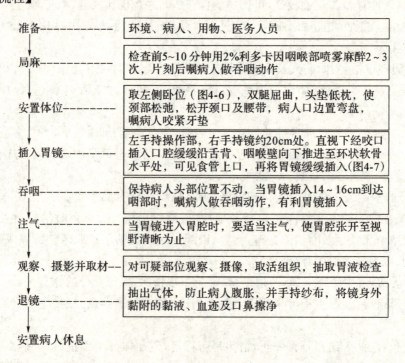

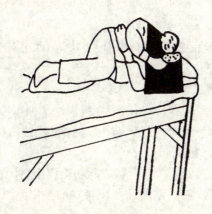 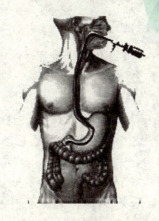

图 4-6　胃镜检查体位　　　　图 4-7　纤维胃镜插入位置

【护理配合】

1. 操作前护理　环境、医务人员、病人、用物。

(1) 环境：内镜室清洁整齐，温度适宜，屏风遮挡。

(2) 病人：向病人解释检查的目的、方法、配合及可能出现的不适，以消除紧张情绪，主动配合检查。对过分紧张的病人，可遵医嘱给予地西泮 5～10 mg 肌注或静注；为减少胃蠕动和胃液分泌，可于术前半小时遵医嘱给予山莨菪碱 10 mg 或阿托品 0.5 mg 静注。对检测乙、丙型肝炎病毒阳性者，可用专门的胃镜检查或检查后对胃镜进行彻底消毒。检查前禁食 8 小时。对胃排空延缓者需禁食更长时间；有幽门梗阻者需先洗胃再检查；重症或体弱者术前可输液，高血压者术前测血压。

(3) 用物：胃镜检查仪器一套，喉头麻醉喷雾器，无菌注射器及针头，2% 利多卡因、地西泮、肾上腺素等药物，其他用物如无菌手套、弯盘、牙圈、润滑剂、乙醇棉球、纱布、甲醛固定液标本瓶等。

(4) 医务人员：着装整齐，态度和蔼，洗手，戴口罩，查对医嘱。

2. 操作中护理

(1) 密切观察病人的面色、脉搏、呼吸等改变，出现异常立即告知操作者，停止检查并积极抢救。

(2) 当病人出现恶心、不适时，嘱其深呼吸并放松。

(3) 当胃镜插入 14～16 cm 到达咽喉部时，嘱病人做吞咽动作，注意不可将唾液咽下，以免呛咳，让唾液流入弯盘。病人有明显呛咳，应立即将内镜退出，重新进镜。

(4) 如插镜困难，可能是未对准食管入口或食管入口处的环咽肌痉挛等所致，应查明原因，切不可用力，必要时在镇静药物的辅助下再次试插。当镜面被黏液、食物遮挡时，应注水冲洗。

3. 操作后护理

(1) 病人咽部麻醉作用尚未消退，应嘱其不要吞咽唾液，以免呛咳。麻醉作用消失后，可先饮少量水，如无呛咳可进饮食。饮食以流质、半流质为宜，行活检的病人应进温凉饮食。

(2) 少数病人出现咽痛、咽喉部异物感，应嘱病人不要用力咳嗽，以免损伤咽喉部黏膜；若病人出现腹痛、腹胀，可进行按摩，促进排气；检查后数天内应密切观察病人有无消化道穿孔、出血、感染等并发症，一旦发现及时协助医生进行对症处理。

(3) 彻底清洁、消毒内镜及有关器械，妥善保管，避免交互感染。

二、结肠镜检查术

结肠镜检查主要用以诊断炎症性肠病以及大肠的肿瘤、出血、息肉等,并可行切除息肉、钳取异物等治疗。

【适应证与禁忌证】

1. 适应证 ①原因不明的下消化道出血。②原因不明的慢性腹泻。③钡剂灌肠有可疑病变需进一步明确诊断者。④结肠息肉、肿瘤、出血、扭转、异物等病变需做内镜下治疗。⑤药物或手术治疗后复查和随访。⑤结肠癌复查。

2. 禁忌证 绝对禁忌证较少,多属于相对禁忌证。①严重心肺功能不全、休克及精神病病人。②重症结肠炎、急性憩室炎、腹主动脉瘤、急性弥漫性腹膜炎、肠穿孔等。③肛门、直肠严重狭窄者。④妇女妊娠和月经期。

【操作流程】

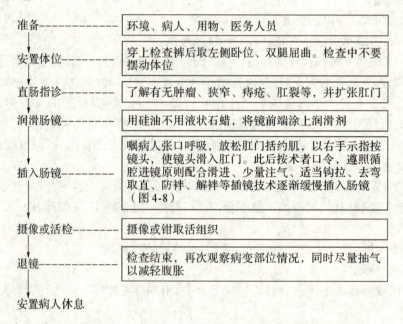

【护理配合】

1. 操作前护理

(1) 环境:内镜室清洁整齐,温度适宜,屏风遮挡。

(2) 病人:详细讲解检查的目的、方法、注意事项,以解除其顾虑,取得合作。检查前一日进流质饮食,当日晨禁食。肠道准备多用 20% 甘露醇 500 ml 和 5% 葡萄糖生理盐水 1 000 ml 混合,于检查前 4 小时口服,导致渗透性腹泻;亦可口服主要含氯化钠的肠清液 3 000~4 000 ml 或口服主要含磷酸缓冲液的清肠液,饮水不足 1 000 ml 就可达同样的清肠效果。术前遵医嘱给病人肌内注射地西泮、哌替啶、阿托品等。

(3) 用物:纤维结肠镜一套、纱布、润滑液、活组织标本瓶、载玻片及固定液、橡胶手套等。

(4) 医务人员:着装整齐、态度和蔼、洗手、戴口罩、查对医嘱。

2. 操作中护理 在插镜过程中,密切观察病人反应。若出现腹胀不适,嘱其缓慢深呼吸。若出现面色、表情、呼吸、脉搏等异常,应随时停止插镜,同时建立静脉通道以备抢救。结肠镜插入位置见图 4-8。

3. 操作后护理

(1) 检查结束后请病人稍事休息,观察15~30分钟再离去;嘱病人卧床休息,做好肛门清洁;进少渣饮食3天。如行息肉摘除、止血治疗时应给予抗菌治疗,嘱进半流质饮食。

(2) 注意观察患者腹胀、腹痛及排便情况。腹胀明显者可行肛管排气;腹痛明显或排血便者应留院继续观察,注意粪便颜色,必要时行大便潜血实验,以了解有无活动性出血;如发现剧烈腹痛、腹胀、面色苍白、心率增快、血压下降、大便次数增多呈黑色等提示并发肠出血、肠穿孔,应及时报告医师,协助救治。

(3) 做好内镜的清洗消毒工作,并妥善保管,避免交互感染。

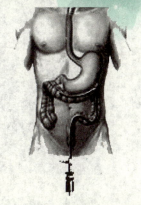

图4-8 结肠镜插入位置

三、双气囊三腔管压迫止血术

门静脉高压引起食管静脉与胃底静脉曲张破裂出血病人,经药物止血治疗效果不理想,在进行其他有效止血措施前,可行双气囊三腔管压迫止血术。压迫止血效果肯定,但患者痛苦较大、并发症较多,停用后早期再出血率较高。

【适应证与禁忌证】

1. 适应证 门静脉高压引起的食管下端或胃底静脉曲张破裂出血。
2. 禁忌证 由于其他原因引起的上消化道出血。

【操作流程】

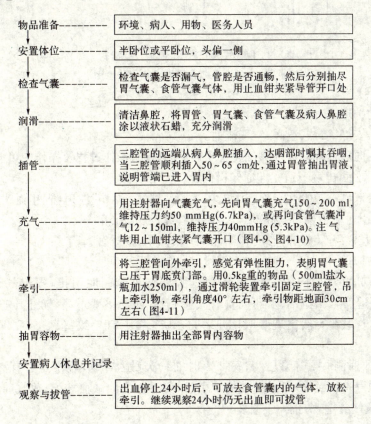

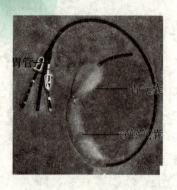

图 4-9 双气囊三腔管

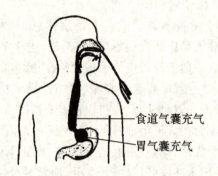

图 4-10 插管完毕、气囊充气管

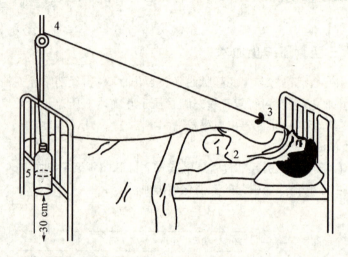

1. 胃气囊 2. 食管气囊 3. 牵引线 4. 滑轮 5. 牵引物

图 4-11 双气囊三腔管牵引示意图

【护理配合】

1. 操作前护理

(1) 环境:安静、清洁、温暖、空气流通。

(2) 病人:向病人解释双气囊三腔管压迫术的目的、操作过程及操作中可能出现的不适,征得家属签字同意,出现不适立即通知操作者。

(3) 用物:双囊三腔管并经检查无损坏,纱布、棉签、50 ml 注射器、止血钳、治疗碗、血压计、蝶形胶布、滑轮牵引架、胃肠减压器、沙袋、纱绳、液状石蜡。

(4) 护理人员:着装整齐,态度和蔼,洗手,戴口罩,查对医嘱。

2. 操作中护理

(1) 注气时,必须先向胃气囊足量注气,以免向外牵引时滑出,压迫气管,引起窒息。胃气囊充气压迫后若出血不止,再向食管气囊充气,压力不要过高,防止压迫食管黏膜,甚至压迫心脏。若患者突然出现呼吸困难,可能为气囊上窜导致窒息,应立即剪短管子、放气、拔管。

(2) 每 4 小时测一次气囊压力;每 2 小时抽一次胃内容物,观察是否有活动性出血;每 12~24 小时放气一次约 30 分钟并放松牵引,以免发生黏膜缺血坏死;放气前口服液体石蜡 5~10 ml,润滑气囊壁,防止黏膜撕裂。

(3) 三腔管压迫 48~72 小时后若无继续出血,可先放气、观察 24 小时,再无出血方可拔管。

(4) 拔管时,先口服液状石蜡 20~30 ml,10 分钟后缓缓拔管,以防损伤黏膜。

3. 操作后护理

(1) 密切观察止血效果,注意血压、脉搏、肠鸣音的变化,如有再出血应及时报告医生,并协助处理。

(2) 禁食 24 小时,以后给予流质→半流质→普通饮食。

四、腹腔穿刺术

腹腔穿刺术是指为了诊断和治疗疾病,对有腹腔积液的患者,进行腹腔穿刺,抽取积液的操作过程。

【适应证与禁忌证】

1. 适应证 ①腹腔积液原因不明。②大量腹水,病人有呼吸、循环压迫症状。③施行腹水浓缩回输术。④腹腔内注入药物进行治疗。⑤人工气腹,协助 X 线诊断或治疗(肺结核空洞或大咯血治疗)。⑥诊断性或治疗性腹腔灌洗。

2. 禁忌证 ①广泛性腹膜粘连。②肝性脑病先兆。③包虫病、卵巢囊肿。④大量腹水伴有严重电解质紊乱。

【操作流程】

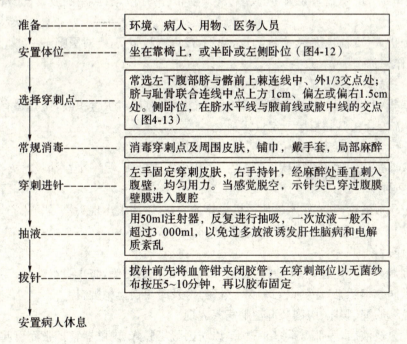

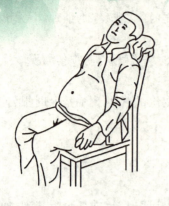
图4-12 腹腔穿刺体位

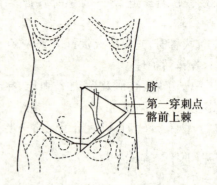
图4-13 腹腔穿刺点示意图

【护理配合】

1. 操作前护理

(1) 环境:安静、清洁、温暖,必要时遮挡。

(2) 病人:向病人解释穿刺目的、过程及操作中可能出现的不适,出现不适立即告诉术者;征得家属签字同意;做普鲁卡因皮试,查血小板和出凝血时间;测量病人的血压、脉搏、腹围,检查腹部体征,以利动态观察病情;嘱病人排尿,以防止穿刺时误伤膀胱。

(3) 用物:常规治疗消毒盘1套,无菌腹腔穿刺包1个(穿刺针、注射器、橡皮管、血管钳、输液夹、洞巾、纱布、弯盘),无菌手套、多头带、油布、治疗巾、放液用的胶管、大量杯、水桶、软尺等。

(4) 医护人员:着装整齐,态度和蔼,洗手,戴口罩和帽子,查对医嘱。

2. 操作中护理

(1) 协助病人坐在靠椅上,或半卧或左侧位。

(2) 暴露病人腹部,注意保暖;协助医生选择穿刺点;对少量积液,尤其是有包裹性积液有分隔时,需配合在B超指导下定位穿刺。

(3) 协助常规消毒穿刺部位皮肤,铺无菌孔巾,局部麻醉。

(4) 放液过程中两手分别持血管钳,一个用于固定针头,另一个在抽吸时夹持橡皮管,放液时夹闭橡皮管。

(5) 记录放液量,观察腹水性质及生命体征变化,若病人出现头晕、恶心、心悸、面色苍白等应立即提醒术者,停止放液并及时处理。

3. 操作后护理

(1) 嘱病人平卧休息8~12小时,或卧向穿刺部位的对侧,防止腹水外溢。

(2) 预防伤口感染,穿刺点如有腹水外溢,应及时更换无菌敷料。

(3) 监测腹痛、腹胀、腹围及肝性脑病等表现。

(4) 大量放液后,腹部需系多头腹带,以防因腹压骤降、内脏器官扩张而引起血压下降或休克。

(5) 整理用物,遵医嘱留样送检。

(蔡长明)

第四章 消化系统疾病病人的护理

简答题：

1. 某患者，男性，66岁，近日常感上腹隐痛、食欲减退、餐后饱胀，上中腹部轻压痛，无肌卫及反跳痛。胃镜检查结果显示：慢性胃炎，医生嘱其口服1‰稀盐酸。

问：如何对该患者进行健康教育？

2. 某患者，男，35岁，间歇性上腹不适，约3年，进餐3小时后更明显，伴饱胀，嗳气，泛酸，服解痉剂能缓解，曾解过黑便。当地X线钡餐检查无明显异常发现，平时无服药史。近2个月来上腹疼痛次数增加，有时大便不成形，次数稍增多2～3次/天，半月来反复出现黑便伴头晕乏力。今晨突呕咖啡渣样物，解柏油样便约150 g，伴头晕、心慌、乏力而急诊。查体：体温37 ℃，呼吸20次/分，脉搏100次/分，血压90/60 mmHg，神清，面色苍白，浅表淋巴结未触及，心律齐，未闻及杂音，腹软，剑突偏右轻压痛，肝、脾未触及，下肢无水肿。辅助检查：血红蛋白85 g/L，红细胞计数$3.0×10^{12}$/L，白细胞计数$8×10^9$/L，大便隐血试验(2+)。

问：该病临床特点有哪些？请列出主要的护理诊断及合作性问题，具体护理措施有哪些？

3. 某患者，女，59岁。因反复腹胀、纳差、呕血、黑便近1年，咳嗽、咳痰伴腹胀加剧12天，1年前无诱因出现呕血，为咖啡渣样液体，含暗红色血块，约1 500 ml，并解黑色稀水样便300 ml，伴意识不清。既往有慢性血吸虫病史。12天前因受凉出现咳嗽、黄色黏痰，且腹胀加重送入院。入院护理查体：体温36.7 ℃，脉搏97次/分，呼吸24次/分，血压105/60 mmHg，精神、食欲差，慢性肝病容，极度消瘦，意识清楚，巩膜、皮肤轻度黄染，双下肢轻度凹陷性水肿，腹部膨隆，呈蛙腹，移动性浊音(＋)，两下肢轻度可凹陷性水肿。

问：该病人出现何种健康问题？该病例护理诊断有哪些，如何实施护理？

4. 某病人，男，62岁，因腹胀、乏力、意识模糊而入院。2天前因失眠服用"地西泮5 mg"后出现烦躁不安，表情淡漠，时而神志不清，既往有慢性肝病史10年。查体：体温37 ℃，脉搏102次/分，呼吸21次/分，血压95/65 mmHg，病人一般状况差，面色晦暗，嗜睡，面部及颈部有散在蜘蛛痣，肝掌，皮肤、巩膜轻度黄染。无颈静脉怒张，两肺未闻及啰音。心律齐，未闻及杂音。腹部软隆起，移动性浊音(＋)，肝肋下未及，质硬，无压痛，脾肋下3 cm。扑翼样震颤(＋)，病人计算力、定向力、理解力下降。

问：该病人出现了何种健康问题？其病因及诱因是什么？饮食有何要求？

5. 某病人，男性，29岁。昨天中午饱餐、大量饮酒后突然出现中上腹持久而剧烈的疼痛，并伴有反复恶心、呕吐频繁而持久，腹胀加重、呕吐物为食物和胆汁。体检：上腹部压痛，腹肌轻度紧张，血清淀粉酶明显升高，腹部B超检查可见胰腺弥漫性肿大，胰内及周围回声异常。诊断为"急性胰腺炎"。

问：(1) 评估急性胰腺炎的最常见病因及首发症状是什么？

(2) 临床特点有哪些？血清淀粉酶对诊断有何意义？

(3) 患者为什么要禁食？禁食期间如何护理，如何指导病人饮食？

6. 吴女士，44岁。3个月前无明显诱因出现腹痛，以左下腹为主，多为隐痛，并解黏液脓血便，2～4次/日，便后腹痛稍缓解，明显消瘦。大便常规检查：红细胞(3＋)，白细胞(4＋)。结肠镜检查：病变肠黏膜粗糙呈颗粒状，充血和水肿，有脓性分泌物附着。

问：(1) 该病的临床特点有哪些？请列出主要的护理诊断及合作性问题。如何做好该病人的健康指导？

(2) 溃疡性结肠炎的主要症状及疼痛规律？

(3) 溃疡性结肠炎的用药护理？

7. 某患者，女，45岁。1年前出现咳嗽，痰中带血丝。近3个月来，体形消瘦，并出现午后低热，乏力，盗汗，咳嗽咳痰加重，痰量明显增多，出现腹痛与间歇交替的腹泻与便秘。体格检查：体温38.5℃，慢性面容，消瘦苍白，食欲不振，两肺听诊有湿啰音，腹软触之柔韧。X线检查示肺部大小不等的透光区及结节状阴影，纤维结肠镜检回肠下端多处溃疡，出现干酪样坏死，结核菌素试验阳性。

问：(1) 该病例考虑何种疾病？该病临床特点有哪些？

(2) 存在的主要护理问题有哪些？如何做好本病的健康指导？

(3) 肠结核病人的主要感染途径是什么？主要临床表现有哪些？

(4) 如何做好肠结核的预防指导？

8. 某男性，50岁，十二指肠溃疡病史12年，昨夜开始呕血和排黑便数次，今晨家人发现病人晕倒在卫生间、四肢厥冷而送入医院。

问：该病例考虑何种疾病？存在的主要护理问题有哪些？如何进行本病的抢救护理？

第五章 泌尿系统疾病病人的护理

引言 泌尿系统疾病是指由各种原因造成泌尿系统各器官不同损害的一组疾病,具有种类较多、病因各异(如变态反应、感染、肾血管病变、代谢异常、先天性疾病、药物、毒素、创伤、肿瘤、结石等因素,均可造成对泌尿系统尤其是肾脏的损害)、病程多、呈慢性经过的特点。近年来,随基础医学和临床医学的发展,新的治疗方法不断涌现,带动了泌尿系统疾病护理技术的快速发展,使一些难治性肾脏疾病的病情得以缓解,存活率和生活质量得以改善。但流行病学资料显示全球终末期肾脏病人数持续增加,其年增长速度已经超过人口年增长率。因此,对泌尿系统系统疾病的诊治防护任重而道远。

知 识 链 接

泌尿系统疾病的治疗进展

随着基础医学和临床医学的发展,通过对分子细胞生物学、重组 DNA 技术及炎症介质对白细胞黏附分子的调节,黏附分子对白细胞和肾细胞功能的影响,肾素-血管紧张素-醛固酮系统抑制肾保护作用、细胞外基质过度积聚对肾硬化影响及溶质转运分子等方面不断深入的研究,人们对许多肾脏疾病的发病机制及某些症状的产生机制有了更新的认识,也为临床肾脏疾病的新药研制和干预性治疗奠定了基础。随着新型免疫抑制剂如他克莫司、西罗莫司、环孢素等和具有肾保护作用、能延缓肾功能恶化的血管紧张素转换酶抑制剂及血管紧张素Ⅱ受体拮抗剂等药物广泛应用于临床,以及替代疗法的不断改进、设备更趋先进和技术水平的不断提高,将有助于缓解一些难治性肾脏疾病的病情和改善病人的存活率及生活质量。

第一节 泌尿系统疾病概述

一、泌尿系统解剖生理概要

(一)泌尿系统结构

泌尿系统由肾、输尿管、膀胱和尿道及有关的血管和神经组成(图 5-1)。

1. **肾脏** 位于腹膜后脊柱两侧,形似蚕豆,为成对的实质器官。肾实质可分为皮质和髓质两部分(图5-2)。肾皮质位于浅层,由肾小体和肾小管组成。肾髓质位于深层,由15~20个肾锥体构成。肾锥体的尖端终止于肾乳头。肾乳头的尖端有许多乳头孔,在肾单位和集合管生成的尿液由此流出进入肾小盏,再进入肾大盏后汇入肾盂,最后经输尿管进入膀胱贮存。当排尿时,膀胱内的尿液经过尿道排出体外。

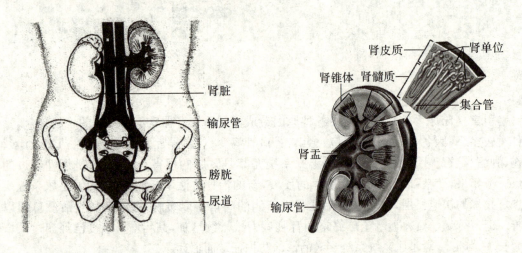

图5-1 泌尿系统大体结构　　　　图5-2 肾脏内部构造

每个肾脏约有100万个肾单位。肾单位是肾脏结构和功能的基本单位,由肾小体和肾小管组成。肾小体是由肾小球及肾小囊构成的球状结构。肾小管分为近端小管、细段和远端小管。近、远端小管又分为曲部(分别称为近曲小管、远曲小管)和直部两段。近、远端小管的直部和细段组成U字形的肾小管髓袢(图5-3)。

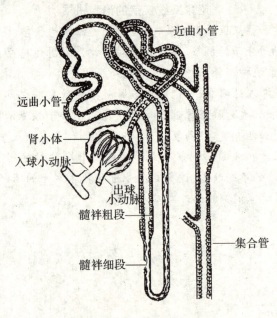

图5-3 肾单位

2. **输尿管** 为细长的肌性管道,起自肾盂,行经腹腔和盆腔,终于膀胱。输尿管全长有三处狭窄,即输尿管的起始部、跨越髂血管处、膀胱壁内,为易梗阻部位。

3. **膀胱** 为肌性囊状贮尿器官,成人膀胱容积平均为 300～500 ml。当膀胱充盈时,被覆于膀胱底部的腹膜,被推至耻骨联合以上,膀胱穿刺术可以在此进行。

4. **尿道** 向体外排泄尿液的管道。女性尿道较短而宽直,开口于会阴部,毗邻阴道与肛门,易引起上行感染。男性尿道较长,成人平均长约 18 cm,有尿道内口、尿道膜部、尿道外口三处生理性狭窄,是临床诊疗操作易受损部位。

(二) 泌尿系统功能

1. **肾小球的滤过功能** 肾小球滤过是代谢产物排泄的主要形式。其中含氮类物质如尿素、肌酐等多由肾小球滤过排出,有机酸如马尿酸、苯甲酸、各种胺类及尿酸等也有一部分经肾小球滤过排出。

知 识 链 接

肾小球的选择性滤过

肾小球滤液必须经肾小球毛细血管壁滤过。毛细血管壁由有孔的内皮细胞、肾小球基底膜、足细胞(脏层上皮细胞)构成。足细胞通过稀疏的足突附着于肾小球基底膜。足突间裂隙孔由一层裂隙膜所封闭,防止中、大分子量蛋白漏出。肾小球基底膜由Ⅳ型胶原形成基本构架,其间充填各种物质,其中阴离子硫酸类肝素蛋白聚糖和肾小球内皮细胞和上皮细胞表面的涎蛋白共同形成电荷屏障。所以,肾小球滤过膜除能限制大分子物质通过外,还能限制带阴电荷的物质滤过。

2. **肾小管的重吸收、排泌和浓缩-稀释功能**

(1) 重吸收功能:肾小球每日滤过的原尿可达 180 L,其电解质成分与血浆基本相似,但正常人每日排出的尿量仅 1 500 ml 左右。原尿中 99% 以上的水被重吸收,葡萄糖可全部被吸收,电解质被部分重吸收,而肌酐、尿素氮几乎不被吸收。

(2) 分泌和排泄功能:远曲小管上皮细胞可将血液内的物质或经过近曲小管重吸收的物质(K^+、H^+、NH_4^+)排泄到尿中,以调节人体电解质和酸碱平衡。

(3) 浓缩-稀释功能:当人体缺水时,肾脏通过对水的重吸收增加,使尿液浓缩,以减少水的丢失;反之,肾小管对水的重吸收减少,使尿密度降低,尿液稀释,从而排出机体多余的水。

3. **肾的内分泌功能** 肾脏能分泌一些生物活性物质,对血压、血容量的调节,红细胞的生成及钙磷代谢发挥了重要作用(表 5-1)。

表 5-1 肾脏分泌的主要激素及功能

激素名称	产生部位	作 用
肾素	肾小球旁器	调节血压和血容量
前列腺素	肾髓质	调节肾的血流量,调节血压
激肽释放酶	肾皮质	增加肾的血流量,调节血压
促红细胞生成素(EPO)	肾间质	刺激红细胞的生成
1α-羟化酶	肾皮质	促进胃肠道对钙的吸收,调节钙、磷代谢

二、泌尿系统疾病护理技术的特点

【护理评估】

（一）健康史

1. 生活史　过度的工作压力、不良的饮食和卫生习惯，与某些泌尿系统疾病的发生和反复发作有关。如劳累可使慢性肾炎复发；高钠盐饮食可加重肾性水肿；高蛋白饮食尤其高植物蛋白饮食，可加重慢性肾衰竭病情；不注意会阴部卫生易患尿路感染。

2. 家族史　有些泌尿系统疾病如原发性肾小管性酸中毒等与遗传有关，家族中可有相同或类似疾病的病人，因此，注意询问家族史有利于泌尿系统遗传性疾病的诊断。

3. 月经、生育史　泌尿系统疾病中尿路感染与月经期个人卫生状况、妊娠期间的性激素分泌的变化及增大的子宫对尿路的压迫等有关，同时妊娠也会诱发和加重某些泌尿系统疾病如慢性肾小球肾炎等，因此了解女性病人的月经、生育情况，有助于部分泌尿系统疾病的病因诊断。

（二）身体状况

泌尿系统疾病常见症状有水肿、尿路刺激征及尿异常等，不同的泌尿系统疾病常见症状的特点不同。

1. 水肿　由肾小球疾病引起的水肿分为两类：①肾炎性水肿：多从眼睑及面部开始，晨起较明显，严重者波及全身，常伴血压升高、蛋白尿和血尿等。多见于急、慢性肾炎。主要是由于肾小球滤过率下降，而肾小管重吸收功能相对正常造成"球-管失衡"和肾小球滤过分数下降，导致水钠潴留而产生。②肾病性水肿：常见于肾病综合征。肾病性水肿一般较重，多从下肢开始，常为全身性、体位性和凹陷性，可无高血压。主要是由于长期大量蛋白尿造成低蛋白血症，血浆胶体渗透压降低，导致液体从血管内漏入组织间隙，产生水肿。

知识链接

心源性水肿与肾性水肿的区别

心源性水肿从身体下垂部位开始，向上蔓延及全身，发展比较缓慢，水肿比较坚实，移动性小，伴有心力衰竭病征；肾性水肿从眼睑、颜面部开始，向下蔓延及全身，发展常迅速，水肿软而移动性大，伴有肾脏病其他病征。

2. 尿路刺激征　又称膀胱刺激征，是指膀胱颈和膀胱三角区受炎症或机械刺激而引起的尿频（排尿次数多而尿量不多）、尿急（一有尿意即急迫难忍）、尿痛（排尿时伴有会阴或下腹部疼痛），可伴有排尿不尽感。常见于泌尿系统感染。

3. 尿异常

(1) 尿量异常：正常成人24小时尿量为1 000～2 000 ml。少尿指24小时尿量少于400 ml，无尿指24小时尿量少于100 ml。多尿指24小时尿量超过2 500 ml。少尿或无尿的主要原因是肾小球滤过率下降，分为肾前性（心排减少、血容量不足或肾血管痉挛等）、肾性（急、慢性肾衰竭等）、肾后性（尿路梗阻等）。多尿分为肾性和非肾性两类，肾性因素如慢性肾盂肾炎、肾动脉硬化等肾小管功能不全,非肾性因素如尿崩症、糖尿病等肾小管内溶质过多或肾小管重吸收能力抑制。夜尿增多是指夜间尿量超过白天尿量或夜间尿量多于750 ml。持续夜尿增多,且尿比重低于1.018,提示肾小管浓缩功能减退。

(2) 蛋白尿:若24小时尿蛋白含量持续超过150 mg,蛋白质定性阳性反应,称蛋白尿。若每天持续超过3.5 g,称大量蛋白尿。蛋白尿按发生机制可分为五类:①肾小球性蛋白尿;②肾小管性蛋白尿;③混合性蛋白尿;④溢出性蛋白尿;⑤组织性蛋白尿。

(3) 血尿:新鲜尿液离心后每高倍视野红细胞大于3个,或1小时尿红细胞计数超过10万,称镜下血尿。尿液外观呈血样或洗肉水样,称肉眼血尿。血尿可由各种泌尿系统疾病所引起,如肾小球肾炎、肾盂肾炎、泌尿道结石,也可由全身性疾病如血液病、风湿病、感染性疾病等;此外剧烈运动后也可发生血尿。

(4) 白细胞尿、脓尿、菌尿:新鲜尿液离心后每高倍视野白细胞大于5个,或新鲜尿液白细胞计数超过40万个,称为白细胞尿或脓尿。菌尿是指中段尿涂片镜检,每个高倍视野均可见细菌,或尿细菌培养菌落计数超过10^5/ml,仅见于泌尿系统感染。

(5) 管型尿:尿中管型是由蛋白质、细胞或其碎片在肾小管内凝聚而成,包括细胞管型、颗粒管型、透明管型等。正常人尿中偶见透明管型。若12小时尿沉渣计数管型超过500个,或镜检发现大量其他管型,称管型尿。

(三) 实验室及其他检查

1. **尿常规检查** 泌尿系统疾病病人均有尿液改变,可呈现不同程度的蛋白尿、血尿、管型尿、脓尿等,因此尿常规检查为泌尿系统疾病最常用、最基本的检查方法。

2. **尿液病原学检查** 尿路感染时尿常规检查和尿培养可发现致病菌,为诊断尿路感染及选择抗生素治疗最重要的实验方法。

3. **肾功能检查** 各种泌尿系统疾病到后期均有不同程度的肾功能损害,定期检查肾功能状态对判断肾脏疾病所处时期、病情轻重、估计预后、指导治疗和护理具有重要意义。

4. **肾穿刺活检术** 临床诊断不明的肾小球疾病、小管-间质病变需通过肾穿刺活组织病理学检查方能诊断,因此肾穿刺活检术为以上疾病重要的诊断方法。

5. **影像学检查** 包括X线腹部平片、静脉肾盂造影、逆行尿路造影、B型超声、CT、放射性核素等检查。对了解泌尿系统器官形态、肾脏血流供应及某些疾病的致病原因有较重要的价值,可根据需要选择。

(四) 心理社会资料

泌尿系统疾病由于其本身的特点,使在不同时期易产生不同的心理变化。在疾病早期症状不明显,病情较轻时,常对病情不予重视,持无所谓的态度;当病情急起,病情较重及对相关检查目的、过程不了解时,多产生紧张、焦虑;慢性病人由于病程长,病情反复发作,对治疗反应差,易出现悲观、孤独;晚期病人肾功能严重受损,生命受到威胁,加上需要进行血液净化疗法或肾移植治疗等,可能缺乏家庭、社会的经济支持,易出现恐惧、绝望心理。

【护理诊断】

1. **体液过多** 与钠、水摄入过多及肾脏病变对水分调节障碍有关。
诊断依据:①皮肤肿胀有指压凹陷。②尿量减少。③活动耐力下降。④体腔积液征象。
护理目标:水肿逐渐减轻或消失。

2. **体温过高** 与泌尿系统病原微生物感染有关。
诊断依据:①体温高于正常范围。②畏寒、全身疲乏无力等。

护理目标:体温逐渐降至正常范围,全身状况好转。

3. 排尿异常　与泌尿系统感染有关。

(定义:排尿异常是指个体处于排尿功能障碍的状态。)

诊断依据:①尿急、尿频、尿痛及膀胱区和会阴部不适感。②尿液检查有白细胞增多和脓细胞。③血常规检查有白细胞增多和中性粒细胞增多。

护理目标:排尿异常现象消失。

4. 绝望　与治疗效果差、病情预后差以及缺乏经济支持有关。

(定义:绝望是指个体处于主观认为可取的方案或个人的选择很有限或没有,以至于不能使自己发挥力量的状态。)

诊断依据:①情绪低落、孤寂。②对治疗、护理不配合。③流露对生存失去信心。

护理目标:心理状况平稳,能正确认识所患疾病,对治疗充满信心。

5. 不舒适:恶心、头晕、乏力、皮肤瘙痒　与肾功能障碍导致毒性代谢产物潴留,代谢紊乱有关。

诊断依据:①咽喉部不适感、上腹部"难受",常伴有面色苍白、唾液分泌增多、心率增快或减慢。②站立不稳,视物或自身旋转感。③活动耐力降低或活动后易疲劳。④有皮肤瘙痒感,皮肤有抓痕或破损。

护理目标:不适症状减轻或逐渐消失。

6. 营养失调:低于机体需要量　与肾功能障碍,机体代谢产物潴留,影响消化吸收有关。

诊断依据:①机体消瘦,体重减轻。②贫血。③活动耐力下降、易疲劳。④恶心、呕吐、食欲减退、腹泻等消化道症状。

护理目标:营养状况逐渐改善。

7. 活动无耐力　与器官功能障碍、营养失调及感染导致的消耗有关。

诊断依据:①机体虚弱,易疲劳,稍微活动即有明显的心悸、气促。②面色苍白、头晕、心悸。③发热、消瘦。

护理目标:活动耐力增强。

8. 有感染的危险　与机体营养状况差、免疫力低下有关。

诊断依据:有下列危险因素存在:①营养失调。②造血器官功能受到抑制。③皮肤损伤。④应用糖皮质激素及免疫抑制剂。

护理目标:去除感染的危险因素,无感染发生。

9. 有皮肤完整性受损的危险　与钠水潴留、皮肤尿素霜沉积及皮肤受压有关。

诊断依据:有下列危险因素存在:①皮肤水肿。②皮肤瘙痒、抓痕。③长期卧床。

护理目标:去除皮损的危险因素,无皮肤破损或压疮发生。

10. 医护合作性问题　潜在并发症:高血压危象、高血压脑病、尿毒症性肺炎、心力衰竭、消化道出血等。

【护理措施】

1. 水肿的护理

(1) 限制水钠摄入:根据病人水肿程度,限制每日钠、水摄入量。轻度水肿病人,全日氯化钠摄入量少于 3 g,一般可用食盐 2 g,酱油 5 ml(5 ml 酱油相当于 1 g 盐),禁用腌制品、海产品等;严重水肿病人,应禁用食盐、酱油及其他含盐食物,全日氯化钠摄入量少于 700 mg,烹调可用糖、醋;水肿极为严重的病人,全日氯化钠摄入量少于 500 mg,并且限制含钠食物如汽水、发酵粉等。水的摄入量,以前一日的尿量加500 ml为宜。

(2) 皮肤护理:①使用刺激性较小的清洗剂,轻柔地清洁皮肤,小心地擦干,以减少皮肤刺激,避免皮肤擦伤,保持皮肤干燥。②至少每2小时更换体位一次,并进行受压部位皮肤按摩,促进局部血液循环。③准确记录24小时出入量,测量体重,并遵医嘱给予利尿剂。④监测皮肤压疮迹象,一旦发现局部皮肤发红、渗出,甚至破溃,应立即进行压疮护理。

(3) 用药护理:肾性水肿病人在积极限制每日钠、水摄入的同时,常需要根据水肿的程度选用利尿药物,以控制病人的水肿。合理应用利尿药应做到:①通过每日监测病人体重,记录24小时出入量,尤其是尿量,以观察利尿效果,为调整用药方案提供依据。②观察利尿药物不良反应,噻嗪类利尿药可出现低钾血症、诱发或加重糖尿病、加重高尿酸血症等;袢利尿药可出现低钾血症、听力减退等;保钾利尿药可发生高钾血症、头痛、嗜睡、皮疹等。一旦发生药物不良反应,应报告医生并遵医嘱给予积极的处理,如减量、停药或调换药物等。

2. 发热的护理 体温超过38.5℃时需进行物理降温如乙醇擦浴、大血管旁置冰袋、温水浸浴、冰盐水静脉输注等;体温较高单用物理降温效果不理想时,应遵医嘱进行药物降温。降温措施实施30分钟后应观察降温效果及出汗情况并记录。对高热骤降、出汗较多及身体虚弱的病人,应鼓励其多饮水或遵医嘱适当补液,以防发生虚脱。出汗后应及时擦干汗液,更换内衣和床单,并注意保暖、防止受凉。

3. 改善排尿状况

(1) 休息:增加卧床休息时间,注意室内空气流通,保持室内适宜的温、湿度,各项操作最好集中进行,尽量减少对病人的干扰。

(2) 饮食:鼓励病人多饮水(每日饮水2 000 ml以上)、勤排尿,必要时可静脉输液,以增加尿量、稀释炎性分泌物和冲洗尿路。

(3) 用药:遵医嘱用药调节尿液酸碱度,如碱化尿液以增强抗菌疗效;或遵医嘱使用胆碱能受体拮抗剂,以解除痉挛、缓解疼痛,但胆碱能受体拮抗剂容易引起或加重尿潴留,应慎用。

(4) 生活指导:注意个人卫生,勤换内裤、勤洗会阴部,并保持局部的清洁和干燥。积极参加体育锻炼,加强营养,以增强机体抵抗力。

(5) 心理疏导:告知病人尽量放松,过分紧张可加重尿频。病人往往自卑,有社交障碍,护士应积极主动与之沟通,耐心细致地解释病情。

重点提示:
1. 肾脏的生理功能。
2. 泌尿系统疾病护理评估的特点;主要的护理诊断;水肿的护理及尿路刺激征的护理。

第二节 尿路感染病人的护理

王某,女性,28岁,已婚。寒战、高热、全身酸痛、食欲减退3天,尿频、尿急、尿痛、腰痛1天。护理体检:体温40.1 ℃,脉搏112次/分,呼吸32次/分,血压100/70 mmHg,右肾区叩击痛,右肋脊角有压痛,上中输尿管点压痛。实验室检查尿常规:脓细胞3+,中段尿培养大肠杆菌菌落计数10^6/ml。

请分析:该病人可能是哪种疾病?存在的主要护理问题有哪些?如何制订护理计划?

【概述】

尿路感染简称尿感,是指各种病原微生物在尿路中生长、繁殖而引起的尿路急、慢性炎症。根据感染部位可分为上尿路感染和下尿路感染。上尿路感染主要是指肾盂肾炎,下尿路感染主要是指膀胱炎。本病主要由细菌直接侵袭引起,多见于女性、老年人和免疫功能低下者。其发生率在未婚少女约为2%、在已婚女性约为5%、在孕妇约为7%、在老年人则高达10%,但多为无症状性细菌尿。

【病因及发病机制】

1. 病因　革兰阴性杆菌是尿路感染最常见的致病菌。其中又以大肠埃希菌最常见,占尿感的80%~90%,其次为变形杆菌、克雷白杆菌。

2. 发病机制

(1) 感染途径:①上行感染为最常见感染途径,约占尿感的95%。细菌沿尿道上行至膀胱、输尿管及肾脏引起感染。②血行感染较少见,体内感染病灶中的细菌侵入血流,经血液循环到达肾脏引起,常见于金黄色葡萄球菌感染。③直接感染少见,由外伤或肾脏邻近器官发生感染时细菌直接蔓延所致。④淋巴管感染罕见。

(2) 细菌的致病力和机体的防御能力:细菌进入膀胱后,是否发生尿感主要取决于两大因素,即细菌的致病力(如细菌的数量、对尿路上皮细胞的吸附能力)和机体的防御能力。机体的主要防御能力包括:①正常情况下,如果尿路通畅,尿液可冲走大部分细菌;②尿道和膀胱黏膜有一定的抗菌能力;③尿液中尿素浓度高、渗透压高和pH低等,不利于细菌生长;④男性前列腺分泌物中含有抗菌成分等。

(3) 易感因素:①尿路梗阻和尿流不畅是最主要的易感因素,以尿路结石多见,其他如尿路狭窄、畸形、肿瘤、妊娠子宫压迫输尿管、膀胱-输尿管反流或前列腺增生等。②性别和性活动:女性的尿道较男性短、宽,且尿道口邻近肛门,常被细菌污染,故受感染机会增高。性生活时可将尿道口周围的细菌挤压入膀胱引起尿路感染。局部使用杀精化合物避孕,改变阴道菌群,大肠埃希菌显著增加,易发生尿路感染。③应用尿道侵入性器械,如导尿、膀胱镜检查等可造成医源性感染。④长期使用免疫抑制剂、严重的慢性病等,造成机体抵抗力低下。⑤其他因素有妇科炎症、细菌性前列腺炎、遗传等。

知识链接

医疗操作与尿路感染

导尿或留置导尿管、膀胱镜和输尿管镜检查、逆行性尿路造影等侵入性操作可致尿路黏膜损伤,将细菌带入尿路,易引发尿路感染。据文献报道,即使严格消毒,单次导尿后,尿感的发生率为1%~2%;留置导尿管1天,感染发生率可达50%以上;超过3天者,感染发生率可达90%以上。

【护理评估】

1. 健康史　询问病人有无尿路结石或排尿不畅、泌尿系统畸形、前列腺增生等易感因素,了解病人的卫生、生活习惯、既往健康状况,是否能正确用药及相关知识掌握程度,对医嘱的依从性。

2. 身体状况

(1) 膀胱炎：约占尿感的60%以上，病人主要表现为尿频、尿急、尿痛，伴有下腹部不适的膀胱刺激征。尿液常混浊，并有异味，约30%可出现血尿，一般无全身感染的症状。

(2) 急性肾盂肾炎：起病急，病人常有寒战、高热、头痛、乏力、全身不适、食欲减退、恶心呕吐等全身表现。泌尿系统表现除尿频、尿急、尿痛、下腹部不适的膀胱刺激征外，可有腰痛、肾区压痛或叩痛、输尿管点压痛及血尿、脓尿等。

(3) 慢性肾盂肾炎：慢性肾盂肾炎临床表现复杂，全身表现和泌尿系统表现均可不典型，但一半以上有急性肾盂肾炎病史。当慢性肾盂肾炎急性发作时症状明显，类似急性肾盂肾炎。

(4) 无症状性菌尿：又称隐匿型尿感，即病人有真性菌尿而无任何尿感的症状，尿液检查有病原体存在，全身症状不明显。发病率随年龄增长而增加，致病菌多为大肠埃希菌。

(5) 并发症：对伴有糖尿病和(或)存在复杂因素的肾盂肾炎未及时治疗或治疗不当可出现并发症，包括肾乳头坏死及肾周围脓肿。

3. 辅助检查

(1) 血常规：急性期白细胞计数和中性粒细胞比例升高。

(2) 尿常规：镜检尿白细胞大于5个/HP，尿沉渣红细胞大于3个/HP，可见肉眼血尿，若见白细胞管型提示肾盂肾炎，尿蛋白阴性或微量。

(3) 尿细菌学检查：是诊断尿感的主要依据。可采用清洁中段尿、导尿及膀胱穿刺做尿细菌培养，其中膀胱穿刺尿培养结果最可靠。中段尿细菌定量培养菌落计数$\geqslant 10^5$/ml，为真性菌尿(耻骨上膀胱穿刺尿细菌定性培养有细菌生长)，可确诊尿路感染；如菌落计数$10^4 \sim 10^5$/ml为可疑阳性，需复查；如$<10^4$/ml，为污染。

(4) 影像学检查：常用B超、X线腹平片、X线静脉肾盂造影(IVP)、排尿期膀胱输尿管反流造影等，有助于及时发现易感因素。尿感急性期不宜做IVP。

急性肾盂肾炎、膀胱炎及无症状细菌尿鉴别见表5-2。

表5-2 急性肾盂肾炎、膀胱炎及无症状细菌尿鉴别表

	尿路刺激征	腰痛	血尿	全身症状	肋脊角压痛/叩痛	实验室检查
急性肾盂肾炎	有	有	可有	有或无	有	血白细胞↑血沉↑尿中白细胞↑尿培养阳性，肾浓缩功能↓
急性膀胱炎	有	无	可有	无	无	尿中白细胞↑，血陪阴性，尿培养阳性
无症状性菌尿	无	无	无	无	无	仅有细菌尿

4. 心理社会状况 由于起病急、发热、疼痛常引起病人烦躁、紧张、焦虑，涉及外阴及性生活等方面的咨询时，病人有害羞感和精神负担。反复发作者，病人易产生焦虑和消极情绪。

【治疗要点】

1. 一般治疗 急性期注意休息，多饮水，勤排尿。发热者给予易消化、高热量、高维生素饮食，增强营养。

2. 抗感染治疗

(1) 膀胱炎：多采取磺胺类药物（复方磺胺甲噁唑 2 片，每日 2 次）或氟喹诺酮（氧氟沙星 0.2 g，每日 3 次）3 天疗法。

(2) 急性肾盂肾炎：轻者同膀胱炎，若无效则根据药物敏感试验更换药物。重者可选用氨基糖苷类、青霉素类（氨苄西林 2 g，每日 3 次）、头孢类（头孢唑林 0.5 g，每日 3 次）等药肌内或静脉注射，或根据尿培养结果选择抗生素。碱化尿液：口服碳酸氢钠可增强抗菌疗效，减轻尿路刺激症状。

(3) 慢性肾盂肾炎：关键在于积极寻找病因，去除易感因素及抗菌治疗为主。急性发作时治疗同急性肾盂肾炎，但应根据肾功能状况选择抗生素。

(4) 无症状性菌尿：除妊娠妇女及学龄前儿童外，无症状性菌尿一般无需治疗。对孕妇无症状性菌尿者，可选用肾毒性较小的抗菌药物，如青霉素、头孢类等，不宜用氯霉素、四环素、氟喹酮类，慎用复方磺胺甲噁唑及氨基糖苷类。

【护理诊断】

1. 体温过高　与细菌引起泌尿系统感染有关。
2. 排尿异常：尿频、尿急、尿痛　与尿路感染所致的膀胱刺激征有关。
3. 知识缺乏：缺乏预防尿路感染有关的知识。
4. 焦虑　与病程长和病情反复发作有关。
5. 潜在并发症：如肾乳头坏死、肾周围脓肿等。

【护理计划与实施】

护理目标：①病人能配合降温措施，体温恢复正常；②病人能积极配合治疗，治愈或症状消失；③病人能获得与疾病有关的预防、保健、治疗知识；④病人情绪稳定，焦虑减轻或消失；⑤无并发症发生。

护理措施：

1. 一般护理

(1) 合理休息：为病人提供安静、舒适的病室环境；为尿频的病人提供床旁小便器，注意保护病人隐私。急性发作期尽量卧床休息，急性肾盂肾炎、慢性肾盂肾炎急性发作第一周需适当卧床休息，慢性肾盂肾炎非发作期一般不宜从事重体力活动。

(2) 饮食护理：病人宜进食高蛋白、高维生素和清淡易消化的食物。发热等全身症状明显者应给予流质或半流质饮食，消化道症状明显者可胃肠外营养，做好口腔护理，必要时遵医嘱用止吐药。要多饮水、勤排尿，若无禁忌证，每天饮水量应超过 2 000 ml，且饮水时应注意水量均匀分布于全天，达到冲洗尿路、促进细菌和炎症分泌物排泄的目的。

2. 病情观察　监测病人体温变化，尿频、尿急、尿痛的程度及性质有无改变，分析病情加重或减轻的原因，若高热持续不退或体温继续升高，伴有腰痛加剧，常提示肾周脓肿和肾乳头坏死等并发症，应及时报告医师并协助处理。

3. 对症护理

(1) 发热：体温过高时，宜采用冰敷、乙醇擦浴等物理降温，必要时遵医嘱给予退热药，并注意观察记录降温效果。出汗后要及时换洗衣物和床铺。内衣裤应为吸汗且透气性好的棉质，且应宽松、干净。定期做好会阴部的清洁。

(2) 疼痛：增加卧床休息，尽量避免弯腰、站立或坐位，指导病人进行膀胱区热敷或按摩，必要时遵医嘱服用解痉镇痛药，如阿托品、山莨菪碱等。

4. 用药护理　向病人解释药物的作用、剂量、疗程及注意事项；督促病人严格遵医嘱按时、按量、按疗程服药。口服磺胺类药物期间应多饮水，同时服用碳酸氢钠，以增强疗效，减少磺胺结晶的形成，以避免肾小管堵塞；喹诺酮类药物可引起消化道反应、皮肤瘙痒，宜饭后服用。

5. 尿细菌学检查的护理：向病人解释尿细菌学检查的意义和方法。做尿细菌定量培养时需注意：①取清晨第一次尿（尿液在膀胱内停留6～8小时或以上）送检。②在应用抗生素之前或停用抗生素5日后留取尿标本。③留取尿标本时严格无菌操作，充分清洗会阴部，消毒尿道口，再留取中段尿，置于灭菌容器内。④女性病人留尿时，注意避开月经期，防止白带混入。⑤尿标本应在1小时内做细菌培养，或冷藏保存。

6. 健康指导

（1）疾病知识指导：积极治疗并消除易感因素，如尽量避免尿路器械检查，如必须留置导尿管，前3天给予抗生素可延迟尿感的发生；与性生活有关的反复发作者，性生活前后应排尿；有膀胱-输尿管反流者，养成"二次排尿"的习惯。避免憋尿，多饮水、勤排尿（每2～3小时排尿1次）是最简便而有效的预防尿感的措施。

（2）生活卫生指导：指导病人保持良好的生活习惯，采取正确的外阴清洁方法，避免擦便纸污染尿道口，注意个人卫生，经常清洗外阴，注意会阴部及肛周皮肤的清洁；女性月经期、妊娠期、产褥期应增加会阴清洗次数，女婴应特别注意尿布及会阴部卫生。平时生活注意劳逸结合，避免劳累，加强营养，积极锻炼身体，增强机体抵抗力。

（3）心理疏导：帮助病人了解目前的病情、程度及与疾病相关的知识，说明紧张情绪不利于尿路刺激征的缓解，指导病人放松心态、转移注意力，积极配合治疗。对病人反复发作、迁延不愈的病人，应与病人分析其原因，让病人了解造成久治不愈的根源，共同制订护理计划，克服急躁情绪，保持良好心态，树立战胜疾病的信心。

护理评价：①病人能否配合降温措施，体温有无恢复正常；②病人能否积极配合治疗并保证摄入充足水分，疼痛是否减轻或缓解；③病人能否获得与疾病有关的预防、保健、治疗知识；④病人焦虑是否减轻或消失，情绪是否稳定；⑤无并发症的出现，是否得到及时有效的处理。

重点提示：

　　尿路感染的病因、感染途径及易感因素；膀胱炎、急性肾盂肾炎的临床表现；尿细菌学检查；治疗要点与常用药；主要的护理诊断；饮食护理、尿细菌检查的正确采集护理及健康指导。

第三节　慢性肾小球肾炎病人的护理

某病人，女，48岁。多年前反复患上呼吸道感染，近1年来经常出现晨起眼睑肿胀，眼睛睁不开。近5天来因感冒后上述症状加重，并乏力，食欲减退，下肢肿。体检：体温36.5℃，脉搏82次/分，呼吸20次/分，血压160/98 mmHg，神清，眼睑和颜面轻度水肿；双下肢轻度凹陷性水肿。实验室检查：血常规未见异常。肾功能正常。尿常规：蛋白尿2+，24小时尿蛋白定量为1.5 g，红细胞2～6个/HP，有颗粒管型。

　　请分析：该病例考虑何种疾病，其依据是什么？存在的主要护理问题？如何制订护理计划？

【概述】

慢性肾小球肾炎简称慢性肾炎,是指起病隐匿,病情迁延,病变进展缓慢,最终将发展成慢性肾衰竭的一组肾小球疾病。主要临床表现为蛋白尿、血尿、水肿、高血压、肾功能损害。由于本组疾病的病理类型及病期不同,其主要临床表现可各不相同,疾病表现呈多样化。本病可发生于任何年龄,但中青年发病为主,男性多于女性。

【病因及发病机制】

绝大多数病人病因不明,起病即属慢性肾炎,与急性肾炎无关;仅少数病人是由急性肾炎发展而来(直接迁延或临床痊愈若干年后再现)。一般认为本病的起始因素多为免疫介导性炎症,但随着疾病的进展,后期也有一些非免疫因素参与,如肾小球内高压、高灌注、高滤过等因素可导致肾小球硬化,超负荷的蛋白饮食及疾病过程中出现的高脂血症、蛋白尿也会加重肾脏的损伤,有时可成为病变持续、恶化的重要因素。

【护理评估】

1. 健康史　询问病人是否因感染、劳累、妊娠、预防接种、应用肾毒性药物及高蛋白、高磷高脂饮食等诱发或加重;询问病人发病时间、起病缓急、既往有无类似病史、诊疗经过及用药情况;有无家族史及过敏史。

2. 身体状况　多数起病缓慢、隐匿,常以肾性水肿或高血压为首发症状,伴有蛋白尿和血尿,后期出现贫血和肾功能损害,逐渐发展为慢性肾衰竭。

(1) 水肿:可有可无,轻重不一,多为晨起眼睑、颜面部水肿,下午或劳累后出现下肢轻中度凹陷性水肿,严重者可呈全身性。

(2) 高血压:多数病人有高血压。有的病人表现为血压持续升高(尤其是舒张压),并有眼底出血、渗出、视乳头水肿等改变;严重时可致高血压脑病;若血压控制不好,可加重肾功能损害。

> ### 知 识 链 接
>
> **肾性高血压**
>
> 肾性高血压是由于肾实质性疾病或肾动脉狭窄及阻塞所致的血压升高,是继发性高血压常见原因之一。按病因可分为肾血管性高血压和肾实质性高血压,前者主要由肾动脉狭窄或阻塞所致,占肾性高血压的5%～15%;后者主要由急性或慢性肾小球肾炎、慢性肾衰竭等引起。按发病机制又可分为容量依赖型高血压和肾素依赖型高血压,前者为水钠潴留所致,约占80%,用利尿剂或限制水钠摄入可明显降低血压;后者是因肾素-血管紧张素-醛固酮系统被激活所致,应用血管紧张素转化酶抑制剂(ACEI)、血管紧张素Ⅱ受体阻滞剂(ARB)可使血压下降。

(3) 蛋白尿:蛋白尿是本病的必有表现,偶尔可见大量蛋白尿。

(4) 血尿:多为镜下血尿,偶有肉眼血尿,可见管型。

(5) 肾功能损害:呈慢性进行性损害。已有肾功能不全的病人处于应急状态时(感染、劳累、血压增高、肾毒性药物应用等),肾功能可急剧恶化。

(6) 并发症:心力衰竭、感染、高血压脑病及慢性肾衰竭。

3. 辅助检查

(1) 尿液检查:尿蛋白+～3+,尿蛋白定量 1～3 g/24 h;尿沉渣镜检可见多形性红细胞及红细胞管型;也可有肉眼血尿。

(2) 血液检查:早期正常或轻度贫血,晚期可有红细胞计数和血红蛋白下降较为明显。

(3) 肾功能检查:早期内生肌酐清除率下降,血肌酐和血尿素氮均在正常范围。当时内生肌酐清除率下降至正常值的 50% 以下时,即为氮质血症,内生肌酐清除率降低、血肌酐和血尿素氮升高。

(4) B 超检查:晚期双肾脏变小,皮质变薄。

(5) 肾组织活检:可确定慢性肾炎的病理类型,为制订治疗方案提供依据。

4. 心理社会状况　本病因病程迁延,病变进展缓慢,反复发作,加上长期服药,疗效不佳,药物副作用大,预后不良,病人常产生焦虑、恐惧和悲观的情绪。如有经济负担,会进一步加重病人和家属的心理负担。

【治疗要点】

慢性肾炎的治疗以防止和延缓肾功能的进行性减退,改善或缓解临床症状及防治严重并发症为主要目的。可采用以下综合治疗措施。

1. 积极控制高血压和减少尿蛋白　控制高血压是防止病情恶化的重要措施。首选 ACEI(如卡托普利 25 mg,每日 3 次,或贝那普利 20 mg,每日 3 次等)或 ARB(如氯沙坦 75 mg,每日 1 次等)。这两类降压药除具有降低血压的作用外,还有减少尿蛋白和延缓肾功能恶化的作用。

2. 限制食物中蛋白质及磷的摄入量　氮质血症病人应限制蛋白及磷的摄入量,采用优质低蛋白饮食或加用必需氨基酸。

3. 应用抗血小板药　大剂量双嘧达莫(每日 300～400 mg)、小剂量阿司匹林(每日 40～300 mg)有抗血小板聚集作用,但仅对系膜毛细血管性肾小球肾炎有一定的降尿蛋白作用。

4. 避免加重肾损害的因素　避免劳累、感染、妊娠及肾毒性药物等,以免肾功能恶化。

【护理诊断】

1. 体液过多　与肾小球滤过率降低、水钠潴留及低蛋白血症等有关。

2. 营养失调:低于机体需要量　与限制蛋白饮食、蛋白丢失及代谢紊乱有关。

3. 焦虑　与病程迁延、预后不良有关。

4. 潜在并发症:慢性肾衰竭。

【护理计划与实施】

护理目标:①病人水肿减轻或消失;②病人食欲增强,营养状况逐步改善;③病人能保持乐观情绪,积极配合治疗;④无并发症发生。

护理措施:

1. 一般护理

(1) 休息与活动:保证充分休息和睡眠的基础上,应有适度的活动。对有明显水肿、大量蛋白尿、血尿及高血压或合并感染、心力衰竭、肾衰竭及急性发作期的病人,应限制活动,卧床休息,有利于增加肾血流量和尿量,减少尿蛋白,改善肾功能。

(2) 饮食护理:一般情况下不必过度限制饮食。①优质低蛋白低磷饮食:若病人已有肾功能不全,则应给予优质低蛋白、低磷的饮食。每日进食蛋白质 0.6～0.8 g/kg,其中 50% 以上应为优质蛋白质;磷摄入量一般应为 600~800 mg/d 或更少;②保证热量供给:给予低蛋白饮食时,应适当增加糖类的比例,避免发生负氮平衡,并注意补充维生素;③限制水钠:有明显水肿和高血压者,液体按"量出为入"的原则补充,钠的摄入量每日应少于 3 g。

知 识 链 接

优质蛋白质和非优质蛋白质

食物中所含的蛋白质有两类,一类为高生物效价蛋白质,又称优质蛋白质,是指蛋白质中的氨基酸利用率高,各种氨基酸的比率符合人体蛋白质氨基酸的比率,产生代谢废物如氨、尿素等少,如鱼、蛋清、牛奶、牛肉、家禽、猪瘦肉等动物蛋白质,其中以鱼类蛋白质最好;另一类为低生物效价蛋白质,又称非优质蛋白质,含必需氨基酸较少,如米、面、水果、豆类、蔬菜中的植物蛋白质,其中以大豆蛋白质最好。

2. 病情观察　密切观察病人的生命体征,尤其是血压的变化;准确记录 24 小时出入液量,监测尿量、体重和腹围,观察水肿的消长情况;注意有无出现胸、腹腔积液的征象;监测尿量及肾功能变化,及时发现肾衰竭。

3. 用药护理　向病人及家属讲解所用药物的名称、作用、用法、用量、不良反应用等,并交代病人不可擅自改变药物剂量和停药,以确保疗效。应用利尿剂时应注意观察有无水和电解质紊乱(如脱水、低钾或高钾);服用降压药期间嘱病人变换体位时动作宜缓慢,以防直立性低血压。ACEI 可引起刺激性干咳及血管性水肿等反应,应注意观察;使用血小板解聚药应注意观察病人有无出血倾向,监测出凝血时间等。

4. 健康指导

(1) 疾病知识指导:向病人及家属讲解慢性肾炎的病因和发生、发展,告知本病治疗的关键在于防止或延缓肾功能的进行性减退,避免感染、劳累、妊娠及使用肾毒性药物。

(2) 生活指导:日常生活应注意避免受凉、受湿,避免剧烈活动和过重的体力劳动,劳逸结合;注意个人卫生,预防呼吸道和泌尿道感染,出现感染症状时及时就医。育龄期女性在血压和尿素氮正常时,可在专业医师指导下安全怀孕;如曾有高血压,且尿素氮较高时,则应注意避孕,必要时行终止妊娠。

(3) 饮食指导:对有肾功能损害的病人应指导其采用低磷、低脂、低盐、高热量、高维生素饮食,根据病情合理摄入蛋白质和水分。

知 识 链 接

常见的高磷饮食

常见的高磷饮食有动物内脏、乳类及制品(如牛奶、奶酪、奶粉等)、坚果类(南瓜子仁、杏仁、西瓜子仁、松子、花生等)、蛋黄、海产品(如丁香鱼、扇贝、斑节对虾、海带、紫菜等)、干豆及豆制品、蘑菇、酵母、全谷类(糙米、全麦面包)、芝麻酱、巧克力、木耳、绿茶等。采用低磷饮食者应避免摄入这些食物。某些食物在烹调前用沸水烫过,可去除部分磷。

(4) 心理疏导:由于慢性肾炎病人患病时间长,病情常反复,又缺乏有效根治方法,常常使不少病人出现烦躁不安、悲观失望甚至自暴自弃的情绪,多与病人沟通,及时发现病人的不良情绪,告知病人及家属不良的心理刺激可造成肾血流量的减少,加速肾功能减退,应保持良好乐观、积极向上的心态,积极配合治疗和护理。并注意监测血压,定期复查肾功能,发现异常及时就诊。

(5) 用药指导:指导病人遵医嘱服药,不得擅自停药和减量,学会观察药物疗效及不良反应。避免使用肾毒性药物,如氨基糖苷类抗生素、磺胺类、新霉素、头孢菌素Ⅱ和抗真菌药等。

护理评价:①病人是否能接受限制水的治疗和护理,水肿有无减轻或消失;②病人是否能说出合理的饮食搭配,营养状况是否改善;③病人能否保持乐观情绪,面对现实,积极配合治疗;④病人是否有并发症发生。

重点提示:
慢性肾小球肾炎的病因及诱因,主要的临床表现;常用检查方法;防止病情恶化的重要治疗要点;主要的护理诊断;饮食护理、用药护理及健康指导。

第四节 肾病综合征病人的护理

某患者,女,30岁。因10天前于"感冒"后出现全身水肿,2天前出现纳差、腹胀入院。体检:血压130/90 mmHg,双眼睑水肿,腹平软,移动性浊音阳性,双下肢凹陷性水肿。实验室检查:24小时尿蛋白定量5 g;血浆白蛋白25 g/L,血脂正常。

请分析:该病例初步考虑为何种疾病,其依据是什么?存在的主要护理问题?如何制订护理计划?

【概述】
肾病综合征是由各种肾脏疾病所致的一组综合征,典型表现为大量蛋白尿(>3.5 g/d)、低白蛋白血症(血浆白蛋白<30 g/L)、水肿及高脂血症。其中前两项为诊断所必需。

【病因及发病机制】
肾病综合征分为原发性和继发性两类。①原发性肾病综合征:发生于肾脏本身的病变,如急性肾炎、急进性肾炎、慢性肾炎;②继发性肾病综合征:是继发于全身系统性疾病或先天遗传性疾病,如系统性红斑狼疮、糖尿病、过敏性紫癜、肾淀粉样变性、多发性骨髓瘤等引起的肾小球病变(表5-3)。

表 5-3 原发性和继发性肾病综合征的比较

分类	儿童	青少年	中老年
原发性	微小病变型肾病	系膜增生性肾小球肾炎 系膜毛细血管性肾小球肾炎 局灶性节段性肾小球硬化	膜性肾病
继发性	过敏性紫癜肾炎 乙型肝炎病毒相关性肾病	系统性红斑狼疮肾炎 过敏性紫癜神行肾小球肾炎 乙型肝炎病毒相关性肾小球肾炎	糖尿病肾病 肾淀粉样变性 骨髓瘤、淋巴瘤或实体肿瘤性肾病

原发性肾病综合征多为免疫介导性炎症所致。免疫功能紊乱使肾小球基膜通透性增高,排出大量蛋白尿,导致低蛋白血症,血浆胶体渗透压降低,是水肿产生的主要机制。部分水肿病人循环血容量不足,激活肾素-血管紧张素-醛固酮系统,可加重水肿。另外,低蛋白血症使肝脏合成脂蛋白增多,出现高脂血症。

【护理评估】

1. 健康史 询问疾病的起始时间、急缓和主要症状;询问有无全身系统性疾病及肾脏疾病的病史,发病前有无呼吸道感染史,是否有过度疲劳、妊娠及使用肾毒性药物等诱发因素;有无家族史。

2. 身体状况 原发性肾病综合征的发病一般较急,少数隐匿起病。

(1) 大量蛋白尿:24 小时尿蛋白总量大于 3.5 g,尿液中出现大量泡沫。系肾小球滤过膜屏障作用受损使血浆蛋白大量漏出超过了肾小管的重吸收能力而致。

(2) 低蛋白血症:血浆蛋白低于 30 g/L。主要与大量血浆蛋白随尿中排出、肝白蛋白代偿性合成不足和胃肠道蛋白质摄入不足有关。

(3) 水肿:水肿是肾病综合征最常见、最突出的体征。轻重不等,轻者可局限于眼睑及足踝部,重者波及全身,甚至出现胸腹腔及心包积液。水肿与低蛋白血症导致血浆胶体渗透压降低有关。

(4) 高脂血症:以高胆固醇血症多见,甘油三酯和磷脂亦可增加,与肝合成脂蛋白增加和脂蛋白分解减弱有关。

(5) 并发症

1) 感染:感染是肾病综合征的常见并发症,也是造成病情复发和疗效不佳的主要原因之一。感染常见部位顺序为呼吸道、泌尿道、皮肤及腹腔,与营养不良、免疫功能紊乱及应用糖皮质激素有关。

2) 血栓和栓塞:血栓和栓塞是影响肾病综合征治疗效果和预后的重要原因。肾病综合征病人高度水肿,有效血容量减少,使血液浓缩,高脂血症造成血液黏稠度增加,肝脏代偿性合成蛋白增加致机体凝血、抗凝和纤溶系统失衡,及利尿剂的使用加重高凝状态等,因此容易发生血栓和栓塞,尤以肾静脉血栓最常见。

3) 急性肾衰竭:因有效循环血量不足可引起肾前性氮质血症。少数病人因肾间质水肿压迫肾小管和蛋白尿阻塞肾小管,引起肾小管高压和肾小球滤过率骤减所致。

4) 蛋白质及脂肪代谢紊乱:长期低蛋白血症致营养不良,儿童发育迟缓;免疫球蛋白减少使机体抵抗力低下,易发生感染;金属结合蛋白减少致微量元素缺乏(铜、铁、锌等);长期高脂血症引起心血管并发症等。

3. 辅助检查

(1) 尿液检查：尿蛋白定性 3+～4+，24 小时尿蛋白定量超过 3.5 g。尿中无或仅有少量红细胞，可见颗粒管型。

(2) 血液检查：血浆白蛋白低于 30 g/L，血中胆固醇、甘油三酯、低密度脂蛋白及极低密度脂蛋白可增高，血沉加快，补体 C3 下降。

(3) 肾活组织检查：可判断肾小球病变的病理类型，对确定治疗方案和推测预后有作用。

(4) 肾功能检查：肾衰竭时血肌酐、尿素氮可升高。

(5) 肾 B 超检查：双肾正常或缩小。

4. 心理社会状况　由于病程长、病情反复发作，给病人及家庭带来较重的经济负担和精神压力，病人易出现烦躁不安或悲观失落，缺乏自信与独立性，甚至对治疗丧失信心。

【治疗要点】

1. 一般治疗　合理安排休息与活动。给予高热量、低脂、低盐、富含维生素的饮食。肾功能状况良好者给予正常量的优质蛋白饮食，肾功能不良者给予优质低蛋白质饮食。

2. 对症治疗　①利尿消肿：不宜过快、过猛，以免造成有效血容量不足，加重血液高黏倾向，诱发血栓和栓塞。对经使用糖皮质激素和限制水钠后水肿仍不消退者，应采用噻嗪类利尿药、潴钾利尿药及袢利尿药等利尿消肿。②减少尿蛋白：对持续大量蛋白尿者，常用血管紧张素转化酶抑制剂（ACEI）如贝那普利，或血管紧张素转化酶受体拮抗剂（ARB）如氯沙坦等有效控制血压达到减少尿蛋白的作用。

3. 抑制免疫与炎症反应　是治疗肾病综合征的关键。①糖皮质激素：可抑制免疫反应，减轻及修复损害的滤过膜，并有抗炎、抑制醛固酮和抗利尿激素等作用。常用泼尼松，遵照起始足量、缓慢减药和长期维持的原则，开始口服剂量为 1 mg/(kg·d)，8～12 周后每 2 周减少原用量的 10%，当减少至 0.4～0.5 mg/(kg·d) 时，维持 6～12 个月。可采取全天量顿服或 2 天量隔日顿服。②细胞毒药物：这类药物可用于对激素治疗无效或拮抗的病人，首选环磷酰胺，对难治病例可选用环孢素 A。③中医药治疗：雷公藤具有抑制免疫、抑制系膜细胞增生、改善滤过膜通透性作用，可与激素、细胞毒药物合用。

4. 防治并发症　①感染：不主张常规使用抗生素预防感染，因可能诱发真菌二重感染。一旦发生感染，可选用无肾毒性的抗生素。②血栓和栓塞：高凝状态时可用肝素等抗凝药，一旦发生血栓、栓塞应及早应用尿激酶或链激酶溶栓。③急性肾衰：使用利尿剂；若无效时，可采用血液或腹膜透析；治疗原发病；碱化尿液。

【护理诊断】

1. 体液过多　与低蛋白血症致血浆胶体渗透压降低等有关。

2. 营养失调：低于机体需要量　与大量蛋白尿及蛋白质消化吸收障碍有关。

3. 有感染的危险　与皮肤水肿、营养不良、激素与细胞毒药物的使用致机体免疫功能低下有关。

【护理计划与实施】

护理目标：①病人水肿减轻或消失；②病人能正常进食，营养状况逐步改善；③无感染发生。

护理措施:

1. 一般护理

(1) 休息与饮食:①提供整洁、舒适、安静的休息环境,减少不良刺激;经常开窗通风,保持病房空气新鲜流通。②一般无需严格限制活动,对严重水肿合并胸腔积液、腹水,有严重呼吸困难的病人应绝对卧床休息,取半坐卧位。适度活动防止发生血栓,病情缓解、水肿消退后,可逐步增加活动量。

(2) 饮食护理:热量要充分,每日不少于 126~147 kJ/kg;蛋白摄入控制在每日 0.8~1.0 g/kg 左右为宜,给予优质蛋白,有肾功能损害者给优质低蛋白;有水肿者应限制钠盐,每日少于 3 g;有明显水肿和尿少者时应严格控制入水量,每日少于 3 000 ml;多吃富含多聚不饱和脂肪酸的植物油及富含可溶性纤维的食物,如燕麦、米糠、豆类等,以控制高脂血症。

2. 病情观察　观察水肿变化,记录 24 小时出入量,尤其是尿量;监测生命体征,特别是体温变化,注意有无感染征象;注意病人白细胞、血浆蛋白、血脂、电解质及肾功能变化,及时发现并发症。

3. 对症护理　加强病房管理,定期进行环境消毒;保持皮肤清洁、干燥,定时翻身,避免擦伤和受压,水肿的阴囊可用棉垫或吊带托起;注意保暖,避免受凉,防止呼吸道感染。严重水肿者应尽量避免肌内注射药物,以免药物滞留、吸收不良或注射后针孔药液外渗,导致局部潮湿、糜烂或感染。必须肌内注射时,注意严格消毒,注射后延长按压时间以防药液外渗。

4. 用药护理　严格遵照医嘱使用泼尼松,观察高血压、消化性溃疡、继发感染及自发性骨折等激素副作用;应用利尿剂期间应观察尿量,定期检查电解质,并遵医嘱补钾,防止发生电解质紊乱;应用免疫抑制剂(如环磷酸胺)应定期查血象,观察胃肠道反应及血尿等出血性膀胱炎的表现。

5. 健康指导

(1) 疾病知识指导:告知患者与家属感染是本病最常见的并发症及复发的诱因,因此要积极预防感染,注意个人卫生,避免劳累,防寒保暖。要合理安排休息与活动,以免发生血栓、栓塞并发症解释需要定期复查的必要性,指导病人定期复查尿常规及肾功能,发现异常及时就诊。

(2) 饮食指导:①蛋白质:给予正常量的优质蛋白饮食,肾衰竭时,应根据内生肌酐清除率调整蛋白质的摄入量。②供给足够的热量。③脂肪:少进富含饱和脂肪酸的食物,多吃富含不饱和脂肪酸如植物油、鱼油和可溶性纤维如燕麦。④限制水、钠摄入:低盐饮食,高度水肿且少尿时严格控制液体摄入量。⑤补充各种维生素和微量元素。

(3) 心理疏导:帮助病人了解目前的病情、程度及与疾病相关的知识,引导病人以积极的心态对待自身的疾病,说明康复后可进行正常工作、生活和学习,使其对治疗及预后有一定了解,减轻悲观心理,树立战胜疾病的信心,积极配合治疗与护理。

(4) 介绍所用药物的使用方法、使用注意事项及可能发生的不良反应。告知病人及家属使用激素不可擅自减量或停药。

护理评价:①病人水肿程度有无减轻或消失;②病人营养状况有无改善;③有无感染发生,有无血栓形成、急性肾衰竭等并发症发生。

重点提示:
肾病综合征的四大临床特征及常见并发症,尿液及血液检查结果,治疗要点及糖皮质激素治疗,饮食护理、皮肤护理及健康指导。

第五节 慢性肾衰竭病人的护理

某病人,男,38岁,有慢性肾炎病史15年。近1年头痛、头晕,1周来加重伴心悸、乏力、鼻出血及牙龈出血。查体:血压180/110 mmHg,皮肤黏膜苍白。实验室检查:血红蛋白65 g/L,血小板计数60×10^9/L;尿蛋白(3+),尿红细胞3~5/HP;血尿素氮38 mmol/L,血肌酐887 μmol/L,内生肌酐清除率10 ml/min;肾脏B超示体积缩小,双肾皮质变薄。

请分析:该病人可能患有何种疾病?该病例存在哪些护理问题?将采取哪些护理措施?

【概述】

慢性肾衰竭(CRF)简称慢性肾衰,是指各种慢性肾脏病引起的肾小球滤过率下降,导致代谢产物潴留、水电解质和酸碱平衡失调为主要表现的临床综合征。慢性肾衰竭按其肾损害程度分为四个阶段,即:①肾功能代偿期;②肾失代偿期;③肾衰竭期(尿毒症前期);④尿毒症期。各期特点及比较见表5-4。

表5-4 慢性肾衰竭分期

肾衰分期	肌酐清除率(ml/min)	血肌酐(μmol/L)	临床表现
肾功能代偿期	50~80	133~177	无肾功能不全症状
肾功能失代偿期	20~50	178~442	可有轻贫血、多尿和夜尿
肾衰竭期	10~20	443~707	贫血明显及水电解质失调,出现消化道、心血管和中枢神经系统的症状
尿毒症期	<10	≥707	各系统症状和血生化异常明显

【病因及发病机制】

1. 病因及诱因 任何能破坏肾脏正常结构和功能的泌尿系统疾病均可导致肾衰竭。在我国慢性肾衰的常见病因依顺序是:肾小球肾炎、糖尿病肾病、高血压肾病、多囊肾及梗阻性肾病等;而国外常见的病因依顺序是:糖尿病肾病、高血压肾病、肾小球肾炎和多囊肾等。常见诱因有:感染、血容量不足、肾毒性物质、尿路梗阻、高血压、心力衰竭、手术及创伤、水和电解质平衡失调、高蛋白饮食等。

2. 发病机制 本病发病机制尚未明确,目前有几种主要学说:

(1) 肾单位高滤过:慢性肾衰竭时残余肾单位出现肾小球高灌注、高滤过和高代谢状态,是导致肾小球硬化、肾小管萎缩、间质纤维化和残余肾单位进一步丧失的重要原因之一。

(2) 肾组织上皮细胞表型转化作用:近年研究表明,在某些生长因子(如TGFβ)或炎症因子的诱导下,肾小管上皮细胞、肾小球上皮细胞、肾间质成纤细胞均可转变为肌成纤维细胞,在肾间质纤维化、局灶节段性或球性肾小球硬化过程中起重要作用。

(3) 某些细胞因子-生长因子的作用:近年研究表明,慢性肾衰竭动物肾组织内某些生长因子(如白细胞介素-1、血管紧张素Ⅱ、内皮素-1等),可参与肾小球和小管间质的损伤过程,并在促进细胞外基质增多中起重要作用。

【护理评估】

1. 健康史　详细询问病人的患病经过,有无慢性肾小球肾炎、慢性肾盂肾炎、肾结核、尿路梗阻、尿路结石、肾小球动脉硬化症、重金属中毒性肾病、糖尿病肾病、狼疮性肾炎及多发性骨髓瘤等疾病;有无感染、血容量不足、肾毒性物质、心力衰竭、手术及创伤、水和电解质平衡失调及高蛋白饮食等诱因;询问病人诊疗经过及用药情况;有无过敏史及家族史等。

2. 身体状况　慢性肾衰的病情不断进展,症状轻重不一,临床表现也各不相同。肾衰早期,如无氮质血症,病人无明显临床症状,仅表现为基础疾病的症状。晚期时常出现水、电解质和酸碱失衡及各系统功能失调的表现。

(1) 代谢紊乱:可有糖耐量异常、脂代谢异常、负氮平衡等;还引起水、电解质和酸碱平衡失调,如高钠或低钠血症、水肿或脱水、高钾或低钾血症、低钙、高磷血症、代谢性酸中毒等。

(2) 消化系统表现:食欲不振是最早最常见的表现。恶心、呕吐、口腔有尿臭味是其主要表现;还很常见腹胀、腹泻、口腔溃疡,甚至消化道出血等。消化道出血多与体内毒素刺激胃肠黏膜,引起胃黏膜糜烂或消化性溃疡有关。

(3) 心血管系统表现:心血管疾病是肾衰最常见的死因。

1) 高血压:大部分病人存在不同程度的高血压,主要由水、钠潴留引起,也与肾素活性增高有关。少数发生恶性高血压。

2) 心力衰竭:是常见死亡原因之一,主要与水、钠潴留及高血压有关,部分病人与尿毒症心肌病有关。

3) 心包炎:见于尿毒症终末期或透析不充分者。其表现与一般心包炎相同,但心包积液多为血性,可能与毛细血管破裂有关。严重者出现心脏压塞。

4) 动脉粥样硬化:病人常有高甘油三酯血症及轻度胆固醇升高。其动脉粥样硬化发展迅速,是主要的死亡原因之一。

(4) 血液系统表现

1) 贫血:贫血是尿毒症必有的症状。肾衰竭病人常有轻到中度正常色素性正细胞性贫血,主要原因为肾脏产生的红细胞生成素缺乏,故称为肾性贫血。如同时有铁摄入不足、失血、体内叶酸和蛋白质缺乏及血中有抑制血细胞生成的物质等,可加重贫血程度。

2) 出血倾向:晚期慢性肾衰竭患者由于血小板功能降低、凝血因子Ⅷ缺乏,多有出血倾向。轻者可出现皮下出血点、淤斑、鼻出血或月经过多等;重者则可发生胃肠道出血、脑出血等。

3) 白细胞异常:中性粒细胞趋化、吞噬和杀菌的能力减弱,容易发生感染。部分病人白细胞计数减少。

(5) 呼吸系统:代谢产物潴留可引起尿毒症性支气管炎、肺炎、胸膜炎等,酸中毒时呼吸深而长。

(6) 神经肌肉系统症状:早期常有疲乏、失眠、注意力不集中等精神症状,后期出现性格改变、抑郁、记忆力下降、谵妄、幻觉及昏迷等。晚期病人常有周围神经病变,以感觉神经障碍更为明显,最常见的是肢端袜套样分布的感觉缺失,也可有肢体麻木、烧灼感或疼痛感、深反射迟钝或消失及肌无力等,下肢多见。

(7) 皮肤症状:皮肤瘙痒是常见症状,面色萎黄,轻度水肿,呈"尿毒症"面容,与贫血、尿素霜沉积有关。

(8) 肾性骨营养不良：又称肾性骨病。病人可出现纤维囊性骨炎、尿毒症骨软化症、骨质疏松症和骨硬化症。肾性骨病的发生与活性维生素 D_3 不足、继发性甲状旁腺功能亢进等有关。

(9) 内分泌失调：病人常有性功能障碍，女性可出现闭经、不孕等，男性病人常有阳痿现象。

(10) 继发感染：是主要死亡原因之一，以肺部感染和尿路感染常见。与机体免疫功能低下、白细胞功能异常等有关。

(11) 体征：多数病人存在不同程度的高血压，几乎所有病人均有贫血，可有心脏扩大、心包摩擦音等。

3. 辅助检查

(1) 血液检查：红细胞计数下降，血红蛋白浓度降低，白细胞计数升高或降低；肾功能检查内生肌酐清除率（Ccr）降低，血肌酐（Scr）增高，血尿素氮增高；血清电解质检查可出现高钠或低钠血症、高钾或低钾血症、低钙血症、高磷血症、高镁血症等；血气分析有代谢性酸中毒等。

(2) 尿液检查：尿比重降低而固定，尿沉渣中有红细胞、白细胞、颗粒管型、蜡样管型等。

(3) 影像学检查：B 超或 X 线检查可见双肾缩小。

4. 心理社会状况　慢性肾衰竭病人因预后不佳，治疗费用昂贵，尤其是需要长期透析或做肾移植手术，可出现抑郁、恐惧、悲观和绝望等不良情绪。

【治疗要点】

1. 治疗原发疾病和纠正加重肾衰的可逆因素，是防止肾功能恶化、促使肾功能不同程度好转的关键。

2. 防止或延缓肾功能进行性恶化，是治疗慢性肾衰的重要措施。

(1) 饮食疗法：同饮食护理。

(2) 降血压治疗：良好的血压控制不仅可以延缓肾衰竭的进展，而且可以减少心脑血管并发症的发生，降低病人死亡率。

3. 对症治疗

(1) 水电酸碱平衡失调：①钙、磷失调：给予活性维生素 D_3（骨化三醇）、碳酸钙口服。②水、钠失调：无水肿和少尿、无高血压和心衰者，且尿量超过 1 000 ml/d 不宜限制水的摄入，钠亦不宜过严限制。如果尿量减少，需限制水、钠。水肿明显者可用呋塞米。③高钾血症：严密监测血钾，必要时应抢救处理。④代谢性酸中毒：一般口服碳酸氢钠片，严重者需静脉输注碳酸氢钠或进行透析疗法。

知识链接

高钾血症的紧急处理

当血钾超过 6.5 mmol/L，心电图 QRS 波增宽等时，应予以抢救处理。①10%葡萄糖酸钙 10~20 ml 稀释后缓慢(5 分钟)注射。②11.2%乳酸钠或 5%碳酸氢钠 100~

200 ml 静滴,以纠正酸中毒并促进钾离子向细胞内转移。③50%葡萄糖溶液 50～100 ml 加胰岛素 6～12 U 缓慢静脉注射,可促进糖原合成,使钾离子向细胞内移动。④口服离子交换树脂(15～30 g,每天 3 次)。以上措施应用无效或高分解代谢型 ATN 的高钾血症病人,透析是最有效的治疗方法。

(2) 心血管系统:高脂血症治疗原则与其他高脂血症相同。心力衰竭治疗以扩血管、减少血容量(利尿、透析)为主,强心药疗效较差,且易中毒。心律失常治疗首先注意维持血钾的稳定,纠正其他电解质紊乱,必要时再用抗心律失常药物。

(3) 血液系统:主要是贫血的治疗。可以应用重组人类红细胞生成素,并补充铁剂、叶酸等,必要时适当输注浓缩红细胞。

(4) 肾性骨病:血钙低者可以应用骨化三醇。血钙增高,说明有继发性甲状旁腺功能亢进,需行甲状旁腺次全切除术。

(5) 消化系统:呕吐者用甲氧氯普安,上消化道出血按上消化道出血常规处理。

4. 替代治疗

(1) 透析疗法:尿毒症期病人要尽早接受血液透析或腹膜透析治疗。但要注意接受透析治疗的病人在饮食方面要给予高蛋白饮食,并限制水的入量。

(2) 肾移植术:肾移植术是治疗尿毒症最好的方法,而且是身体器官移植中成功率最高的移植术,特别是近年抗排异反应的新药问世以来,其成功率又有大幅度的提高。

【护理诊断】

1. 营养失调:低于机体需要量 与长期限制蛋白质摄入,消化功能紊乱,水、电解质紊乱及贫血有关。

2. 活动无耐力 与心脏病变、贫血、水和电解质、酸碱平衡失调有关。

3. 体液过多 与肾小球滤过功能降低导致水、钠潴留有关。

4. 有感染的危险 与机体免疫功能低下、白细胞功能异常及透析有关。

5. 预感性悲哀 与病情危重、不断进展及预后差有关。

【护理计划与实施】

护理目标:①病人摄入营养物质增加,营养状况得到改善;②活动耐力增强;③水肿减轻或消退,皮肤完整;④无感染发生;⑤情绪稳定,愿意积极配合治疗。

护理措施:

1. 一般护理

(1) 休息与活动:多卧床休息,避免劳累。①病情较重、症状明显者,应绝对卧床休息,协助其做好日常生活护理。意识不清者,应加强其安全护理,如加床栏防止病人坠床等。②长期卧床病人,应定时为病人翻身和做被动肢体活动,防止压疮或肌肉萎缩。

(2) 饮食护理:在慢性肾衰治疗中具有重要意义,提供优质低蛋白质、低磷、低脂、高热量、高维生素、易消化饮食。

1) 限制蛋白质:应根据病人肾小球滤过率调整蛋白质的摄入量。当肾小球滤过率(GFR)<50 ml/min 时,开始限制蛋白质的摄入,为 0.6～0.8 g/(kg·d),其中 60%以上必须是优质的动物蛋白质,以保证基本生理需要,维持身体的氮平衡;当 GFR 为 50～20 ml/min 时,可给予约 40 g/d 的优质蛋白质;当 GFR 在 10～20 ml/min 时,可给予约 35 g/d 的优质蛋白质;当 GFR 在 5～10 ml/min 时,给予约 25g/d 的优质蛋白;当 GFR<5 ml/min 时,摄入优质蛋白的量应限制

在 20 g/d 以下。必要时给病人静脉输入必需氨基酸。应减少植物蛋白的摄入,应避免食用如花生、豆类及豆制品,米、面中所含的植物蛋白也要设法去除,可部分采用麦淀粉作为主食。

2) 供给热量:每天应供给病人 125.6～146.5 kJ/kg(30～35 kcal/kg)的热量(主要由糖类和脂肪供给),以减少体内蛋白质消耗。若低蛋白摄入引起病人的饥饿感,可食芋头、马铃薯、苹果、马蹄粉等补充糖类。

3) 补充维生素:食物应富含 B 族维生素、维生素 C 和叶酸。

4) 其他:为防止高磷血症,应限制含磷高的食物,每日进食磷 400～600 mg;有高钾血症时,应限制含钾高的食物;有低钙血症者,应进食富含钙的食物。

(3) 皮肤及口腔护理:皮肤瘙痒时嘱病人切勿用力搔抓,并协助病人修剪指(趾)甲,以免被抓破引起皮肤感染,可酌情应用止痒剂。保持皮肤的清洁干燥,忌用肥皂或其他刺激性液体洗浴。长期卧床的病人还应预防压疮。慢性肾衰竭病人口腔容易发生溃疡、出血及口唇干裂,应加强口腔护理,保持口腔湿润,增进食欲。

2. 病情观察　严密监测病人生命体征、意识状态;准确记录 24 小时出入液量;观察有无液体量过多的表现,如短期内体重迅速增加、血压升高、意识改变及心率加快等;有无电解质紊乱和代谢性酸中毒表现;有无感染的征象。

3. 对症护理

(1) 高血压的护理:根据病情限制水和盐的摄入,首选 ACEI 类降压药,具体护理措施同前"慢性肾炎病人的护理"。

(2) 肾性贫血的护理:EPO 是治疗肾性贫血的特效药,遵医嘱给病人皮下注射促红细胞生成素,注意观察其不良反应。同时应给病人补充造血原料,如铁剂和叶酸等。

(3) 各系统症状的护理:见相应章节。

4. 用药护理　遵医嘱用药,密切观察药物疗效及不良反应。应用利尿剂时应重点观察用药后水和钾的平衡;使用促红细胞生成素纠正贫血时,观察病人用药后有无头痛、高血压、癫痫发作等不良反应,并定期查血常规;使用骨化三醇治疗肾性骨病时,要监测血钙、血磷浓度;必需氨基酸疗法,宜口服给药,若需静脉输入,应注意控制输液速度,以免引起或加重恶心、呕吐等不良反应。切忌在氨基酸内添加其他药物,以免发生不良反应。

5. 健康指导

(1) 疾病知识指导:向病人及家属讲解疾病相关知识,并告知病人 CRF 病程渐进性发展的危险因素,包括高血糖控制不满意、高血压、蛋白尿(包括微量白蛋白尿)、低蛋白血症、吸烟等。已行血液透析治疗者,应有计划地使用血管,并注意保护好动-静脉瘘管。行腹膜透析者,保护好腹膜透析管道。

(2) 饮食指导:强调合理饮食对本病的重要性,严格遵循饮食治疗的原则,尤其是合理摄入蛋白质和限制水、钠摄入。

(3) 心理疏导:因慢性肾衰竭往往有形象改变、性功能问题,且预后不佳,病人常会产生悲观、绝望等心理。护理人员应以热情、关切的态度去接近他们,使其感受到真诚与温暖。鼓励家属理解并接受病人的改变,安排有意义的活动,引导病人意识到自身的价值,正确对待疾病。告诉病人及家属有关病情和治疗情况,取得他们的理解和支持。

(4) 预防感染指导:嘱病人注意个人卫生,早晚刷牙,经常漱口,勤洗澡、勤换内衣、勤剪指(趾)甲,保持皮肤、会阴部的清洁;注意保暖,避免受凉。

护理评价：①病人是否摄入足够的营养物质，营养是否均衡；②是否自诉活动耐力增强；③水肿是否减轻或消退，皮肤是否完整；④住院期间有无感染发生；⑤悲哀心理是否得到有效缓解，是否愿意积极配合治疗。

重点提示：

慢性肾衰在我国最常见的病因，临床分期，主要的临床表现，治疗要点，主要护理问题，饮食护理及健康指导。

（郭　杨）

第六节　泌尿系统疾病常用诊疗技术及护理

一、血液透析

血液透析（haemodialysis，HD）简称血透或称人工肾，是最常用的血液净化技术，其原理主要是利用弥散对流作用，借助人工半透膜、溶质浓度梯度及静水压，促使血液中的某些物质通过半透膜进入透析液中而排出体外，并保持机体电解质、酸碱度等基本平衡的一种血液净化疗法（图5-4）。

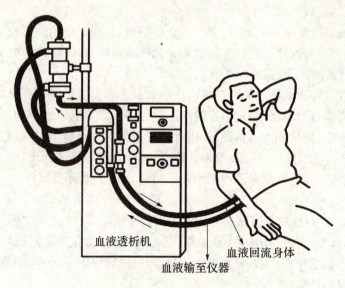

图5-4　血液透析示意图

【适应证和禁忌证】

1. 适应证

（1）急性肾衰竭：①无明显高分解代谢，但无尿2天或少尿4天以上；②严重的高钾血症（血清钾＞6.5 mmol/L）；③酸中毒，pH＜7.35，二氧化碳结合力低于13 mmol/L；④血尿素氮≥21.4 mmol/L，或血肌酐≥442 μmol/L；⑤高分解状态，血肌酐每日升高超过176.8 μmol/L或血尿素氮＞71.4 mmol/L且每日升高超过17.8 mmol/L应立即透析。

（2）慢性肾衰竭：有尿毒症的临床表现且血肌酐＞707 μmol/L，内生肌酐清除率

<10 ml/min,便应开始透析。当发生血清钾>6.5 mmol/L,严重的代谢性酸中毒、左心衰或并发尿毒症性心包炎时,应立即进行透析治疗。

(3) 急性药物或毒物中毒:透析距服毒时间越近,疗效越好,应争取在8~16小时内进行,超过36小时后再透析意义不大。服毒量越大,越需要透析。

知 识 链 接

药物或毒物中毒的透析

可透析的药物或毒物有:①安眠镇静类药:巴比妥类、地西泮、水合氯醛、氯丙嗪等;②镇痛解热类药:阿司匹林、非那西丁、对乙酰氨基酚等;③三环类抗忧郁药:阿米替林、多虑平等;④心血管药物:洋地黄类、奎尼丁、普鲁卡因酰胺、硝普钠、甲基多巴等;⑤抗癌药:环磷酰胺、5-氟尿嘧啶等;⑥毒物:有机磷、四氯化碳、三氯乙烯、砷、汞等;⑦肾毒性和耳毒性抗菌药物:链霉素、卡那霉素、新霉素、万古霉素、妥布霉素、庆大霉素等。

2. 禁忌证 血液透析无绝对禁忌证。相对禁忌证为:①严重的出血倾向或感染;②心力衰竭;③严重的心律失常;④低血压、休克;⑤心肌梗死;⑥恶性肿瘤晚期;⑦精神病及不合作者或患者本人和家属拒绝透析者。

【操作流程】

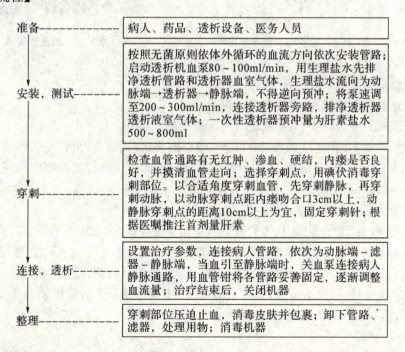

【护理配合】

1. 操作前护理

(1) 病人准备:①对第一次进行血透者,应详细解释透析目的、过程及术中配合,缓解病人恐惧感。②血透前检查项目:需测量体重、生命体征,查血常规及凝血功能。③血液通路的准备:动-静脉外瘘或动-静脉内瘘。

(2) 医务人员准备:洗手、戴口罩、戴帽子。

(3) 药品准备:透析液、急救用药、肝素、生理盐水、5%碳酸氢钠、地塞米松、高渗葡萄糖溶液等。

(4) 透析设备准备:透析设备包括透析器(图5-5)、透析机(图5-6)、透析供水系统、透析管道和穿刺针。

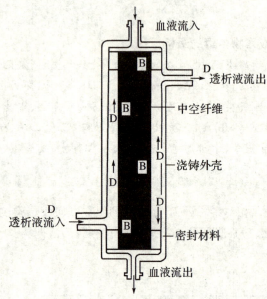

图5-5 血液透析器示意图　　图5-6 血液透析机

2. 操作中护理

(1) 穿刺血管熟练、准确,减少病人痛苦。

(2) 保证管道连接紧密,不能有空气进入。

(3) 安置病人平卧,定时翻身或定时将床头摇高或摇低。

(4) 透析开始:血流速度由慢(50 ml/min)逐渐增快,约需15分钟左右才能使血流量达到200 ml/min以上。血流量稳定后,设置好各种报警阈值。透析液温度维持在38~40 ℃,流速为500~600 ml/min。

(5) 按要求采集化验标本送检。

(6) 术中观察:①严密监测病人的意识状态及生命体征;②观察透析不良反应及并发症,如低血压、出血、失衡综合征、过敏反应、心绞痛、心律失常、栓塞、溶血等,发现上述情况应及时报告医生,并协助处理;③观察血流量、血路压力、透析液流量、温度、浓度、压力等各项指标,准确记录透析时间、脱水量、肝素用量等;④严密观察透析装置运转是否正常,处理各种透析监护系统的报警、机器故障等,注意防止管道接头松脱。

3. 操作后护理

(1) 对动-静脉内瘘或外瘘穿刺部位压迫止血,消毒皮肤并包裹。

(2) 清洁透析器。

(3) 测量病人生命体征并记录,称体重,并与透析前比较。

(4) 透析后 2～4 小时内避免各种注射、穿刺和侵入性检查；透析后 24 小时内留取血标本复查血生化。

(5) 与病人约定下次透析时间。

(6) 饮食要求：透析期间采取适当蛋白质[1.0～1.2 g/(kg·d)，优质蛋白＞50%]、足够热量(30～35 kcal/kg)、低盐(＜5 g/d)、限制钾摄入、补充维生素、限制水的摄入，体重增加每日不超过 1 kg。

知 识 链 接

1. 血液透析病人血液通路的建立

(1) 动-静脉外瘘：(图 5-7)临时性血液通路。一般选用桡动脉及其附近粗大的静脉作动静脉外瘘，将两条硅管分别插入患者的动脉和静脉内，在体外用 Tegleam 连接管相连。透析时打开连接管，将硅管两端分别与透析器的动静脉端管路相接。外瘘手术简单，术后能立即使用，但外接导管易脱落、出血，且长期留置易发生感染和血栓，所以主要用于急诊病人的短期透析。

(2) 动-静脉内瘘：(图 5-8)维持血透病人最常用的永久性血液通路。用桡动脉和它邻近的浅静脉(头静脉)在腕关节上方作血管吻合，做成内瘘，待内瘘成熟后(2～6 周)才能使用。透析前用 2 根穿刺针穿刺内瘘血管(图 5-9)，分别与透析机相连。可避免体外瘘给患者带来生活和工作上的不便，适用于长程透析患者。

2. 指导患者做好内瘘的自我保护

(1) 护士应向透析患者讲明内瘘侧肢体不要持重物，避免刺激，避免外力压迫或碰撞，最好使用护腕保护，但不宜过早，以免造成栓塞。

(2) 保持内瘘侧肢体的清洁卫生，注意观察内瘘部位的搏动情况及有无出血、肿胀、感染、疼痛等，如患者感到内瘘处有异常时必须与医生联系。

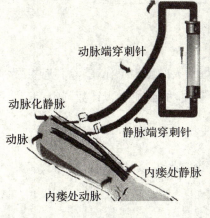
图 5-7 动-静脉外瘘

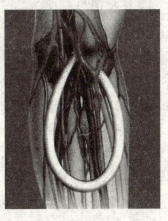
图 5-8 动-静脉内瘘

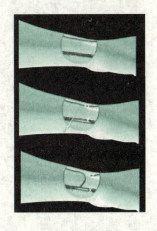
图 5-9 内瘘血管与透析机相连

二、腹膜透析

腹膜透析(peritoneal dialysis,PD)是一种以人体腹膜为半透膜,通过腹透管将透析液注入腹腔并潴留一定时间,使体内潴留的水、电解质与代谢废物经超滤和渗透作用进入腹腔,而透析液中的某些物质经毛细血管进入血液循环,补充机体需要,达到清除体内代谢产物和水的目的。腹膜透析法包括:间歇性腹膜透析(IPD)、持续性非卧床性腹膜透析(CAPD)、持续循环腹膜透析(CCPD)等。本部分内容以持续性非卧床性腹膜透析(CAPD)为重点介绍。

【适应证和禁忌证】

1. 适应证　同血液透析。

2. 禁忌证　①腹透管放置部位皮肤有明显感染;②有大量腹水者;③腹膜炎;④腹膜广泛粘连等;⑤腹部大手术后等。

【操作流程】

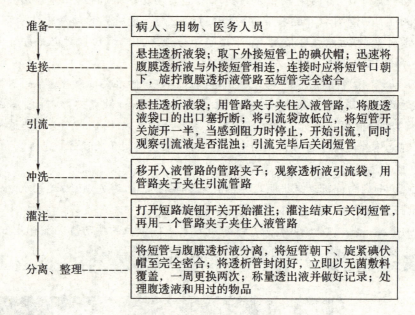

【护理配合】

1. 操作前护理

(1) 病人准备:①向病人介绍腹膜透析的有关知识,做好病人的思想工作,消除其思想顾虑,积极与医护人员配合。②测量体重、脉搏、血压等;进行凝血功能、血小板计数测定;做普鲁卡因皮试及备皮。③嘱病人术前禁食、排空膀胱。

(2) 医务人员准备:洗手、戴口罩、戴帽子。

(3) 用物准备:透析物品包括腹透管、穿刺管或手术切开包、Y型接管、袋装透析液、多头腹带等。

2. 操作中护理

(1) 病人取半卧位或仰卧位或坐位。打开包扎纱布并消毒,再打开橡皮塞,连接导管和透析袋,抬高透析袋,使透析液在10分钟内流入腹腔,每次1 000~2 000 ml,然后夹紧管口,

1小时后将透析袋放于低于腹腔位置,使腹腔内透析液引流出,如此周而复始,一般可灌入透析液 10 000~12 000 ml/d(图 5-10)。

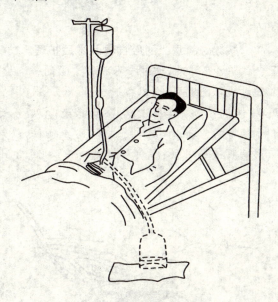

图 5-10　腹膜透析示意图

(2) 术中注意事项:连接各种管道前需注意消毒和严格无菌操作;准确记录病人生命体征、体重及透析液每次进出腹腔的时间、液量等。若引流量与灌注量相差太多,立即通知医生;观察透析中病人的感觉,出现便意属正常现象,发生腹痛应与医生联系;观察透析液的颜色、性质,如有混浊,应留标本送检;监测病人的水、电解质平衡情况。

3. 操作后护理

(1) 完毕后,将透析管封闭好,立即以无菌敷料覆盖,一周更换两次。

(2) 监测生命体征变化,24 小时出入水量,体重及水肿是否消退等,并做好记录。

(3) 严密观察腹部情况,是否出现腹痛伴寒战、发热、腹部压痛、反跳痛等腹膜炎表现。

(4) 观察透析管通畅情况,如引流不畅应考虑有腹膜透析管移位、受压、扭曲、纤维蛋白堵塞、大网膜的粘连等原因,可采用改变病人的体位、排空膀胱、服用导泻药或灌肠等方法处理,必要时遵医嘱自腹膜透析管内注入肝素、尿激酶、生理盐水、透析液等,使堵塞透析管的纤维块溶解,或配合医生在 X 线透视下调整透析管的位置或重新手术置管。

(5) 观察有无因腹膜透析超滤过多引起的脱水、低血压、腹腔出血、腹膜透析管滑脱等急性并发症。腹透时间长者应注意有无肠粘连、腹膜后硬化等慢性并发症。

(6) 饮食要求:腹透可丢失体内大量的蛋白质及其他营养成分,蛋白质摄入在[1.2~1.5 g/(kg·d),优质蛋白>50%];水的摄入应根据每日的出量来决定,如出量在 1 500 ml 以上,病人无明显高血压、水肿等,可正常饮水;透析液不含钾,故病人饮食不必限钾。

知识链接

腹膜透析病人腹腔插管及术后护理

1. 在病人脐下中上 1/3 交界处,通过手术将腹透管的一端放入腹腔最低处的膀胱直肠窝内,另一端通过皮下隧道引出,以备透析(图 5-11)。

2. 插管术后护理:保护管口处周围皮肤,防止感染;术后 5 天绝对卧床,防止导管移位或脱出,有利于伤口的愈合;保持大便通畅,防止便秘,以免腹内压增加,致导管移位或管腔狭窄,影响腹透的效果;观察管口处有无渗血、红肿等,如有发生应及早通知医师处理。

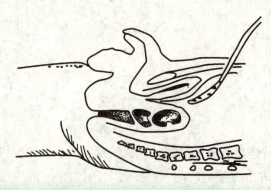

图 5-11 腹透管放置位置示意图

重点提示:
1. 血液透析、腹膜透析的适应证、禁忌证、操作流程。
2. 血液透析、腹膜透析的术前、术中、术后护理要点。

(程 辉)

简答题:

1. 某患者,女,25 岁,已婚。寒战、高热、全身酸痛、食欲减退 3 天,尿频、尿急、尿痛、腰痛 1 天。查:体温 40.1 ℃,脉搏 112 次/分,呼吸 32 次/分,血压 100/70 mmHg,肾区叩击痛。尿常规检查:蛋白(+),脓细胞(3+),红细胞(+)。初步诊断为急性肾盂肾炎。

该病人主要的护理问题有哪些?

该病人平时身体健康,此次患病很痛苦,焦虑不安,担心住院影响工作,如何做好此病人的心理护理?如何做好病人的健康指导?

简述尿细菌学检查的护理措施及对尿路感染病人的健康教育。

2. 某患者,男性,36 岁,反复出现血尿、晨起眼睑肿胀伴腰痛 3 年。体检:体温 36.8 ℃,脉搏 86 次/分,呼吸 20 次/分,血压 164/98 mmHg。神清,眼睑和颜面轻度水肿,双下肢轻度凹陷性水肿。实验室检查:血红蛋白 100 g/L;尿蛋白(2+),红细胞 10~15/HP,细胞 0~3/HP,24 小时尿蛋白定量 1.8 g,血浆白蛋白 34 g/L,血肌酐 33.8 μmol/L,血尿素氮 10.5 mmol/L。

该病最有可能是什么疾病?临床特点有哪些?

请列出主要的护理诊断及合作性问题。

如何对病人实施生活护理？如何实施健康教育？

3. 某患者，女性，32岁。"感冒"1周后出现全身水肿。化验检查：尿蛋白质＋＋＋，葡萄糖阴性，红细胞3～5/HP，白细胞3～5/HP；24小时尿蛋白定量5 g；血浆白蛋白（ALB）22.6 g/L。诊断：肾病综合征。

该病人主要的护理问题有哪些？如何做好病人的饮食护理及用药指导？

4. 某男性，46岁，4年前检查时发现蛋白尿，被诊断为慢性肾小球肾炎，近2年时有腹胀，食欲下降，体力逐渐下降，有时双下肢抽搐和疼痛，常有头昏、眼花和视物模糊，刷牙时牙龈出血，碰撞后皮肤青紫，夜尿明显增多，腰酸腿软。体检：呼吸28次/分，血压170/100 mmHg。肾病面容，强迫端坐位，呼出气体有尿味，双肺闻及湿啰音，心界向左增大，心率112次/分，心尖区可闻及吹风样收缩期杂音，肝右肋下2 cm。辅助检查：血常规提示重度贫血。尿常规蛋白2＋，红细胞＋。24小时尿量280 ml，尿素氮、肌酐均升高，B超示双肾体积缩小。

该病人最可能的医疗诊断是什么？如何做好此病人的饮食护理及心理护理？

5. 简述血液透析的术前、术中、术后护理。

6. 列出血液透析的适应证与禁忌证。

第六章 血液系统疾病病人的护理

引言 血液系统疾病指原发或主要累及血液和造血组织的疾病。表现多为全身性，症状、体征也多种多样，往往缺乏特异性。血液系统疾病的种类较多，分类如下：①红细胞疾病，如各类贫血和红细胞增多症等。②粒细胞疾病，如粒细胞缺乏症、中性粒细胞分叶功能不全、惰性白细胞综合征及类白血病反应等。③单核细胞和巨噬细胞疾病，如炎症性组织细胞增多症、恶性组织细胞病等。④淋巴细胞和浆细胞疾病，如各类淋巴瘤，急、慢性淋巴细胞白血病，多发性骨髓瘤等。⑤造血干细胞疾病，如再生障碍性贫血、阵发性睡眠性血红蛋白尿、骨髓增生异常综合征、急性非淋巴细胞白血病及骨髓增殖性肿瘤等。⑥脾功能亢进。⑦出血性及血栓性疾病，如血管性紫癜、血小板减少性紫癜、凝血功能障碍、弥散性血管内凝血以及血栓性疾病等。

知 识 链 接

血液系统基础与临床研究进展

血液病学是一门进展较快的医学学科，近10年来，特别是血液恶性肿瘤学，是现今医学研究中最引人注目的学科之一。随着基础学科的迅速发展，及其与临床的结合使血液病的研究进入了崭新的纪元：21世纪已可使儿童急性淋巴细胞白血病和成人急性早幼粒细胞白血病获得75%的治愈率；血液恶性肿瘤的诊断已从形态学发展到分子生物学、基因学的水平；治疗已从既往的化疗进展到诱导分化、靶基因治疗、HSCT治疗等。血液病学的未来发展方向就是探索新的治疗靶点、生物效应治疗、基因治疗等领域。所以对护理工作也提出了新的要求，除了血液系统肿瘤的化疗护理外，特别是骨髓移植术的发展，对护理的要求又上了一个新的台阶，拓宽了护理工作范畴，从而更好地为提高缓解率、延长生存期，发挥了重要作用。

第一节　血液系统疾病概述

一、血液系统解剖生理概要

（一）血液系统结构

血液系统由造血组织和血液组成。

1. 造血组织　指生成血细胞的组织，包括骨髓、胸腺、肝、脾、淋巴结、胚胎及胎儿的造血组织。

2. 血液　由血浆及悬浮在其中的血细胞组成。血浆约占血液容积的 55%；细胞成分约占血液容积的 45%，包括红细胞、白细胞和血小板。

（二）血液系统功能

1. 造血功能　不同时期的造血部位不同，可分为中胚叶造血期、肝脾造血期及骨髓造血期。卵黄囊是胚胎期最早的造血部位，卵黄囊退化后肝、脾代替其造血，胎儿 4～5 个月后，肝、脾造血功能减退，骨髓、胸腺和淋巴结开始造血，出生后骨髓成为主要造血器官。骨髓有红骨髓和黄骨髓之分，红骨髓有造血功能，黄骨髓为脂肪组织，当机体需要大量血细胞时，黄骨髓可转变为红骨髓参与造血，如仍满足不了机体对血细胞的需要量时，即由骨髓以外的器官（如肝、脾）来参与造血，出现髓外造血。

知 识 链 接

造血干细胞的多向分化增殖

各种血细胞和免疫细胞都起源于骨髓造血干细胞（hematopoietic stem cell, HSC），HSC 具有不断自我更新与多向分化增殖的能力，可增殖分化成为各种淋巴细胞、浆细胞、红细胞、血小板、单核细胞及各种粒细胞等祖细胞，并各自不断发育成熟（图 6-1）。HSC 生存依赖于由微血管系统、网状细胞、神经成分、基质及其他结缔组织组成的骨髓造血微环境。造血微环境产生的细胞因子，影响或诱导造血细胞的生成。调控造血功能的体液因子有刺激各种祖细胞增殖的正调控因子和各系的负调控因子，前者如促红细胞生成素（EPO）、集落刺激因子（G-CSF）及白细胞介素 3（IL-3）等和后者互相制约，维持机体造血功能的稳定。

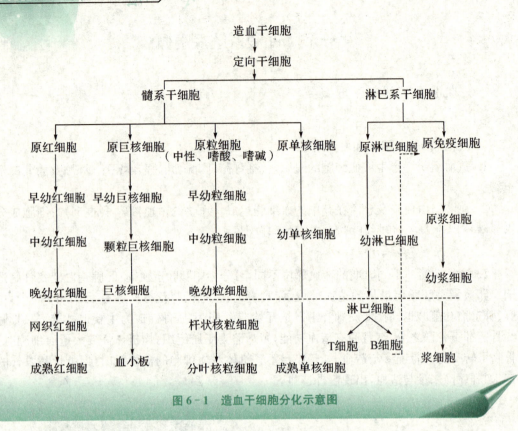

图6-1 造血干细胞分化示意图

2. 血细胞生理功能

（1）红细胞：主要成分为血红蛋白，主要功能是运输氧和二氧化碳。

（2）白细胞：不同种类白细胞，形态与功能各异，主要功能是参与人体对入侵异物的反应过程。①中性粒细胞具有杀菌或抑菌作用，是机体抵抗病原微生物，特别是急性化脓性细菌入侵的第一道防线；②嗜酸性粒细胞能破坏嗜碱性粒细胞释放的生物活性物质，参与对蠕虫的免疫反应，具有抗过敏、抗寄生虫作用；③嗜碱性粒细胞胞质中颗粒含组胺、过敏性慢反应物质、嗜酸性粒细胞趋化因子等生物活性物质，主要与变态反应有关；④单核细胞分化成巨噬细胞时，能吞噬、消灭细胞内的致病微生物，清除衰老组织，识别、杀伤肿瘤细胞，激活了的单核-巨噬细胞在特异性免疫应答的诱导和调节中起关键作用；⑤淋巴细胞又称免疫细胞，在免疫应答反应中起核心作用。

（3）血小板：主要参与生理性止血和凝血过程，保持毛细血管内皮的完整性。

二、血液系统疾病护理技术的特点

【护理评估】

（一）健康史

1. 既往健康状况　部分血液病的发生与过去所患疾病有关，如继发性抗体型自身免疫性溶血性贫血与系统性红斑狼疮、类风湿关节炎有关。仔细询问既往健康状况，尤其是与现患疾病有关的既往病史，应弄清其诊断、治疗以及医嘱依从性，疾病过程和目前状况，有助于现患疾病健康问题的评估。

2. 个人生活史　包括病人的居住地及工作环境有无接触放射性物质，是否接触化学毒物如苯等,这与再生障碍性贫血、白血病发病有关;病人的营养状况和饮食习惯,是否有挑食、偏食的习惯,不良的饮食习惯是各类营养性贫血的主要原因之一。

3. 家族史　有些血液病有明显的家族遗传性,如海洋性贫血、遗传性球形红细胞增多症及血友病等。

（二）身体状况

血液系统疾病常见症状有贫血、发热、出血等,不同的血液系统疾病常见症状的特点不同。

1. 贫血　是绝大多数血液病所共有的症状,也是最常见的症状之一,程度不一,有些病人贫血呈进行性加重。

2. 发热　半数以上的血液系统疾病病人以反复不规则的发热为早期表现,因此在采集资料时,凡遇到不明原因的发热,要排除血液系统疾病。

3. 出血　皮肤黏膜出血常是出血性疾病的首发表现,且具有一定特征。如以四肢为主的皮肤紫癜,大小不等,稍凸出皮肤,对称分布,为过敏性紫癜特征;而皮下点状出血或较大淤斑,全身散在分布,多为血小板减少性紫癜;在舌、唇、颜面部或在出血处有毛细血管扩张,为遗传性出血性毛细血管扩张的特征。

4. 骨、关节疼痛　常见于恶性血液病,如白血病、淋巴瘤和多发性骨髓瘤等,表现为局部或全身骨、关节疼痛及压痛或叩击痛。临床上多发性骨髓瘤的病人大多数以骨痛为首发症状。

（三）实验室及其他检查

1. 红细胞计数和血红蛋白测定　主要用于贫血的诊断,尤其是血红蛋白的测定意义更大,根据其数值可判断贫血的程度。

2. 白细胞计数及分类　对白细胞增多性白血病、慢性粒细胞白血病、骨髓增生性疾病以及粒细胞减少症有重要的提示作用。

3. 网织红细胞计数　能反应骨髓红细胞的生成功能以及评价治疗缺铁性贫血疗效指标之一。

4. 骨髓细胞学检查　是血液病诊断中不可缺少的步骤,用以了解骨髓造血情况,协助诊断血液系统疾病、传染病及寄生虫病。

5. 血细胞化学染色　如过氧化物酶染色、糖原染色、非特异性酯酶和中性粒细胞碱性磷酸酶染色等,协助形态学检查鉴别白血病。

6. 溶血检查　常用的试验有游离血红蛋白测定、血浆结合珠蛋白测定、含铁血黄素尿测定、血红蛋白尿测定(用于血管内溶血的诊断)、酸溶血试验、蔗糖水试验(用于PNH的诊断)、渗透脆性试验(用于遗传性球形红细胞增多症的诊断)、高铁血红蛋白还原试验(用于G-6-PD酶缺乏的诊断)、抗人球蛋白试验(用于自身免疫性溶血性贫血的诊断)等,以确定溶血原因。

7. 止血及凝血功能检查　包括毛细血管脆性试验、出血时间测定、凝血时间测定、血小板计数、血块回缩试验、激活的部分凝血活酶时间、凝血酶时间、凝血酶原消耗时间等,对出、凝血疾病的初步诊断有重要的价值。

8. 其他检查　活体组织检查,如淋巴结或浸润包块的活检对诊断淋巴瘤或恶性血液病的浸润有诊断价值;免疫学检查,如应用单克隆抗体对急性白血病进行免疫学分型;放射性核素,应用于红细胞寿命、红细胞破坏部位测定,骨髓显像、淋巴瘤显像等。

（四）心理社会资料

血液系统疾病病人大多数因贫血出现活动耐力下降、记忆力减退,影响其日常生活、工作、学习能力及社会交往,因而常感不安或容易激动、生气及烦躁,特别是血液系统肿瘤,病人反复住院接受化疗,机体免疫力低下,极易并发感染,易产生焦虑、抑郁;且多数病人治疗效果不佳和承担较重的医疗费用,更进一步加重了心理压力,出现悲观失望甚至绝望;化疗药物不良反应、骨髓穿刺引起疼痛、输血不安全因素及出血等,可使病人产生恐惧心理。有些病人因粒细胞减少症需要进行长时间的保护性隔离,易产生孤独感。血液系统疾病病人受心理社会因素的影响比较明显,情绪及性格变化会导致对治疗和护理失去信心,甚至表现出不配合,因此需针对性地积极给予心理疏导和解释,帮助病人正确对待疾病,对血液系统疾病病人病情转归尤显重要。

【护理诊断】

1. 活动无耐力　与贫血引起组织缺氧、血液病人继发感染、白血病代谢增高、化疗不良反应造成机体营养不良,消极的心理反应等有关。

（定义:指个体在进行必需的或希望的日常活动时,处于生理上或心理上耐受能力降低的状态。）

诊断依据:①头晕、眼花、疲乏,活动后心悸、气促,脉搏加速、呼吸增快,血红蛋白含量降低。②反复发热、出血,体重下降。③化疗过程中出现胃肠道症状。④自卑、孤独、悲哀、绝望等。

护理目标:病人活动耐力增强,能耐受一般活动,生活自理。

2. 营养失调:低于机体需要量　与机体缺少造血物质,反复继发感染,化疗、放疗不良反应等有关。

（定义:指营养素摄入量不足以满足机体需要量。）

诊断依据:①皮肤干燥无光泽、毛发干枯易脱落、指甲扁平不光整。②口腔炎、舌炎、舌乳头萎缩,口角皲裂及吞咽困难。③食欲不振、恶心、呕吐、腹痛、腹泻。④体温升高、消瘦、疲乏。

护理目标:能说出加强营养的重要性,接受合理的饮食计划,营养状况改善并保持良好状态。

3. 有感染的危险　与粒细胞减少、白血病细胞大量增生、营养不良致机体抵抗力下降等有关。

（定义:指个体处于易受病原体侵犯的危险状态。）

诊断依据:①粒细胞减少和质量异常。②组织损伤,包括皮肤黏膜、淋巴结、骨髓组织等。③贫血、出血、消瘦。④化疗、放疗和骨髓移植的不良反应。⑤糖皮质激素治疗等。

护理目标:抵抗力增强,能说出预防感染的重要性,减少或避免感染的发生。

4. 组织完整性受损　与血小板数量减少及功能障碍,血管壁通透性增高,凝血因子缺乏,纤溶亢进等导致皮肤、黏膜等部位出血,血液病病人继发感染有关。

（定义:指个体处于黏膜、角膜、皮肤或皮下组织受损伤的状态。）

诊断依据:①皮肤淤点、淤斑,鼻出血、牙龈出血、口腔血疱,软组织或深部肌肉组织血肿,负重关节反复出血,消化道、呼吸道、泌尿道等内脏出血,甚至颅内出血。②血小板减少、出血时间延长、凝血酶原时间延长等。③骨髓涂片巨核细胞减少或成熟障碍。④皮肤疖肿、牙龈炎、扁桃体化脓、肛周脓肿等。

护理目标:采取正确、有效的预防措施,减少或避免出血与损伤的发生。

5. 有皮肤完整性受损的危险　与放疗引起局部皮肤灼伤等有关。

（定义:指个体的皮肤处于受损害的危险状态。）

诊断依据:放疗局部皮肤发红、瘙痒、灼热感及渗液、水疱形成,甚至发生溃疡、坏死。

护理目标:会采取保护措施,减轻或避免放疗后局部皮肤损伤。

6. 疼痛:腹痛、关节痛、脾区疼痛 与过敏性紫癜累及胃肠道和关节,白血病病人发生脾梗死等有关。

(定义:指一种与实际或者潜在组织损伤相关的不愉快的感觉和情绪体验。)

诊断依据:①腹痛伴恶心、呕吐、腹泻等。②关节肿胀、疼痛、压痛及功能障碍。③脾大病人突然出现脾压痛明显。

护理目标:腹痛、关节痛、脾痛缓解或减轻。

7. 体温过高 与白血病细胞代谢亢进或继发感染有关。

(定义:指个体的体温高于正常体温范围的状态。)

诊断依据:①体温高于正常范围。②盗汗、疲乏及消瘦等。③心率增快、呼吸增快等。

护理目标:体温降至正常范围。

8. 自我形象紊乱 与化疗药物、糖皮质激素、丙酸睾酮等药物不良反应,造成容貌改变而伤及自尊等有关。

(定义:指个体处于对自己身体的认识陷入混乱的状态。)

诊断依据:①脱发。②体形改变。③女病人男性化。④病人情绪低落,不愿与人交往。

护理目标:能正确认识和接受容貌改变,学会自我修饰,坚持药物治疗。

9. 焦虑 与贫血、出血,病情反复,担心预后,疾病导致记忆力减退,学习、生活能力下降,知识缺乏等有关。

(定义:指个体由于非特异的、不明确的因素引起的一种模糊的不适感。)

诊断依据:①病人紧张不安、情绪低落、恐慌无助。②对检查、治疗和护理缺乏耐心。

护理目标:焦虑感减轻或消除,情绪稳定,能以良好的心态对待疾病,对治疗充满信心。

10. 恐惧 与反复出血、感染,进展迅速,病情危重等有关。

(定义:指个体对明确的伤害性刺激因素产生的惧怕感。)

诊断依据:①皮肤淤点、淤斑、鼻出血、牙龈出血、口腔血疱、呼吸道及消化道等内脏出血,甚至颅内出血。②反复严重感染,畏寒、高热,甚至发生败血症。

护理目标:恐惧感减轻或消除,心理状况平稳,能积极配合治疗和护理。

11. 预感性悲哀 与血液病病人病情严重、预后不良,感到死亡的威胁有关。

(定义:指个体对已觉察到的有可能发生的失落的理智和情感的反应和行为,并借此完成自我概念改变过程中出现的反应状态。)

诊断依据:病人出现忧心忡忡、惊恐不安、悲观失望等负性情绪,并随病情反复而波动。

护理目标:能正确认识所患疾病,悲观情绪减轻。

12. 知识缺乏 缺乏有关人体营养需要、疾病认识、病因预防、药物治疗、卫生保健等方面的知识。

(定义:指个体处于对有关疾病特定的知识和技能认知不足的状态。)

诊断依据:①主诉缺乏有关知识和技能,或对所面对的情境或问题感到生疏,或要求获得信息。②表现出对目前健康状态有不正确的认识和感觉。③不正确地遵循医护人员的指导,不能将治疗计划融入日常活动。④由于缺乏知识而出现的心理改变,如焦虑、抑郁、不安、冷漠。

护理目标:增加有关人体营养需要、化疗不良反应及病因预防等方面的知识。

13. 医护合作问题　潜在并发症：颅内出血、中枢神经系统白血病、化疗或放疗不良反应、尿酸性肾病、DIC、周围循环衰竭、急性肾衰竭等。

【护理措施】

1. 饮食及活动计划　血液系统疾病病人多数有着不同程度贫血及出血。给予高热量、高蛋白、富含维生素、易消化的饮食，可保证贫血病人全面营养，有助于纠正贫血；避免粗、硬及刺激性食物，以防诱发或加重消化道出血；根据贫血及出血的程度及个体适应性，合理安排休息，注意安全，可避免损伤而加重病情。

2. 病情观察及协助治疗　血液系统疾病病人症状轻重不一，特别对于有重度贫血及出血病人，严密观察病情，及时配合医生采取相应的紧急处理，是降低病死率的一项重要护理措施。具体措施有：①观察贫血症状如面色、睑结膜、口唇、甲床苍白程度，注意有无头昏眼花、耳鸣、困倦等中枢缺氧症状。若症状明显，予以吸氧，以增加各组织器官的供氧量。②观察病人有无发热及感染的伴随症状。高热时给予物理或药物降温，鼓励多饮水；有感染时按医嘱给予抗感染治疗，观察药物治疗效果及不良反应。③严密观察出血部位、出血量，特别要观察有无头痛、呕吐、视力模糊、意识障碍等颅内出血症状，发现严重出血情况时，应配合医生给予急救处理，避免或减少肌内注射，穿刺后应压迫局部或加压包扎止血。

3. 感染的预防及护理　对于血液系统肿瘤、粒细胞减少的病人，特别是在化疗和放疗后，机体免疫力极其低下，对感染的预防必不可少。具体护理要求有：①保持病室环境清洁、卫生，定期空气消毒，限制探视，防止交互感染，白细胞过低时应采取保护性隔离措施。②严格执行消毒隔离制度和无菌技术操作，防止各种医源性感染。③做好卫生宣教工作，保持病室清洁，做好口腔护理、会阴肛门处护理，可以预防各种感染。

重点提示：

1. 血液系统的组成及功能。
2. 血液系统疾病护理评估的特点；主要的护理诊断；护理措施。

（庄道忠）

第二节　贫血病人的护理

一、缺铁性贫血病人的护理

王女士，25岁。因面色苍白、头晕、乏力1年余，加重伴心慌1个月入院就诊。结婚半年，末次月经半月前，近2年月经量多，半年来更明显。查体：体温36.0 ℃，脉搏104次/分，呼吸18次/分，血压120/70 mmHg，慢性面容，睑结膜苍白，皮肤干燥、无光泽，皮肤黏膜无出血点，浅表淋巴结不大，巩膜不黄，口唇苍白，舌乳头正常，心肺无异常，肝脾不大。实验室检查：血红蛋白50 g/L，红细胞计数3.0×10^{12}/L，红细胞大小不一、中心淡染区扩大，白细胞和血小板正常，尿蛋白（－），镜检（－），大便潜血（－），血清铁蛋白11 μg/L，骨髓铁染色（－）。

请分析：可能的病因；护理评估的特点；应采取哪些护理措施？如何进行健康教育？

【概述】

缺铁性贫血(iron-deficiency anemia,IDA)是由于体内贮存铁缺乏,影响血红素合成,使血红蛋白合成减少,导致红细胞生成障碍所引起的一种小细胞、低色素性贫血。缺铁性贫血是贫血中最常见的一种类型。本病各年龄组均可发生,儿童和育龄期妇女发病率较高,尤其孕妇最常见。

知 识 链 接

IDA患病率统计及世界卫生组织研究

我国上海地区人群调查显示:2岁以内儿童缺铁性贫血发病率达33.8%～45.7%,育龄期妇女缺铁性贫血发病率为11.4%,妊娠期妇女可达19.3%,10～17岁青少年为9.8%。缺铁性贫血占血液学研究所同期门诊就诊者15.63%,占全部贫血的50%。

据世界卫生组织调查报告,本病发病率甚高,几乎遍及全球,无论城市或乡村,儿童、成年或老年人均可发生。全世界有10%～30%的人群有不同程度的缺铁。男性发病率约为10%,女性大于20%。亚洲发病率高于欧洲。妇女特别是孕妇,发生率可能要比男性高10倍。防治缺铁性贫血已成为世界性关注的问题。

【铁代谢】

1. 铁的分布 其一为功能铁,包括血红蛋白(约占67%)、肌红蛋白(约占15%)、转铁蛋白(3～4 mg)、乳铁蛋白及酶和辅因子;其二为贮存铁(男性1 000 mg,女性300～400 mg),包括铁蛋白和含铁血黄素。

2. 铁的来源 生理情况下铁主要来源于衰老破坏的红细胞,其次是食物。正常人每天从食物中吸收铁为1～1.5 mg。

3. 铁的吸收 铁主要以Fe^{2+}在十二指肠及空肠上部吸收。胃酸、维生素C促进铁吸收,而茶、奶、咖啡由于影响铁从食物中游离和还原,最终影响其吸收。

4. 铁的转运和利用 吸收入血的亚铁(Fe^{2+})在血液中被氧化为高铁(Fe^{3+}),Fe^{3+}与血浆转铁蛋白结合后生成血清铁(ST),将铁输送至骨髓和其他组织。

5. 铁的贮存和排泄 人体内的铁除被利用的以外,未被利用的铁主要贮存于肝、脾和骨髓等器官的单核-巨噬细胞系统中。正常情况下,铁主要是通过肠黏膜脱落细胞随粪便而排出,妇女还通过月经和哺乳排出铁。

知 识 链 接

铁的转运和利用

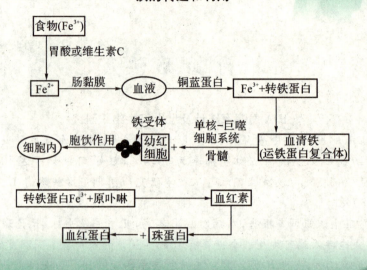

【病因】

1. **需铁量增加而铁摄入不足**　是儿童妇女缺铁性贫血的主要原因。常见于婴幼儿、青少年、妊娠和哺乳期妇女。婴幼儿需铁量较大,若不补充蛋类、肉类等含铁较高的辅食,易造成缺铁。青少年偏食或挑食,也是导致缺铁的重要原因。

2. **铁吸收不良**　如胃、十二指肠切除术、慢性胃肠炎、慢性萎缩性胃炎、长期不明原因的腹泻等。

3. **铁丢失过多**　慢性失血是成人缺铁性贫血最常见和最重要的病因,如消化性溃疡、肠道肿瘤、痔疮、肠息肉、月经过多等。

【护理评估】

1. **健康史**　了解病人有无偏食、挑食,有无胃及十二指肠切除术、慢性胃肠炎、萎缩性胃炎、消化性溃疡、肠道肿瘤、痔疮出血、月经过多等病史;以及有无铁的需要量增加而摄入不足的情况。

知 识 链 接

贫血的病理生理基础与共有表现

由于血红蛋白含量减少,血液携氧能力下降,引起全身各组织和器官缺氧与功能障碍,是导致贫血病人一系列临床表现的病理生理基础。尽管贫血的病因及其机制各不相同,但都有共同的临床表现:一般表现,如疲乏、困倦、软弱无力;神经系统表现,如头晕、头痛、耳鸣、记忆力减退等;呼吸系统表现,如活动后心急气短;心血管系统的表现,如心悸、气促等;消化系统表现,如食欲减退、腹胀、恶心等;泌尿生殖系统及其他表现,如蛋白尿、夜尿增多、女性月经失调等。

2. 身体状况

(1) 原发病表现：如消化性溃疡、肠道肿瘤、功能性子宫出血、黏膜下子宫肌瘤等疾病的相应表现。

(2) 贫血一般表现：乏力、易倦、软弱无力，皮肤黏膜苍白，头晕耳鸣、记忆力减退，活动后心悸、气短等。

(3) 组织缺铁表现：皮肤干燥，毛发干枯，反甲或匙状甲（图6-2）；黏膜损害多见口角炎、舌乳头萎缩、舌炎、食欲不振，严重者可发生吞咽困难（Plummer-Vinson综合征）；少见神经精神系统异常，如异食癖。

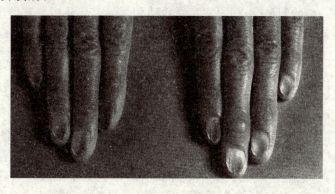

图6-2 匙状甲

3. 辅助检查

(1) 血象：典型血象为小细胞低色素性贫血，即红细胞体积小，血红蛋白降低，中央淡染区扩大（图6-3）。白细胞、血小板计数多正常。

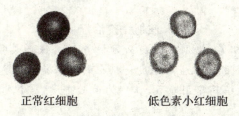

图6-3 正常红细胞与低色素小红细胞

知 识 链 接

小细胞低色素性贫血指标

平均红细胞体积（MCV）＜82 fL；

平均红细胞血红蛋白量（MCH）＜26 pg；

平均红细胞血红蛋白浓度（MCHC）＜320 g/L；

(2) 骨髓象：红系呈现增生活跃或明显活跃，以中、晚幼红细胞增多为主。粒系和巨核系常无明显异常。

(3) 铁代谢和贮存铁检查：血清铁(SI)<8.95 μmol/L，总铁结合力(TIBC)升高，>64.44 μmol/L，转铁蛋白饱和度(TS)降低，<15%，血清铁蛋白(SF)<12 μmol/L。血清铁蛋白的准确度和敏感度最高，是反映贮存铁的敏感指标，可用于早期诊断。骨髓涂片铁染色可反映单核-巨噬细胞系统中的贮存铁情况，是诊断缺铁性贫血的可靠指标，表现为细胞外铁消失，亦可有细胞内铁减少。

4. 心理社会状况　由于缺血、缺氧引起的不适，病人记忆力减退，工作效率低，有自卑感。一旦贫血加重，症状明显时，病人常容易激动和烦躁。部分病人有挑食、偏食、家庭饮食结构不合理、营养知识缺乏，均会导致食物铁的摄入减少，从而成为促进缺铁性贫血发生的社会因素。

【治疗要点】

1. 病因治疗　病因治疗是根治缺铁性贫血、防止复发的关键环节。应积极治疗原发病，如改变不合理的饮食结构与方式，预防性地增加含铁丰富的食物等。

2. 补铁治疗　补充铁剂是纠正缺铁性贫血的有效措施。治疗性铁剂有无机铁和有机铁两类。无机铁以硫酸亚铁为代表，有机铁则包括右旋糖酐铁、山梨醇铁、富马酸亚铁等。首选口服铁剂(硫酸亚铁、琥珀酸亚铁富马酸亚铁等)，一般从小剂量开始，逐渐增量，餐后服用，以减少胃肠道反应。若口服铁剂不能耐受或胃肠道正常解剖部位发生改变而影响铁的吸收，可采用肌内注射铁剂，常用右旋糖酐铁。

知识链接

注射铁剂治疗

为避免过量致铁中毒，铁剂注射前必须计算应补铁剂总量。计算公式为：注射铁总量(mg)＝(需达到的血红蛋白浓度－病人的血红蛋白浓度)×体重(kg)×0.33。注射右旋糖酐铁，首次给药需用0.5 ml作为试验剂量，1小时后无过敏反应可给足量治疗。

【护理诊断】

1. 活动无耐力　与贫血引起全身组织缺氧有关。
2. 营养失调：低于机体需要量　与铁摄入不足、吸收不良、铁丢失多有关。

【护理计划与实施】

护理目标：①活动耐力增强；②缺铁状况纠正，营养失调改善。

护理措施：

1. 一般护理

(1) 休息与活动：休息可减少氧的消耗，尤其可减轻心脏负担，改善缺氧，应根据病情及个体适应性安排休息和活动。轻度贫血病人应注意休息，避免过度劳累，可参加力所能及的工作；中度贫血病人应增加卧床休息时间；重度贫血需卧床休息为主，协助病人完成日常活动；严重贫血病人应给予氧气吸入，以改善缺氧症状。

(2) 饮食护理：纠正偏食或挑食等不良饮食习惯，进食含铁较多、营养丰富的食物是辅助治疗缺铁性贫血的重要措施,合理的饮食搭配可增加铁的吸收。鼓励病人多吃肉类、动物血、肝、蛋类、豆类、海带、紫菜、香菇、木耳等,但乳类食品含铁量低,搭配富含维生素C的蔬菜和水果,有利于铁的吸收。

2. **病情观察**　注意观察及判断病人症状及体征的变化,定期监测血象、血清铁蛋白等生化指标,判断病人贫血程度及药物治疗效果。

3. **用药护理**

(1) 口服铁剂护理:口服铁剂是药物治疗缺铁性贫血的首选方法。口服铁剂的注意事项:①向病人解释口服铁剂可能出现的不良反应,如恶心、呕吐等胃肠道刺激症状,以及铁在肠内形成硫化铁呈现黑便,不要误以为是上消化道出血。②指导病人饭后或用餐之间服药,避免空腹服药,以减轻药物对胃肠道的刺激。③为促进铁的吸收,可与维生素C等酸性药物或食物同服。避免与茶、咖啡、牛奶、植物纤维及 H_2 受体拮抗剂等同服,以免影响铁的吸收。④口服液体铁剂时,须用吸管将铁剂吸至舌根部咽下,避免牙齿染黑。⑤若口服铁剂为硫酸亚铁糖衣片,一定要放置在安全的地方,防止儿童误食而造成的中毒。⑥遵医嘱按时、按量、按疗程服用铁剂,并定期复查有关实验室检查指标。铁剂治疗的有效指标是网织红细胞在治疗后1周左右开始上升,10日左右达到高峰。治疗后2周左右血红蛋白开始升高,1~2个月恢复至正常。为补足体内贮存铁,在血红蛋白恢复正常后仍需服铁剂3~6个月,或待血清铁蛋白超过 50 μg/L 后方能停药。

(2) 注射铁剂护理:①首次用药需先给 0.5 ml 的试验剂量进行深部肌内注射,若病人1小时后无不良反应,即可按医嘱进行治疗。同时备好肾上腺素等抢救药品,防止过敏反应(面色潮红、荨麻疹、头痛、肌肉关节痛等,严重者出现过敏性休克)。要注意剂量准确,防止过量中毒。②应选择较长的针头深部、慢速肌内注射,并经常更换注射部位,必要时局部热敷,以促进铁剂的吸收,防止注射局部肿痛或形成硬结。③铁剂药液溢出可导致皮肤染色变黑,故注射应避免在皮肤暴露部位,抽取药液后更换针头,采用"Z"形注射法注射。

知 识 链 接

"Z"形注射法

注射前以左手中指和无名指使待注射部位皮肤及皮下组织侧移(皮肤侧移1~2 cm左右),然后以左手食指和拇指朝同一方向绷紧固定该部位皮肤,维持到拔针后,迅速松开左手,此时侧移的皮肤和皮下组织位置还原,原先垂直的针刺通道随即变成Z型,故称之为 z-track 肌内注射法。

4. **健康指导**

(1) 疾病知识指导:向病人介绍缺铁性贫血的基本知识,加强病因预防和治疗,积极防治钩虫病,及时治疗消化性溃疡、月经过多等慢性失血性疾病等。

(2) 心理疏导:向病人和家属解释缺铁性贫血是可以治愈的疾病,且痊愈后对身体无不良影响,以解除病人的心理障碍,使其精神得到安慰,并积极配合治疗。

(3) 饮食指导:指导病人养成良好的饮食习惯,进食含铁丰富的食物,荤素搭配、富含维生素C,避免服用影响铁吸收的食物与药物,家庭烹饪建议选用铁质器皿;高危人群如婴幼儿、青少年、妊娠及哺乳期女性可预防性地补充含铁丰富的食物或口服铁剂；消化不良者，应少量多餐，充分咀嚼，以减轻饱胀感。

（4）用药指导：说明坚持规则用药的重要性，口服铁剂要饭后或餐中服，以减轻胃肠道刺激；不用浓茶送服，以免影响铁吸收；按医嘱完成整个疗程，以补充贮存铁，防止复发。

护理评价：①活动后不出现头昏、心悸，没有疲乏、困倦及软弱无力；②缺铁的病因消除，饮食结构合理，摄铁量满足机体需要；③食欲缺乏、口角炎、吞咽困难等症状好转；④贮存铁恢复正常。

重点提示：
缺铁性贫血的病因；临床特征；血象及铁代谢检查；治疗要点与常用药；主要护理诊断；饮食护理及用药护理。

二、再生障碍性贫血病人的护理

案例

30岁的男青年小李在一家橡胶制品厂工作已5年，最近一段时间反复出现发热、咽痛伴鼻出血及皮肤紫斑，已有半月余。去诊所求治，医生给予抗生素治疗后体温未下降，而且今晨刷牙后开始牙龈出血不止，自感病情严重，急诊入院。体检：体温39.8℃，脉搏125次/分，呼吸22次/分，血压110/80 mmHg，神清，面色苍白，巩膜无黄染，咽红、扁桃体Ⅱ度肿大，牙龈有渗血，下肢有多个散在的淤斑，淋巴结无肿大，肝脾未触及。血象：红细胞计数2.5×10^{12}/L，白细胞计数1.5×10^{9}/L，血小板19×10^{9}/L，网织红细胞绝对值13×10^{9}/L。骨髓检查：粒系、红系增生明显减低，未见到巨核细胞，淋巴细胞比例增多明显。

问题：该病人目前最主要的护理诊断是什么？简述护理要点。

【概述】

再生障碍性贫血（aplastic anemia，AA）简称再障，是由多种原因导致骨髓造血功能衰竭，造血干细胞及造血微环境损伤，临床以进行性贫血、出血、感染及全血细胞减少为特征的一种综合征。再障按起病方式及病程长短不同分为急性（又称重型再障Ⅰ型）和慢性（病情恶化时与急性再障相同，称重型再障Ⅱ型），也可根据病因分为原发性再障和继发性再障。

知识链接

AA患病率统计

AA的年发病率在欧美为0.47~1.37/10万人，日本为1.47~2.4/万人，我国年发病率约为0.74/10万人；可发生在各年龄段，男、女发病率无明显差别，老年人发病有增多的趋势。

【病因及发病机制】

1. 病因　发病原因不明确，可能与下列因素有关：

（1）病毒感染：特别是肝炎病毒、微小病毒B19等感染。

(2) 物理因素:长期接触各种电离辐射,如 X 射线、γ 射线、镭等。

(3) 药物因素:此为再障最常见的致病因素,如氯霉素、解热镇痛药、抗癫痫药及抗肿瘤药等,其中以氯霉素最常见。

(4) 化学因素:化学毒物苯及其衍生物,如油漆、塑料等。

(5) 其他因素:遗传因素、长期未经治疗的贫血、慢性肾衰竭、阵发性睡眠性血红蛋白尿等。

知 识 链 接

再障发病与药物的关系

药物是引起再障的最常见原因。再障发病与药物的关系分为两类:第一类,和药物的应用剂量有关,药物应用达到一定剂量时会引起骨髓抑制,但这种抑制一般是可逆的,如抗肿瘤药、苯以及苯妥英钠等。第二类,和药物应用剂量关系不大,与个体敏感性有关,所致再障一般呈持续性,这类药物有:①抗生素:氯霉素、两性霉素 B 等;②解热镇痛药:吲哚美辛、保泰松、阿司匹林等;③抗甲状腺药:甲巯咪唑、卡比马唑;④降糖药:氯磺丙脲、甲苯磺丁脲等。

2. 发病机制　尚未完全阐明,传统学说认为,再障是在一定遗传背景下,发病可能与以下三个因素有关,包括造血干细胞内在缺陷("种子"学说)、造血微环境缺陷("土壤"学说)、异常免疫反应损伤造血干细胞("虫子"学说)。近年来,多数学者认为再障的主要发病机制是免疫异常,造血微环境与造血干细胞量的改变是免疫异常损伤的结果。

【护理评估】

1. 健康史　询问病人有无氯霉素、保泰松等药物应用史;详细了解病人的职业和工作环境,是否有与苯、杀虫药等化学制剂和放射线接触史;是否患过肝炎等病毒感染性疾病;有无本病家族史等。

2. 身体状况

表 6-1　急性再障和慢性再障的区别

	急性再障	慢性再障
起病与进展	起病急,进展快,病情重,发展迅速	起病缓慢,病情较急性轻
贫血	早期较轻,多呈进行性加重,乏力、头昏、心悸和气短等症状明显	慢性过程,表现为倦怠、乏力,活动后心悸、头昏、气短等
出血	出血部位广泛,表现为皮肤瘀点、瘀斑、口腔黏膜血疱、鼻出血、牙龈出血等。脏器出血时可见呕血、咯血、便血、女性月经过多,甚至可发生颅内出血,常危及患者的生命	出血较轻,以皮肤、黏膜出血为主,多表现为皮肤瘀点、牙龈出血。内脏出血少见
感染	感染反复发生且较严重,多数患者有发热,体温在 39 ℃以上。以呼吸道和皮肤感染最常见,感染菌种以革兰阴性杆菌、金黄色葡萄球菌和真菌为主,重者可因败血症而死亡	高热少见,上呼吸道感染常见,而肺炎、败血症等重症感染少见
病程与预后	病程短,预后差,多于 1 年内死亡	病程长,预后较好,少数死亡

3. 辅助检查

(1) 血象：全血细胞（红细胞、白血病、血小板）减少，属正细胞正色素性贫血。网织红细胞绝对值低于正常。

(2) 骨髓象：是确诊再障的主要依据（图6-4，图6-5）。急性再障呈多部位增生减低或重度减低，三系造血细胞明显减少，尤以红系细胞及巨核细胞减少明显且形态大致正常，非造血细胞比例增多，以淋巴细胞比例增多明显，骨髓小粒皆空虚；慢性再障多部位骨髓增生减低，骨髓片肉眼观察油滴增多，红、粒系及巨核细胞减少，淋巴细胞及浆细胞比例增高，多数骨髓小粒空虚。

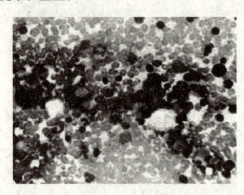 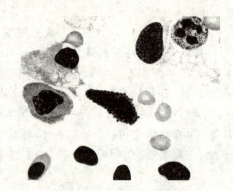

图6-4　正常人骨髓象　　　　图6-5　急性再障患者骨髓象

4. 心理社会状况　重型再障因病情凶险、治疗效果差，病人常有焦虑、恐惧、悲观、失望；因治疗致形体变化而自卑或烦恼，病人不愿意参加社交活动；因治疗经费大而忧虑，使病人和家属对治疗失去信心。

【治疗要点】

1. 去除病因　去除一切可能导致骨髓损伤或抑制的因素，如停用或禁服对骨髓造血有抑制作用的药物或化学毒物，避免再次接触放射性物质等。

2. 支持及对症治疗　预防感染，重型再障保护性隔离，减少感染机会。感染性发热可取血液、尿液或粪便作细菌培养和药敏试验，并用广谱抗生素治疗，待细菌培养和药敏试验有结果后，选择敏感的抗生素控制感染；使用止血药控制出血，如酚磺乙胺（止血敏）等。女性子宫出血可肌注丙酸睾酮。严重出血时，如颅内出血、消化道大出血等可输注浓缩血小板；重度贫血（血红蛋白<60 g/L）且病人对贫血耐受性较差伴明显缺氧，可考虑输注浓缩红细胞纠正贫血。

3. 针对发病机制的治疗

(1) 免疫抑制治疗：重型再障可使用抗淋巴/胸腺细胞球蛋白（ALG/ATG）。马ALG 10～15 mg/(kg·d)连用5天，兔ATG 3～5 mg/(kg·d)连用5天，用药前需做过敏试验；环孢素适用于全部再障，6 mg/(kg·d)左右，疗程一般长于1年。环孢素联合应用ALG/ATG治疗重型再障可提高疗效，降低各种免疫抑制药的剂量，提高患者的耐受力，可作为儿童重型再障的首选治疗手段。

(2) 促造血治疗：雄激素适用于全部再障，特别是治疗慢性再障的首选药，常用有四种：丙酸睾酮100 mg/d肌内注射，6个月以上；司坦唑（康力龙）2～4 mg，每天3次，1～2年；十一酸睾酮（安雄）40～80 mg，每天3次；达那唑0.4～0.8/d，6个月以上。造血生长因子主要用于急性再障,常用粒-单系集落刺激因子(GM-CSF)或粒系集落刺激因子(G-CSF),剂量为5 μg/(kg·d);EPO常用50~100 U/(kg·d)。一般在免疫抑制剂治疗后使用。

(3) 造血干细胞移植:适用于年龄40岁以下、未接受输血、未发生感染及其他并发症,有合适供体的急性再障患者。

【护理诊断】

1. 活动无耐力　与红细胞减少致组织缺氧有关。
2. 有损伤的危险　与血小板减少导致皮肤黏膜出血有关。
3. 有感染的危险　与粒细胞减少有关。
4. 恐惧　与反复住院,病情恶化,预后不良有关。
5. 潜在并发症:颅内出血。

【护理计划与实施】

护理目标:①病人活动耐力增强,生活能够自理;②感染的危险因素减少或去除,不发生严重感染;③皮肤黏膜出血症状减轻,无严重的内脏出血和颅内出血;④积极配合治疗,情绪稳定。

护理措施:

1. 一般护理

(1) 休息与活动:提供安全舒适的休息环境,保持病室清洁,空气新鲜,定期消毒。合理安排病人休息与活动,活动时要防止受伤。若血小板计数低于$50\times10^9/L$,应减少活动,增加卧床休息时间,严重出血或血小板计数低于$20\times10^9/L$者,绝对卧床休息。

(2) 饮食护理:给予高蛋白、高热量、高维生素、易消化饮食,忌食生冷及不洁食物。鼓励病人多饮水,每天至少2 000 ml以上。保持大便通畅,防止排便用力过猛而诱发颅内出血。

2. 病情观察　注意病人生命体征的变化,观察有无体温升高、脉搏增快等感染征象;定期监测血象,了解全血细胞数量变化;观察病人面色、呼吸、心率及心律变化,以判断贫血的严重程度;观察病人皮肤有无出血点、淤点、淤斑及血肿、鼻出血、牙龈出血、呕血、黑便、头痛、意识障碍等,以及时发现皮肤黏膜、内脏及颅内出血征象。

3. 对症护理　贫血、出血、感染的护理见本章第一节相关内容。

4. 用药护理

(1) 免疫抑制剂:①应用ALG/ATG主要的副作用是超敏反应、血小板减少、血清病(猩红热样皮疹、关节痛、发热)、继发感染等。治疗前需做过敏试验,用药过程中用糖皮质激素防治过敏反应;静脉滴注ATG不宜过快,每日剂量应维持点滴12~16小时;用药期间应密切观察药物疗效和不良反应,做好保护性隔离,预防出血和感染。②用环孢素时应定期检查肝、肾功能,观察有无牙龈增生及消化道反应。③应用糖皮质激素时可有医源性肾上腺皮质功能亢进、机体抵抗力下降等,应密切观察有无诱发或加重感染,有无血压上升、腹痛及黑便等不良反应。

(2) 雄激素:本类药物常见不良反应有男性化作用,如痤疮、毛发增多、女病人停经等,停药后消失,用药前应向病人说明以消除疑虑。其中丙酸睾酮为油剂,注射后不易吸收,需深层、缓慢、分层肌内注射,且应经常更换注射部位,防止形成硬结。若发现硬结,应及早热敷、理疗,以促进吸收,防止感染。口服司坦唑醇、达那唑等易引起肝脏损害和药物性肝内胆汁淤积,治疗过程中应注意有无黄疸,并定期检查肝功能。用药过程中应定期复查外周血象,通常于治疗1个月左右网织红细胞开始上升,随之血红蛋白升高,经3个月后红细胞开始上升,而血小板上升则需要较长时间。

5. 健康指导

(1) 疾病知识指导:向病人及家属说明不可随意用药,特别是避免服用对造血系统有害的药物,如氯霉素、磺胺类、保泰松、阿司匹林等;针对相关危险品的职业接触者,如油漆工、室内装修工,从事橡胶与制鞋的工人,或使用农药、杀虫剂时,必须严格遵守操作规程,做好个人防护,严格遵守操作规程。

(2) 心理疏导:观察病人情绪反应及行为表现,告知病人焦虑、抑郁、绝望等情绪可影响治疗效果及预后,鼓励其表达内心感受并给予有效的心理疏导;给病人以足够的关心、鼓励和照顾,帮助病人做到心境平和、精神乐观,有助于病人克服焦虑、恐惧心理,增强康复的信心。

(3) 自我护理:①加强自我监测,定期体检,若症状或体征加重,提示病情可能恶化,应及时就医。②指导患者加强营养,增强机体抵抗力,养成良好的卫生习惯,避免感染;合理安排休息与活动,病情加重时卧床休息,病情减轻或稳定时适当活动,但应加强个人防护,注意安全,防止损伤。

(4) 用药指导:向病人及家属详细介绍再障的治疗措施,包括所用药物的名称、用量、用法、疗程及其不良反应,嘱患者必须在医生指导下按时、按量、按疗程服药,定期复查血象,以便了解病情变化及其疗效。

护理评价:①病人贫血有无纠正,活动耐力是否增强;②感染的危险因素是否消除,有无发生严重感染;③皮肤黏膜出血是否减少,受损的组织是否得到修复;④恐惧感有无消除,情绪是否稳定,能否积极配合治疗护理。

重点提示:

再生障碍性贫血的病因;急、慢性再障病人的区别;血象和骨髓象检查特点;治疗方法及用药护理;对再障病人的健康指导。

第三节 特发性血小板减少性紫癜病人的护理

某患者,女性,24岁,学生,主诉"牙龈出血、月经量增多2月,加重5天"。患者2个月前晨起刷牙时发现牙龈出血,月经来潮时月经量增多,经期延长,未予特殊注意。1周前患者发热、咽痛,口服"感冒冲剂"后好转。5天前患者牙龈出血量及月经量较前明显增多,伴鼻出血及双下肢散在出血点。起病来,患者无面色苍白、皮疹及关节痛,体力活动正常,大小便正常。既往史:体健,月经规律,量正常。查体:体温36.5℃,脉搏80次/分,呼吸20次/分,血压120/70 mmHg;无贫血貌、黄疸,口腔黏膜可见血疱,双下肢可见针尖大小出血点,浅表淋巴结未触及肿大,甲状腺未触及,心、肺、腹查体未见明显异常,肝脾肋下未触及,双下肢不肿。实验室检查:血常规:白细胞计数$4.8×10^9$/L,中性粒细胞75%,血红蛋白125 g/L,血小板$14×10^9$/L。

请分析:该女性得的可能是什么疾病?该病病史有什么特点?存在的主要护理问题?如何制订护理计划?

【概述】

特发性血小板减少性紫癜（ITP）是一种由于血小板受到免疫性破坏,导致外周血中血小板减少的出血性疾病,又称自身免疫性血小板减少性紫癜。临床特征为自发性皮肤、黏膜及内脏出血,骨髓巨核细胞发育、成熟障碍,血小板减少、生存时间缩短和抗血小板自身抗体形成。本病是血小板减少性疾病中最常见的一种,临床可分为急性型和慢性型两种临床类型。

ITP 的发病率约为 $(5\sim10)/10$ 万人口,急性型多见于儿童,慢性型多见于 40 岁以下的女性,育龄期女性的发病率高于同年龄段男性,男女发病率之比约为 $1:4$。

【病因和发病机制】

ITP 的病因和发病机制迄今未明,可能与下列因素有关:

1. **感染** 细菌或病毒感染与 ITP 发病密切相关,尤其是上呼吸道感染。

2. **免疫因素** 目前认为免疫因素的参与是 ITP 发病的重要原因,主要是体内检测到血小板相关抗体（PAIg）,即感染→产生血小板抗体（PAIg）→血小板与血小板抗体（PAIg）结合→血小板在脾脏破坏。

3. **肝、脾的作用** 脾是 ITP 病人产生血小板抗体（PAIg）和血小板破坏的主要场所。血小板易被脾窦内的单核-吞噬细胞所吞噬而遭大量破坏。肝对血小板的破坏作用与脾类似。

4. **其他因素** 雌激素抑制血小板生成及促进单核巨噬-细胞对与抗体结合的血小板的破坏,常发生在女性青春期后及绝经期前,妊娠可以使病情加重或促使复发,可能与体内雌激素水平较高有关。

【护理评估】

1. **健康史** 了解病人在起病前 1~2 周有无呼吸道感染史,特别是病毒感染史;有无应用对血小板数量和功能有影响的药物,如阿司匹林、双嘧达莫、吲哚美辛、保泰松等;既往的健康状况、出血性疾病家族史以及病人的年龄和性别等。

2. **身体状况**

（1）急性型:多见于儿童,80%以上的病人起病前 1~2 周多有呼吸道感染史,特别是病毒感染史。起病急,常有畏寒、发热,广泛而严重的皮肤、鼻、牙龈和口腔黏膜出血（图 6-6）,皮肤、黏膜可有大片淤斑、血肿,常先出现于四肢,尤以下肢为多（图 6-7）。当血小板低于 $20\times10^9/L$ 时可发生内脏出血,如呕血、血尿、咯血等,颅内出血是本病致死的主要原因,多表现为剧烈头痛、意识障碍、瘫痪及抽搐。若出血量大,可有贫血、血压下降或失血性休克。急性型病程多为自限性,常在数周内恢复。

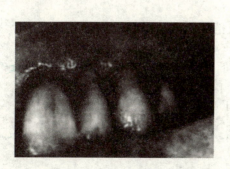

图 6-6 牙龈出血

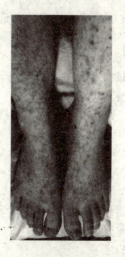

图 6-7 双下肢出血

(2) 慢性型:以40岁以下的中青年女性多见。起病缓慢,一般无前驱症状。出血症状相对较轻,常表现为反复发生皮肤黏膜淤点、淤斑。女性病人月经过多也较为常见,甚至是唯一症状,每次发作常持续数周或数月,甚至数年,长期月经过多可有失血性贫血,部分可出现轻度脾肿大。

3. 辅助检查

(1) 血象:血小板计数减少,急性型发作期血小板常低于 $20×10^9/L$,慢性型常在 $50×10^9/L$ 左右,血小板功能多正常;反复出血或短期内失血过多者,可出现贫血;白细胞多正常。

(2) 骨髓象:巨核细胞增加或正常,但血小板形成的巨核细胞显著减少;红系及粒、单核系正常。

(3) 其他:80%以上的病人血小板相关抗体(PAIg)阳性;束臂试验阳性;出血时间延长、血块退缩不良。

知识链接

束臂试验

束臂试验又称毛细血管脆性试验,方法:在前臂屈侧面肘弯下4 cm处,划一直径5 cm的圆圈,用血压计袖带束于该侧上臂,先测定血压,然后使血压保持在收缩压和舒张压之间,持续8分钟,然后解除压力,待皮肤颜色恢复正常后,计数圆圈内皮肤新出血点的数目。正常新出血点在10个以下。ITP、过敏性紫癜、维生素C缺乏症等毛细血管脆性增加,新出血点超过10个以上,称束臂试验阳性。

4. 心理社会状况 由于反复广泛出血或出血不止,病人易出现紧张、焦虑、坐立不安。随病情迁延,病人常出现烦躁易怒、悲观、恐惧等心理,易迁怒于人,由此出现沟通障碍。

【治疗要点】

1. 一般治疗 出血严重者应注意休息。血小板低于 $20×10^9/L$ 者,应严格卧床,避免外伤。必要时应用止血药及局部止血。

2. 糖皮质激素 为治疗首选药物,其作用机制是减少PAIg生成及减少抗原抗体反应,抑制单核-吞噬系统对血小板的破坏,改善毛细血管通透性,刺激骨髓造血及血小板向外周的释放。常用泼尼松 1 mg/(kg·d),分次或顿服,待血小板升至或接近正常后,逐渐减量,最后以 5~10 mg/d 维持治疗,无效者4周后停药。严重者用地塞米松或甲基泼尼松龙静脉滴注,好转后改为口服。

3. 脾切除 可减少血小板抗体产生及消除血小板破坏。用于糖皮质激素治疗无效、用量过大或有用药禁忌者。

4. 免疫抑制剂 一般不做首选,仅用于以上疗法无效或疗效差者,常用药物为长春新碱、环磷酰胺、硫唑嘌呤、环孢素A等。

5. 急症的处理 适用于:①血小板低于 $20×10^9/L$;②出血严重、广泛者;③发生颅内出血者;④近期将实施手术或分娩者。可采用输血及输血小板悬液;静注丙种球蛋白或大剂量甲泼尼龙;血浆置换等措施。

【护理诊断】

1. 组织完整性受损:出血 与血小板减少有关。

2. 有感染的危险　与糖皮质激素治疗有关。
3. 焦虑、恐惧　与病情反复发作,随时出血有关。
4. 潜在并发症:颅内出血。

【护理计划与实施】
护理目标:①出血减轻,无严重出血,组织完整性无损;②焦虑减轻,情绪稳定。
护理措施:
1. 一般护理
(1) 休息与活动:根据病情合理安排病人的休息与活动。急性发作期,应卧床休息,减少活动,活动时应注意加强必要的防护,避免创伤而引起出血;当血小板计数小于 $20\times10^9/L$,应绝对卧床休息,避免用力排便、咳嗽,以免诱发颅内出血。
(2) 饮食:给予高蛋白、高热量、高维生素、易消化饮食。根据病情需要,如有牙龈出血时,食物的温度不宜太高;为防止便秘应多吃蔬菜、水果;提供软食,禁吃坚硬、多刺、辛辣食物;有消化道出血时,更应注意饮食调节,要根据情况给予禁食,或进流质饮食,待出血情况好转,方可逐步改为少渣半流质、普食等;同时要禁酒。
2. 病情观察　注意出血部位和出血量,监测血小板计数、出血时间等,观察病人皮肤黏膜及内脏出血的征象,观察生命体征及神志改变,警惕颅内出血。
3. 对症护理　主要措施是预防和避免出血加重。
(1) 要避免一切可能造成身体受伤害的因素,如剪短指甲,避免抓伤皮肤;保持皮肤清洁,穿棉质宽松的衣服,避免皮肤受刺激引起出血;用软毛刷刷牙,不用牙签剔牙,以防牙龈损伤;忌挖鼻孔,用液状石蜡滴鼻软化鼻痂,以防鼻出血;尽可能减少注射次数,必须注射时,操作应轻柔,扎止血带松紧适宜,不拍打静脉,不挤压皮肤,选用小针头,拔针后适当延长按压时间,防止皮下出血。

一旦发生出血应及时处理。如牙龈出血可用肾上腺素棉球或明胶海绵贴敷牙龈或局部压迫止血。鼻少量出血可用 0.1% 肾上腺素浸润棉片填塞鼻腔压迫止血,并局部冷敷;若出血不止,可用明胶海绵或凡士林油纱条行后鼻孔填塞术。
(2) 为防止颅内出血,应避免如便秘、剧烈咳嗽等因素。便秘者可口服液体石蜡或用开塞露;剧烈咳嗽可用镇咳药、抗生素治疗。若一旦出现头痛、恶心、呕吐、视力模糊、瞳孔大小不等,甚至昏迷等颅内出血征象时,应立即安置病人卧位,抬高床头,头偏向一侧,保持情绪稳定,保持呼吸道通畅,吸氧,头部置冰袋或冰帽,迅速建立静脉输液通路,遵医嘱给予脱水剂、止血药或浓缩血小板。密切监测并记录生命体征、意识状态、瞳孔大小、神志及尿量变化。
(3) 不要使用可能引起血小板减少或抑制其功能的药,如阿司匹林、双嘧达莫(潘生丁)、吲哚美辛(消炎痛)、保泰松等。
4. 用药护理　用药过程中应向病人说明药物的用法及不良反应,在使用糖皮质激素时应指导其餐后服药,长期服用糖皮质激素可引起库欣综合征,诱发或加重感染等;静脉注射免疫抑制剂、免疫球蛋白,应注意保护局部血管,环磷酰胺可导致出血性膀胱炎;长春新碱可引起骨髓造血抑制、末梢神经炎等。观察药物的疗效和不良反应,定期监测血压及血糖,定期检查血象和骨髓象,发现异常及时报告医生,并配合处理。
5. 健康教育
(1) 疾病知识指导:向病人介绍本病的有关知识,以积极配合治疗。指导病人识别出血征象,一旦出现出血应立即就医。
(2) 心理疏导:鼓励病人表达自己的感受,以减轻心理负担,缓解情绪紧张,保持乐观态度,积极配合治疗。

（3）自我保护指导：服药期间不与感染病人接触，尽可能避免感染，以免加重病情；指导病人学会自我保护，避免外伤，如不用硬毛牙刷刷牙、不挖鼻孔、不做较强的体力活动等；教会病人及家属压迫止血的方法，防止出血加重。

（4）用药指导：遵医嘱用药，对长期使用糖皮质激素者，不可自行减量或突然停药，否则会出现反跳现象；定期复查外周血象，以了解血小板数量的变化；避免使用可引起血小板减少或抑制其功能的药物。

护理评价：①出血程度是否减轻及范围有无缩小，血小板计数是否有所回升，出血时间有无恢复正常；②焦虑有无减轻，情绪是否稳定，能否正确认识疾病，与家人、医护人员保持良好的沟通。

重点提示：

ITP可能的病因和发病机制；ITP急性型和慢性型的临床特点的比较；治疗要点与常用药；主要护理诊断；一般护理及对症护理措施。

（程　辉）

第四节　过敏性紫癜病人的护理

案例

某患者，女，28岁。2周前出现上呼吸道感染，服用"感冒冲剂"后出现腹泻、腹痛及便血，次日出现双下肢膝关节以下散在紫癜。检查血红蛋白120 g/L，白细胞$12×10^9$/L，中性粒细胞0.81，血小板$150×10^9$/L，尿蛋白（＋），红细胞11～20个/HP，白细胞6～10个/HP。

请分析：该病的临床特点有哪些？请列出主要的护理诊断及合作性问题。针对该病如何对患者进行健康教育？

【概述】

过敏性紫癜是一种常见的血管变态反应性出血性疾病，是因机体对某些致敏物质产生的变态反应，致毛细血管通透性及脆性增加，产生皮肤、黏膜及器官的出血，可伴有血管神经性水肿、荨麻疹等过敏表现。本病多见于青少年，男性多于女性，多在春、秋季发病。

【病因及发病机制】

目前认为本病可能与以下因素密切相关：

1. 感染　细菌感染中以β溶血性链球菌感染为常见，多见于呼吸道感染；病毒感染多见于麻疹、风疹、水痘等发疹性病毒；寄生虫感染。

2. 食物　是人体对异性蛋白质过敏所致，以动物性食物为主（鱼、虾、蟹、牛奶、蛋、鸡）。

3. 药物　抗生素类如青霉素类及头孢菌素类；解热镇痛药如水杨酸类、吲哚美辛、保泰松、安乃近等；其他药物如阿托品、磺胺类、异烟肼、噻嗪类等。

4. 其他　花粉、疫苗接种、昆虫叮咬、寒冷刺激等。

目前认为本病是免疫因素介导的一种全身血管炎症，以上因素对某些人有致敏作用，使机体产生变态反应。

知识链接

过敏性紫癜的发病可能机制

1. 蛋白质及其他大分子致敏原作为抗原刺激机体产生抗体,与抗原结合形成抗原抗体免疫复合物,在血管内膜处沉积,激活补体系统,中性粒细胞释放炎症介质,引起血管炎,导致血管通透性和脆性增高,出现紫癜。

2. 小分子致敏原作为半抗原先与人体内某些蛋白质结合形成抗原,再刺激机体产生抗体,这些抗体吸附在血管及其周围的肥大细胞上。当上述半抗原再次进入体内时,便与肥大细胞上的抗体产生免疫反应,肥大细胞释放一系列炎症介质,引起血管炎,导致血管通透性和脆性增高,出现紫癜。

【护理评估】

1. 健康史　注意询问:①起病前1~3周有无上呼吸道细菌或病毒感染及肠道寄生虫感染史等。②有无食入异性蛋白质,如鱼、虾、蟹、蛋、乳类等。③有无使用抗生素、磺胺类、异烟肼、阿托品、噻嗪类利尿药及解热镇痛药等。④有无寒冷刺激,接触花粉、尘埃,昆虫叮咬及疫苗接种等情况。

2. 身体状况

(1) 单纯型(紫癜型):最常见类型。典型表现是皮肤紫癜,紫癜大小不等,开始呈深红色,压之不褪色,可融合成片形成淤斑,数日内逐渐成紫色、黄褐色、淡黄色,1~2周渐消退。成批反复出现,呈对称性分布,局限于四肢,主要是下肢和臀部,极少累及躯干,常伴有痒感或疼痛,还可并发荨麻疹、血管神经性水肿。

(2) 关节型:除皮肤紫癜外,受累关节可出现肿胀、压痛、疼痛和活动障碍等表现。病变常累及大关节,以膝、踝、肘、腕等大关节多见,呈游走性,反复发作,数日后痊愈,不遗留关节畸形。

(3) 腹型:除皮肤紫癜外,出现一系列消化道症状及体征,如腹痛、恶心、呕吐、腹泻、黑便等,其中腹痛最常见,常呈阵发性绞痛,以脐周、下腹或全腹痛明显,发作时可因腹肌紧张、明显压痛、肠鸣音亢进而易误诊为外科急腹症。肠鸣音活跃或亢进,多提示肠道内渗出增加或有出血。幼儿可因肠壁水肿、蠕动增强等而致肠套叠。

(4) 肾型:最为严重,发生率在12%~40%。多发生在紫癜1周后,也可延迟出现,多在3~4周内恢复,少数可转为慢性肾炎或肾病综合征。主要表现为血尿、蛋白尿、管型尿,偶有水肿、高血压及肾衰竭等表现。

(5) 混合型:以上四型可单独存在,两种以上合并存在时称为混合型。

(6) 其他:少数病人出现紫癜后,病变累及脑膜血管,表现为头痛、呕吐、谵妄、抽搐、瘫痪和昏迷等;累及眼部可出现虹膜炎、视网膜出血及水肿等。

3. 辅助检查

(1) 血小板计数、功能及凝血相关检查:除出血时间(BT)可能延长外,其他功能均正常。

(2) 尿常规检查:肾型或混合型可出现蛋白尿、血尿、管型尿。

(3) 肾功能检查:肾型及合并肾型的混合型,可有不同程度的肾功能受损,如内生肌酐清除率下降、血尿素氮升高。

4. 心理社会状况 ①对疾病的认识,病人是否因广泛出血而惶恐不安,到处求医,情绪不稳;儿童或青少年病人是否因治疗影响学习而产生焦虑情绪。②对治疗与护理的需求,对预后的信心。③家庭经济状况和社会支持系统的情况如何,能否给病人提供足够的物质保障和精神支持。

5. 治疗情况

(1) 去除病因:寻找并清除过敏原很重要,如清除局部感染病灶(如扁桃体炎),驱除肠道寄生虫,避免可疑致敏的药物、食物及其他因素。

(2) 一般治疗:抗组胺药物,如盐酸异丙嗪、氯苯那敏(扑尔敏)、阿司咪唑(息斯敏)、10%葡萄糖酸钙等治疗;改善血管通透性药物,如维生素 C、卡巴克络、曲克芦丁等。

(3) 糖皮质激素:可抑制抗原抗体反应,改善毛细血管通透性,减轻炎症渗出。一般用泼尼松 30~40 mg,每日一次口服,严重者可用氢化可的松 100~200 mg 或地塞米松 5~15 mg 每日静脉滴注,病情控制后改口服,总疗程一般不超过 30 天。肾型可酌情延长。

(4) 对症治疗:腹痛较重者给予阿托品或山莨菪碱(654-2)皮下注射或口服;呕吐严重者用止吐药;关节痛酌情用止痛药;呕血、便血者可用奥美拉唑等治疗。

(5) 其他:上述治疗效果如不佳或近期反复发作,可酌情使用免疫抑制剂、抗凝疗法及中医中药等治疗方法。

【护理诊断】

1. 组织完整性受损:出血 与血管壁的通透性和脆性增加有关。
2. 疼痛:腹痛、关节痛 与局部过敏性血管炎性病变有关。
3. 潜在并发症:慢性肾炎、肾病综合征、慢性肾衰竭。
4. 知识缺乏 缺乏有关病因预防的知识。

【护理计划与实施】

护理目标:①病人能采取正确、有效的预防措施,减少或避免出血与损伤的发生;②病人腹痛、关节痛缓解或减轻;③无慢性肾炎、肾病综合征、慢性肾衰竭等并发症的发生。

护理措施:

1. 一般护理

(1) 休息与体位:临床观察发现无论是何种类型的病人,卧床休息均可加快症状的消失,过早、过多的行走等活动可使本病症状加重或复发,故对发作期病人均应增加卧床休息,避免过早、过多的行走;协助病人采取舒适体位,有腹痛者宜采取屈膝平卧位等。

(2) 饮食护理:注意避免进食过敏性食物,发作期根据病情选择清淡、易消化、少刺激的普食、软食或半流饮食。若有消化道出血,病人应避免过热饮食,必要时禁食。

2. 病情观察 密切观察病人出血的进展与变化,了解出血部位及范围,皮肤淤点或紫癜的分布有无增多或消退;有无关节肿胀及疼痛;有无消化道出血的表现,观察肠鸣音;注意肾脏受累的表现,如尿量、尿色,定期做尿常规检查。

3. 对症护理

(1) 单纯型(紫癜型):防止皮肤受损伤、刺激。

(2) 关节型:受累的关节应放在适合的位置,防止外伤,注意局部关节的制动与保暖,以减轻疼痛,必要时遵医嘱使用解痉剂或消炎止痛剂。

(3) 胃肠型:腹痛时按医嘱给予阿托品皮下注射,以缓解疼痛。

(4) 肾型:注意休息,应给予优质蛋白质饮食,如有少尿、水肿、高血压时给予低盐、低蛋白饮食,并注意控制入水量。

4. 用药护理 遵医嘱正确、规律给药,做好病人的解释工作,取得病人的充分理解和配合。抗组胺类药物易引起病人困倦,应避免高空作业及驾驶;使用糖皮质激素时,应向病人及家属说明可能出现的不良反应,尤其是感染的问题。应注意加强护理,预防感染的发生。环磷酰胺用时应嘱病人多饮水,注意观察尿量及尿色改变。出血严重或禁食者,建立静脉通道,按医嘱静脉补液,并做好配血与输血准备。

5. 健康指导

(1) 疾病知识指导:介绍该病的原因、性质、临床表现及治疗的主要方法。明确本病为过敏性疾病,解释发病的相关因素及避免接触的重要性。

(2) 预防过敏性紫癜的发生与复发:要特别强调病人要寻找并避免该病的致病因素,避免接触与发病有关的药物或食物,是有效预防过敏性紫癜的重要措施。养成良好的个人卫生习惯,避免食用不洁食物,防止寄生虫感染。多注意休息、增加营养,增强体质,预防上呼吸道感染。

(3) 自我监测病情:教会病人对出血情况及伴随症状、体征的自我监测。如发现新出现大量淤点或紫癜、明显便血或腹痛、关节肿痛、水肿、血尿、泡沫尿、少尿者,多提示病情加重或复发,应及时就诊。

护理评价:①病人能否采取正确、有效的预防措施,减少或避免出血与损伤的发生;②病人腹痛、关节痛是否缓解或减轻;③有无慢性肾炎、肾病综合征、慢性肾衰竭等并发症的发生。

重点提示:
1. 过敏性紫癜的临床特点。
2. 过敏性紫癜的实验室检查项目的特点、治疗要点与常用药、主要护理措施及健康指导。

(庄道忠)

第五节 白血病病人的护理

案例

李某,男,30岁,从事油漆工作8年。近一段时间,持续高热伴大汗、头晕、恶心呕吐、不思饮食,四肢关节、骨骼疼痛,尤以胸骨疼痛更甚。因发现全身多处青紫斑块而急诊入院。诊断:急性白血病。体检:体温39.8℃,脉搏116次/分,神志清,精神极度萎靡,面色苍白,全身多处淤点淤斑。触诊颈部、腋下、腹股沟等处淋巴结肿大,不粘连,无压痛;肝脾轻度增大,无触痛。辅助检查:血常规:红细胞计数 $2.1×10^{12}/L$,血红蛋白 60 g/L,白细胞计数 $20×10^9/L$,血小板 $55×10^9/L$。

请分析:与发病相关的危险因素;确诊疾病需要做什么检查;目前存在的主要护理诊断;如何制订护理计划。

【概述】

白血病(leukemia)是一类造血干细胞的恶性克隆性疾病,因白血病细胞自我更新增强、增殖失控、分化障碍、凋亡受阻,停滞在细胞发育的不同阶段。在骨髓和其他造血组织中白血病细胞大量增生累积,并浸润其他器官和组织,而正常造血功能受抑制。

根据白血病细胞成熟程度和白血病自然病程,白血病可分为急性和慢性两类。急性白血病(acute leukemia,AL)起病急,细胞分化停滞在较早阶段,多为原始细胞及早幼细胞,病情发展迅速,自然病程仅数月;慢性白血病(chronic leukemia,CL)起病缓慢,细胞分化停滞在较晚阶段,多为较成熟的幼稚细胞和成熟的细胞,病情发展慢,自然病程一般在一年以上。

按照细胞形态学分类,目前通用FAB(即近年法、美、英白血病合作组简称FAB)分类法将急性白血病分为急性淋巴细胞白血病(acute lymphoblastic leukemia,ALL)与急性非淋巴细胞白血病(acute non-lymphocytic leukemia,ANLL)或急性髓系白血病(acute myeloid leukemia,A ml)(见表6-2)。慢性白血病分为慢性粒细胞性白血病(chronic myeloid leukemia)和慢性淋巴细胞白血病(chronic lymphocytic leukemia,CLL)及少见的毛细胞白血病等。

表6-2 急性白血病分型

急性淋巴细胞白血病		急性髓系白血病	
L_1型	原淋巴细胞体积较小,直径≤12 μm,胞浆少	M_0	急性髓细胞白血病微分化型
		M1	急性粒细胞白血病未分化型
L_2型	原始和淋巴细胞以大细胞为主,直径>12 μm,形态不很一致	M2	急性粒细胞白血病部分分化型
		M3	急性早幼粒细胞白血病
L_3型	原淋巴细胞形态较一致,以大细胞为主,细胞内有明显的空泡,胞浆嗜碱性,染色深	M4	急性粒-单核细胞型
		M5	急性单核细胞白血病
		M6	急性红白血病
		M7	急性巨核细胞白血病

知 识 链 接

白血病的患病率统计

我国白血病发病率为(3~4)/10万。全国每年新增四万名白血病,主要发病年龄在30岁以下,儿童占50%以上,居恶性肿瘤死亡率第6位(男性)和第7位(女性),3岁儿童及35岁以下成人的第一位死因。我国急性白血病比慢性白血病多见(约5.5:1),其中急非淋最多见。成人以急粒最多见,儿童中急淋较多见。

我国白血病发病率与亚洲其他国家相近,低于欧美国家,尤其是慢性白血病,不足白血病的5%,而欧美国家则占25%~35%。

【病因及发病机制】

人类白血病的病因尚不完全清楚,可能发病因素为:

1. 生物因素 主要是病毒感染和免疫功能异常。大量实验研究证明Ⅰ型人类T细胞白血病/淋巴瘤病毒(HTLV-Ⅰ),是引起成人T细胞白血病发生的原因。该病毒是一种C型RNA病毒。

2. 物理因素 X射线、γ射线、中子射线等电离辐射,致白血病作用已经肯定,其作用与放射剂量的大小及放射部位有关。

3. 化学因素 多种化学物质或药物可诱发白血病,苯及其衍生物已被认为可致白血病,氯霉素、保泰松、烷化剂及细胞毒药物均有可能致白血病。

4. 遗传因素 与白血病发病有关,一个家族中偶有多个白血病病人发生,单卵孪生子的发病率比双卵孪生子高12倍。有染色体异常的一些遗传性疾病,如先天愚型等,较易发生白血病。

5. 其他血液病 某些血液病最终可能发展为白血病,如骨髓增生异常综合征、淋巴瘤、多发性骨髓瘤等。

发病机制可能与病毒或理化因素促发遗传基因突变或染色体畸变,使白血病细胞形成,加上人体免疫功能的缺陷,使已形成的肿瘤细胞不断增殖,最终导致白血病的发生。

【护理评估】

1. 健康史 询问病人有无反复病毒感染病史;病人的职业和居住环境,有无接触放射性物质或化学毒物史,如X线、苯及其衍生物等,是小剂量接触还是大剂量接触,是经常接触还是偶尔接触;是否用过易诱发本病的细胞毒药物,如氯霉素、保泰松等;家族中是否有类似疾病人;既往是否有其他血液病(淋巴瘤、多发性骨髓瘤等)。

2. 身体状况

(1) 急性白血病:急性白血病起病急缓不一。急者可以是突然高热,类似"感冒",也可以是严重的出血。缓慢者常为脸色苍白、皮肤紫癜,月经过多或是因拔牙后出血不止而就医时被发现。

1) 正常骨髓造血功能受抑制表现:①贫血:半数病人就诊时已有重度贫血,常为首发症状。贫血的原因主要是由于正常红细胞生成减少。②出血:40%的病人以出血为早期表现。出血可发生在全身各部位,以皮肤淤点、淤斑、鼻出血、牙龈出血、月经过多较为常见;眼底出血可影响视力;急性早幼粒细胞白血病易并发弥散性血管内凝血而出现全身广泛出血;颅内出血最为严重,常表现头痛、呕吐、瞳孔大小不等、瘫痪、

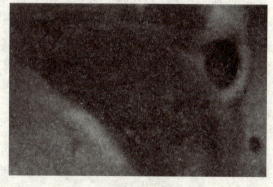

图6-8 白血病继发感染

甚至昏迷或突然死亡。有资料表明:AL死于出血者占62.24%,其中87%为颅内出血。血小板减少、大量白血病细胞在血管中淤滞、凝血异常及感染是出血最主要的原因。③发热:发热是常见的症状,半数患者以发热为早期表现。主要表现为不同程度的发热,低热,亦可高达39～41℃并伴有畏寒、出汗等。白血病本身可引起发热,与白血病细胞的高代谢状态及其内源性致热源物质的产生等有关,但高热往往提示有继发感染(图6-8)。感染可发生在各个部位,以口腔炎、牙龈炎、咽峡炎最为常见,可发生溃疡或坏死;其次是肺部感染及肛周炎等。继发感染最主要的原因是成熟粒细胞缺乏或功能缺陷,最常见的致病菌为革兰阴性杆菌如肺炎克雷白杆菌、铜绿假单胞菌、大肠埃希菌和产气杆菌等。此外,长期化疗和大量广谱抗生素的应用,易继发二重感染,真菌感染甚至败血症的发生。病人免疫功能缺陷后也可引起病毒感染,如单纯疱疹病毒、带状疱疹病毒感染等。严重感染是白血病患者主要死亡原因。

2) 白血病细增殖胞浸润组织和器官的表现:①骨骼、关节:病人胸骨下端常有局部压痛,

四肢关节痛和骨痛以儿童多见。②肝脾及淋巴结肿大:淋巴结肿大多见于急淋(图6-9)。肝脾肿大多为轻至中度。③中枢神经系统是白血病最常见的髓外浸润部位。由于多数化疗药物不易通过血脑屏障,隐藏在中枢神经系统的白血病细胞不能被有效杀伤,可导致中枢神经系统白血病(CNSL),成为白血病髓外复发的主要根源。CNSL多发生在疾病缓解期,以急淋最常见,儿童尤甚,轻者表现为头痛、头晕,重者可有呕吐、视乳头水肿、视力模糊、颈项强直、抽搐、昏迷。④睾丸受浸润多表现一侧无痛性肿大。睾丸白细胞多见于急淋化疗缓解后的幼儿和青年。⑤皮肤和口腔:以急性单核细胞白血病多见,皮肤可见弥漫性斑丘疹、结节性红斑,局部皮肤隆起、变硬,呈紫蓝色结节等;牙龈可增生、肿胀(图6-10)。⑥眼部:有眼眶肿块形成眼球突出,甚至失明(绿色瘤)。

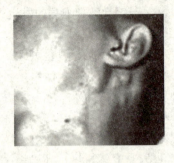 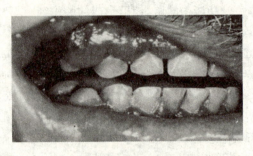

图6-9 淋巴结肿大　　图6-10 牙龈浸润

(2) 慢性白血病:包括慢性粒细胞性白血病(简称慢粒)和慢性淋巴细胞性白血病(简称慢淋)两种。在我国慢性白血病发病中,慢粒多于慢淋,欧美国家则慢淋多于慢粒。

1) 慢性粒细胞性白血病:病程可分为:①慢性期:最早出现的症状是乏力、低热、多汗或盗汗、体重减轻等代谢亢进的表现。此期可持续1~4年。②加速期:病人主要表现为不明原因的高热、虚弱、进行性体重下降、脾脏持续或进行性肿大。骨、关节痛以及逐渐出现贫血、出血。对原来有效的药物发生耐药。加速期可维持几个月到1~2年。③急变期:为终末期,多数为急粒变,主要表现与急性白血病相似,急性变预后极差,大多在3~6个月内死于感染、出血等并发症。

脾脏肿大是慢粒病人最突出的体征,可达脐平面,甚至可深入盆腔,质地坚实,表面平滑,无压痛。但如发生脾梗死,则可突发局部剧烈疼痛和压痛明显。有半数病人肝脏呈中度肿大,浅表淋巴结多无变化。

2) 慢性淋巴细胞性白血病:和慢粒一样,起病十分缓慢,往往无自觉症状,全身浅表淋巴结肿大为本病特点,常为就诊的首要原因,以颈部、腋下、腹股沟淋巴结为主。早期可出现疲乏、无力,随后出现食欲减退、消瘦、低热和盗汗等,晚期易发生贫血、出血、感染,尤其是呼吸道感染。

3. 辅助检查

(1) 血象:①急性白血病:多数病人白细胞计数增高,称为白细胞增多性白血病。也有白细胞计数正常或减少,称为白细胞不增多性白血病。血涂片分类检查可见数量不等的原始和(或)早幼细胞(白细胞不增多型病人除外)。病人有不同程度的正常细胞性贫血,血小板减少。②慢性白血病:慢粒白细胞数早期即增高,慢粒慢性期常高于$20\times10^9/L$,疾病晚期可高达$100\times10^9/L$。各阶段的粒细胞均可见,以中性中幼、晚幼和杆状核粒细胞等接近成熟的细胞为主。晚期血红蛋白和血小板均可明显减少;慢淋血象以淋巴细胞持续增多为主要特征,白细胞高于$10\times10^9/L$,淋巴细胞比例≥50%,淋巴细胞绝对值≥$5\times10^9/L$,中性粒细胞比值降低。随病情进展,可出现血小板减少和贫血。

(2) 骨髓象:是确诊白血病及其类型的主要依据和必做检查。①急性白血病:骨髓有核细胞增生明显活跃或极度活跃,以原始细胞为主,而较成熟的中间阶段细胞缺如,并残留少量成熟粒细胞,形成所谓"裂孔现象"。原始细胞占全部骨髓有核细胞的30%以上,则可作出急性白血病的诊断依据。胞质中出现红色杆状小体,称为奥尔(Auer)小体,仅见于急非淋,有独立诊断的意义。②慢性白血病:慢性粒细胞白血病病人骨髓增生明显或极度活跃,其中以中性中幼、晚幼和杆状核细胞明显增多,原粒细胞低于10%。慢性淋巴细胞性白血病病人骨髓淋巴细胞比例高于40%,以成熟淋巴细胞为主。

(3) 细胞化学、免疫学检查、染色体和分子生物学检查等:有助于白血病类型的鉴别。

4. 心理社会状况 白血病尤其是急性白血病病人,由于病情严重,在诊断明确后,多数病人会感到异常恐惧、难以接受,加之治疗效果不佳或白血病复发,以及经济负担的日趋加重,病人及家属均易出现忧心忡忡、悲观失望、绝望等情绪。白血病在化疗期间因药物的毒副作用,常有严重的恶心、呕吐、食欲减退、脱发等,使病人十分痛苦。

【治疗要点】

目前国内外白血病的治疗主要是以支持疗法、化学治疗为主。化疗获得完全缓解后或慢性期可及早进行异基因造血干细胞移植。

1. 一般治疗

(1) 紧急处理高白细胞血症:当循环血液中的白细胞数大于$200×10^9/L$,患者可产生白细胞淤滞,表现为呼吸困难、低氧血症、反应迟钝、言语不清、颅内出血等。高白细胞血症不仅会增加患者早期的死亡率,也增加髓外白血病的发病率和复发率。因此当白细胞数超过$100×10^9/L$时,应紧急使用血细胞分离机,单采清除过高的白细胞,同时给予化疗药物和水化,并预防高尿酸血症、酸中毒、电解质平衡紊乱和凝血异常等并发症。

(2) 防治感染:对出现发热病人应查明是否感染并及时明确感染病灶,需做胸部X线摄片、咽拭子、血培养及药敏试验,同时给予足量的广谱抗生素治疗,待试验结果出来后再更换更合适的抗生素;用药后体温未下降,应考虑真菌感染的可能,可试用两性霉素B等;病毒感染如带状疱疹可用阿昔洛韦等治疗。

(3) 防治出血:①对血小板计数$≤20×10^9/L$且出血严重者,可输浓缩血小板悬液或新鲜血,输注浓缩血小板应严格掌握输注指征及输注次数以达到止血为准。②急性白血病(M_3)易并发DIC,一经确诊,应遵医嘱迅速给予肝素治疗,持续至病情好转。

(4) 改善贫血:严重贫血且乏力明显者,可吸氧、输浓缩红细胞或全血,维持Hb>80 g/L。白细胞淤滞时不宜立即输红细胞,以免进一步增加血黏度。积极争取白血病缓解是纠正贫血最有效的方法。

(5) 防治尿酸性肾病:由于白血病细胞大量破坏,特别是化疗时更甚,血清和尿中尿酸浓度增高,可产生尿酸性肾结石阻塞肾小管而发生尿酸性肾病,导致病人出现少尿甚至急性肾衰竭。因此,应鼓励患者多饮水或给予静脉补液,并保持尿液碱性。在化疗同时给予别嘌醇口服,以抑制尿酸合成。

2. 化学治疗 目前白血病治疗的最主要的方法,也是造血干细胞移植的基础。

(1) 急性白血病:急性白血病的化疗过程分为两个阶段,即诱导缓解和缓解后治疗。

1) 诱导缓解:是指从化疗开始到完全缓解(CR)阶段。完全缓解(CR)标准是:白血病的症状和体征消失,病人生活正常或接近正常;骨髓造血功能恢复,骨髓象检查结果显示原始细胞≤5%,红细胞及巨核细胞系正常;血涂片上看不到白血病细胞。病人是否能获得完全缓解,是急性白血病治疗成败的关键。目前多采联合化疗方案:

成人急淋白血病首选 VLDP 方案,即长春新碱、门冬酰胺酶、柔红霉素、泼尼松;儿童急淋白血病诱导缓解首选 VP 方案,即长春新碱、泼尼松;急非淋白血病"标准"缓解方案是 DA,即柔红霉素、阿糖胞苷;近年常用 HA 方案,即三尖杉酯碱、阿糖胞苷,缓解率接近 DA 方案。急性早幼粒细胞白血病采用全反式维甲酸(ARTA)口服,对白血病细胞有诱导分化作用,可使诱导缓解,缓解率达 85.3%。

2) 缓解后治疗:是继续消灭体内残存的白血病细胞,防止复发,延长缓解期,争取治愈。CR 后的治疗,主要方法为化疗和造血干细胞移植。急淋白血病可早期用原诱导缓解方案 2~4 疗程,维持治疗 3~4 年。急非淋白血病用原诱导缓解方案 4~6 疗程,共计治疗 1~2 年,以后随访观察。

防治中枢神经系统白血病是治疗急性白血病、减少复发的关键,尤其是急淋白血病。在急性淋巴细胞白血病缓解后开始预防性、治疗性鞘内注射甲氨蝶呤每次 10 mg,为减轻药物刺激引起的蛛网膜炎,可同时加用地塞米松 2mg,每周 2 次,共 3 周。对甲氨蝶呤耐药者可用阿糖胞苷代替。

(2) 慢性白血病

1) 慢性粒细胞白血病:首选羟基脲治疗,剂量为 3 g/d,分两次口服。待白细胞下降到 $20\times10^9/L$,剂量减半,降至 $10\times10^9/L$ 改用(0.5~1)g/d 维持治疗。白消安(马利兰)曾为治疗慢粒最常用药,但用药过量往往造成严重的骨髓抑制,且恢复较慢。慢粒急性变是按急粒化疗方案治疗。

2) 慢性淋巴细胞白血病:最常用苯丁酸氮芥治疗,剂量为(4~8)mg/($m^2\cdot d$)口服,环磷酰胺口服与苯丁酸氮芥疗效相似。此外还可以选择氟达拉滨(25~30)mg/($m^2\cdot d$),静脉滴注。

3. 骨髓移植 详见本章第七节内容。

【护理诊断】

1. 活动无耐力 与大量、长期化疗,白血病引起代谢增高及贫血有关。
2. 有组织完整性受损的危险:出血 与血小板减少、白血病细胞浸润等有关。
3. 有感染的危险 与正常粒细胞减少、化疗使机体免疫力低下有关。
4. 预感性悲哀 与急性白血病治疗效果差、死亡率高有关。
5. 潜在并发症:化疗药物不良反应、尿酸性肾病、中枢神经系统白血病等。

【护理计划与实施】

护理目标:①病人能说出预防感染的重要性,减少和避免感染的发生;②病人能认识化疗期间饮食营养的重要性,体重维持在正常范围内,贫血纠正,体力恢复,生活自理;③能采取正确、有效的预防措施,使病人出血范围缩小或出血停止;④能正确对待疾病,积极配合治疗和护理,悲观情绪减轻或消除。

护理措施:

1. 一般护理

(1) 环境:①保持环境清洁,开窗通风,保证室内空气新鲜。进行空气和地面消毒,如使用紫外线照射、1‰过氧乙酸喷雾消毒以及消毒液擦洗家具、拖地;②当粒细胞绝对值≤$0.5\times10^9/L$ 时实行保护性隔离,置病人于单人病房或无菌层流室,执行严格的消毒隔离制度,谢绝探视以避免交叉感染,对实行保护性隔离的病人加强生活照顾。

(2) 休息与活动：①急性白血病病人代谢率高，同时也因贫血而有缺氧的症状，患者应采取舒适体位卧床休息，适当限制活动量，并协助病人洗漱、进餐、大小便、翻身等，以减少病人体力消耗；②化疗期间以及严重贫血、感染或有明显出血倾向等病情较重者，应绝对卧床休息；③脾胀痛者给病人提供舒适的体位，嘱病人进食宜少量多餐以减轻腹胀，尽量卧床休息，取左侧卧位，以减轻不适感。尽量避免弯腰和碰撞腹部，以防脾破裂。

(3) 饮食护理：为病人准备清洁、安静、舒适的进餐环境，给予高热量、高蛋白、高维生素、清淡易消化的饮食，以半流质为主，少量多餐，避免进食高脂、高糖、产气过多和辛辣的食物，多食新鲜蔬菜和水果，不断改变饮食种类，改善烹饪方法，以提高病人食欲。必要时遵医嘱从静脉补充营养。同时保证每日充足的饮水量。

2. 病情观察　监测病人白细胞计数，密切观察病人生命体征，注意口腔、咽喉、肺部等感染征象，贫血加重的征象，观察皮肤黏膜、内脏及颅内出血征象，发现异常情况，应立即向医生报告，协助医生进行处理并积极采取有效的抢救措施。对慢粒病人应每日测量病人脾脏的大小、质地，检查有无压痛。

3. 对症护理　感染、出血、贫血的预防和护理（详见本章节相关内容）。

4. 化疗药物应用的护理

(1) 临床常用的化疗药物：见表 6-3。

表 6-3　白血病常用化疗药物

药名	用法	药理作用	主要不良反应
甲氨蝶呤(MTX)	鞘内注射、口服或静注	干扰 DNA 合成	口腔及胃肠道黏膜溃疡、恶心、呕吐、肝损害、骨髓抑制
巯嘌呤(6-MP)	口服	阻碍 DNA 合成	骨髓抑制、胃肠反应、肝损害
氟达拉滨(FLU)	静滴	阻碍 DNA 合成	神经毒性、骨骼抑制、自身免疫现象
阿糖胞苷(Ara-C)	静滴或皮下	阻碍 DNA 合成	消化道反应、肝功能异常、骨髓抑制、巨幼变骨髓抑制
环胞苷(Cy)	口服或静注	阻碍 DNA 合成	消化道反应、肝功能异常、骨髓抑制、巨幼变骨髓抑制
环磷酰胺(CTX)	口服或静注	破坏 DNA	骨髓抑制、恶心、呕吐、脱发、出血性膀胱炎、肝损害
苯丁酸氮芥(CLB)	口服	破坏 DNA	骨髓抑制、胃肠反应、肝损害
白消安	口服或静注	破坏 DNA	骨髓抑制、皮肤色素沉着、精液缺乏、停经、肺纤维化
长春新碱(VCR)	静注	抑制有丝分裂	末梢神经炎、恶心、呕吐、腹痛、脱发、便秘
高三尖杉酯碱(HHT)	静注	抑制有丝分裂	骨髓抑制、心脏损害、消化道反应
依托泊苷(VP-16)	静注	干扰 DNA、RNA 合成	骨髓抑制、脱发、消化道反应
柔红霉素(DNR)	静注	抑制 DNA、RNA 合成	骨髓抑制、心脏损害、消化道反应
阿霉素(ADM)	静注	抑制 DNA、RNA 合成	骨髓抑制、心脏损害、消化道反应、口腔黏膜炎、脱发
阿克拉霉素	静注	抑制 DNA、RNA 合成	骨髓抑制、心脏损害、消化道反应、口腔黏膜炎、脱发

续表 6-3

药名	用法	药理作用	主要不良反应
左旋门冬酰胺苯酶（L-ASP）	静滴	影响肿瘤细胞蛋白合成	肝损害、发热等过敏反应、高尿酸血症、高血糖、胰腺炎、氨质血症
泼尼松（P）	口服	破坏淋巴细胞	类 Cushing 综合征、高血压、糖尿病
羟基脲	口服	阻碍 DNA 合成	消化道反应、骨髓抑制
维甲酸（全反导分化剂式）（ATRA）	口服	使白血病细胞分化为具有正常表型功能的血细胞	皮肤黏膜干燥、口角破裂、消化道反应、头晕、关节痛、肝损害

知识链接

TRA 对白血病治疗的贡献

ATRA 是诱导分化剂，通过诱导白血病细胞分化及促使凋亡来消除肿瘤细胞而不影响正常组织和细胞。我国血液病专家于 1986 年首先将其应用于治疗急性早幼粒细胞白血病，治疗效果理想、缓解率很高。这一为根治恶性肿瘤做出的贡献，引起了国际血液学及肿瘤学界的高度重视。

（2）化疗的不良反应及护理

1）局部反应：某些化疗药物，如柔红霉素、阿霉素、长春新碱等对组织刺激性大，多次注射或药液渗漏常会引起静脉周围组织炎症或坏死，故应注意保证静脉输液安全。应做到：①正确选择静脉和保护静脉：一般从远心端血管开始选用，远离肘关节、腕关节等部位，左右交替选择粗、直、弹性好的静脉注射，防止药液外渗；静脉穿刺时不扎止血带，不拍打静脉，不挤压皮肤，应一针见血，以避免皮下出血。②穿刺成功后，先注射少量生理盐水，确保无渗液的情况下再注射化疗药；静脉注射速度宜缓慢，给药过程中要不断回抽，检查针头是否在血管内，药物输注完毕后再注射生理盐水后拔针，拔针后压迫针眼数分钟止血，以防药液外渗或发生血肿。③输注时如有药液外渗，应立即停止注入，不要拔针，并回抽原部位 3～5 ml 血液，以去除部分药液，局部注入相应解毒剂如 8.4% 碳酸氢钠 5 ml，拔出注射针头，局部冷敷后再用 25% 硫酸镁湿敷，亦可用 0.5% 普鲁卡因局部封闭；发生静脉炎时处理同药液外渗，伴有全身发热或条索状红线迅速蔓延时，可采用治疗紫外灯照射，每日 1 次，每次 30 分钟。

2）骨髓抑制的护理：任何化疗药物大剂量使用均可引起严重的骨髓抑制，在化疗过程中必须遵医嘱定期检查血象，每次疗程结束做骨髓检查，以便观察疗效及骨髓抑制情况。

3）防止和减轻胃肠道反应：多数化疗药物可引起恶心、呕吐、食欲减退等反应，故患者在化疗期间饮食宜清淡，化疗前后 1～2 小时内不宜进食，餐后不能立即平卧。当出现恶心及呕吐时，暂缓或停止进食，及时清除呕吐物，保持口腔清洁。呕吐者可少量多次进食保证营养的供给，并可遵医嘱给予止吐剂。呕吐停止后指导患者进行深呼吸和有意识吞咽，以减轻恶心症状。

4）防止肝、肾功能损害：①硫嘌呤、甲氨蝶呤、门冬酰胺酶等有肝损害作用，用药期间观察病人有无黄疸，并定期监测肝功能；②使用环磷酰胺可引起出血性膀胱炎，嘱咐病人多饮水,每天在4 000 ml以上,以稀释尿中药液浓度,一旦发生血尿,应停止使用。

5)预防尿酸性肾病:化疗期间,由于白血病细胞大量破坏,核酸代谢亢进,嘌呤代谢产物尿酸增加,尿酸结晶可以析出,在远端肾小管、集合管和肾实质内形成尿酸盐结晶沉淀,继而造成尿酸性肾病,甚至急性肾衰竭。化疗期间鼓励病人多饮水,每日补水在3 000 ml以上,保证每日尿量超过1 500 ml,并可口服碳酸氢钠碱化尿液,化疗同时给予别嘌醇100 mg口服,以抑制尿酸的形成,预防尿酸性肾病。

6)口腔护理:阿糖胞苷、甲氨蝶呤、羟基脲、阿霉素等可引起口腔溃疡,除可能继发感染外,局部疼痛可影响病人的进食和休息。嘱咐病人不食用刺激性大的或可能引起创伤的食物,如辛辣、带刺的食物,保持口腔清洁卫生,指导病人餐后或睡前用碳酸氢钠、依沙丫啶稀释液交替漱口或0.5%普鲁卡因含漱,同时用亚叶酸钙治疗。

7)其他:①应用长春新碱可出现末梢神经炎,嘱咐病人活动时防止损伤,停药后或口服维生素B_1可逐渐恢复;②静脉滴注高三尖杉酯碱、柔红霉素、阿霉素等,注意心率、心律的变化,如果病人出现胸闷、心悸时,应做心电图并及时通知医生处理;③消除病人对脱发反应的顾虑,告知病人脱发是由化疗药物引起,停药后1~2个月头发可再生。

(3)鞘内注射化疗药物的护理　鞘内注射甲氨蝶呤加地塞米松或甲氨蝶呤加阿糖胞苷和地塞米松,药液推注时宜慢,推注完毕后嘱病人去枕平卧4~6小时,并注意观察有无头痛、发热等症状。

5.骨髓移植的护理　详见本章第七节内容。

6.健康教育

(1)疾病知识指导:指导病人避免接触对骨髓造血系统有损害的理化因素,如电离辐射,亚硝胺类物质、染发剂、油漆等含苯物质,避免摄入保泰松及其衍生物、氯霉素等药物;长期接触放射性物质或苯类化学物质的工作人员,必须严格遵守劳动保护制度。

(2)生活指导:指导病人保持良好的生活方式,生活有规律,保证充足的休息和营养,保持乐观情绪。指导病人注意个人卫生,少去人多拥挤的地方;经常检查口腔、咽部有无感染,学会自测体温;应预防和避免各种创伤因素。

(3)心理疏导:向病人及其家属说明白血病是骨髓造血系统恶性肿瘤,虽然难治,但目前治疗方法发展快、效果好,应树立信心。医护人员多关心病人,多与病人沟通,为白血病病人创造一个安全、安静、舒适和宽松的环境,家属和亲友对病人的关爱,可以帮助病人增强战胜疾病的信心,使病人保持良好的情绪状态,有利于疾病的康复。

(4)用药指导:指导病人按医嘱用药,说明坚持定期巩固强化治疗可延长白血病的缓解期,有利于延长生存期。慢性白血病慢性期的病人必须坚持主动配合治疗,以延长慢性期,减少急性变的发生。嘱病人定期门诊复查血象,发现出血、发热、关节疼痛要及时去医院检查。

护理评价:①病人能否耐受一般活动,生活自理;②能否说出感染发生的常见部位,治疗过程中能否积极配合实施预防感染的措施,能及早报告感染症状,体温是否在正常范围;③能描述引起或加重出血的危险因素,积极采取预防措施,避免出血加重;④能否正确对待疾病和积极地配合治疗、护理,悲观情绪减轻或消除;⑤是否了解化疗药物治疗可能出现的不良反应,主动配合治疗,并积极采取应对措施。

重点提示:
急、慢性白血病病人的身体状况;辅助检查的临床意义;化学治疗方法、注意事项及用药护理;饮食护理、对症护理及健康指导。

(程　辉)

第六节 血友病病人的护理

某患者,女,18岁,自幼稍微碰撞后都会出现皮肤淤斑,现因月经量增多来就诊,实验室检查示缺乏凝血因子Ⅷ。

请判断该患者所患疾病,如何对该患者进行护理评估和健康教育?

【概述】

血友病是一组因遗传性凝血因子缺乏导致凝血活酶生成障碍的出血性疾病。包括血友病 A、血友病 B 及遗传因子Ⅺ缺乏症,以血友病 A 最常见。其特征为阳性家族史、幼年发病、自发或外伤后血肿形成、出血不止及关节出血。发病率约(5~10)/10 万,血友病 A 约占85%,血友病 B 约占 12%,遗传因子Ⅺ缺乏症则极少见。

【病因及发病机制】

血友病 A 又称 FⅧ缺乏症,Ⅷ因子(FⅧ)由 FⅧ凝血活性部分(FⅧ:C)和 vWF 因子(vWF)两部分组成;血友病 B 又称遗传性Ⅸ因子(FⅨ)缺乏症。FⅧ:C 和Ⅸ因子基因均位于X 染色体长臂末端,当其因遗传突变而发生缺陷时,FⅧ凝血活性部分或Ⅸ因子量不足时,造成了内源性途径凝血障碍,凝血酶原不能转变为凝血酶,纤维蛋白原也不能转变为纤维蛋白而发生出血或出血倾向。两者均属 X 连锁隐性遗传性疾病,血友病 A、B 为女性传递,男性发病;遗传因子Ⅺ缺乏为常染色体隐性遗传,双亲都可遗传,子女均能发病。

知识链接

血友病 A、B 的遗传规律

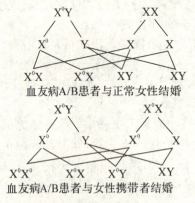

血友病A/B患者与正常女性结婚

血友病A/B患者与女性携带者结婚

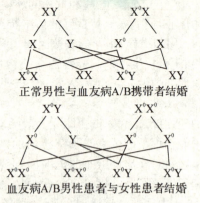

正常男性与血友病A/B携带者结婚

血友病A/B男性患者与女性患者结婚

注:XY正常男性;XX正常女性;X⁰Y血友病A/B男性患者;X⁰X血友病A/B女性携带者;X⁰X⁰血友病A/B女性患者

【护理评估】
1. 健康史　①有无血友病家族遗传史。②是否自幼有轻微创伤即出血不止的病史。
2. 身体状况

(1) 出血:出血的轻重与血友病的类型及相关因子缺乏和程度有关。血友病 A 出血较重,血友病 B 较轻。按血浆 FⅧ:C 的活性程度,将血友病 A 分为轻、中、重三型。血友病出血多为自发出血或轻伤后出血不易停止。临床表现有下列特征:①与生俱来,伴随终生,有病人出生时脐带出血。②常表现为软组织或深部肌肉内血肿,可出现血肿压迫症状及体征。③负重关节反复出血,最终可致关节肿胀、僵硬、畸形,可伴骨质疏松、关节骨化和相应的肌肉萎缩。

(2) 血肿压迫症状:压迫周围神经可引起局部疼痛、麻木和肌肉萎缩;压迫血管可引起相应供血部位缺血缺氧性坏死或淤血、水肿;压迫输尿管引起排尿障碍;口腔底部、喉、咽后壁及颈部出血可引起呼吸困难甚至窒息;腹膜后出血可引起麻痹性肠梗阻。

3. 辅助检查

(1) 筛选试验:凝血活酶时间(APTT)延长、凝血酶原消耗不良、简易凝血活酶生成试验(STGT)异常,有助于血友病 A 的诊断及分型。出血时间、血小板计数及 PT 正常

(2) 确诊试验:凝血活酶生成试验(TGT)及纠正试验,表现为血友病 A、B 的 TGT 均延长,血友病 A 能被钡吸附正常血浆纠正,而血友病 B 不能纠正;FⅧ:C、FⅨ抗原及活性测定明显减低或缺乏,可对血友病进行临床分型;vWF 抗原测定,血友病患者正常,可与血管性血友病鉴别。

(3) 基因诊断试验:用于产前诊断和携带者的检测,目前主要方法有限制性内切酶片段长度多态性、DNA 印迹法等。妊娠第 10 周左右行绒毛膜活检确定胎儿性别及通过 DNA 检测致病基因;妊娠第 16 周左右可行羊水穿刺。

4. 心理社会状况　①由于广泛而严重的出血,病人是否出现不安、无助或恐慌感;有无因终身性疾病且目前尚无根治办法,而失去战胜疾病的信心,产生悲观失望的情绪。②对治疗与护理的需求,对预后的信心。③病人有无医疗保障,家庭经济状况、应对能力,社会支持系统所能发挥的作用等。

5. 治疗情况　本病尚无根治方法,主要是以替代治疗为主的综合治疗。

(1) 替代疗法:即补充缺失的凝血因子是目前血友病主要治疗方法,也是防治血友病出血最重要的措施。主要制剂有新鲜全血、新鲜血浆或新鲜冷冻血浆、冷沉淀、凝血酶原复合物、Ⅷ因子浓缩剂或基因重组的纯化Ⅷ因子等。

(2) 局部止血治疗:包括局部压迫、放置冰袋、局部用血浆、凝血酶或明胶海绵贴敷等。

(3) 药物治疗:如去氨加压素(DDAVP)可促进内皮细胞释放储存的 vWF 和 FⅧ;抗纤溶药物如氨基己酸和氨甲环酸等,以达到止血作用,若有休克、肾功能不全和泌尿系出血时应慎用或禁用;糖皮质激素可通过免疫抑制来改善出血。

(4) 基因疗法:通过动物模型的实验研究已经获得成功,但应用于临床治疗还有待进一步的研究和探索。

知 识 链 接

血友病的家庭治疗

家庭治疗是指血友病患者在家中自我注射凝血因子。血友病的家庭治疗在国外已广泛应用。最初应由专业医师进行指导,传授注射技术、血液病学、物理治疗、心理学以及艾滋病和病毒性肝炎的预防等。除有抗FⅧ:C抗体、病情不稳定、小于3岁的患儿外,均可进行家庭治疗。注射时应有人在旁边,以防止出现不良反应。如有不良反应务必停止注射,症状轻时可在家休息观察,重时应立即送医院。患者进行家庭治疗应具备的条件:家庭内有冰箱,所在地区正常供电,能保证冻干FⅧ和凝血酶原复合物的有效保存。进行家庭治疗后至少每1~2个月复查一次。

【护理诊断】

1. 有损伤的危险:出血　与凝血因子缺乏有关。
2. 有失用综合征的危险　与反复多次关节腔出血有关。
3. 焦虑　与终生性出血倾向、担心丧失劳动能力有关。
4. 恐惧　与害怕出血不止、危及生命有关。
5. 疼痛:关节痛　与关节腔出血或其周围深部组织血肿有关。

【护理计划与实施】

护理目标:①病人能采取正确、有效的预防措施,减少或避免出血与损伤的发生,无失用综合征的发生;②针对病变关节能进行科学合理的康复训练,并了解康复训练的目的、意义、主要方法及注意事项等;③病人焦虑、恐惧感减轻或消失,情绪稳定,能积极配合治疗和护理。

护理措施:

1. 一般护理

(1) 休息与体位:出血加重时应卧床休息,症状缓解后可适当活动。对咽喉部出血或血肿者,应协助病人取侧卧位或头偏向一侧,以免血肿压迫而致窒息。

(2) 饮食护理:应给予高蛋白、高热量、高维生素、易消化的软食或半流质饮食;禁食坚硬、多刺、带骨食物,以免刺伤口腔或消化道黏膜;多进食蔬菜、水果以防止便秘。

2. 病情观察　注意观察组织及内脏出血征象及出血量,监测生命体征及神志改变,警惕颅内出血。如碰撞后出现关节腔出血的表现、外伤后伤口渗血情况等。一旦发生出血,常规处理效果不好或出现严重出血,如关节腔出血等,均应及时就医。

3. 对症护理

(1) 预防出血:应避免剧烈的接触性运动和过度负重,以免出现外伤;急性出血期应严格卧床休息,以防出血加重;避免手术,必须手术时应根据手术情况常规补充足够量的凝血因子;避免或减少各种不必要的穿刺或注射,必须注射时应在拔针后局部按压5分钟以上直至出血停止;禁止使用静脉留置针,以防穿刺点出血;避免使用阿司匹林和双嘧达莫(潘生丁)等抑制凝血的药物。

(2) 局部止血:按医嘱实施和配合止血处理,皮肤黏膜出血可局部压迫;创面出血除压迫外,可加用凝血酶、纤维蛋白泡沫及明胶海绵蘸组织凝血活酶敷于创面处;关节出血应及早制动、局部冷敷、抬高患肢,保持关节功能位。

4. 用药护理　遵医嘱输注凝血因子,输注过程中注意观察有无输血反应。如快速静注 DDAVP 可出现心率加快、血压升高、颜面潮红、头痛及少尿等不良反应,必要时遵医嘱对症处理。

5. 健康指导

(1) 疾病知识指导:向病人介绍疾病知识(病因、诊断、治疗、预防等)、遗传特点,说明本病为遗传性疾病,尚无根治办法,需终身治疗。了解出血的应急处理措施,或外出或远行应携带写有血友病的病历卡,以便意外时能得到及时救治。

(2) 预防出血:预防损伤是防止出血的一个重要措施,有活动性出血者应限制活动强度和范围,避免剧烈或易导致损伤的活动。

(3) 心理疏导:引导病人以积极的心态对待自身的疾病,增加社会活动,保持心情轻松愉快,促进疾病恢复。

(4) 预防疾病指导:应加强婚育指导,血友病病人或携带者最好不要婚配,否则应避免生育,以减少其遗传。对妊娠的血友病携带者,可在妊娠第 13～16 周进行羊水穿刺,以确定胎儿性别及基因表型,决定是否终止妊娠。

护理评价:①病人能否采取正确、有效的预防措施,出血与损伤有无减轻或发生,有无失用综合征的发生;②针对病变关节病人能否进行科学合理的康复训练,并了解康复训练的目的、意义、主要方法及注意事项;③病人焦虑、恐惧感有无减轻或消失,是否情绪稳定,并积极配合治疗和护理。

重点提示:
1. 血友病的临床特点及确诊依据。
2. 血友病的治疗要点、护理措施及健康指导。

第七节　血液系统疾病常用诊疗技术及护理

一、骨髓穿刺术

骨髓穿刺术是一种常用的诊疗技术,检查内容包括细胞学、原虫和细菌学等几个方面。另外,通过骨髓穿刺术作骨髓腔输液、输血、给药及骨髓移植前的骨髓液采集。

【适应证与禁忌证】

1. 适应证　①末梢血中某种细胞有数量和质量的异常。②不明原因的发热、骨痛、恶病质,肝、脾和淋巴结肿大。③异常血红蛋白血症、败血症。④肿瘤骨转移、血液系统肿瘤以及化疗后通过复查来观察骨髓抑制情况、评价疗效和预后判断。⑤辅佐某些疾病的诊断(如缺铁性贫血、溶血性贫血、脾功能亢进及 ITP 等)。⑥提高某些疾病阳性诊断率(疟疾、黑热病和系统性红斑狼疮)。⑦染色体检查、分子生物学检查。⑧骨髓细菌培养。⑨干细胞培养和采集。

2. 禁忌证　血友病病人禁忌做骨髓穿刺,晚期孕妇慎做骨髓穿刺,小儿及不合作者不宜做胸骨穿刺。

【操作流程】

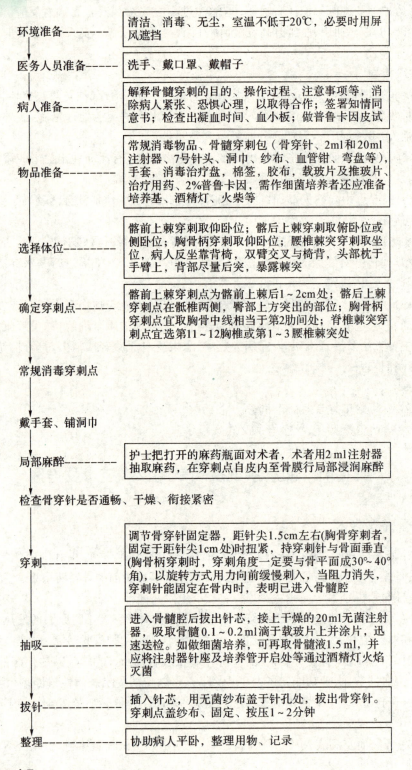

【护理配合】
1. 术前准备　见上面的操作流程。

2. 术中配合

(1) 根据不同穿刺部位,协助病人选择体位,暴露局部。

(2) 嘱病人在操作过程中应保持体位不变。

(3) 协助术者常规皮肤消毒,戴无菌手套,铺盖无菌洞巾。

(4) 术中密切观察病人面色、脉搏、血压,如发现病人精神紧张、大汗淋漓、脉搏加快等,应立即报告医生,并停止穿刺,协助处理。

(5) 将制成的骨髓片和骨髓培养标本及时送验。

3. 术后护理

(1) 整理用物,并嘱病人卧床休息 2～4 小时,观察有无出血。若血小板少者,拔针后至少按压 3～5 分钟。

(2) 若纱布被血液或汗浸湿,要及时更换。

(3) 穿刺后 3 日内禁沐浴,以免污染创口。

(4) 骨髓穿刺后,病人穿刺部位有轻微疼痛,应告知属正常情况,很快即可恢复。

二、成分输血

成分输血是指将全血中的各种有效成分(血细胞和血浆)用物理和(或)化学方法分离,并制备成各种高浓度、高纯度的制剂,依据病人病情的需要,分别输入有关血液成分,称为成分输血。成分输血具有针对性强、疗效好、不良反应少、节约血液资源以及便于保存和运输等优点,是现代输血的方向。

【常用成分血种类及适应证】

成分血制剂有红细胞制剂(包括浓缩红细胞、少白细胞的红细胞、洗涤红细胞、冰冻红细胞及年轻红细胞),粒细胞制剂,血小板制剂,血浆制剂(包括新鲜冰冻血浆、普通冰冻血浆、冷沉淀物、冰冻干燥血浆 FⅧ浓缩剂及凝血酶原复合物)和蛋白制剂(包括血浆清蛋白溶液和人类免疫球蛋白)。下列仅介绍几种常用成分输血的适应证。

1. 输注红细胞悬液(又称浓缩红细胞)　最适用于血容量正常的贫血病人;心、肝、肾功能不全的病人;小儿、老年及手术前后需要输血的病人。

2. 输注少白细胞的红细胞　主要用于反复输血而屡有发热者;准备施行器官移植者;需要反复输血的病人,如白血病、再障等。

3. 输注洗涤红细胞　适用于已产生白细胞抗体而又需要输血的病人。

4. 输注浓缩血小板　适用于各种原因引起血小板小于 $20 \times 10^9/L$,伴严重出血者;血小板功能异常所致的严重出血或需要外科手术者;血小板计数低于 $50 \times 10^9/L$ 者,作为预防性输注。

5. 输注血浆　适用于抗休克、止血、解毒、DIC 和肝病引起的多种凝血因子缺乏及低蛋白血症等。

6. 输注冷沉淀物　主要成分为第Ⅷ因子、第ⅩⅢ因子、纤维蛋白原和血管性血友病因子等。主要用于血友病 A、血管性血友病、先天性或获得性纤维蛋白原缺乏症的病人。

【护理配合】

1. 输注前准备　输成分血和输全血一样,也有发生传染病的危险。①根据病人的病情和输血风险两者的关系,做好解释工作;做好输血前病人各种传染性指标检测工作,让病人放心。②严格执行查对制度,在抽血做交叉配血试验及输注过程中,认真严格地查对病人的姓名、性别、年龄、诊断结果、床号、住院号、血型、Rh因子、血量及输注成分的种类,确保输血安全。

2. 输注中护理

（1）红细胞输注：用输血器输注,不应与其他药物混合输用。输注前需将血袋反复颠倒数次,使红细胞与添加剂充分混匀。必要时在输注过程中不时轻轻摇动血袋,使红细胞悬起,以避免出现越输越慢的现象；洗涤红细胞应尽快输注（一般在制备后4～6小时输完）。若未能及时输注（如病人正在高热），只能在4℃条件下保存红细胞24小时。

（2）血小板输注：输注前要轻轻摇动血袋使血小板悬起,切忌粗鲁摇动,以防血小板损伤。摇匀时出现云雾状为合格,无云雾状为不合格,疗效差。如有细小的凝块,可用手指隔袋轻轻捏散。血小板功能随保存时间的延长而降低,从血库取来的血小板应尽快输用；用输血器以病人可以耐受的最快速度输入,以便迅速达到止血效果；若因故未能及时输用,则应在常温下放置,每隔10分钟左右轻轻摇动血袋,防止血小板聚集,不能放在4℃冰箱暂存。要求ABO同型输注,Rh阴性病人需要输注Rh阴性血小板。

（3）血浆输注：输注前肉眼观察应为淡黄色的半透明液体,如发现颜色异常或有凝块不能输用。融化后的新鲜冰冻血浆应尽快用输血器输入,以避免血浆蛋白变性和不稳定的凝血因子丧失活性。因故融化后未能及时输用时,可在4℃冰箱暂时保存,但不得超过24小时,更不可冰冻保存。

（4）冷沉淀物输注：融化后的冷沉淀物不仅要尽快输用,而且要用输血器以病人可以耐受的最快速度输入；因故未能及时输用的冷沉淀物不宜在室温下放置过久,不宜放入4℃冰箱,也不宜再冰冻,因为因子Ⅷ最不稳定,很容易丧失活性；冷沉淀物应ＡＢＯ血型同型输注。如静脉推注,因黏稠度大,最好在注射器内加入少量枸橼酸钠溶液,以免注射时发生凝集而堵塞针头。

3. 输血反应及其护理措施　输血反应最常见的是发热反应,其次是过敏反应,而溶血反应、细菌污染、循环系统负荷过重、高钾血症、枸橼酸盐中毒、氨血症与酸碱失衡等输血反应极为少见。通过输血传播的疾病常见的有：病毒性肝炎、巨细胞病毒感染、疟疾、梅毒、艾滋病、成人T细胞白血病、弓形虫感染及菌血症等。

（1）发热反应：主要是致热原（死菌、细菌产物及蛋白质等）引起的。该反应多在输血后15分钟出现症状,先寒战继之高热,体温可高达38～41℃,伴有头痛、恶心、呕吐、皮肤潮红,一般在1～2小时后反应逐渐消退。护理措施：①一旦出现症状,立即停止输血并通知医生,密切观察生命体征变化。②寒战时保暖,高热者给予物理降温。遵医嘱肌注异丙嗪,必要时用地塞米松以减轻症状,伴有紧张或烦躁者,可给予地西泮口服。③反应严重者,将输血袋连同输剩下的血液及输血管包于无菌巾中送检,必要时抽血做血培养,以排除污染性输血反应。

（2）过敏反应：大都发生在输血后期,轻者仅为皮肤瘙痒或荨麻疹,常在数小时后消失。重者可出现喉头痉挛、支气管哮喘、血管神经性水肿,严重者发生过敏性休克。护理措施：①反应轻者遵医嘱肌注异丙嗪,同时减慢输血速度。②反应重者应停止输血,遵医嘱应用肾上腺皮质激素,必要时协助医生行抗休克处理；喉头水肿病人,配合医生行气管切开,并做好相应护理；监测生命体征的变化。③有过敏史的病人,输血前可应用异丙嗪等。

（3）溶血反应：指输入的红细胞或受血者的红细胞发生大量破坏引起溶血,可出现寒战、高热、腰背疼痛、胸闷、呼吸困难,心率加快,血压下降等,随后出现黄疸和血红蛋白尿,常合并急性肾衰竭及弥散性血管内凝血甚至造成死亡。护理措施：①密切观察病情,疑为溶血反应时,应立即停止输血,用静脉注射生理盐水维护静脉通路,及时报告上级医师。同时严密观察病情,密切监测生命体征和尿量、尿色的变化,准确记录出入量,注意有无少尿及无尿。②寻找溶血的原因,迅速核对受血者姓名、床号、血型,并仔细核对用血申请单、血袋标签、交叉配血试验记录单等有无差错,同时重新检查供血者及受血者的血型及再次交叉配血试验。③防治并发症,遵医嘱防治高钾血症、急性肾衰竭及弥散性血管内凝血。④预防溶血反应,加强工作责任心,严格遵守操作规程,输血前要严格执行查对制度。

三、骨髓移植

骨髓移植是指对病人进行全身放疗、化疗和免疫抑制剂预处理后,将正常供体或自体的骨髓经血管输注给病人,使之重建正常的造血和免疫功能的过程。按照受血者与供血者有无血缘关系,分为有血缘移植和无血缘移植;按造血干细胞取自健康供体还是病人本身,分为异体骨髓移植和自体骨髓移植,前者又分为同基因移植和异基因移植;按人白细胞抗原配型相合度,分为人白细胞抗原相合、部分相合和单倍型相合移植。

【适应证】

不论何种类型的移植,病人的合理选择直接关系到移植的成败。

1. 非恶性病　①重型再障,对年龄小于40岁的重或极重型再障有 HLA 相合同胞者,宜首选 HSCT。②重型海洋性贫血。③重症联合免疫缺陷症。④其他疾病,如先天性淋巴系统疾病和酶缺乏所致的代谢性疾病。⑤对严重获得性自身免疫病的治疗也在探索中。

2. 恶性病　①血液系统恶性肿瘤。②其他实体瘤,如乳腺癌、卵巢癌、睾丸癌、神经母细胞瘤、小细胞肺癌等对放化疗敏感也可考虑做自体 HSCT。

【操作流程】

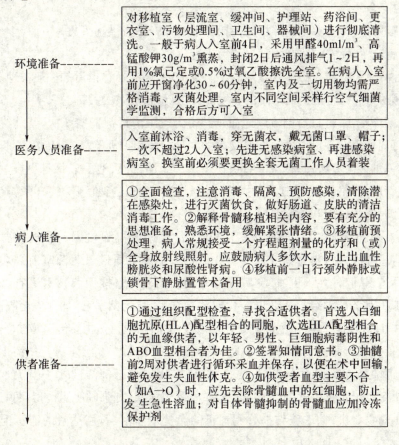

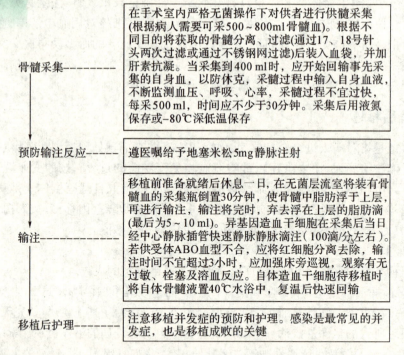

【护理配合】

1. 术前准备 见操作流程中的准备内容。

2. 术中配合

（1）骨髓采集：在手术室内严格无菌操作下对供者进行供髓采集。

（2）骨髓输注：骨髓输注在无菌层流室进行。

3. 术后护理 主要为移植并发症的预防及护理，还包括移植后的一般护理及心理护理。

（1）感染的防护：感染是最常见的并发症，也是移植成败的关键。

保持无菌环境：①每日对层流室地面、墙壁、门窗用消毒剂拖擦2次，紫外线照射各附属间1小时，每周消毒全环境1次。②凡接触的物品及医疗护理器具、药品等，根据物品的性质采取不同的消毒灭菌方法，每日或隔日更换1次。③消毒液、泡手液每日更换1次。④加强无菌层流室管理，严格执行各项无菌操作，加强设备维护。当监测空气含菌、含尘浓度明显增高时，应及时查找原因和检修。

医护人员的自身净化：①加强个人卫生，严格无菌操作，勤洗澡、更衣、勤剪指甲。②控制入室人员，患呼吸道感染者禁止入室。③医护人员或家属进入无菌室前必须用氯己定漱口，清洁外耳道、鼻腔，淋浴、更衣、穿戴无菌专用衣帽、口罩，按无菌技术更衣，要求三紧（领口、袖口、裤脚口紧）。④接触病人前，需再次消毒双手，戴无菌手套，加套无菌隔离衣与袜套。⑤一切治疗护理过程应严格无菌操作，配制药液在超净台中进行，物品传递要求严格无菌。

严格保持病人无菌：①加强基础护理，每日予以1∶2000氯己定进行拭浴1次，便后、睡前用高锰酸钾稀释液坐浴，每日至少2次，保持肛周及外阴部清洁，女性病人月经期间增加外阴冲洗次数；每日给予抗生素滴眼、滴鼻、擦拭外耳道4次，加强呼吸道消毒，每日雾化吸入抗菌药、抗病毒药物3次；在皮肤破损处用消毒的温盐水沐浴后，用适宜的药膏覆盖破损的皮肤。②加强口腔护理,由于预处理时大剂量放、化疗,容易引起继发感染,甚至引起败血症。要求每日口腔护理4次,根据口腔pH酌情选择1~2种漱口液(呋喃西林液、3%硼酸水、3%碳酸氢钠液等)于进餐前后、每次呕吐或吐痰后正确漱口,每日至少7次以上,每次含漱30秒钟。③若出现口腔黏膜改变时,应取分泌物做细菌培养加药敏试验,增加漱口及口腔护理次数,在口腔黏膜破溃处涂抹素高捷疗口腔膏或局部给予紫外线照射治疗。④若出现口腔黏膜疼痛影响进食与睡眠,可给予生理盐水200 ml加利多卡因200 mg分次含漱。

遵医嘱用药:粒细胞集落刺激因子、粒巨噬细胞集落刺激因子的应用可缩短粒细胞恢复时间,减少因粒细胞低下而发生的严重感染和败血症。静脉输注较大剂量的免疫球蛋白,可促进病人免疫恢复,对防治感染有一定疗效。

护理观察及活动计划:①监测生命体征变化及精神状态,注意观察有无全身感染的表现,有无咽部、肛周、皮肤、穿刺部位等局部感染灶的存在,必要时及时做血、尿、粪以及分泌物的细菌学和药敏试验,以便选择有效抗生素。②根据血小板回升情况,指导病人适当进行室内活动。加强扩胸运动,有利呼吸道分泌物排出,避免发生肺部感染。

(2) 肝损害、排异反应和移植抗宿主病的防护:骨髓移植术后约50%的受髓者合并肝损害,包括化疗药物所引起的一过性肝炎、肝静脉闭塞病和输血后肝炎等。排异反应是指异体造血干细胞输注后,病人细胞免疫系统产生排除异体细胞的反应;移植抗宿主病系植入的供者免疫活性T细胞与病人的白细胞或组织细胞发生免疫反应,引起受者组织损伤、破坏,是异基因HSCT成功后的一个最严重的并发症。

用药护理:①环孢素和甲氨蝶呤是预防急性移植物抗宿主病的主要药物。甲氨蝶呤可致口腔及胃肠黏膜溃疡;环孢素有肝、肾毒性,部分病人可出现高血压、胃肠道反应、多毛、牙龈增生等不良反应。在用药期间,需动态监测环孢素的血清浓度,定期检查肝、肾功能,监测血压和尿量,并向病人说明可能出现的不良反应,以便及早发现和更好地配合治疗。②大剂量糖皮质激素易诱发消化道出血和感染,应注意粪便颜色及体温有无升高等,并注意预防。③在用环磷酰胺前30分钟和用药后8小时应遵医嘱静脉注射呋塞米,同时大剂量静脉输液;遵医嘱静脉注射4%碳酸氢钠,使尿的pH在7.5以上。当发生出血性膀胱炎时,每次排尿后给予0.1%苯扎溴铵冲洗会阴或用1∶2 000氯己定棉球消毒尿道口;注意观察尿量、尿色及有无血块等,严格记录出入量。④应用抗胸腺免疫球蛋白或抗淋巴细胞球蛋白时,注意观察病人有无过敏反应。

血液制品输注:尽可能输注去白细胞的成分血液,输注前需用γ射线或紫外线照射后才能输注,以免带入免疫活性细胞。

护理观察:①严密观察全身皮肤有无斑丘疹、水疱、脱屑、每日大便次数及性状、肝功能有无异常等。②移植后1周内注意观察病人有无腹胀、体重增加、肝区胀痛、黄疸等,遵医嘱做肝功能和凝血功能检查。

(3) 移植后的一般护理:①协助病人的日常生活及活动,注意病人安全,必要时加床挡。②提供无菌饮食,以高蛋白、高维生素、无渣、清淡、易消化饮食为宜,食物需经微波炉高温消毒5~10分钟后食用,水果洗净后用1∶5 000高锰酸钾液浸泡30分钟,用无菌刀削皮后食用。③记录24小时出入量,直至迁出无菌室。④锁骨下静脉导管是保证治疗能顺利进行的一个重要环节和维持正常营养的有效途径。对穿刺部位应严格消毒,局部换药隔日1次,保持局部皮肤清洁干燥,避免细菌残留;严禁用力挤压和推注,防止血栓进入静脉系统;导管一般在迁出无菌室前3~5日拔出。⑤维持水、电解质平衡,保证热量、各种维生素、微量元素、复方氨基酸等营养成分的供给。

(4) 移植后的心理护理:HSCT后病人常有心理压力和较重的精神负担,加之入住层流病房后的机器噪音、无菌条件的要求、插管后的限制以及出现并发症等因素,可产生恐惧感。因此,应帮助、关心、安慰、体贴病人,给病人以坚实的依靠和信心,鼓励病人战胜病魔。

(庄道忠)

简答题:

赵某,职业女性,40岁。因头晕、乏力3个月伴活动后心悸1周入院,1年前曾因"胃溃疡"行胃大部切除术,近1年来食欲减退且进食少。体检:消瘦,皮肤干燥、无光泽,心肺(一)。实验室检查:血常规示:红细胞计数$2.5 \times 10^{12}/L$,血红蛋白78 g/L,白细胞计数$5.1 \times 10^9/L$,血小板$150 \times 10^9/L$,红细胞体积小,成熟红细胞苍白区扩大。

引起该病最主要的病因;确诊疾病还需要做什么检查;治疗要点与常用药物;主要的护理诊断;健康教育措施。

2. 某患者,女,51岁。有长期服用"安乃近"病史。近3个月来常感头晕、眼花、牙龈出血、皮肤自发性青紫色斑块,心悸、乏力。该病人坐卧不安,神色紧张。检查:体温36.2℃,脉搏80次/分,呼吸18次/分,血压100/70 mmHg,贫血貌,四肢多个散在淤斑,压之不褪色,无痛。浅表淋巴结未触及,肝脾未触及。血象:血红蛋白70 g/L,红细胞计数$3.0 \times 10^{12}/L$,白细胞计数$2.5 \times 10^9/L$,血小板$25 \times 10^9/L$,网织红细胞0.1%。骨髓检查:红系、粒系增生减低,全片见巨核细胞1个。

请列出主要的护理诊断及合作性问题,简述如何安排病人的休息与活动措施,简述预防感染和出血的措施,提出健康教育措施。

3. 女性,35岁。反复发生皮肤淤点、淤斑和牙龈出血多年,月经量明显增多,为此感到焦虑不安。血常规:血红蛋白90 g/L,红细胞计数$3.0 \times 10^{12}/L$,白细胞计数$5.0 \times 10^9/L$,血小板$60 \times 10^9/L$。临床诊断为"特发性血小板减少性紫癜"。

如何做好皮肤黏膜护理?列出最主要的护理诊断及合作性问题,健康教育内容有哪些?

4. 孔女士,18岁,1周来双下肢对称性出血点及紫癜,高出皮面,发痒,伴关节肿痛。血小板计数、出凝血时间及血块回缩试验均正常,凝血酶原消耗试验正常。

请问:可能的原发病;存在的主要护理问题;病情观察要点及健康指导内容有哪些?

5. 某病人,男,20岁,牙龈出血半个月,两周前自觉受凉后伴全身痛,以双膝、踝关节显著。既往体健。查体:面色苍白,体温38℃,脉搏80次/分,呼吸18次/分,血压110/70 mmHg,双颈淋巴结肿大,各4~5枚,直径1~1.5 cm,活动,无压痛。胸骨压痛(+),双踝关节略肿胀,有压痛,活动受限,无红、热。肝肋下1.5 cm,脾肋下2 cm。病人眼神较惶恐,非常在意医护人员的言行。实验室检查:血红蛋白90 g/L,红细胞计数$2.0 \times 10^{12}/L$,血小板$60 \times 10^9/L$,白细胞计数$24.0 \times 10^9/L$,中性粒细胞13.8%,淋巴细胞76.2%,单核细胞10.0%,可见大量幼稚淋巴细胞,骨髓检查结果:原始淋巴细胞占35%。初步诊断为急性淋巴细胞白血病。

请列出急性白血病与急性再障相似和相异之处;目前最主要的护理诊断及合作性问题;

针对病人目前情况应如何采取心理疏导？可采取什么对症护理措施？该疾病预后如何？

6. 吴小宝,7岁。关节肿胀剧痛2日入院。自幼肢体反复出血。实验室检查:凝血活酶时间明显延长,FⅧ缺乏。医生初步诊断为血友病A。

血友病A遗传特点有哪些？血友病护理措施有哪些？健康指导内容有哪些？

7. 王女士,25岁。头晕、乏力3个月伴活动后心悸1周,近1年来食欲缺乏,进食少。体检:消瘦、皮肤干燥、无光泽,心肺(一)。实验室检查:血常规示血红蛋白78 g/L,白细胞$5.1×10^9$/L,血小板$150×10^9$/L,红细胞体积小,中央淡染区扩大。

作为一名护士,请您指出该患者存在的护理问题/诊断,如何采取正确的护理措施及健康教育。

第七章 内分泌与代谢疾病病人的护理

引言 内分泌系统是由内分泌腺和分布于全身各种组织器官中的内分泌组织和细胞,以及它们所分泌的激素组成。人体为适应外界环境的不断变化并保持机体内环境的相对稳定,必须依赖神经系统、内分泌系统和免疫系统的共同调节,完成人体的物质代谢、脏器的功能及生长、发育、生殖、运动、衰老等生理活动和生命过程。内分泌系统疾病是内分泌腺及组织发生病理改变的疾病,由于影响人体的物质代谢,当体内中间代谢某个环节出现障碍就可导致代谢疾病,许多代谢疾病通过代谢紊乱也可影响内分泌结构和功能。目前,多数内分泌系统疾病尚无有效的防治措施;而代谢性疾病种类很多,其中糖尿病等较为常见的疾病患病率逐渐上升。因此,细致有效的专科护理对内分泌及代谢疾病病人具有特别重要的意义。

知 识 链 接

内分泌基本概念

激素 内分泌细胞分泌的微量活性物质,由血液输送到远处组织器官,通过受体发挥其调节作用,目前已经扩展到旁分泌和自分泌物质。分子结构明确的称作激素,不明确者称为因子。

内分泌 内分泌腺体分泌的一种物质,经血液循环到达靶组织发挥作用。

旁分泌 激素释放后不进入血液,通过组织间隙在局部发挥作用。

自分泌 激素可作用于分泌它的细胞自身。

神经内分泌 激素由神经细胞分泌,通过轴突运送到储存部位或靶组织。

第一节 内分泌代谢疾病概述

一、内分泌系统解剖生理概要

（一）内分泌系统的解剖结构

内分泌系统由内分泌腺和分布于全身各组织中的激素分泌细胞及它们所分泌的激素组成。

1. 内分泌组织及其所分泌的激素 如图7-1。

(1) 下丘脑：下丘脑的神经内分泌细胞又称"神经内分泌换能细胞"，具有神经和内分泌两种特性，可以合成并分泌释放激素和释放抑制激素。下丘脑分泌的释放激素可分为促甲状腺激素释放激素(TRH)、促性腺激素释放激素(GnRH)、促肾上腺皮质激素释放激素(CRH)、生长激素释放激素(GHRH)、泌乳素释放因子(PRF)和促黑(素细胞)激素释放因子(MRF)等；分泌的释放抑制激素主要有生长激素释放抑制激素(GHRIH)、泌乳素释放抑制因子(PIF)和促黑(素细胞)释放抑制因子(MIF)。上述激素均对腺垂体起调节作用。

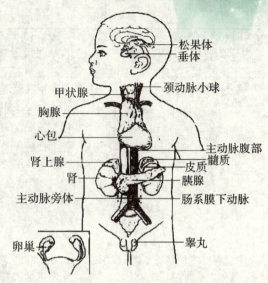

图7-1 内分泌组织示意图

(2) 垂体：分为腺垂体和神经垂体。在下丘脑神经激素及其相应的靶腺激素调节下，垂体分泌下列激素：促甲状腺激素(TSH)、促肾上腺皮质激素(ACTH)、黄体生成激素(LH)、卵泡刺激素(FSH)，对周围靶腺细胞合成及释放激素起调节作用。

(3) 甲状腺：合成与分泌甲状腺激素(TH)。TH主要有两种：一种是四碘甲状腺原氨酸(T_4)，即甲状腺素，另一种是三碘甲状腺原氨酸(T_3)。

(4) 甲状旁腺：甲状旁腺含颗粒的主细胞等分泌甲状旁腺激素(PTH)。

(5) 内分泌胰腺(包括胰岛和胰岛外的胰腺激素分泌细胞)：胰岛分泌胰岛素和胰高血糖素。

(6) 肾上腺：肾上腺皮质分泌的皮质激素分为三类，即盐皮质激素(主要为醛固酮)、糖皮质激素(主要为醛固酮)和性激素。肾上腺髓质分泌肾上腺素和去甲肾上腺素。

(7) 性腺：男性性腺为睾丸，主要分泌雄激素；女性性腺为卵巢，主要分泌雌激素和孕激素。

2. 弥散性神经-内分泌细胞系统　包括神经组织以外的各组织的神经内分泌细胞，这些细胞主要分布在胃、肠、胰和肾上腺髓质，主要分泌肽类和胺类旁分泌激素。

3. 组织的激素分泌细胞　绝大多数组织均含有合成和分泌激素的细胞。

(二) 内分泌系统的生理功能

内分泌系统作为机体的一个重要调节系统，其生理作用是通过内分泌细胞分泌激素来发挥作用的。内分泌细胞分泌的激素被直接释放进入血液循环，随血流到达对某一激素敏感的器官组织，发挥生理效应。其生理作用大致包括维持内环境的稳定、调节体内新陈代谢过程和调节机体的生长、发育和生殖能力等。人体主要内分泌腺分泌的激素及其主要生理作用见表7-1。

表7-1 人体内主要内分泌腺分泌的激素及其主要生理作用

内分泌腺	激素	主要生理作用	分泌异常时的主要表现或临床应用	
			分泌不足	分泌过剩
腺垂体	促甲状腺激素	促进甲状腺增生和分泌		
	促肾上腺皮质激素	促进肾上腺皮质增生和糖皮质激素的分泌		
	促性腺激素	促进性腺生长、生殖细胞生成和分泌性激素		
	催乳素	促进成熟的乳腺分泌乳汁		
	生长激素	促进蛋白质合成和骨的生长	侏儒症	巨人症或肢端肥大症
甲状腺	甲状腺素,三碘甲腺原氨酸	促进糖和脂肪氧化分解,促进生长发育,提高中枢神经系统兴奋性	幼年分泌不足,易患"呆小症"	甲状腺功能亢进
胰岛				
α细胞	胰高血糖素	升高血糖		
β细胞	胰岛素	降低血糖	糖尿病	
肾上腺皮质	盐皮质激素	促进肾小管吸收钠和排钾调节水盐代谢	血钠低、脱水、血压降低、血钾稍高	血钠高、血压升高、血钾稍低
	糖皮质激素	调节糖类、脂肪和蛋白质的代谢,升高血糖,增加机体的应激功能	低血糖,抗有害刺激能力下降	高血糖,特征性肥胖
	性激素	作用见性腺部分	作用见性腺部分	作用见性腺部分
性腺				
睾丸	雄性激素	促进精子生成和男性生殖器官发育,激发并维持男性第二性征	性器官萎缩、第二性征减退	
卵巢	雌性激素	促进卵子生成和女性生殖器官发育,激发并维持女性第二性征		
	孕激素	促进子宫内膜增生和乳腺腺泡发育	受精卵种植障碍	

(三) 内分泌系统的功能调节

人体是一个统一整体,内分泌系统调节是相互配合的过程,在这个过程中任何一个环节发生障碍均可破坏机体内环境,导致内分泌失调,影响物质代谢,甚至危及生命。内分泌、神经系统、免疫系统之间相同的肽类激素和共有的受体相互作用,形成一个调节环路。内分泌系统的反馈调节指腺垂体在下丘脑分泌的调节性多肽作用下分泌相应促激素,刺激其靶腺激素的合成与释放,靶腺激素又反作用于下丘脑和腺垂体,对其相应激素起调节作用(图7-2)。

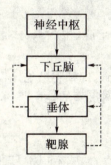

图 7-2 激素分泌与调节(实线表示兴奋,虚线表示抑制)

二、内分泌系统疾病护理技术的特点

内分泌代谢疾病的病人常出现身体外形的改变(面容、体型和身高、体态、毛发、皮肤黏膜色素等的异常变化)。如在发育成熟前生长激素分泌亢进,体格可异常高大称巨人症;反之,生长激素分泌减少体格异常矮小,称侏儒症。儿童甲状腺功能减退时,可出现智力迟钝、身材矮小为特征的呆小症(又称克汀病)。多种原因引起肾上腺分泌过多的糖皮质激素,引起 Cushing 综合征(又称库欣综合征),主要表现有向心性肥胖、满月脸、多血质、皮肤紫纹等。也较常见性功能异常(生殖器官发育迟缓或发育过早、性欲减退),女性月经紊乱、溢乳、闭经或不孕;男性勃起功能障碍、乳房发育等。

【护理评估】

(一)健康史

了解外形发生改变的时间、伴随症状及用药史。评估病人性功能异常的发生过程、主要症状、性欲改变等,女性病人的月经及生育史,男性病人有无勃起功能障碍等。

(二)身体状况

1. 进食或营养异常　多种内分泌疾病可有此改变,如糖尿病、甲状腺功能亢进症可出现食欲亢进、体重减轻;甲状腺功能减退症可出现食欲减退;肾上腺皮质功能减退症可出现向心性肥胖。

2. 身体外形的改变　腺垂体功能减退症常有毛发稀疏、脱落,皮肤色素减退;库欣综合征常表现为多毛、满月脸、水牛背;甲状腺功能亢进症常有眼球突出、颈部增粗;垂体侏儒症病人身体异常矮小。

3. 性功能异常　内分泌代谢疾病病人常有性功能的改变,表现为性欲减退或丧失,女性常有月经紊乱、闭经或不孕,男性表现为阳痿等。

4. 体力减退　甲状腺和肾上腺疾病是导致体力减退的常见原因,病人从事日常活动的能力下降,常感觉疲乏无力或睡眠时间延长。

5. 排泄功能异常　糖尿病的典型症状之一是多尿;甲状腺功能亢进症病人常有多汗,大便溏稀、次数增加,而甲状腺功能减退症病人常有便秘。

(三)辅助检查

1. 功能检查　内分泌代谢疾病是体内激素代谢紊乱所致,因此检查内分泌腺体功能有助于疾病诊断。如血清 T_3、T_4 增加、甲状腺摄 ^{131}I 率增加有助于诊断甲亢;24 小时尿 17-羟皮质类固醇减少有助于诊断肾上腺皮质功能减退。

2. 定位检查　通过定位检查可以确定病变部位,还可能发现病变性质。如肾上腺的放射性核素扫描用于嗜铬细胞瘤的诊断;蝶鞍平片和分层摄影、CT、MRI检查可鉴定丘脑-垂体疾病、肾上腺肿瘤、胰岛肿瘤等;肾上腺、甲状腺、性腺和胰腺的病变还可以借助B超成像诊断。

3. 病因检查 包括自身抗体检查、白细胞染色体检查、人类白细胞抗原(HLA)鉴定等。通过病因检查有助于明确内分泌代谢疾病的性质等,自身抗体检查还可作为早期诊断和长期随访的依据。

(四) 心理社会资料

内分泌代谢疾病常伴有精神兴奋、情感不稳定、易激怒或情绪淡漠、抑郁、自我贬低、失眠等症状,并可因其慢性病程和长期治疗造成家庭和人际关系紧张、社交障碍等,从而影响病人对疾病的态度和就医的行为,甚至可诱发危象的发生而危及病人的生命。评估发病后有无自我概念、精神或情绪状态的改变及其程度,对疾病的认知水平,家庭及人际关系处理方式等;发病前病人的性格特征、对生活事件尤其是强烈的应激事件的接受和处理能力,可为制订整体护理计划打好基础。

【常用护理诊断】

1. 身体意像紊乱 与疾病导致身体外形改变等因素有关。

诊断依据:①甲状腺肿大使颈部增粗。②眼球突出,瞬目减少,眼裂增宽。③向心性肥胖、痤疮、多毛。④女性病人男性化改变。⑤皮肤黏膜色素沉着、毛发稀疏、脱落等。

护理目标:能正确对待身体外形的改变,学会自我修饰,情绪稳定。

2. 营养失调:低于机体需要量 与甲状腺激素分泌增多致代谢率增高,胰岛素分泌不足致代谢紊乱等有关。

诊断依据:①体重减轻。②排便次数增多或慢性腹泻。③皮肤干燥、弹性差。④食欲不振、贫血。⑤体力和精力不足,反应迟钝,记忆力下降等。

护理目标:营养不良状况改善,逐步恢复至正常状态。

3. 营养失调:高于机体需要量 与遗传、体内激素调节障碍、饮食习惯不良、活动量小、代谢率降低有关。

诊断依据:①肥胖。②多食、动作迟缓。③伴有嗜睡、稍事活动即气急、发绀等。

护理目标:肥胖得到有效控制,体重逐渐减至正常范围。

4. 无效性性生活形态 与促性腺激素分泌不足有关。

诊断依据:①性欲减退。②性交痛、阴道分泌物减少,外阴、阴道和子宫萎缩。③阳痿、睾丸松软缩小,胡须、腋毛和阴毛稀少。

护理目标:病人能积极配合治疗和护理,性功能逐渐恢复。

5. 活动无耐力 与肾上腺皮质功能低下及甲状腺功能改变有关。

诊断依据:①极度疲乏、软弱无力。②体重减轻、血压偏低、血糖降低。③心力衰竭、肌无力、肌萎缩。④呼吸功能障碍。

护理目标:活动耐力逐步增加,活动时无明显不适。

6. 焦虑 与病情复杂、病程漫长,出现并发症,经济负担加重等有关。

诊断依据:紧张不安、焦躁易怒、失眠、神经过敏、多言好动、注意力不集中、情绪不稳定。

护理目标:能正确面对自己的健康状况,能有效地控制紧张情绪使焦虑感减轻或消失。

7. 有感染的危险 与皮质醇增多、营养不良及微循环功能障碍有关。

诊断依据:有下列危险因素存在:①皮质醇增多时皮肤菲薄,免疫功能减弱,吞噬细胞的吞噬作用和杀伤能力受抑制。②血糖升高。③微循环障碍及周围神经病变。④物质代谢紊乱致负氮平衡。

护理目标:能积极采取措施防护感染,病程中不发生严重感染。

8. 社交孤立　与甲状腺功能低下致精神情绪改变有关。

(定义:社交孤立是指个体处于社会互动有负面的、不满意的或无效的反应状态。)

诊断依据:①表情淡漠、精神抑郁。②记忆力减退、反应迟钝,有神经质表现。

护理目标:正确认识自身疾病,能进行正常的社会活动和人际交往。

9. 体液过多　与糖皮质激素过多引起水钠潴留有关。

诊断依据:水肿。

护理目标:水肿减轻或消退。

10. 体温过低　与甲状腺功能减退致机体基础代谢降低有关。

(定义:个体处于体温低于正常范围的状态。)

诊断依据:①体温低于正常范围。②皮肤苍白、发凉。③主诉畏寒。

护理目标:能保持正常体温。

11. 组织完整性受损　与浸润性突眼有关。

诊断依据:眼内异物感、畏光、眼部肿胀、刺痛、流泪、角膜炎或角膜溃疡等。

护理目标:能正确采用保护眼睛的方法,角膜损伤修复。

12. 有受伤的危险　与蛋白质代谢异常和钙吸收障碍有关。

诊断依据:有下列危险因素存在:①肌肉萎缩无力。②脊椎和肋骨骨质疏松。

护理目标:能采取适当的自我防护措施,不发生意外损伤。

13. 有皮肤完整性受损的危险　与皮肤组织营养障碍有关。

诊断依据:有下列危险因素存在:①皮肤干燥、增厚粗糙、脱屑。②皮肤菲薄、贫血、水肿。

护理目标:能减少皮损的危险因素,不发生皮肤损伤。

14. 疼痛:关节疼痛　与尿酸盐结晶沉积在关节引起炎症反应有关。

诊断依据:关节疼痛。

护理目标:能采取正确的防护知识使关节疼痛减轻或消失。

15. 医护合作问题　潜在并发症:酮症酸中毒、糖尿病高渗性非酮症昏迷、低血糖反应、甲状腺危象、黏液性水肿昏迷、垂体危象、心力衰竭、脑血管意外、类固醇性糖尿病等。

【护理措施】

1. 突眼的护理　对浸润性突眼应加强眼部保护措施,预防眼睛受到刺激和伤害。①佩戴有色眼罩,以防光线刺激和灰尘、异物的侵害;复视者戴单侧眼罩。②经常以眼药水湿润眼睛,避免过度干燥;睡前涂抗生素眼膏,用无菌生理盐水纱布覆盖双眼。③睡觉或休息时,抬高头部,以减轻球后水肿。④指导病人在眼睛有异物感、刺痛或流泪时,勿用手直接揉眼睛。⑤发生角膜溃疡或全眼球炎时,应配合医生按医嘱及时给予治疗和护理。

2. 肥胖的护理　①了解病人的饮食习惯、每天进餐次数及量、排泄情况、运动量、饮食与疾病的关系,以寻找肥胖的原因。②告诉病人减肥并不是简单的减轻体重,而是去除体内过多的脂肪,并防止其再积聚;介绍超重、肥胖的危害,以使病人自觉地节制进食量,改变饮食习惯。③帮助病人改变不良饮食习惯,做到规律就餐,每次进食前先喝水或汤 250 ml,进食时保持细嚼慢咽,使用小容量餐具,避免进食油煎、油炸食品、方便食品、快餐、零食、巧克力等,给予低糖、低脂、低盐、高纤维素、高维生素和适量蛋白质(每日 1 g/kg 为宜)饮食,尽量避免和减少外出就餐和在社交场合由于非饥饿性的因素而进食。④帮助病人制定减轻体重的具体目标。减轻体重较有效的方法是少食多动,应根据病人的代谢率,算出24小时所需要的热量,每日再扣除25 kJ,使每周体重下降0.5~1.0 kg。有剧烈饥饿感时,可给予芹菜、冬瓜、黄瓜、南瓜等低热量的蔬菜,以增加饱腹感。同时应注意观察有无因热量过低引起衰弱、抑郁、脱发,甚至心律失常的发生。⑤运动疗法指导,在饮食治疗的基础上,积极参加体力活动,增加热量的消耗。选择有氧运动方式,运动量要逐渐增加,运动减肥通常2个月后才能奏效,故应长期坚持,否则停止运动后体重可能又复上升。

3. 消瘦的护理 ①评估病人体重的变化,寻找病人消瘦的原因。②提供合理的膳食,补充适宜的营养,给予高热量、高蛋白、高维生素及富含矿物质的饮食,同时增加新鲜蔬菜、水果的摄入。开始时宜少量多餐,以后逐渐增加进食量减少进食次数,最终过渡到正常饮食。③为满足机体代谢的需要,对于代谢亢进者(如甲亢)主食应足量,可以增加奶类、蛋类、瘦肉类等优质蛋白以纠正机体负氮平衡;两餐之间增加点心;每日饮水2 000~3 000 ml以补充出汗、腹泻、呼吸加快等所丢失的水分,但有心脏疾病的病人应慎重补水以防心力衰竭;禁止摄入刺激性的食物及饮料,以免引起病人精神兴奋;勿进食增加肠蠕动及易导致腹泻的食物;对于消化功能差的病人可采取要素饮食;对于极度消瘦者可遵照医嘱静脉补充营养液,如脂肪乳剂、氨基酸等,但不能长期使用。

4. 足部护理 对糖尿病病人要给予足部护理。①每日用温水洗足,要特别注意皮肤皱褶和甲缝处的清洗,以保持足部卫生。②经常进行足部按摩,用力要适中,以促进局部血液循环。③修剪指甲,鞋袜要松软,经常检查双足的颜色、温度,有无破溃,以防止足部损伤与感染。

重点提示:
1. 内分泌系统的组成。
2. 内分泌腺分泌激素的生理作用。
3. 内分泌系统的反馈调节。

第二节 单纯性甲状腺肿病人的护理

某患者,女,36岁,家住农村,颈部肿物已6年,近年来体积逐渐增大。体检发现甲状腺重度肿大。检测甲状腺功能无明显变化。入院医嘱诊断为单纯性甲状腺肿,予补碘、心理支持等,以之为主要治疗原则。

请分析:该病例考虑何种疾病,其依据是什么;存在的主要护理问题;如何制订护理计划。

【概述】

单纯性甲状腺肿是指由于多种原因引起的非炎症性或非肿瘤性甲状腺肿大,一般不伴有甲状腺功能异常的临床表现。单纯性甲状腺肿在某地区人群患病率超过10%,发病呈地方性分布时,称为地方性甲状腺肿。当发病人数约占人群的5%,呈散发性分布时,为散发性甲状腺肿,散发性甲状腺肿病例中女性发病率是男性的2~3倍。

【病因及发病机制】

1. 病因 可能与下列因素有关

(1) 碘缺乏:是地方性甲状腺肿的主要原因。缺乏碘的流行地区如海拔高的山区、高原和内陆,由于土壤中的碘被雨水冲洗流失导致饮水和饮食中碘含量不足,不能满足机体对碘的需要,导致甲状腺激素(TH)的合成减少。

知识链接

如何预防单纯性甲状腺肿

在低碘的地方性甲状腺肿流行地区:①碘化食盐是最有效而方便的方法;②碘化饮水;③碘油注射或口服。在高碘区则给低碘饮食。育龄期妇女在妊娠前或妊娠初期应补充足够的碘,以预防其子女发生地方性呆小病。

(2) 致甲状腺肿物质或药物:如食物卷心菜、萝卜、菠菜、核桃,某些药物如硫脲类药物、硫氰酸盐、保泰松、碳酸锂等可阻碍 TH 合成引起甲状腺肿。

(3) TH 需要量增加:在青春发育、妊娠、哺乳期,机体对 TH 需要量增加,可出现相对性缺碘而致生理性甲状腺肿。

(4) 其他因素:包括:食用过多的碘盐、先天性 TH 合成障碍、蛋白酶-抗蛋白酶失衡,自主神经功能失调,老年人呼吸道防御功能降低,营养缺乏、遗传和环境温度的突变等。

2. 发病机制 发病机制尚不清楚,一般认为是由上述一种或多种因素阻碍甲状腺激素合成,甲状腺激素减少导致促甲状腺素(TSH)分泌增加,从而引起甲状腺代偿性增生肥大。部分病人体内 TSH 并不升高,这可能是由于在缺碘或 TH 合成障碍时,甲状腺组织对 TSH 反应性增高,血中 T_3/T_4 升高,T_3 相对增多,抑制 TSH 过多分泌,也可导致甲状腺肿大。

【护理评估】

1. 健康史 询问病人是否居住在缺碘地区(海拔高的山区、高原等),有无影响甲状腺合成和分泌因素(摄碘过多、致甲状腺肿物质或药物等),是否处于甲状腺素高需求量期(青春期女性、妊娠期或绝经期等)。

2. 身体状况 主要表现为甲状腺肿大,多无其他症状。早期甲状腺轻度或中度肿大,呈弥漫性,表面光滑、质地较软、无压痛。随着病情发展甲状腺逐渐为重度肿大(图 7-3),重度肿大甲状腺可引起压迫症状,如压迫气管出现呼吸困难,压迫食管引起吞咽困难,压迫喉返神经引起声音嘶哑。胸骨后甲状腺肿可引起上腔静脉回流受阻,出现面部青紫、水肿、颈胸部浅静脉扩张等。

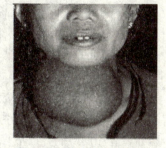

图 7-3 单纯性甲状腺肿

在地方性甲状腺肿流行地区,如严重缺碘,可出现地方性呆小病。

3. 辅助检查

(1) 甲状腺功能检查:血清 T_4 正常或偏低;T_3 和 TSH 正常或偏高,基础代谢率多正常。

(2) 甲状腺摄^{131}I率和T_3抑制试验：摄^{131}I率增高，但高峰不前移，可被T_3抑制。

(3) 甲状腺扫描：可见弥漫性甲状腺肿，常呈均匀分布。

4. 心理社会状况　由于严重甲状腺肿大可引起颈部外形改变，使病人产生自卑心理与挫折感。

5. 治疗情况　主要应针对病因防治。①地方性甲状腺肿可食用碘盐或碘油进行防治。缺碘者可补充碘剂，多吃含碘的海产品。②摄入致甲状腺肿物质的食物或药物引起者，停止摄入这些物质。高碘所致甲状腺肿，应给予低碘饮食。③有压迫症状者可手术治疗。生理性者多无需治疗。甲状腺肿大明显及先天性甲状腺素合成障碍的病人，可给左甲状腺素或甲状腺片口服以减轻甲状腺肿。

【护理诊断】

1. 身体意象紊乱　与甲状腺肿大致颈部增粗有关。
2. 知识缺乏　缺乏药物的使用及正确的饮食方法等知识。
3. 潜在并发症：呼吸困难、声音嘶哑、吞咽困难等。

【护理计划与实施】

护理目标：①病人能遵医嘱服用药物。②能正确对待身体外形的改变，学会自我修饰。③病人能建立有效的调节机制和良好的人际关系。

护理措施

1. 一般护理　指导患者劳逸结合，适当休息，多食海带、紫菜等海产品及含碘丰富食物，避免过多食用卷心菜、花生、菠菜、萝卜等抑制甲状腺激素合成的食物。

2. 病情观察　观察病人甲状腺肿大的程度、质地，有无结节及压痛，颈部增粗的变化情况及有无局部压迫症征，结节在短期内迅速增大，应警惕恶变。

3. 用药护理　对需采用甲状腺制剂治疗患者，指导其遵医嘱准确服药，不可随意增药或减药，告知服药目的是抑制腺垂体 TSH 分泌，缓解甲状腺增生和肿大，如病人出现心动过速、呼吸急促、食欲亢进、怕热多汗、腹泻等甲状腺功能亢进症表现，应及时汇报医师处理。结节性甲状腺肿病人避免大剂量使用碘治疗，以免诱发碘甲状腺功能亢进症。

4. 健康教育

(1) 疾病知识指导：单纯性甲状腺肿是指甲状腺肿大，但不伴甲状腺功能异常。碘缺乏是地方性甲状腺肿的主要原因。主要治疗护理是补充碘剂。

(2) 生活指导：在地方性甲状腺肿流行地区加强食用含碘盐的宣传，高危人群（青春期、妊娠期、哺乳期）女性及病人应增加碘的摄入，多进食含碘丰富的食物，如海带、紫菜等海产类食品，避免摄入大量阻碍 TH 合成的食物，如卷心菜、花生、菠菜、萝卜等。

(3) 心理疏导：多与病人交谈，耐心倾听病人的诉说，建立信任的护患关系，鼓励和协助病人表达对体象改变的感受，关注病人自卑、焦虑及抑郁等问题，向病人提供有关疾病的资料和患有相同疾病并已治疗成功的病例。并给予耐心讲解，告知甲状腺肿大经药物或手术治疗后颈部增粗情况可好转，身体外观可有较好的改变，使其明确治疗效果及病情转归，消除紧张情绪，树立自信心。

(4) 用药指导：指导病人按医嘱服药，使用甲状腺制剂时应坚持长期服药，以免停药后复发。学会观察药物疗效及不良反应，如出现心动过速、呼吸急促、食欲亢进、怕热多汗、腹泻等甲状腺功能亢进症表现，应及时就诊。避免服用硫氰酸盐、保泰松、碳酸锂等阻碍 TH 合成的药物。

护理评价：①能否积极地配合治疗。②病人能否接受身体外形改变的事实,掌握修饰技巧,身体外观得到改善。③人际交往有无心理障碍。

重点提示：
1. 单纯性甲状腺肿的病因。
2. 单纯性甲状腺肿的饮食和用药护理。
3. 单纯性甲状腺肿的健康指导。

第三节 甲状腺功能亢进症病人的护理

某女性病人,20岁。因颈项增粗、怕热、多汗易激动7个月就诊。患者自述无明显原因出现注意力不集中,食量大增,每天4~5餐,易饥饿,饮水量亦较多。病后睡眠欠佳,体重减轻7.5 kg。曾服中药多剂无效,患者心情很急躁,故来我院就诊。护理体检：体温37.8 ℃,脉搏110次/分,呼吸24次/分,血压136/75 mmHg,双眼球稍突,双侧甲状腺可触及,有震颤及血管杂音,心界不大,心率110次/分,心尖区有Ⅱ级收缩期杂音,腹部无异常,双手平举前伸时有细震颤,双侧膝反射亢进,未引出病理反射。实验室检查：FT_3 39.8 pmol/L,FT_4 31.2 pmol/L,TSH<0.01 mU/L。心电图：心率110次/分,余无异常。

请分析：评估现有资料,明确护理任务,制订护理措施。

【概述】

甲状腺功能亢进症(简称甲亢)是由于多种病因导致甲状腺分泌甲状腺激素(TH)过多而引起的一系列临床综合征。其病因包括弥漫性毒性甲状腺肿(即 Graves 病,简称 GD)、结节性毒性甲状腺肿和甲状腺自主高功能腺瘤等,其中 Graves 病最多见,主要临床特点为甲状腺肿大、甲状腺素分泌过多症候群及眼征等。本节将阐述 Graves 病。

女性高发,发病年龄多为20~50岁。主要临床表现包括甲状腺毒症、弥漫性甲状腺肿、眼征和胫前黏液性水肿。

【病因及发病机制】

目前本病病因及发病机制尚未完全阐明,认为主要和自身免疫反应密切相关。病人的血清中可检出甲状腺特异性抗体(即 TSH 受体抗体 TRAb),还检出 TRAb 以外的刺激型或抑制型抗体。另外,在病人的外周血及甲状腺中还可检出 T 淋巴细胞数量增多、功能改变。而 GD 浸润性突眼主要与细胞免疫有关。GD 还有明显的家族遗传倾向,精神刺激、性激素、应激等因素对本病的发生、发展均有重大影响。

【护理评估】

1. 健康史　发病与遗传因素密切相关,应注意了解病人有无家族发病史,是否有其他自身免疫性疾病病史。发病前有无精神刺激、病毒感染、劳累等诱因。

2. 身体状况

(1) 甲状腺素毒症：甲状腺素毒症是甲状腺激素的直接毒性作用及机体对儿茶酚胺的敏感性增高引起的一系列临床表现(表7-2)。

表7-2 甲状腺素毒症的临床表现

高代谢综合征	疲乏无力、怕热多汗、低热、皮肤温暖湿润、多食易饥、体重减轻等
精神、神经系统	紧张不安、神经过敏、多语多动、性情急躁、易激动、失眠等，伸舌和双手向前平伸时有细颤动、腱反射亢进
心血管系统	心悸、胸闷、脉率增快、脉压增高等，在休息或睡眠时心率仍增快是甲亢的特征性表现之一
消化系统	多食、排便次数增加，呈糊状并含不消化食物，重者可有肝大及肝功能异常
运动系统	部分病人有急慢性甲亢性肌病（横纹肌营养障碍、肌无力、肌萎缩），可伴有重症肌无力、周期性瘫痪等
血液系统	周围血中淋巴细胞比例增加，白细胞计数偏低，血小板寿命缩短。可出现轻度贫血
生殖系统	女性病人可有月经失调和不孕，男性阳痿

(2) 甲状腺肿大：是甲亢重要的体征，呈双侧对称性弥漫性肿大，肿大的甲状腺随着吞咽动作上下移动，质地柔软，甲状腺上下极可触及震颤，或闻及血管杂音，程度与甲亢无明显关系（图7-4）。

(3) 眼征：甲亢病人往往伴有眼征，是甲亢重要而较特异的体征之一，分单纯性和浸润性突眼两类。

1) 单纯性突眼：与甲状腺毒症致交感神经兴奋性增加有关，后者导致眼外肌、提上睑肌张力增高。患者多无自觉症状，随着甲亢的治疗可康复。突眼度不超过18 mm；上眼睑挛缩，眼裂增宽；瞬目减少、凝视、惊恐眼神；双眼向下看时，上睑不能及时随眼球向下移动，出现白色巩膜，向上看时，前额皮肤不能皱起；眼内聚减弱或不能。

2) 浸润性突眼：较少见，为眶内和球后组织增生、淋巴细胞浸润和水肿所致。表现为眼球明显突出，突眼度一般在18 mm以上，两侧多不对称；病人自觉症状明显，常有畏光、流泪、复视、视力减退、眼内异物感、胀痛；检查可发现视野缩小、斜视、眼球活动受限甚至固定，眼睑闭合不全，角膜外露引起充血、水肿、溃疡、全眼炎，甚至失明（见图7-5）。

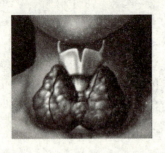

图7-4 甲状腺肿大

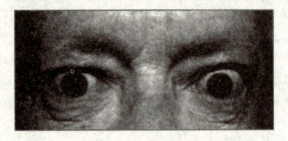

图7-5 突眼征

(4) 特殊的临床表现和类型

1) 甲状腺危象：发生的原因可能与循环血液中甲状腺激素的水平增高有关。常因精神刺激、感染、甲状腺手术前准备不充分、创伤等因素诱发。临床表现为原有症状加重，体温升高达39 ℃以上，心动过速，心率在160次/分以上，常伴心房颤动，烦躁不安、呼吸急促、大汗、恶心、呕吐、腹痛；严重者出现高热虚脱、休克、嗜睡、谵妄、昏迷、心力衰竭、肺水肿、水电解质紊乱,病情凶险,可危及生命。

2) 甲亢性心脏病:主要表现为甲亢伴心律失常(以心房颤动为主)、心脏增大、心力衰竭。目前诊断该病的标准尚无统一,认为在排除器质性心脏病,且在甲亢症状控制时上述表现能够恢复者,可诊断为该病。

3) 淡漠型甲亢(老年性甲亢):高代谢综合征、甲状腺肿及眼征不明显,常以某一系统(主要是消化系统和心血管系统)表现为突出;全身症状较重,明显消瘦、乏力,甚至衰竭,抑郁淡漠常明显,临床因明显消瘦常被误诊为恶性肿瘤,因心房颤动被误诊为冠心病。多见于老年病人,起病隐匿,但易发生甲状腺危象。

4) T_3型甲亢:临床上有甲状腺毒症表现,但一般较轻,血清T_3增高,T_4正常或偏低。可见于弥漫性、结节性或混合性甲状腺肿病人的早期、治疗中或治疗后复发期。

3. 辅助检查

(1) 血清甲状腺激素:甲亢病人总三碘甲状腺原氨酸(TT_3)和总甲状腺素(TT_4)均增高,TT_3的测定较TT_4更敏感。血清游离三碘甲状腺原氨酸(FT_3)及游离甲状腺素(FT_4)均增高,其中游离甲状腺素对甲亢诊断的敏感性和特异性较高。

(2) 促甲状腺激素(TSH)测定:TSH是反映甲状腺功能的最敏感指标,甲亢病人TSH因反馈性抑制而降低,此检查可替代促甲状腺激素释放激素(TRH)兴奋试验。

(3) 基础代谢率(BMR)测定:必须在清晨病人起床前完全安静、空腹时测定。简便计算公式:基础代谢率(%)=脉率+脉压-111,这种公式计算法较简单,但不适合心律失常的病人,用基础代谢率测定器测定较为可靠。BMR正常值为±10%;轻度甲亢+(20%~30%),中度甲亢+(30%~60%),重度甲亢在+60%以上。

(4) 甲状腺摄^{131}I率测定:甲亢病人摄取增高、且高峰前移,孕妇和哺乳者不能用。

(5) 自身抗体测定:甲状腺刺激抗体TSAb呈阳性有助于Graves病的诊断。

4. 心理社会状况 病人常处于精神紧张状态,情绪易激动,不稳定,对外界事物敏感多疑,并出现社交障碍,往往产生焦虑心理。突眼与甲状腺肿大易致病人产生自卑心理。

5. 治疗情况 治疗甲亢可根据病情采用抗甲状腺药物治疗、放射性^{131}I治疗及手术治疗,其中抗甲状腺药物治疗是基础治疗。

(1) 抗甲状腺药物治疗:抗甲状腺药物治疗效果肯定,不产生永久性甲状腺功能减退,为初始治疗的首选方法,但复发率高,疗程长。

常用的药物有:①硫脲类,如甲硫氧嘧啶、丙硫氧嘧啶;②咪唑类,如甲巯咪唑(他巴唑)、卡比马唑(甲亢平)。作用机制是抑制甲状腺合成甲状腺激素,并具有一定的免疫作用。丙硫氧嘧啶还可抑制T_4转变为T_3。临床治疗一般分为三个阶段,即治疗量阶段、减量阶段、维持量阶段。根据病情,当甲亢的症状缓解或T_3、T_4恢复正常后可逐渐减量,至症状完全消除,体征明显好转后再减至最小维持量,总疗程1.5~2年,甚至更长。主要副作用是中性粒细胞减少,常突然发生且为致命性的。

(2) 放射性^{131}I治疗:放射性^{131}I可破坏甲状腺腺泡上皮,从而减少甲状腺素的合成与释放。主要适用于25岁以上,中度甲亢,不能用药物或手术治疗者。但孕妇、哺乳妇女、严重肝肾功能损害、活动性肺结核、外周血白细胞在3×10^9/L以下或中性粒细胞低于1.5×10^9/L等应禁用。特点是一次用药,安全,但起效慢,观察半年后可再次治疗。并发症:甲减的可能性最大,少数患者突眼恶化。

(3) 手术治疗:适用于甲状腺较大、结节性甲状腺肿、怀疑恶变者。

（4）甲状腺危象的治疗：包括纠正严重甲状腺毒症、治疗诱发疾病、支持对症治疗三方面。采用大剂量抗甲状腺药物如丙基或甲基硫氧嘧啶；应用碘剂抑制 T_3、T_4；降低周围组织对甲状腺激素反应的药物如β阻断剂、利血平等；镇静、降温、纠正水电解质酸碱平衡等。

【护理诊断】
1. 营养失调：低于机体需要量　与机体高代谢率有关。
2. 有组织完整性受损的危险　与浸润性突眼有关。
3. 活动无耐力　与蛋白质分解增加、肌无力、甲亢性心脏病等有关。
4. 身体意象紊乱　与突眼及甲状腺肿大对外观改变有关。
5. 应对无效　与性格情绪改变有关。
6. 潜在并发症：甲状腺危象。

【护理计划与实施】
护理目标：①营养不良状况改善，逐步恢复至正常状态。②能有效地控制紧张情绪使焦虑感减轻或消失。③能正确采用保护眼睛的方法，角膜损伤修复。④能主动避免诱发甲状腺危象的因素，发生甲状腺危象能得到及时救治。

护理措施
1. 一般护理
（1）休息：轻者可正常工作与学习，但不宜紧张和劳累，生活的环境宜安静舒适，室温保持在 20 ℃ 左右，避免不必要的干扰，保证足够的睡眠时间。重者则应卧床休息。
（2）饮食护理：应予高热量、高蛋白、高维生素及矿物质饮食；多饮水，每日饮水 2 000～3 000 ml，以补充出汗、腹泻等丢失的水分，但对有心脏病的病人，应避免大量饮水，限制含纤维素高的食物，避免摄入刺激性的食物及饮料，如浓茶及咖啡；避免食用含碘丰富的食物，如海带、紫菜等，以免增加甲状腺素合成。

2. 病情观察　注意测量生命体征，尤其是心率和脉压变化，计算病人基础代谢率的变化，以判断甲亢的严重程度。密切观察甲亢危象的诱因，若出现原有症状加重、体温升高、心动过速、大量出汗、腹泻，甚至出现嗜睡、谵妄或昏迷等甲状腺危象症状，应及时告知医生，并协助处理。

3. 对症护理
（1）眼部护理：对于高度突眼的病人，由于球结膜和角膜长时间暴露在外面，容易导致充血、水肿，继而感染，应采取相应的护理措施：①外出时，戴有色眼镜，以防光线刺激和灰尘异物的侵害。②复视者戴单侧眼罩。复视者视物是双影，特别是行走时易受伤，戴单侧眼罩视物为单个，就不存在此类问题了。③经常用眼药水湿润眼睛，避免过度干燥。不要将药水直接滴在角膜上，应捏起下眼睑滴 1～2 滴在其中，转动眼球，轻轻放开下眼睑，必要时捏住鼻根部，防止药水进鼻泪管入口。睡眠时戴墨镜或眼罩，有感染者睡前涂抗生素眼膏，用无菌生理盐水纱布覆盖双眼。④嘱病人眼内有异物感、刺痛或流泪时，切勿用手直接揉眼睛。⑤睡觉或休息时适当抬高头部，减轻球后水肿，并遵医嘱使用利尿剂，限制钠盐的摄入。⑥嘱病人定期做眼科角膜检查，防止发生角膜溃疡或全眼球炎。⑦病情异常严重时，配合医生做眶内减压术。
（2）甲状腺危象的护理：①绝对卧床休息，避免一切不良刺激，烦躁不安者按医嘱给予镇静剂。②指导病人自我调整，避免诱发因素。给予高蛋白、高热量、高维生素饮食，及时补充足够的液体,以维持营养与体液平衡。③严密观察病情,监测病人的生命体征、意识状态、24小时出入量等。④给予持续低流量吸氧。⑤遵医嘱用药,注意碘剂过敏反应。如出现口腔黏膜发炎、恶心、呕吐、腹泻等症状,立即通知医生,并协助处理。⑥对症护理:高热时,给物理降温,必要时实施人工冬眠降温;躁动不安者使用床栏;昏迷者加强皮肤、口腔护理。

(3) 放射性^{131}I治疗护理:①病情较重者,需先用抗甲状腺药物治疗3个月左右,待症状减轻后,停药3~5日,再服^{131}I。②治疗前后1个月避免服用含碘的药物和食物,服药后第1周避免按压甲状腺,服药后2小时内不要食用固体食物。③嘱病人服药后24小时内避免咳嗽、咳痰,以减少^{131}I的丢失。④服药后2~3日,应多饮水(2 000~3 000 ml/d),以增加尿量。⑤病人的排泄物、被褥、衣服、用具等应单独存放,待放射作用消失后,再做清洁处理。⑥处理时,应戴手套,做好自我防护。

4. 用药护理

(1) 抗甲状腺药物:可抑制甲状腺素合成,常用的药物有硫脲类与咪唑类。①应告知病人抗甲状腺药物对已合成的甲状腺素无作用,因此用药后大约2周左右才开始有效。②按医嘱服药,临床治疗一般分为三个阶段,即治疗量阶段、减量阶段、维持量阶段,当甲亢的症状缓解或T_3、T_4恢复正常后可逐渐减量,2~4周减一次,至症状完全消除,体征明显好转后再减至最小维持量,维持治疗1.5~2年,治疗期间不可自行减量或停服。③告知病人关于抗甲状腺药物的副作用主要为粒细胞减少、皮疹、过敏反应等,还可能发生中毒性肝炎。因此要定期检查血白细胞及分类和肝功能,如白细胞低于$3×10^9$/L或中性粒细胞低于$1.5×10^9$/L,应告知医生考虑停药,如伴发热、咽痛、等疑为粒细胞缺乏症时,须告知医生立即停药;轻型药疹给予抗组胺类药,剥脱性皮炎,则予以停药;一旦出现黄疸、肝功能损害等,应立即停药,配合治疗。

(2) 其他药物:普萘洛尔可改善甲亢的心悸、精神紧张等症状,但应用时要注意观察心率,有哮喘的病人禁用;甲状腺片则是在抗甲状腺药物治疗时,由于T_3、T_4减少后对TSH的反馈抑制减弱而导致甲状腺肿大或突眼时加用,应从小剂量开始,注意观察心率有无明显增快,冠心病者慎用。

5. 健康教育

(1) 疾病知识指导:宣传甲亢的基本知识,使病人及其亲属能正确地认识甲亢。教会病人自我护理,保持衣领宽松,不要用手压迫甲状腺,以免增加甲状腺素的分泌。保持身心愉快,避免过度劳累,积极配合各种治疗。

(2) 合理用药:告知病人药物的服用方法、治疗效果、疗程及不良反应等,使其能得到规范的药物治疗,避免随意减量、停药。服用抗甲状腺药物在最初治疗阶段,每周查血常规一次,以后每2~4周查一次。由于抗甲状腺药物的副作用,且用药时间长,应告知病人定期复查血常规及肝功能。

(3) 心理疏导:理解与关心甲亢病人的心理变化和情绪反应,病人在检查治疗、护理时要耐心细致地给病人解释有关问题;告知病人突眼、甲状腺肿大在甲亢控制后会有所改善,以缓解病人因体态改变而焦虑的心情。

(4) 妊娠合并甲亢指导:胎儿一般不受母体甲状腺激素的影响,所以无需中止妊娠,但禁用放射线核素治疗,手术治疗应选在妊娠的第三个月以后,第六个月之前进行。抗甲状腺药物治疗是最合适的,首选药丙硫氧嘧啶,因其较少通过胎盘而影响胎儿,但也尽快调整到最小有效剂量,如每日 100 mg 左右或更低,以免胎儿的甲状腺功能受到影响。分娩时注意危象的发生,分娩后避免哺乳。

护理评价:①活动耐力是否逐渐增强,活动量是否逐步增加,能否参与日常活动。②是否能正确面对自己的健康状况,能否有效地采取措施控制焦虑紧张的情绪。③能否正确地采用各种保护眼睛的措施,使角膜损伤得到修复,眼部症状是否消失。④发生甲状腺危象时能否及时发现和处理。

重点提示:
1. 甲亢典型的临床特征及特殊表现。
2. 抗甲状腺药物的主要不良反应。
3. 甲亢常见护理问题与相关因素。
4. 甲状腺危象的判断及甲状腺危象护理措施。
5. 放射性^{131}I护理措施,放射性^{131}I治疗的主要并发症。

第四节　甲状腺功能减退症病人的护理

某患者,女性,35 岁。近 1 月来发现记忆力减退、反应迟钝、乏力、畏寒,并伴有头发脱落明显,很自卑。入院体检:体温 35 ℃,脉搏 60 次/分,眼睑水肿,面色苍白,皮肤干燥,毛发脱落。门诊检查血 TSH 升高,血 FT_4 降低。

请分析:评估病例资料,分析病史特点,明确应如何护理?

【概述】

甲状腺功能减退症简称甲减,是由多种原因引起的甲状腺激素合成、分泌或生物效应不足导致的一组内分泌疾病。按起病年龄分为呆小病、幼年型甲减、成年型甲减三型(表 7 - 3)。病情严重时均可表现为黏液性水肿。本节重点介绍成年型甲减。

表 7 - 3　甲状腺功能减退症分型

起病年龄	类型
胎儿或新生儿	呆小症
儿童	幼年型甲减
成年人	成年型甲减

【病因及发病机制】

病因较复杂,原发性甲减约占 90%以上,最常见的病因是自身免疫损伤引起的自身免疫性甲状腺炎,还有甲状腺手术切除、放射碘治疗导致的甲状腺破坏,使用锂盐、硫脲类药物抑制甲状腺素合成等。继发性甲减主要是垂体或下丘脑疾病导致的继发性甲状腺功能减退。

【护理评估】

1. 健康史　该病多见于中年女性,男女发病率之比 1∶(5～10)。多数起病隐袭,发展缓慢,有的长达 10 余年后始有典型表现,因此对女性病人应询问有无产后大出血、休克、昏迷、产后无乳、长期闭经不育病史;对男性病人询问有无长期使用糖皮质激素,头颅部手术史、放射治疗史。

2. 身体状况

(1) 一般表现:有畏寒、乏力、体重增加、反应迟钝、记忆力减退、精神抑郁等。典型黏液性水肿病人有表情淡漠,面色苍白,眼睑及颜面部、手部水肿,唇厚舌大,皮肤干燥、粗糙、脱屑,毛发稀疏(眉毛外 1/3 脱落),手足掌面可呈姜黄色。

(2) 各系统表现:表 7-4。

表 7-4 甲状腺功能减退各系统表现

精神、神经系统	记忆力减退、智力低下、反应迟钝、嗜睡、精神抑郁,严重者发展为猜疑型精神分裂症。严重者呈痴呆、幻觉、木僵、昏睡或惊厥
心血管系统	常为窦性心动过缓;可有心包积液,或伴有胸腔或腹腔积液;易并发冠心病
消化系统	表现为厌食、腹胀、便秘等,严重可出现麻痹性肠梗阻或黏液水肿性巨结肠。由于胃酸缺乏或维生素 B_{12} 吸收不良,可导致缺铁性贫血或恶性贫血
内分泌系统	性欲减退,女性常有月经过多、经期延长和不育,部分病人有溢乳,男性出现阳痿
肌肉与关节	主要为肌肉软弱乏力,可有暂时性肌强直、痉挛、疼痛等。黏液性水肿病人可伴关节病变,偶有关节腔积液
黏液性水肿昏迷	见于病情严重者。常有寒冷、感染、手术、严重躯体疾病、中断甲状腺激素替代治疗和使用麻醉、镇静剂等诱因。临床表现为嗜睡,低体温(体温<35℃),心动过缓,呼吸减慢,血压下降,四肢肌肉松弛,反射减弱或消失,甚至昏迷、休克,心肾功能不全而危及生命

3. 辅助检查

(1) 一般检查:轻至中度贫血;血胆固醇、甘油三酯常增高;血糖正常或偏低。

(2) 甲状腺功能检查:血清 TSH 升高最早出现;血 TT_4(或 FT_4)降低早于 TT_3(或 FT_3),血 TT_3(或 FT_3)下降仅见于后期或病重者;甲状腺摄 ^{131}I 率降低。

4. 社会心理状况　病人常出现焦虑,抑郁寡欢。因为记忆力减退、反应迟钝、智力低下、嗜睡、精神抑郁,甚至发展为猜疑型精神分裂症,影响病人参与社交活动。

5. 治疗情况　甲减的治疗主要是甲状腺素替代治疗和对症处理,永久性甲减则需终身替代治疗。常规替代首选药物为左甲状腺素片口服,从小剂量开始,逐渐增加至维持量;贫血者补充铁剂、维生素 B_{12}、叶酸等;胃酸低者补充稀盐酸。

【护理诊断】

1. 便秘　与基础代谢率降低和活动减少有关导致肠蠕动减慢有关。
2. 体温过低　与机体基础代谢率降低有关。
3. 营养失调:高于机体需要量　与基础代谢率降低导致摄入大于需求有关。
4. 活动无耐力　与甲状腺激素合成分泌不足有关。
5. 潜在并发症:黏液性水肿昏迷。

【护理计划与实施】

护理目标:①排便正常。②体温升高。③营养状况改善,逐步恢复至正常体重。④活动耐力逐渐增强,能参与日常活动。⑤能主动避免诱发黏液性水肿昏迷的因素,不发生黏液性水肿昏迷,如发生黏液性水肿昏迷能得到及时救治。

护理措施

1. 一般护理

(1) 环境安排:调节室温在 22~23 ℃之间,加强保暖,注意加穿衣服,天冷时要戴手套、穿暖鞋,以防体温过低。用热水袋保暖时防止烫伤。

(2) 饮食护理:给予高蛋白、高维生素、低钠、低脂肪饮食,细嚼慢咽、少量多餐。多食富含粗纤维的食物,且鼓励病人摄取足够水分,以保证大便通畅。桥本甲状腺炎所致甲状腺功能减退症者应避免摄取含碘食物和药物,以免诱发严重黏液性水肿。

2. 病情观察 注意神志、体温、脉搏、呼吸、血压变化。每日记录病人体重,观察皮肤弹性、有无黏液性水肿,皮肤发红、发绀、起水泡或破损等。若出现体温低于 35 ℃、呼吸浅慢、心动过缓、血压降低、嗜睡等表现,或出现呼吸深长、口唇发绀、喉头水肿等症状时,应立即报告医生并配合处理。注意观察有无腹胀、腹痛等麻痹性肠梗阻的表现。

3. 对症护理

(1) 皮肤护理:加强皮肤护理,若皮肤干燥、粗糙,可局部涂抹乳液和润肤油以保护皮肤;洗澡时避免使用肥皂;长时间卧床者,协助病人按摩受压部位,经常翻身或下床活动,保持皮肤清洁,以免造成压疮。

(2) 便秘护理:教育病人养成每日定时排便的习惯;指导病人适当按摩腹部或按摩肛周括约肌,以促进胃肠蠕动而引起便意;指导病人每日进行适度的运动,如散步、慢跑等;告诉多食粗纤维食物,摄入足够的水分,以保证大便通畅;必要时根据医嘱给予轻泻剂。

(3) 黏液性水肿昏迷的护理:一旦发生病人昏迷应迅速建立静脉通道,按医嘱先静脉补充甲状腺素,至病人清醒后改口服左甲状腺片,同时配合医生做好休克、昏迷的抢救;保持呼吸道通畅,及时吸氧,必要时配合医生行气管插管或气管切开术;监测生命征、动脉血气分析及水电解质酸碱平衡的变化,记录 24 小时液体出入量;注意保暖,避免局部热敷,以免烫伤。

4. 用药护理 指导病人按时服用左甲状腺素,观察有无发生药物服用过量的症状,如出现多食消瘦、呕吐、腹泻、脉率超过 100 次/分钟、血压升高、发热、大量出汗、情绪激动等,提示药物过量,应立即报告医师;服用利尿剂时,需记录 24 小时液体出入量;对于有心脏病、高血压、肾炎的病人,应特别注意剂量的调整,不可任意减量或增量;替代治疗效果最佳的指标为血 TSH 恒定在正常范围内,长期替代者每 6~12 个月检测一次。

5. 健康教育

(1) 疾病知识指导:告知病人甲减的发病原因及自我护理的注意事项,如药物引起者应遵医嘱调整剂量或停药;冬季要注意保暖,做好个人卫生,避免出入公共场所,预防感染和创伤;慎用镇静、安眠、止痛等药物,以免加重病情。对需终生替代治疗者,向其告知不可随意停药或变更剂量,并解释终生服药的重要性和必要性,防止导致心血管疾病,如心肌缺血、充血性心力衰竭等。指导病人自我监测甲状腺素服用过量的症状,学会自我观察。若出现多食消瘦、呕吐、腹泻、脉率超过 100 次/分钟、血压升高、发热、大量出汗、情绪激动或心动过缓、低血压、体温降低(体温<35 ℃)等,应及时就医。

(2) 饮食护理:告知病人饮食上给予高蛋白、高维生素、低钠、低脂肪饮食,细嚼慢咽、少量多餐。多食富含粗纤维的食物,且鼓励病人摄取足够水分,以保持大便通畅。

(3) 心理疏导:与病人沟通,关心病人,鼓励病人说出对自己外观及性格改变的感受,使病人情绪乐观;鼓励家属及亲友与病人沟通,使其感到温暖,以增强自信心;尽可能安排单人

第七章 内分泌与代谢疾病病人的护理

病房和固定的医护人员照顾病人,让病人居住的环境安静且安全,以减少环境的压力与刺激;制订活动计划,由简单活动开始逐渐增加活动量或复杂度;鼓励病人做简单的家务事,学会自我照顾的技巧;鼓励病人多参与社交活动,结交朋友,降低社交障碍的危机。

护理评价:①排便是否恢复正常。②体温是否恢复正常。③营养状况是否改善,体重是否恢复正常。④活动耐力是否逐渐增强,能否参与日常活动。⑤有无黏液性水肿昏迷,发生黏液性水肿昏迷时能否得到及时救治。

重点提示:
1. 甲减的主要病因、确诊甲减的检查方法。
2. 甲减的一般临床特征及重症表现。
3. 甲减的治疗原则、首选药物及用药注意事项。
4. 黏液性水肿昏迷的治疗护理。

第五节 Cushing 综合征病人的护理

某患者,女性,32岁,因向心性肥胖伴高血压、大腿内侧见皮肤紫纹而就诊。追问病史,该患者有类风湿关节炎,因为关节疼痛而长期自服糖皮质激素。

请分析:分析疾病资料特点,如何对该患者实施健康指导。

【概述】

Cushing 综合征又称库欣综合征,是指由多种原因引起肾上腺分泌过多糖皮质激素(主要是皮质醇)所引起的病症总称。主要表现有向心性肥胖、满月脸、多血质、皮肤紫纹,多伴有高血压和骨质疏松等。本病多见于成人,20~40岁居多,女性多于男性。

【病因及发病机制】

1. 依赖促肾上腺皮质激素(ACTH)的 Cushing 综合征

(1) 库欣病(Cushing 病):最常见垂体微腺瘤,垂体分泌 ACTH 过多,导致双侧肾上腺增生,分泌大量的皮质醇。

(2) 异位 ACTH 综合征:是由垂体以外的恶性肿瘤分泌大量的 ACTH,刺激肾上腺皮质增生,分泌过量的皮质醇。以肺癌最常见,其次是胸腺癌和胰腺癌等。

2. 不依赖 ACTH 的 Cushing 综合征

(1) 原发性肾上腺皮质肿瘤:如肾上腺皮质腺瘤、肾上腺皮质癌。肿瘤分泌大量皮质醇,反馈抑制垂体释放 ACTH,瘤外同侧及对侧肾上腺皮质萎缩。

(2) 不依赖 ACTH 的双侧肾上腺小结节性或大结节性增生:肾上腺正常或轻度增大,两侧有大小不等的结节,其血中 ACTH 低或测不到。

3. 长期或大量使用 ACTH 或糖皮质激素等导致的医源性皮质醇增多症。

【护理评估】

1. 健康史 对有类风湿关节炎、系统性红斑狼疮、支气管哮喘等病史的病人,询问有无长期或大量使用糖皮质激素治疗史;有无肾上腺皮质肿瘤史;体态改变等异常从何时开始。

2. 身体状况

(1) 三大营养物质代谢紊乱

1) 脂代谢障碍：皮质醇可促进体内脂肪分解与合成，但不同部位的脂肪组织对皮质醇有不同的敏感性，从而使脂肪转移重新分布，堆积于面、颈、胸及腹部等处，形成典型的"向心性肥胖"，表现为满月脸、水牛背、腹大如球形、四肢相对瘦小的特征性体态。

2) 蛋白质代谢障碍：由于促进蛋白质分解、抑制合成，导致皮肤菲薄，形成紫纹，以臀部外侧、大腿内外侧、下腹部等处多见，常呈对称性分布；严重者蛋白质过度消耗，机体出现负氮平衡，如肌肉萎缩无力，腰酸背痛，骨质疏松，甚至骨折。

3) 糖代谢障碍：大量皮质醇有拮抗胰岛素，抑制外周组织对葡萄糖的利用，促进肝糖原异生，而导致血糖升高，葡萄糖耐量降低，部分病人出现类固醇性糖尿病。

(2) 电解质紊乱：大量皮质醇有潴钠、排钾作用，但血电解质大多正常。低钾血症可使患者乏力加重，并引起肾浓缩功能障碍，部分患者因潴钠而有轻度水肿。皮质醇有排钙作用，病程长者可出现骨质疏松。

(3) 多器官功能障碍

1) 心血管病变：高血压常见，由于脂肪代谢紊乱血液高凝，易发生血栓。

2) 免疫系统：容易感染，皮肤真菌感染多见，化脓性感染不易局限；炎症反应不明显，发热不高。

3) 造血系统　皮质醇刺激骨髓造血导致红细胞增加，引起多血质、面红等表现。

4) 性功能异常：女性患者出现月经稀少、不规则或停经、痤疮，多伴不孕；男性患者可有性欲减退、阴茎缩小、睾丸变软等，出现阳痿。

5) 皮肤色素沉着：异位 ACTH 综合征患者，肿瘤产生促黑色素细胞活性的肽类，皮肤色素明显加深，有诊断意义（黑色与 ACTH 有关）。

6) 精神症状：患者有不同程度的情绪不稳定、烦躁、失眠，严重者精神变态或可发生偏执狂。

3. 辅助检查

(1) 皮质醇测定：血浆皮质醇水平增高且昼夜节律消失，即为早晨血浆皮质醇浓度高于正常，而晚上不明显低于清晨；24 小时尿 17-羟皮质类固醇和尿游离皮质醇升高。

(2) 地塞米松抑制试验：①小剂量地塞米松抑制试验，尿 17-羟皮质类固醇不能被抑制到对照值的 50% 以下。②大剂量地塞米松抑制试验能被抑制到对照值的 50% 以下者病变大多为垂体性，而不能被抑制者可能为原发性肾上腺皮质肿瘤或异位 ACTH 综合征。

(3) ACTH 兴奋试验：垂体性库欣病和异位 ACTH 综合征者多有反应，而原发性肾上腺皮质肿瘤则多无反应。

(4) 影像学检查：包括肾上腺超声检查、蝶鞍区断层摄片、CT、MRI 等，可显示病变的部位。

4. 心理社会状况　由于体态的改变和肢体软弱无力等多种症状，常使病人自卑，不愿与外人交往，甚至抑郁，并为以后生活而担忧。加之激素本身的作用可导致情绪不稳定、烦躁、失眠等，严重者有精神变态，或可发生偏执狂。

5. 治疗情况　根据病因不同，目前主要采取手术、放射、药物三种治疗方法。如 Cushing 病首选经蝶窦切除垂体微腺瘤；肾上腺腺瘤，手术切除可根治，若为腺癌，应尽可能早期手术治疗，未能根治或已有转移者用药物治疗；不依赖 ACTH 的双侧肾上腺小结节性或大结节性增生者,可作双侧肾上腺切除术,术后采用激素替代治疗。当 Cushing 综合征的病人用其他治疗疗效不明显时可使用肾上腺皮质激素合成阻滞药,如双氯苯二氯乙烷、美替拉酮、氨鲁米特等。

【护理诊断】

1. 身体意像紊乱　与 Cushing 综合征引起身体外观改变有关。
2. 体液过多　与皮质醇过多引起水钠潴留有关。
3. 有感染的危险　与皮质醇增多导致的机体免疫力下降有关。
4. 活动无耐力　与蛋白质代谢障碍引起的肌肉萎缩有关。
5. 有受伤的危险　与蛋白质代谢异常和钙吸收障碍有关。
6. 无效性性生活形态　与促性腺激素分泌不足有关。
7. 焦虑　与 ACTH 增加引起的情绪不稳定、烦躁有关。
8. 潜在并发症:心力衰竭、脑血管意外、类固醇性糖尿病等。

【护理计划与实施】

护理目标:①病人及家属掌握本病的相关知识。②病人恢复一定的活动耐力。③病人不发生感染和骨折等并发症。

护理措施

1. 一般护理

(1) 休息与活动:提供安全、舒适的环境,室内温度、湿度适宜,保证病人睡眠,避免水肿加重。休息时尽量取平卧位,抬高双下肢,以利于静脉回流。避免剧烈运动,以免碰撞或跌倒发生骨折。

(2) 饮食护理:给予低钠、高钾、高钙、高蛋白、低热量、低糖饮食,避免刺激性食物,禁烟酒。鼓励病人食用含钾高的水果,如柑橘、枇杷、香蕉、南瓜等,病程长者适当摄取含钙和维生素 D 较高的食物,以防骨质疏松。有糖尿病症状时应按糖尿病饮食计算。

2. 病情观察　观察血压、心律、心率变化,以早期发现高血压对心脏的影响;注意有无乏力、恶心、呕吐、腹胀、心律失常等低钾血症的表现及糖尿病表现,以及时配合处理;监测体温变化,以及时发现感染征象;每日测体重并记 24 小时出入量,以了解水肿情况。

3. 对症护理

(1) 感染:由于机体抵抗力下降,易发生感染,常见有咽部扁桃体感染、皮肤疖痈、口腔念珠菌感染等。除做好病人日常生活防护以外,医护人员应严格执行无菌操作,避免交叉感染;应注意体温变化,以及时发现感染。

(2) 外伤:对有骨质疏松和骨痛的病人,应避免剧烈运动,防碰撞、防跌倒,以免发生外伤骨折。

4. 用药护理　肾上腺皮质激素合成阻滞药治疗可引起食欲不振、恶心、呕吐、嗜睡、共济失调等不良反应,应注意观察其疗效和副作用。部分药物可致肝损害,应定期做肝功能检查。

5. 健康教育

(1) 疾病知识指导:告知病人有关疾病过程及治疗方法,指导病人正确使用药物和学会观察药物疗效及不良反应。对需使用皮质激素替代治疗者,告知其有关注意事项。

(2) 饮食指导:给予低钠、高钾、高钙、高蛋白、低热量、低糖饮食,避免刺激性食物,禁烟酒。

(3) 心理疏导:病人因体态、外貌的改变,往往产生悲观情绪,应予以耐心解释和疏导,并鼓励家属给予心理支持。对有明显精神症状者,应多予关心照顾,尽量减少情绪波动。保持心情愉快,指导病人独立完成力所能及的日常生活活动,以增强其生活的自信心。

护理评价:①是否了解疾病的相关知识。②活动耐力是否增强。③病人的症状是否得到改善,有无感染、骨折等并发症的发生。

重点提示:
1. Cushing 综合征的临床特征及并发症表现。
2. Cushing 综合征的主要辅助检查。
3. Cushing 综合征目前常用的治疗方法与选择。
4. Cushing 综合征常见的护理问题及一般护理措施。

第六节　糖尿病病人的护理

某患者,男性,60岁。15年前因多饮、多食、多尿,诊断"糖尿病"。长期接受胰岛素治疗与饮食控制,血糖基本上能控制。近2年夜尿量增多,血糖较高,对胰岛素剂量进行了调整,每日30单位。近一周因工作繁忙,进餐不规则,今上午注射胰岛素后1小时突然感觉全身乏力、心悸、多汗,并出现昏迷,被送来我院急诊。

请分析:糖尿病典型的临床表现?如何解释病人夜尿增多?控制血糖增高的治疗措施?目前该患者发生了什么情况?首先护理问题及应采取什么急救措施?

【概述】

糖尿病是由于胰岛素分泌和(或)作用的缺陷,引起的临床以慢性高血糖为主要特征,同时伴有糖、蛋白质、脂肪等代谢紊乱的内分泌代谢疾病。随着病情的发展还可出现眼、肾、心脏、血管、神经等组织器官的慢性进行性病变、功能减退及衰竭。目前,糖尿病分型采取国际上通用 WHO 糖尿病专家委员会提出的病因学分型标准(1999),即:1 型糖尿病、2 型糖尿病、其他特殊类型糖尿病及妊娠期糖尿病四型。1 型糖尿病多见于儿童和青少年,起病急,"三多一少"症状,即多饮、多尿、多食、体重减轻比较明显,易发生酮症酸中毒,与遗传、自身免疫、环境因素有关;2 型糖尿病,通常多见于成人或老年人,约占糖尿病病人总数的90%,有明显的家族遗传性,对胰岛素抵抗,起病比较缓慢,"三多一少"症状可不明显,应激情况下可出现酮症,往往在体检时或因其他疾病就诊时被发现;其他特殊类型糖尿病较少见;妊娠期糖尿病是指在妊娠期间首次发现的任何程度的糖耐量异常。在我国占孕妇的3‰~6‰。大部分妊娠期糖尿病妇女分娩后血糖恢复正常,而有些妇女在产后5~10年有发生糖尿病的高度危险性。本节将重点介绍1型糖尿病和2型糖尿病。

第七章 内分泌与代谢疾病病人的护理

> **知识链接**
>
> **糖尿病发病情况**
>
> 糖尿病是常见病、多发病,其患病率正呈逐渐增长的流行趋势。据世界卫生组织(WHO)估计,全球目前有超过1.5亿糖尿病患者,到2025年这一数字将增加一倍。经济的发展、生活水平的提高、生活方式的改变、人口老龄化、肥胖等,均促使糖尿病患病率增加,据统计,我国糖尿病发病人数已近4 000万,居世界第二位。

【病因及发病机制】

糖尿病的病因和发病机制较为复杂,至今尚未完全阐明。目前认为与遗传、免疫因素和环境因素等有密切关系。

1. 1型糖尿病 ①遗传因素:遗传对1型糖尿病的发病有一定作用。认为人类白细胞相容性抗原(HLA)复合物是决定1型糖尿病遗传易感性的重要因素。②环境因素:与1型糖尿病发病有关的最主要的环境因素是病毒感染,如腮腺炎病毒、柯萨奇B_4病毒、风疹病毒、肝炎病毒等。此外,化学物质和饮食因素等与1型糖尿病发生也有关。这些环境因素通过破坏、损伤胰岛β细胞,激发诱导自身免疫反应,导致胰岛素绝对缺乏引起糖尿病。③自身免疫:约90%新诊断的病人循环血中有多种胰岛细胞自身抗体。

2. 2型糖尿病 目前一致认为,2型糖尿病有更明显的遗传基础,并与环境因素密切相关,是多基因多环境因素复合病。促发环境因素有肥胖、摄食增多、体力活动不足、生活方式改变、应激等。随着年龄增大其发病率增高。发病机制与胰岛素分泌缺陷和胰岛素抵抗(是指机体对一定量胰岛素的生物学反应低于正常水平的一种现象)导致胰岛素的相对分泌不足有关。

表7-5 1型糖尿病和2型糖尿病的区别

项目	1型糖尿病	2型糖尿病
病因	胰岛素分泌绝对不足	胰岛素分泌相对不足和(或)胰岛素抵抗
年龄	青少年	中老年
体重	消瘦	肥胖
三多一少症状	典型	不典型
急性并发症	糖尿病酮症酸中毒	高渗性非酮症糖尿病昏迷
主要死亡原因	糖尿病肾病	心脑血管疾病
治疗方法	胰岛素	综合治疗

【护理评估】

1. 健康史 询问病人家族中是否有糖尿病病人;是否有与1型糖尿病有关的柯萨奇病毒、风疹病毒、腮腺炎病毒和心肌炎病毒等感染史;是否有喜爱吃过多的甜食、高脂肪食物等不良饮食习惯;肥胖及体力活动减少等因素。

2. 身体状况

(1) 代谢紊乱综合征:通常1型糖尿病起病急,症状明显,2型糖尿病起病慢,症状相对较轻。早期可无症状,随着疾病的发展可出现"三多一少"的典型症状,血糖升高后因渗透性利尿引起多尿,多尿继而又引起口渴多饮;尿中失去大量葡萄糖,又加上体内对葡萄糖利用障碍,故引起饥饿而多食;由于体内葡萄糖不能充分利用,脂肪分解增多,蛋白质代谢负平衡,故出现乏力、消瘦,儿童生长发育受阻。此外还可有皮肤干燥、瘙痒,女性还有外阴瘙痒,部分病人可有四肢酸痛、性欲减退、阳痿不育、月经失调等。

(2) 并发症:

1) 急性并发症:① 糖尿病酮症酸中毒:1型糖尿病有发生酮症酸中毒倾向。2型糖尿病常在应激(重症感染、创伤、手术、麻醉、妊娠、分娩、胰岛素不适当减量或突然中断、饮食不当、精神刺激等)情况下诱发,有时可无明显诱因。临床上常表现为多尿、口渴多饮和乏力等症状加重或首次出现。若未及时处理,病情继续恶化,出现食欲减退、恶心、呕吐,常伴头痛、烦躁、嗜睡、呼吸深快,呼气中有烂苹果味;病情进一步发展,出现严重的失水,尿量减少,皮肤干燥,眼球下陷、脉细速、血压下降,各种反射迟钝甚至消失,以至昏迷休克。尿酮阳性,血酮升高,多在4.8 mmol/L以上;二氧化碳结合力降低;血糖增加多在16.7~33.3 mmol/L。② 高渗性非酮症糖尿病昏迷:多见于老年人。常在感染、急性胃肠炎、胰腺炎、脑血管意外、严重肾疾病、不合理限水、误输大量葡萄糖或饮大量含糖饮料等情况下诱发或促进本症。一般表现为多尿、多饮、乏力等糖尿病症状的出现或加重,多食不明显或反而食欲减退。严重者,失水逐渐加重,出现不同程度的意识障碍。血糖大于33.3 mmol/L以上;血钠可高达155 mmol/L,血浆渗透压在350 mmol/L以上;尿糖阳性,尿酮阴性或弱阳性;二氧化碳结合力正常或稍高。③ 感染:患者可因并发皮肤、外阴、泌尿系统感染或肺结核就诊时检查发现糖尿病。病人常反复发生疖、痈等皮肤化脓性感染,有时可引起败血症或脓毒血症;皮肤真菌感染(足癣、甲癣、体癣)也很常见;易合并肺结核、牙周炎、尿路感染、真菌性阴道炎等。

表7-6 糖尿病酮症酸中毒和高渗性非酮症糖尿病昏迷的区别

项目	糖尿病酮症酸中毒	高渗性非酮症糖尿病昏迷
血糖	16.7~33.3 mmol/L	>33.3 mmol/L
酮体	强阳性	阴性
pH	低	正常或稍低
血浆渗透压	正常或稍高	显著升高
呼吸	呼吸深大,有烂苹果味	无特殊

2) 慢性并发症:糖尿病慢性并发症可遍及全身各主要器官,是糖尿病致残、致死的主要原因。① 大血管病变:2型糖尿病病人常同时存在肥胖、高血压、脂质代谢异常等心血管危险因素,共同促进了动脉粥样硬化的发生。大、中动脉硬化主要累及主动脉、冠状动脉、大脑动脉、肾动脉和肢体外周动脉等,引起冠心病、急性脑血管疾病、肾动脉硬化、肢体动脉硬化等。肢体外周动脉粥样硬化常以下肢动脉供血不足为主,表现为下肢疼痛、感觉异常和间歇性跛行,严重时可致肢体坏疽。心脑血管病变是2型糖尿病患者的主要死亡原因。糖尿病合并冠心病有以下临床特点:发生早(30~40岁)、进展快、症状不典型(常出现无痛性心绞痛和心肌梗死)、预后不良。② 微血管病变:微循环障碍、微血管瘤形成和微血管基底膜增厚是糖尿病

微血管病变的典型改变。微血管病变主要表现在视网膜、肾、神经、心肌组织,其中以糖尿病肾病和视网膜病最为重要。糖尿病肾病,又称毛细血管间肾小球硬化症,常见于糖尿病病史超过10年者,是1型糖尿病患者死亡的主要原因。糖尿病视网膜病变亦多发生于糖尿病病史超过10年者,是糖尿病病人失明的主要原因。此外,糖尿病还可引起眼的其他病变:白内障、屈光改变、虹膜睫状体炎、青光眼等。③糖尿病神经病变:以周围神经受累最多见。通常呈手套或袜套状对称分布,下肢较上肢重,进展较缓慢,常表现为肢体感觉异常(麻木、针刺、灼痛),有时伴有感觉过敏;随后出现肢痛,呈隐痛、刺痛或烧灼样痛,夜间和寒冷季节加重。另外,自主神经病变也常见,并可较早出现,表现有瞳孔改变(缩小且不规则、光发射消失等)、排汗异常(无汗、少汗或多汗)、胃肠道功能失调(腹泻或便秘)、心血管自主神经功能异常(持续心动过缓或心动过速、直立性低血压)、泌尿生殖系统功能失调(尿失禁或尿潴留、阳痿)等。④糖尿病足:由于下肢远端神经异常和不同程度的周围血管病变导致踝关节或踝关节以下部分的感染、溃疡和(或)深层组织破坏(图7-6)。糖尿病足是糖尿病患者截肢和致残的主要原因,不但导致糖尿病患者的生活质量下降,而且造成巨大的经济和社会负担。

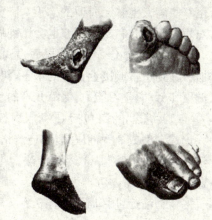

图7-6 糖尿病足

3. 辅助检查

(1) 尿糖:对降糖药剂量的调整及疗效的判断起到参考价值。尿糖阳性只是诊断糖尿病的重要线索,尿糖阴性不能排除糖尿病(并发肾脏病变时,肾糖阈升高,即使血糖升高,但尿糖仍可呈阴性。妊娠期肾糖阈降低时,虽然血糖正常,尿糖也可阳性)。

(2) 血糖:血糖升高是诊断糖尿病的主要依据,一般检查空腹血糖和(或)餐后2小时血糖。①空腹血糖正常范围为3.9~6.1 mmol/L,≥7.0 mmol/L可确诊糖尿病。②餐后2小时血糖≥11.1 mmol/L可确诊糖尿病。

(3) 葡萄糖耐量试验(OGTT):对血糖超过正常范围,但未达到糖尿病诊断标准的可疑者进行OGTT。

> **知识链接**
>
> **OGTT**
>
> WHO推荐成人口服无水葡萄糖为75 g,儿童为1.75 g/kg,总量不超过75 g。应在清晨进行,禁食至少10小时。试验前3天每天进食碳水化合物量不可少于150 g。试验当天清晨空腹取血后将葡萄糖溶于250~300 ml水中,于3~5分钟内服下,服后30、60、120和180分钟取静脉血测葡萄糖。OGTT中2小时血浆葡萄糖(2 hPG)≥11.1 mmol/L可诊断为糖尿病。

(4) 糖化血红蛋白测定:糖化血红蛋白含量与血糖浓度呈正相关,可反映近8~12周的血糖水平,用于监测病情,正常值为4%～6%。目前通常测定糖化血红蛋白的亚型HbA1c。

（5）血浆胰岛素和C-肽测定：了解胰腺β细胞功能。

（6）自身抗体测定：有助于区分糖尿病类型。1型糖尿病可出现多种自身抗体。

（7）其他：可伴有血甘油三酯、胆固醇升高,高密度脂蛋白常降低。

4. 心理社会状况　糖尿病为慢性病,随着病程发展可累及多器官、多系统,使其功能出现障碍,易使其产生焦虑、抑郁等情绪；本病需终身治疗,有些病人会因此对疾病缺乏信心；也有些病人抱着无所谓的态度,不予重视、不配合治疗。家人及朋友、同事等社会环境因素对病人的关心和支持不够也会增加病人心理负担。

5. 治疗情况　治疗糖尿病强调早期、长期、综合治疗及措施的个体化原则。其目的是使血糖降到正常或接近正常的水平,纠正代谢紊乱,消除症状,防止或延缓并发症,维持良好的健康和劳动、学习能力,保障儿童的生长发育,延长寿命,降低病死率。

（1）综合治疗：包括①糖尿病教育和心理治疗。②饮食治疗,是重要的基础治疗措施,无论是1型或2型糖尿病,都应严格、长期地执行,要控制总热量、合理配餐,给予高纤维素、清淡饮食,戒烟酒。③运动疗法。④药物治疗,分口服降糖药物和胰岛素治疗。⑤糖尿病监测。

药物治疗：用口服降糖药（表7-7）和胰岛素治疗。

表7-7　口服降糖药物的分类、作用机制、适应证及常用药物

分类	作用机制	适应证及常用药物
磺脲类	刺激胰岛素的分泌,其降血糖作用有赖于尚存的有功能的胰岛β细胞组织,亦可增强靶组织细胞对胰岛素的敏感性	主要用于2型糖尿病病人用饮食治疗和运动治疗不能使病情获得良好控制者。常用药物有甲苯磺丁脲,格列本脲、格列吡嗪、格列齐特、格列波脲、格列喹酮
双胍类	增加外周组织对葡萄糖的摄取并抑制糖原异生	是肥胖和超重2型糖尿病病人的第一线药物。常用药物有二甲双胍（甲福明）
α-葡萄糖苷酶抑制剂	抑制小肠黏膜上皮细胞表面的α-葡萄糖苷酶（如麦芽酶、淀粉酶、蔗糖酶）而延缓碳水化合物的吸收,降低餐后高血糖	可作为2型糖尿病的第一线药物。常用阿卡波糖（拜糖平）、优格列波糖（倍欣）
噻唑烷二酮	也称格列酮类,增强靶组织对胰岛素的敏感性,减轻胰岛素抵抗,称为胰岛素增敏剂	应用于其他降糖药物疗效不佳的2型糖尿病,特别是有胰岛素抵抗者,可单独或与磺脲类或胰岛素联合使用。常用药物有罗格列酮（RSG）、帕格列酮（PIO）。新出现的列奈类药物也能够促进胰岛素分泌,如瑞格列奈、那格列奈等

胰岛素主要用于1型糖尿病、糖尿病有急性或严重慢性并发症、严重并发症、妊娠和分娩时,以及2型糖尿病经饮食和口服降糖药物治疗未获得良好控制者。无论哪一种类型糖尿病,胰岛素治疗应在一般治疗和饮食治疗的基础上进行,并按病人反应情况和治疗需要做适当调整。对2型糖尿病病人,可选用中效胰岛素,每日早餐前1小时皮下注射,开始剂量为4～8U。根据尿糖和血糖测定结果,每隔数日调整胰岛素剂量或视病情加用胰岛素。1型糖

尿病一般选用短效胰岛素,每日3~4次,早餐、晚餐、午餐前剂量分别为最大、次之、较小,如需睡前加用,剂量最小;也可采取不同类型的胰岛素一日多次进行强化治疗。胰岛素剂量的调整必须建立在先调整饮食和体力活动待血糖稳定的基础上,剂量加减以餐前尿糖测定的结果来决定。通常用尿糖试纸法检测,每个"+"号可增加2 U胰岛素,一日剂量加减不超过8 U。

(2) 糖尿病酮症酸中毒的治疗:①立即补液:这是糖尿病酮症酸中毒的治疗首要措施。一般开始2小时输入1 000~2 000 ml,第1个24小时输入总量为4 000~6 000 ml或更多。②小剂量持续胰岛素治疗:是糖尿病酮症酸中毒的治疗关键措施。以每小时每千克体重0.1 U加生理盐水中静脉滴注,尿酮体消失后,根据病情调整胰岛素剂量或改为胰岛素皮下注射。③补钾和纠正酸中毒:糖尿病酮症酸中毒体内都有不同程度的缺钾,对有尿的患者,治疗开始即应补钾。④处理诱发因素和并发症:积极抗感染、纠正脱水、休克、心衰等。

(3) 高渗性非酮症糖尿病昏迷的治疗:与酮症酸中毒的治疗相似。多主张先用等渗溶液,并同时应用小剂量胰岛素治疗。如治疗前已有休克,宜先输生理盐水和胶体溶液尽快纠正休克。

【护理诊断】

1. 营养失调:低于机体需要量或高于机体需要量　与糖尿病病人胰岛素分泌和(或)作用缺陷引起的糖、脂肪、蛋白质代谢紊乱有关。
2. 有感染的危险　与微循环障碍、营养不良有关。
3. 有液体不足的危险　与血糖升高、尿渗透压增高有关。
4. 自理缺陷　与视力障碍有关。
5. 知识缺乏　缺乏糖尿病教育和自我护理知识。
6. 焦虑　与病程长、血糖控制不稳定及长期治疗带来的经济负担有关。
7. 潜在并发症:酮症酸中毒、高渗性昏迷、低血糖反应、糖尿病足等。

【护理计划与实施】

护理目标:①体重恢复正常水平并保持稳定,血糖正常或达到理想水平。②能积极采取措施防护感染,病程中不发生严重感染。③未发生糖尿病急性并发症或发生时能及时发现和救治。④能采取有效措施预防糖尿病足的发生,未发生糖尿病足或发生糖尿病足能得到有效的处理。

护理措施:

1. 一般护理

(1) 饮食护理:饮食控制是重要的基础治疗措施,应严格并长期执行。糖尿病饮食治疗有利于控制高血糖、防止低血糖的发生,还可以减少降糖药物的用量。饮食疗法的原则为在规定的热量范围内,达到营养平衡的饮食。

1) 计算理想体重:按病人的年龄、性别和身高查表,或用简易公式算出理想体重。

$$体重(kg) = 身高(cm) - 105 (女性)$$
$$体重(kg) = 身高(cm) - 100 (男性)$$

2) 制定每日所需总热量:根据理想体重和劳动强度计算每日所需的总热量(表7-8)。儿童、孕妇、乳母、营养不良及慢性消耗性疾病者应酌情增加,肥胖者酌减。

表7-8 不同劳动强度每日所需的总热量

劳动强度	总热量
休息	105~125 kJ/kg(25~30 kcal)
轻体力劳动	125~146 kJ/kg(30~35 kcal)
中度体力劳动	146~167 kJ/kg(35~40 kcal)
重体力劳动	>167 kJ/kg(40 kcal)

3) 三大营养素的分配(表7-9):饮食中蛋白质含量成人每日每千克理想体重按0.8~1.2 g计算,儿童、孕妇、乳母、营养不良者及慢性消耗性疾病者可增至每日每千克体重1.5~2.0 g;脂肪每日每千克理想体重0.6~1.0 g;其余为碳水化合物。

表7-9 三大营养素的分配

营养成分	占总热量的比例(%)
碳水化合物	50%~60%
脂肪	25%~30%
蛋白质	12%~15%

4) 每餐热量合理分配(表7-10):每餐要有碳水化合物、脂肪和蛋白质,搭配要均匀,且要定时定量,治疗过程中要根据病人的病情和药物治疗情况适当调整。

表7-10 每餐热量合理分配方法

早餐	中餐	晚餐	加餐
1/5	2/5	2/5	
1/3	1/3	1/3	
1/7	2/7	2/7	2/7

5) 饮食注意事项:制定糖尿病食谱,控制餐外饮食,要保持规律、定量进餐。①应增加膳食纤维含量,每日饮食中膳食纤维含量不宜少于40g。因为膳食纤维可延缓食物吸收,降低餐后血糖高峰。提倡食用粗谷类、绿叶蔬菜、豆类、含糖成分低的水果等。②在每日总热量不变的基础上,若增加一种食物,应减去同等热量的另一种食物。③严格限制摄入各种食糖、点心、冷饮等各种甜食。④若因饮食控制造成饥饿明显时,可增加热量低的蔬菜,如小白菜、菠菜、卷心菜、芹菜、丝瓜等。⑤其他:限制饮酒,每天食盐低于10 g,少吃动物内脏、蟹黄、虾子、鱼子等高胆固醇的食物,每周需测量体重,如体重改变超过2 kg,要告知医生。

知 识 链 接

糖尿病饮食计算法举例

某男生,14岁,糖尿病史3年余,身高168 cm,体重45 kg。

(1) 标准体重：168－100＝68 kg

(2) 每日所需热量（按中等体力活动计算，146～167 kJ/kg 体重，取 150 kJ/kg 计）150 kJ×68＝10 200 kJ

(3) 每日所需

1) 碳水化合物（50%～60%，按 60% 计，每克糖产热 16.7 kJ）

碳水化合物占热量：10 200×0.6＝6 120 kJ

碳水化合物量：6 120÷16.7＝366.5 g

2) 蛋白质（0.8～1.2 g/kg，儿童 1.5～2.0/kg，按 1.5 g/kg 计）

蛋白质量：1.5×68＝102 g

蛋白质占热量：（每克蛋白质产热 16.7 kJ）16.7 kJ×102＝1 703.4 kJ

3) 脂肪（每克脂肪产热 37.7 kJ）

脂肪占热量：10 200－6 120－1 703＝2 377 kJ

脂肪量：2 377÷37.7＝63.1 g

(4) 三餐分配（1/5、2/5、2/5）

	碳水化合物(g)	蛋白质(g)	脂肪(g)
早餐：	73	20	13
中餐：	146	40	26
晚餐：	146	40	26

(2) 合理运动：合理运动可减轻体重，提高胰岛素的敏感性，有利于控制血糖，同时消耗热量和脂肪，纠正脂代谢紊乱。应根据年龄、性别、体力、病情及有无并发症，指导病人有规律地适当运动。但应掌握好适宜的运动方式、运动强度和运动时间。①方式：最好采取有氧运动，如散步、慢跑、打太极拳、做广播操等。②时间：每次 20～30 分钟，每日 1～3 次，每周不少于 3 次。③运动量：活动时的脉率应达到个体 60% 的最大耗氧量，简易计算法为脉率＝170－年龄（岁）。④注意事项：运动量要根据病人具体情况来制定，循序渐进，持之以恒；必须和饮食控制、药物治疗相结合；随身携带糖果，当出现饥饿感、心慌、出冷汗、头晕等低血糖反应时，能及时处理；随身携带糖尿病卡，卡上写有本人的姓名、年龄、家庭住址、电话号码和病情以备急需。

2. 病情观察　观察糖尿病症状是否减轻，血糖、尿糖、血压、血脂、糖化血红蛋白及其他检查项目的结果是否控制在理想状态，及有无并发症的表现。对重症病人，当出现食欲减退、恶心、呕吐、嗜睡、烦躁、呼吸深快有烂苹果味，甚至于出现严重失水、尿量减少、血压下降、昏迷时，应考虑酮症酸中毒；若失水等因素使病人出现嗜睡、定向障碍、偏盲甚至昏迷，应考虑高渗性昏迷；糖尿病在治疗过程中如出现饥饿感、心慌、出冷汗、头晕、面色苍白、四肢无力提示发生低血糖；若足部皮肤颜色、温度、感觉变化，出现红肿、皮损、溃疡等，应考虑糖尿病足。

3. 对症护理

(1) 足部护理：选择柔软的宽头鞋，袜子宜透气、宽松，不要赤脚走路，有感觉异常时防止热水袋烫伤足部；经常按摩足部，可促进足部血液循环，按摩由足端往上，避免直接按摩静脉曲张处；每日适度运动，避免长时间站立，冬天注意足部保暖；每日用温水浴足、保持趾间干燥；修剪趾甲略呈弧形，不可过短，每日观察皮肤颜色、温度，有破溃、感染及时处理。

(2)预防感染:糖尿病病人抵抗力弱,易发生各种感染,一旦发生感染不易控制,因此应讲究个人卫生,尤其应注意口腔、会阴和皮肤的清洁,做到勤洗澡、勤换衣,选择穿着质地柔软、透气性好的棉质或丝质内衣;注射胰岛素时,应严格消毒;出现皮肤瘙痒时,勿用力搔抓。当皮肤发生感染征象时,及时告知医生,伤口处要做细菌培养及药敏实验,选择敏感的抗生素,并协助处理。

4. 用药护理

(1)口服降糖药:应了解口服降糖药的类型及各类降糖药的作用、剂量、用法、不良反应、注意事项,正确指导病人服用,评价药物疗效,尤其告知病人药物的不良反应表现。磺脲类药物:餐前半小时服,主要不良反应是低血糖反应、胃肠道反应、皮肤瘙痒、肝功能损害、白细胞减少等。双胍类:如二甲双胍,主要不良反应是胃肠道反应,最严重的是乳酸酸中毒;采用餐中和餐后服用能减轻不良反应。α-葡萄糖苷酶抑制剂:如阿卡波糖,应与餐同服,主要不良反应为胃肠道症状及反应性低血糖。噻唑烷二酮:如罗格列酮,主要不良反应是水肿,有心力衰竭倾向和肝病者不用或慎用。

(2)胰岛素

1)制剂类型、给药途径、作用时间与注射时间:见表7-11。

表7-11 胰岛素制剂特点

作用类别	制剂类型	注射途径	作用时间(h)			注射时间
			开始	高峰	持续	
短效	普通胰岛素(RI)	静脉	立即	0.5	2	餐前1/2小时,每日3~4次
		皮下	0.5~1	2~4	6~8	
	半慢胰岛素锌悬液	皮下	1~2	4~6	10~16	餐前1/2小时,每日2~3次
中效	胰岛素锌悬液	皮下	1~3	6~12	18~26	早餐(晚餐)前1小时,每日1~2次
	低精蛋白锌胰岛素	皮下	1~3	6~12	18~26	
长效	精蛋白锌胰岛素	皮下	3~8	14~20	28~36	早餐或晚餐前1小时,每日1次
	特慢胰岛素锌悬液	皮下	3~8	14~24	28~36	

2)适应证:1型糖尿病,2型糖尿病伴急慢性并发症、或经饮食、运动、口服降糖药后血糖未满意控制者。

3)给药方法及注意事项:胰岛素注射方法有皮下注射和静脉注射。普通胰岛素于饭前半小时皮下注射;中效和长效胰岛素常在早餐前1小时皮下注射;在紧急情况下,只有普通胰岛素可静脉注射。皮下注射通常采用双上臂外侧、腹部两侧、臀部及大腿前外侧,应经常更换注射部位,最好两周内不在同一部位注射,以防注射部位皮下组织吸收能力下降,甚至硬结形成;注射皮肤消毒只可用70%乙醇,不用含碘消毒剂;在长、短效胰岛素混合使用时,必须先抽短效胰岛素,再抽长效胰岛素,然后混匀,以免将长效胰岛素混入短效内,影响其速效性;胰岛素在低于25℃环境下可保存一个月,其效价不受影响,在2~8℃,可保存2~3年,已开封者可保存在室内阴凉处。

4) 副作用及护理:主要为低血糖反应,由于胰岛素用量过大和(或)饮食安排不合理有关。轻者表现为饥饿感、心慌、头晕、乏力、出冷汗,严重者出现意识障碍,甚至昏迷。一旦发生低血糖反应,根据病情可进食糖果、含糖饮料、饼干等,重者静脉注射50%葡萄糖。另外还可能出现胰岛素过敏及注射部位皮下脂肪萎缩或增生,前者表现为注射部位瘙痒,出现荨麻疹样皮疹,严重过敏表现少见,对发生过敏者,应立即更换胰岛素制剂种类,使用抗过敏治疗,如抗组胺药、糖皮质激素及脱敏疗法等,严重者需停止或暂时中断胰岛素治疗,对于后者停止该部位的注射后可缓慢自然恢复。

5. 糖尿病酮症酸中毒、高渗性昏迷的护理

(1) 绝对卧床休息,注意保暖,寻找和去除可能存在的诱因。

(2) 迅速建立两条静脉通路,准确执行医嘱,确保液体和胰岛素的输入。一般先用生理盐水,用较大的针头开通一条较粗直的静脉通道,以便快速补液,另一条为胰岛素滴注备用。

(3) 密切观察病人的神志及生命体征,记24小时出入量等,监测血、尿糖,血、尿酮体,水电解质及酸碱平衡情况。

(4) 对昏迷者,按昏迷病人护理。

6. 健康教育

(1) 疾病知识指导:因对糖尿病知识的缺乏,很多病人就诊时已发生多种并发症,严重威胁人们的健康,影响生活质量。可采用集体讲座、社区板报宣传、发放有关资料等方法,向糖尿病人、高危人群,乃至全社会进行糖尿病健康教育,使糖尿病病人及家属掌握糖尿病的临床表现、并发症及防治原则,以便以积极的态度更好地配合治疗和护理。

(2) 自我检测:包括指导病人掌握血糖、血压、体重指数的监测方法;了解糖尿病的控制情况(表7-12)。

表7-12 糖尿病控制目标

检查项目		理想	尚可	差
血浆葡萄糖(mmol/L)	空腹	4.4~6.1	≤7.0	>7.0
	非空腹	4.4~8.0	≤10.0	>10.0
糖化血红蛋白A_1(%)		<6.2	6.2~8.0	>8.0
血压(mmHg)		<130/80	>130/80~<160/90	>160/95
体质量(体重)指数(BMI)(kg/m²)		男<25 女<24	男<27 女<26	男≥27 女≥26
总胆固醇(mmol/L)		<4.5	≥4.5	≥6.0
HDLc(mmol/L)		>1.1	1.1~0.9	<0.9
甘油三酯(mmol/L)		<1.5	<2.2	≥2.2
LDLc 计算(mmol/L)		<2.5	2.5~4.4	>4.0

(3) 自我护理:指导病人掌握正确用药并学会观察药物疗效和不良反应;说明饮食治疗和运动治疗的重要性,学会方法,运动时随身携带甜食和病情卡;注意个人卫生,保持皮肤清洁,注意足部皮肤的颜色及温度变化及有无破损与感染,防护糖尿病足;定期复查糖化血红蛋白等各项与糖尿病控制有关的生化指标,并且对眼底、肾功能、心血管进行检查,以便早期

发现并发症。

(4) 心理疏导：向病人和家属说明不同心理状态对糖尿病的影响，告诉糖尿病虽为终身性疾病，但早期和积极的治疗可使病情控制良好，减少或延迟并发症的发生和发展，提高生活质量，以树立起与糖尿病长期作斗争和战胜疾病的信心。

护理评价：①体重是否恢复或接近正常范围，病人临床症状是否得到控制，血糖是否得到较好控制。②能否积极采取措施防护各种感染。③是否发生糖尿病急性并发症或发生时能否及时发现和救治。④有无糖尿病足的发生，发生糖尿病足能否得到有效的处理。

知识链接

糖尿病日常饮食注意事项

(1) 宜加食富含膳食纤维的食物，因为膳食纤维具有减低血糖作用。

(2) 蛋白质最好源于大豆及其豆制品，因其不含胆固醇，具有降脂作用。

(3) 在控制热量期间感饥饿，宜食用含糖少的蔬菜，用水煮后加一些佐料拌着吃。

(4) 禁用食物有白糖、红糖、葡萄糖及糖制甜食。另外，含碳水化合物较多的土豆、山药、芋艿、藕、蒜苗、胡萝卜等少用或食用后减少相应的主食量。

(5) 宜用植物油如菜油代替部分动物油，但花生、芝麻中含脂肪多，也尽量不吃或少吃。

(6) 蛋黄和动物内脏含胆固醇相当高，应尽量少用或不用。

(7) 水果在空腹血糖<7.8 mmol/L 或餐后 2 小时血糖<10 mmol/L 时，可在两餐间或临睡前食用，但要减少相应主食。

(8) 不宜饮酒。

重点提示：

1. 糖尿病分型、糖尿病主要病因及临床表现特点。
2. 糖尿病急、慢性并发症。
3. 确诊糖尿病依据、治疗原则。
4. 糖尿病常见护理问题与相关因素。
5. 糖尿病的饮食护理、足部护理。
6. 糖尿病健康指导要点。

第七节 痛风病人的护理

李先生,40岁,农民,左足趾反复肿痛6年。6年前在一次饮酒后,突然发生左足大踇趾肿痛,难以入睡,局部灼热红肿。服用消炎镇痛药,一周后缓解,以后每遇饮酒或感冒后即易发作,每遇发作,自服泼尼松等药。近一年来服用上药效果不佳。疼痛固定于左拇趾。于2周前又因酒后卧睡受凉而引起发作,局部红肿热痛,功能受限。查体:跛行,左拇趾红、肿、压痛、功能受限。化验:血沉:80 mm/h;血尿酸:720 μmol/L;X线:左足跖骨骨头处出现溶骨性缺损。

请分析:该病例有何特点,疼痛的诱因与发生机制,如何控制病情,健康教育的内容。

【概述】

痛风是嘌呤代谢障碍引起的一组异质性、代谢性疾病。临床表现有高尿酸血症、急慢性关节炎、痛风石、关节畸形、慢性间质性肾炎和尿酸性尿路结石。分原发性与继发性两大类,以前者居多,为先天性嘌呤代谢异常。发病率受地区、民族、饮食习惯影响差异较大。痛风为终身性疾病,多发于中老年男性、绝经后妇女,只要无肾功能损害及关节畸形,经有效治疗可以维持正常的生活和工作,只有急性关节炎和关节畸形者会严重影响生活,有肾损害者预后不良。

【病因及发病机制】

病因及发病机制不明。一般认为原发性痛风与遗传、肥胖、原发性高血压、血脂异常、糖尿病、胰岛素抵抗有密切关系。继发性痛风可由肾脏疾病、骨髓增生性疾病、抑制尿酸排泄的药物等引起。急性发作常因酗酒、过度疲劳、关节受伤、关节疲劳、手术、感染、寒冷、摄入高蛋白及高嘌呤食物等诱发。

痛风的生化指标是高尿酸血症。当血尿酸浓度过高和(或)在酸性环境下,尿酸能析出结晶,沉积在骨、关节、肾及皮下等组织,可引起痛风的急性发作。

知 识 链 接

高尿酸血症

尿酸来源:人体尿酸主要为内源性。①细胞分解产生核酸和其他嘌呤类化合物;②食物中的嘌呤,均经酶分解产生尿酸。

高尿酸因素:①尿酸生成过多:嘌呤核苷酸代谢酶缺陷和(或)功能异常,使嘌呤合成增加致尿酸水平升高;②肾排尿酸减少(重要因素):肾小球对尿酸滤过减少、肾小管对尿酸分泌下降、重吸收增加及尿酸结晶沉积。

【护理评估】

1. 健康史　询问病人有无痛风家族史;发病前有无原发性高血压、血脂异常、糖尿病、肾脏疾病、骨髓增生性疾病及长期使用抑制尿酸排泄的药物;有无酗酒、过度疲劳、关节受伤、感染、寒冷、摄入高蛋白及高嘌呤食物等诱因。

知识链接

抑制尿酸排泄的药物

抑制尿酸排泄的药物有呋塞米和氢氯噻嗪等利尿剂,美托洛尔等β受体阻滞剂,硝苯地平、氨氯地平等钙离子拮抗剂,阿司匹林、抗结核药、环孢素等免疫抑制剂,喹诺酮类及青霉素等抗菌药,烟酸等降脂药。

2. 身体状况

(1) 无症状期:仅有波动性或持续的高尿酸血症,但无症状,可持续数年至数十年,甚至终身无症状。

(2) 急性关节炎期:关节疼痛为痛风的首发症状。其特点:多在午夜和清晨突发,为单个或偶发双侧、多个关节受累,以𧿹趾及第一跖趾关节最常见,其次是足底、足跟、踝、膝、腕、指和肘,伴红肿热及功能障碍,由于疼痛剧烈常使病人从睡梦中惊醒。初次发作常在1~2天或数周自然缓解,此时受累关节局部皮肤出现脱屑和瘙痒。除关节症状外,常伴有发热等全身症状。

(3) 痛风石及慢性关节炎期:痛风石是痛风的特征性表现,由尿酸盐沉积所致。痛风石可存在于任何关节(关节远端)、肌腱和关节周围组织,导致组织破坏、纤维化和变性。痛风石以耳郭、跖趾、指间和掌指关节及附近组织常见,呈黄白色大小不一的隆起,严重时痛风石处的皮肤发亮、菲薄,甚至破溃排出白色尿酸盐结晶,破溃处不易愈合。

(4) 肾病变:当尿酸盐沉积肾间质可引起痛风性肾病,表现为蛋白尿、血尿、肾浓缩功能不全,后期可肾衰。另有少数人有尿酸性尿路结石,较大结石者出现肾绞痛、血尿、尿路梗阻、尿路感染等。

3. 辅助检查　血、尿尿酸均增高;关节滑液及痛风石检查可见尿酸盐结晶;X线关节片可见骨、关节破坏性改变,特征为虫蚀样圆形或弧形骨质透亮缺损。

4. 心理社会状况　痛风病人由于剧烈疼痛影响进食和睡眠,疾病反复发作导致关节畸形和肾功能损害,造成严重的思想负担,常出现情绪低落、忧虑与孤独。

5. 治疗情况　目前尚无有效办法根治痛风。主要通过控制高尿酸血症,迅速终止急性关节炎及防治尿酸结石形成和肾功能损害以缓解病情。

(1) 控制高尿酸血症:对高尿酸血症而无痛风症状者,在积极寻找和去除相关因素的基础上,常用苯溴马隆及丙磺舒增加尿酸排泄;别嘌呤醇减少尿酸生成;碱性药物抑制尿酸在尿中形成结晶。

(2) 终止急性痛风性关节炎:秋水仙碱是迅速终止痛风急性发作的特效药物,应及早使用。也可以使用非甾体抗炎药消炎镇痛。必要时可应用糖皮质激素缓解炎症。

【护理诊断】
1. 疼痛:关节痛　与尿酸结晶沉积关节引起炎症反应有关。
2. 躯体移动障碍　与关节炎、关节畸形有关。
3. 知识缺乏　缺乏与痛风有关的饮食知识。

【护理计划与实施】
护理目标:①病人关节痛疼痛减轻。②病人了解饮食、运动用药等与疾病的关系。
护理措施:
1. 饮食护理　给予清淡易消化饮食;每日饮水量在2 000 ml以上;多食碱性食物,如牛奶、鸡蛋、马铃薯、芥菜、花菜、海带、白菜、萝卜、番茄、黄瓜、茄子、洋葱、竹笋、柑、橘、桃、杏、梨、香蕉、苹果等;热量不易过高,碳水化合物不应超过总热量的50%~60%;避免进食高嘌呤食物,包括动物内脏、鱼虾类、蛤蟹、肉类、菠菜、蘑菇、黄豆、扁豆、豌豆、浓茶等;忌辛辣及刺激性食物,严禁饮酒。
2. 病情观察　观察关节疼痛的部位、性质、程度、持续与间隔时间等;受累关节红肿热痛及功能障碍情况;痛风石症状与体征;全身症状及血、尿中尿酸的变化等。
3. 对症护理

(1) 关节疼痛护理:暂时制动可减轻疼痛。因此,急性关节炎期病人应绝对卧床休息,抬高患肢,避免受累关节负重,必要时可以安放支架支托盖被,减轻患肢受压,待关节疼痛缓解72小时后可恢复活动。手、腕、肘关节受累可以用夹板固定以减轻疼痛,还可以施行冷敷或用25%硫酸镁湿敷以消除关节肿痛。

(2) 痛风石护理:对痛风石严重的病人,为防止局部皮肤破溃,要注意局部清洁,避免发生感染。

4. 用药护理　遵医嘱正确用药、注意药物疗效,及时观察及处理不良反应。秋水仙碱口服常有胃肠道反应,若反应严重可采取静脉用药。静脉用药可产生骨髓抑制、肝肾损害、脱发、癫痫样发作、DIC,甚至死亡,故注射速度宜慢;要严密观察,一旦出现不良反应及时停药;而且药液不能溢出血管外,防止局部组织坏死。对治疗无效者不可重复用药。使用丙磺舒和苯溴马隆可有皮疹、发热、胃肠道反应,多饮水并口服碳酸氢钠可减轻副作用。别嘌呤醇除可有皮疹、发热、胃肠道反应外,还可出现肝肾损害、骨髓抑制等,宜减半量应用。使用糖皮质激素应密切观察"反跳"现象,若同时口服秋水仙碱可防止症状"反跳"。

5. 健康教育

(1) 疾病知识指导:介绍本病是嘌呤代谢障碍所致,临床主要表现为高尿酸血症、急慢性关节炎、痛风石、关节畸形、慢性间质性肾炎和尿酸性尿路结石。发病与遗传、肥胖、原发性高血压、血脂异常、糖尿病、胰岛素抵抗、肾脏疾病、骨髓增生性疾病及使用抑制尿酸排泄的药物等有关。酗酒、过度疲劳、关节受伤、关节疲劳、手术、感染、寒冷、摄入高蛋白及高嘌呤食物等常诱发其急性发作。

(2) 心理疏导:告知痛风虽为是终身性疾病,只要经积极有效治疗,病人可保持正常生活和工作,缓解期可达数月、数年乃至终身。

(3) 自我护理

1) 保护关节:指导病人保护关节的方法,包括:①经常改变姿势,穿宽松柔软的鞋袜,保持受累关节舒适,若局部有红肿,应尽可能避免其活动。②按照能用肩部负重时不用手提、能用手臂负重时不用手指的活动原则,交替完成轻重不同的工作,不能长时间进行重体力活动。③在急性关节炎发作时绝对卧床休息、抬高患肢、避免负重;手、腕、肘关节受累可用夹板固定减轻疼痛,还可冷敷或用25%硫酸镁湿敷以消除关节肿痛。

2) 合理饮食:热量不易过高,多食碱性食物如牛奶、奶酪、鸡鸭蛋、卷心菜、胡萝卜、刀豆、西红柿、西葫芦、花生、杏仁、核桃及弃汤的瘦肉类食品,避免动物内脏、鱼虾类、蛤蟹、肉类、菠菜、蘑菇、黄豆、扁豆、豌豆、浓茶等高嘌呤食物的食入;严禁饮酒;多饮水,保证每日饮水量在2 000 ml以上。

3) 定期复查:遵医嘱定期复查尿酸,进行门诊随访。平时经常触摸耳郭及手足关节处,检查是否产生痛风石。

护理评价:①病人关节疼痛是否减轻或消失。②是否了解疾病知识及相关发病诱因。

重点提示:
1. 痛风的病因和诱因。
2. 急性痛风性关节炎的症状特点、痛风的特征性表现、痛风石常见部位。
3. 抑制尿酸排泄的药物、迅速终止急性痛风性关节炎的特效药物、秋水仙碱的用药护理。
4. 痛风病人关节X线检查的特点。
5. 痛风病人饮食护理、关节疼痛的护理措施。

(张志萍)

简答题:
1. 某患者,女性,57岁。3年来出现疲乏无力、口渴多饮、排尿量增多,食欲增加且体重下降约14 kg,并有便秘、四肢麻木等症状。实验室检查:空腹和餐后血糖均明显高于正常值。

根据所学的知识说出该患者得的是什么病?该患者为何出现上述的临床表现?说出引起此疾病的激素的主要生理作用。

2. 某患者,女性,35岁。家住北方农村,颈部肿物已7年,近年来体积逐渐增大。护理体检发现,甲状腺弥漫性肿大,表面光滑。检测甲状腺功能无明显变化。

评估患者发病最可能原因是什么?本着改善病人病情、保护病人安全的原则,在饮食和用药指导方面应提倡什么样的饮食?患者在治疗期间出现心动过速、呼吸急促、食欲亢进、怕热多汗、腹泻等,应考虑什么情况?

3. 某患者,女性,42岁。因近1个月怕热、多汗、情绪激动,且经常腹泻和心悸。体检:甲状腺肿大,两手平伸有震颤,眼球稍突。实验室检查:FT_3 10.2 pmol/L,FT_4 29.4 pmol/L。诊断为甲状腺功能亢进收入院。

该病的临床特点有哪些?请列出主要的护理诊断及合作性问题。如何做好该病人的健康指导?

4. 某患者,女性,28岁。近一周出现畏寒、乏力、少言、动作缓慢、食欲减退及记忆力减退、反应迟钝。

该病的临床特点有哪些?请列出主要的护理诊断及合作性问题。如何做好该病人的健康指导?

5. 某患者,女性,20岁。因血压升高,血糖升高,向心性肥胖,脸部皮肤薄、红,月经少而不规则入院。入院查血压180/100 mmHg。CT示垂体生长肿物,X线显示骨质疏松。

第七章 内分泌与代谢疾病病人的护理

该病临床特点有哪些？请列出主要的护理诊断及合作性问题。如何做好该病人的健康指导？

6. 某患者，男，45岁。有糖尿病病史已16年，因发生酮症酸中毒被送入院抢救，血糖测定：空腹血糖为30 mmol/L，医嘱予以输液等措施抢救。

除输液外，护士协助治疗时应尽快执行什么措施降低血糖？

7. 某患者，男，20岁。右足趾反复肿痛4年。4年前在一次饮酒后，突然发生右足大踇趾肿痛，难以入睡，局部灼热红肿。以后每遇饮酒或感冒后即易发作。疼痛固定于右踇趾。患者于2周前又因酒后而引起发作。查体：右踇趾红、肿、压痛、功能受限。化验：血沉：60 mm/h；血尿酸：720 μmol/L；X线：右足跖骨骨头出现溶骨性缺损。

该病的临床特点有哪些？请列出主要的护理诊断及合作性问题。如何做好该病人的健康指导？病人饮食护理，病人特征性表现及关节炎急性发作的特效药物。

第八章 风湿性疾病病人的护理

第一节 系统性红斑狼疮病人的护理

陈女士，28岁。持续发热，面部出现复发性蝶形水肿性红斑，伴膝、踝关节疼痛，下肢水肿和散在皮肤淤点5天。血沉100 mm/h；血红蛋白75 g/L，血小板45×10^9/L；尿蛋白（2+），红细胞（+）；抗核抗体（+），抗Sm抗体（+）。

请分析：该患者的临床诊断是什么？如何进行病情分析？主要的护理诊断及合作性问题是什么？健康教育措施有哪些？

【概述】

系统性红斑狼疮（SLE）是一种由多因素引起的多系统损害的慢性自身免疫性疾病，其血清具有以抗核抗体为主的多种自身抗体增多的特征。SLE全球平均患病率为（12～39）/10万，我国患病率为（30.13～70.41）/10万，女性大于男性，尤其以青年女性多见。通过早期诊断和综合治疗，本病预后会有明显改善。

【病因及发病机制】

SLE的确切病因和发病机制尚未明了，目前认为有以下因素。

1. **遗传因素** 流行病学和家系调查结果表明，SLE的发病有家族倾向。研究已证明本病与多基因有关，有HLA-Ⅱ类的DR2、DR3频率异常，HLA-Ⅲ类的C2或C4缺损。多个基因在某种条件或环境下相互作用，改变了机体正常免疫耐受性，导致发病。

2. **环境因素** ①微生物病原体：迄今虽然未能确定引起系统性红斑狼疮的感染因素，但感染通过分子模拟或超抗原作用，可能破坏自身耐受性，发生疾病可能性增大或使病情复发及病情加重。②药物：柳氮磺吡啶、重组人γ-干扰素、普鲁卡因胺、异烟肼、氯丙嗪、甲基多巴、避孕药、青霉素类等在用药过程中均可引起药物性狼疮。③阳光：紫外线能使皮肤上皮细胞出现凋亡，新抗原暴露而成为自身抗原，另外还会引起皮损加重或病情复发。

3. **雌激素** SLE女性患者明显多于男性，尤其是生育期女性患病率增高。在更年期前阶段比例为9∶1，儿童及老人为3∶1；妊娠常诱发或加重本病，说明其发病与雌激素有关。

上述因素作为外来抗原引起人体B细胞活化，易感者因免疫耐受性降低，B细胞通过交叉反应与模拟外来抗原的自身抗原相结合,并将抗原递呈给 T 细胞,使之活化,在 T 细胞活化刺激下,B 细胞产生大量不同类型的自身抗体,从而造成多系统、多器官组织损伤。

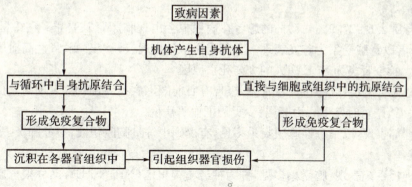

图 8-1 SLE 发病机制示意图

知 识 链 接

SLE 主要的病理变化

SLE 主要的病理变化是出现在全身任何器官的炎症反应和血管异常,从而导致器官受损。器官受损的特征性改变是:①苏木紫小体,即细胞核受抗体作用变性为嗜酸性团块,是诊断 SLE 的特征性依据。②"洋葱皮样病变",即小动脉周围有显著向心性纤维增生,明显表现在脾中央动脉及心瓣膜。③狼疮性肾炎,2003 年国际肾脏病协会(ISN)和肾脏病理学会工作组(RPS)把狼疮性肾炎的病理改变分为六型:即正常或轻微病变型,系膜病变型,局灶增殖型,弥漫增殖型,膜性病变型和晚期肾小球硬化型。

【护理评估】

1. 健康史　询问患者家族中有无系统性红斑狼疮病人;有无日光照射、药物作用等环境因素的影响;有无感染因素存在;有无导致雌激素水平增高的情况。

2. 身体状况

(1) 全身症状:发热是活动期最主要的表现,约 90% 患者在病程中会出现各种热型的发热,体温高低不一,以低、中度发热多见,可伴有疲倦、乏力、体重下降等。

(2) 皮肤黏膜表现:80% 患者可出现皮疹,以鼻梁和双颧颊部蝴蝶斑最具特征性,皮损为不规则的充血水肿斑,病程中有皮肤脱屑或色素沉着。还可有盘状红斑、斑丘疹、甲床裂片出血、手掌网状青斑、冻疮样皮损、光过敏现象(即病人受阳光或紫外线照射后,出现照射部位皮损加重或复发现象)及雷诺现象(即病人肢端受低温如冰水、冰块刺激后,引起肢端小动脉痉挛,出现受刺激部位皮肤苍白、发绀、潮红,甚至疼痛现象)。口腔及鼻黏膜痛性溃疡也较常出现,常提示疾病处于活动期。

(3) 肌肉骨骼病变:关节痛是最常见的症状之一,主要发生在指、腕、膝关节,伴关节红肿少见,偶有关节畸形,常为对称性多关节疼痛、肿胀。可出现肌痛及肌无力表现,5%~10%

出现肌炎,小部分患者出现股骨头坏死。

(4) 浆膜炎:急性发作期半数以上患者出现多发性浆膜炎,如中小量心包积液、中小量双侧胸腔积液等。

(5) 肾脏表现:27.9%~70%的患者在病程中会出现临床肾脏受累。在中国,约25.8%的SLE患者以肾脏受累为首发表现。肾脏受累常见表现有尿液改变、肾性高血压、肾功能不全等表现。狼疮肾炎为SLE病人的主要死亡原因。

(6) 心血管表现:以心包炎最常见,表现有心前区疼痛;心肌损害,表现为气促、心前区不适、心律失常,严重时发生心力衰竭;少见周围血管病变。

(7) 肺部表现:以狼疮性胸膜炎最多见,有少到中等量胸腔积液;狼疮肺炎,表现为发热、干咳、气促等。

(8) 神经系统表现:脑受累多见,称为神经精神狼疮(NP-SLE),又称狼疮脑病,表现有头痛、呕吐、偏瘫、癫痫、意识障碍等神经症状,或幻觉、妄想、猜疑等精神症状。脊髓受累者少见。外周神经系统受累可有格林巴利综合征、重症肌无力、颅神经病变、自主神经病、神经丛病及多发性神经病等。

(9) 血液系统表现:活动性SLE病人以血红蛋白下降、白细胞和(或)血小板减少多见,部分患者有无痛性轻、中度淋巴结肿大,少数有脾大。

(10) 消化系统表现:可表现为恶心、呕吐、腹痛、腹泻、食欲减退等,这与肠壁和肠系膜的血管炎有关。少数并发急腹症如胰腺炎、肠坏死、肠梗阻等。

(11) 干燥综合征:约30%的患者有干燥综合征并存,表现为唾液腺和泪腺功能障碍。

(12) 抗磷脂抗体综合征(APS):常出现在SLE的活动期,临床表现为动脉和(或)静脉的血栓形成,习惯性自发性流产,血小板减少及血清出现抗磷脂抗体。

(13) 并发症:感染、心力衰竭、肾衰竭、消化道出血、狼疮性脑病。

知识链接

SLE病情严重性的判断

SLE病情严重性判断是根据受累器官的部位和程度。如出现脑受累,表明病变严重;出现肾脏病变者,严重性高于仅有发热、皮疹者;有肾功能不全者又比仅有蛋白尿的狼疮性肾炎严重;狼疮危象病情最为严重,是指急性的、危及生命的重症SLE,包括:急进性狼疮性肾炎,严重的中枢神经系统损害、粒细胞缺乏症、溶血性贫血、心肌损害、血小板减少型紫癜、狼疮性肺炎、狼疮性肝炎和血管炎。

3. 辅助检查

(1) 血常规检查:可有红细胞、血小板、白细胞降低,合并感染时白细胞可增高。

(2) 尿液检查:肾脏累及时可有红细胞、蛋白质及管型增多。

(3) 血沉:血沉增快提示病变处于活动期,治疗有效、病情缓解后血沉可恢复正常。

(4) 免疫学检查:①自身抗体,主要检查抗核抗体谱。抗核抗体(ANA)几乎见于所有的SLE病人,但特异性低;抗dsDNA抗体是SLE诊断的标记抗体之一,多见于SLE的活动期;

抗 Sm 抗体也是 SLE 诊断的标记抗体之一,但不代表疾病活动性,其特异性高而敏感性低；抗 RNP 抗体对 SLE 诊断特异性不高,常与 SLE 的雷诺现象和肌炎有关；抗 SSA 抗体与 SLE 中的光过敏、血管炎、皮损、平滑肌受累、白细胞减少、新生儿狼疮等有关；抗 SSB 抗体与继发干燥综合征有关；抗 rRNP 抗体主要提示有 NP - SLE 或其他重要内脏的损害。②补体,总补体(CH50)、C3、C4 多降低,尤其是 C3 下降表示 SLE 活动；C4 下降除表示 SLE 活动以外,尚可能是 SLE 易感性的表现。

(5) 活组织检查:进行皮下结节活检、肌肉活检、肾活检及皮肤狼疮带试验(即用免疫荧光法检测病人皮肤的真皮和表皮交界处有无免疫球蛋白沉积带的试验),可出现阳性结果。

(6) 影像学检查:X 线检查有助于发现呼吸系统及心血管系统损害。超声检查有助于诊断心包积液、胸腔积液及心瓣膜病变。磁共振及 CT 检查可帮助判断神经系统病变及其病变的性质。

4. 心理社会状况　主要评估:①SLE 病人由于多系统受累,病情反复发作,长期不愈,治疗效果不佳,预后不良,是否产生退缩、压抑及恐惧心理；特别是年轻女性,有脱发、面部红斑,是否出现自我评价的改变,如对自我形象的改变有羞辱感、窘迫感、厌恶、不愿照镜子、不愿参与社交活动等。②由于多系统、多器官损害对工作、生活的影响,是否出现角色适应不良的情况。③病人的认知能力是否改变,对治疗和护理有何要求,对疾病转归及康复有无信心。④家庭成员对疾病的认识、所采取的态度、生活条件,能否承担照顾角色,能否给予病人足够的关心和支持。⑤社区卫生服务条件如何,能否给予病人出院后的健康指导和提供继续就医的条件,以满足病人对长期治疗的需求。

5. 治疗情况

(1) 糖皮质激素和免疫抑制剂:对于有肺、心血管、肾和神经系统病变的 SLE 病人,需选用糖皮质激素或免疫抑制剂以控制病情。①糖皮质激素:为目前治疗 SLE 的主要药物。常用泼尼松,一般剂量每日每千克体重 1 mg,病情明显好转后逐步减至维持量每日 5~15 mg。病情活动时,1 日药量分次服用,待病情稳定后则可 1 日药量 1 次顿服或 2 日药量隔日顿服,以减少长期应用泼尼松的不良反应。②免疫抑制剂:适用于单独使用糖皮质激素无效的病人,也可用于病情易复发而又不能使用激素者。常用环磷酰胺,每日 2 mg/kg,分 2 次口服,或每次剂量 10~16 mg/kg 加入 0.9%氯化钠溶液 200 ml 内,缓慢静脉滴注,通常每 4 周冲击一次。也可根据病情选用硫唑嘌呤、环孢素、羟氯喹和雷公藤总苷等。

(2) 大剂量丙种球蛋白(IVIG):适用于某些病情严重而体质极度衰竭者和(或)并发全身性严重感染者。一般每日 0.4 g/kg,静脉滴注。

(3) 对症治疗:①以皮损和(或)关节疼痛为主者:可选择羟氯喹(或氯喹)并辅以非甾体抗炎药,最好应用选择性 COX - 2 抑制剂以减轻胃肠道不良反应。②狼疮肾炎:选用泼尼松每日 1 mg/kg 冲击疗法,并配合环磷酰胺冲击治疗。③溶血性贫血和(或)血小板减少者:选用泼尼松每日 1 mg/kg 冲击疗法,或给予 IVIG 治疗。④抗磷脂抗体综合征:给予抗血小板药或华法林治疗。⑤NP 狼疮:给予甲泼尼松 1 000 mg 溶于葡萄糖液中,缓慢静脉滴注,冲击疗法,每日一次,连用 3 日。或泼尼松每日 1 mg/kg,晨起顿服。同时 CTX 冲击,鞘内注射地塞米松 10 mg 和甲氨蝶呤 10 mg 每周一次。有颅高压者给予脱水降颅压处理,有抽搐者应用抗癫痫药控制抽搐。

(4) 缓解期治疗:病情控制后应使用最小剂量和不良反应最少的药物进行长期地维持性治疗,以达到控制疾病复发的目的。通常采用泼尼松 7.5 mg,每日晨服。

【护理诊断】
1. 皮肤完整性受损 与疾病所致的血管炎性反应等因素有关。
2. 慢性疼痛:关节疼痛 与自身免疫反应有关。
3. 口腔黏膜受损 与自身免疫反应、长期使用激素等因素有关。
4. 焦虑 与病情反复发作,迁延不愈、面容毁损及多脏器功能损害等有关。
5. 潜在并发症:慢性肾衰竭。

【护理计划与实施】

护理目标:①病人皮肤受损减轻或修复;②疼痛程度减轻或消失;③口腔黏膜溃疡逐步愈合;④学会避免加重肾损害的自我护理方法;⑤能接受患病的事实,生理上、心理上的舒适感有所增加。

护理措施:

1. 一般护理

(1) 休息与活动:活动期病人应卧床休息,病情稳定后可适当工作,但避免过度劳累。环境应空气新鲜、清洁、温湿度适宜,室内挂厚窗帘以免阳光直射。

(2) 饮食护理:提供高热量、高蛋白、高维生素、富含水分的清淡易消化饮食,不宜过饱、少量多餐,肾功能不全者应给予低盐、优质低蛋白饮食,并控制每日入水量。避免食用烟熏食品、蘑菇、无鳞鱼、干咸海产品、苜蓿等,以防诱发疾病发作;避免进食芹菜、无花果、香菜等,以免机体增强对紫外线的敏感性;避免进食辛辣刺激性食物如浓茶、咖啡、辣椒等,防止交感神经兴奋、小血管痉挛,加重组织缺血缺氧,促进组织修复。

2. 病情观察 监测患者生命体征及体重变化;有无发热等全身表现,其程度如何;有无皮疹、口腔黏膜溃疡等皮肤黏膜改变;有无关节受累,受累的部位和范围,有无关节功能障碍及其程度;有无脏器受累,包括水肿、高血压、尿液改变等肾损害的表现;咳嗽、咳痰、气促、发绀等呼吸系统受累的表现;胸闷、心悸、心律失常、心力衰竭等心血管系统受累的表现;头痛、呕吐、偏瘫、癫痫、意识障碍、幻觉、妄想、猜疑等神经系统表现;恶心、呕吐、腹痛、腹泻、便血、肝肿大等消化系统表现等。

3. 对症护理

(1) 口腔护理:出现口腔黏膜破损时,应在晨起、进餐前后及睡前用淡盐水或漱口液漱口,保持口腔卫生;发生口腔溃疡,漱口后用冰硼散或锡类散涂敷溃疡部,以促进愈合;如有口腔感染病灶,应遵医嘱局部应用抗生素。

(2) 头面护理:忌染发、烫发及使用定型发胶。洗头不宜过频,边洗边按摩。用温清水经常清洁面部红斑处,忌使用化妆品和用碱性肥皂洗脸;有皮疹者应避免挤压,防止皮损感染;有面部红斑及光敏感的病人应采取遮阳措施。

4. 用药护理 遵医嘱正确用药,观察药物不良反应并及时处理。

(1) 糖皮质激素不良反应可引起继发感染、骨质疏松、电解质紊乱、血糖升高、血压升高、消化性溃疡、向心性肥胖,甚至精神失常。做好饮食、皮肤及口腔护理,预防并及时发现药物不良反应,及时处理。遵医嘱用药,不可自行停药和减量过快,以防止引起激素治疗"反跳"现象。

(2) 免疫抑制剂主要不良反应是引起白细胞减少,也可出现胃肠道反应、黏膜溃疡、皮疹、肝肾损害、脱发、出血性膀胱炎、畸胎等。应鼓励病人多饮水,防止出血性膀胱炎;育龄女性应避孕,防止畸胎等。

（3）非甾体抗炎药常见的不良反应有胃肠道反应（严重者可发生消化道出血）、皮疹、肝功能损害、肾间质损害等。使用过程中应给予胃黏膜保护剂，指导餐后服药，以减轻胃黏膜损伤，同时密切观察病人大便颜色、定期复查病人的肝肾功能，一旦出现药物不良反应，应及时报告医生并调整药物的剂量和换用不良反应较小的药物，以免给病人造成更大的伤害。

5. 健康指导

（1）疾病知识指导：进行本病有关知识的介绍，如诱发因素、临床表现特点、主要治疗药物与使用等，进行自我健康保健。

（2）心理疏导：告诉病人SLE非不治之症，若及时、正确治疗，病情能长期缓解，保持乐观情绪，树立战胜疾病的信心；鼓励病人倾诉心理感受，根据不同心理需求给予及时帮助；亲朋好友多陪伴病人，给予情感支持；有脱发、面部红斑的病人，可戴假发、口罩或围围巾遮挡，增强自信。

（3）自我护理：注意口腔、皮肤的清洁卫生，切忌挤压红斑；避免一切可能出现的诱因。如避免强烈阳光曝晒和紫外线照射；急性活动期避免预防接种，缓解期可以进行预防接种，但尽量不用活疫苗；育龄女性应避孕。疾病过程中应合理休息与活动，做到劳逸结合，避免劳累；做好饮食护理，防止摄入能诱发和加重病情的食物；加强皮肤护理，正确护理头发、面部与口腔；坚持按医嘱用药，不擅自改变用药剂量或停药，能识别药物不良反应的表现并及时就医。

知识链接

SLE与妊娠

应加强对已婚SLE女病人的妊娠指导。没有中枢神经系统病变、肾脏或其他脏器严重损害，病情缓解半年以上者，一般能安全妊娠及分娩。非缓解期的病人，约30%易流产、早产和死胎，故应避孕。妊娠前3个月至妊娠期应用免疫抑制剂大多可能影响胎儿生长，必须停用半年以上才能妊娠。妊娠可诱发SLE活动，特别在妊娠早期和分娩后6周。有习惯性流产病史或抗磷脂抗体阳性的病人，妊娠时应服用小剂量阿司匹林（50 mg/d）。除地塞米松和倍他米松外，激素可通过胎盘灭活，不会对胎儿有害，可按医嘱使用，但产后应避免哺乳。

护理评价：①病人皮肤受损是否减轻或修复；②疼痛程度是否减轻或消失；③是否存在口腔黏膜溃疡；④病人能否说出避免加重肾脏损害的方法；⑤病人能接受患病的事实。

重点提示：

1. SLE的临床表现特点。
2. SLE辅助检查中有助于诊断的项目、治疗要点及常用药、主要护理诊断、护理措施及健康教育。

第二节 类风湿关节炎病人的护理

李女士,21岁。乏力、食欲不振、低热近半年,清晨双手指间和掌指关节僵硬1个月,关节疼痛和肿胀2周,给予阿司匹林治疗效果不理想。血清抗核抗体(＋)、类风湿因子(＋)。

问:(1) 主要的护理诊断及合作性问题。
(2) 目前病人的关节功能状况如何?
(3) 重要的护理措施有哪些?

【概述】

类风湿关节炎(RA)是一种以侵蚀性、对称性累及多关节的慢性、全身性自身免疫性疾病。本病可引起滑膜炎、血管翳形成,并逐渐导致关节软骨和骨的破坏,最终出现关节畸形和功能丧失,是造成我国人群丧失劳动力和致残的主要疾病之一,故应早诊断、早治疗。我国 RA 的患病率为 0.32%～0.36%,可发生于任何年龄,约 80% 于 35～50 岁发病,多见于女性。

【病因及发病机制】

本病确切的病因和发病机制尚未明了。目前认为有以下因素。

1. 环境因素 目前尚无证据证实有导致本病的直接感染因子,但一些病原体感染,如金黄色葡萄球菌、链球菌、支原体、病毒、原虫等可以通过改变滑膜细胞或淋巴细胞基因表达而改变其性能;活化 B 细胞、T 细胞及巨噬细胞并释放细胞因子;感染因子的某些成分可以导致自身免疫性的产生。

2. 遗传因素 本病病人 HLA-DR4(作为我国类风湿关节炎的易感基因)检出率明显升高,以及流行病学调查显示类风湿关节炎的家族中及同卵双胞胎中的发病率增高,提示本病的发病与遗传有关。目前 HLA-DR4 检测已广泛用于类风湿关节炎的基因诊断。此外,T 细胞受体基因、TNF 基因也与本病发病有关。

3. 免疫紊乱 目前大量实验资料支持类风湿关节炎是免疫系统调节功能紊乱所致的炎症反应性疾病。感染因子或结缔组织内在代谢异常,可促使机体免疫系统功能紊乱。通过 T 细胞的激活,分泌大量的细胞因子、生长因子及各种递质,继而引起 B 细胞的激活,分泌大量免疫球蛋白(包括类风湿因子和其他抗体)。免疫球蛋白与类风湿因子结合形成免疫复合物,经补体激活后,可导致关节组织损伤和炎症反应的发生。

由此可见,RA 是由环境因素、遗传因素及免疫系统失调等多种因素综合作用的结果。

知识链接

RA主要的病理变化

RA的基本病理改变为滑膜炎和血管炎。滑膜炎是关节表现的基础,急性期表现为滑膜渗出性和细胞浸润性,滑膜下层小血管扩张,间质有水肿,内皮细胞肿大、细胞间隙增大和中性粒细胞浸润。慢性期,滑膜变肥厚,形成许多突向关节腔内或侵入到软骨和软骨下骨质的绒毛样突起。绒毛(血管翳)有很强的破坏性,是造成关节破坏、畸形和功能障碍的病理基础。血管炎是关节外表现的基础,可发生在RA关节外的任何组织,主要累及中、小动脉和(或)静脉,血管管壁有淋巴细胞浸润、纤维素沉着,内膜增生,从而导致血管腔狭窄或堵塞。类风湿结节是血管炎的一种表现,其中心为纤维素样坏死组织,周围有上皮样细胞浸润,成环状,外被以肉芽组织,肉芽组织间有大量淋巴细胞和浆细胞。血管炎是RA预后不良的因素之一。

【护理评估】

1. 健康史 主要询问家族中有无相同病例或类似病人;病前有无金黄色葡萄球菌、链球菌、支原体、病毒、原虫等感染;病前是否生活在寒冷、潮湿的环境中,有无营养不良、过度劳累及精神创伤等。

2. 身体状况

(1) 关节表现:以近端指间关节、腕、掌指关节受累最常见。

1) 晨僵:指早晨起床后关节及关节周围出现僵硬感,95%以上的RA患者出现晨僵。持续时间超过1小时的意义较大,是观察本病活动性的指标之一。

2) 关节痛:往往是最早出现的症状,腕、掌指、近端指间关节是最常出现的部位,其次是足趾、踝、膝、肩、肘等关节。疼痛时轻时重,多呈对称性、持续性,常伴有压痛。

3) 关节肿:多因关节周围软组织炎症或关节腔积液引起,慢性者可因滑膜肥厚引起肿胀,受累关节与关节痛部位相同,多呈对称性。

4) 关节畸形:多见于晚期病人,关节周围肌肉萎缩、痉挛可使畸形加重。最常见的畸形是腕和肘关节强直、掌指关节半脱位、手指向尺侧偏斜和呈"天鹅颈"样及"纽扣花样"表现。重症患者关节可失去关节功能,导致病人生活自理能力下降。

知识链接

RA关节功能障碍的程度

美国风湿病学会把RA关节功能障碍对生活的影响程度分为四级:Ⅰ级:能正常进行日常生活和各项工作;Ⅱ级:能进行一般的日常生活和某种职业工作,但参加其他项目活动受限;Ⅲ级:能进行一般的日常生活,但参与一些职业工作或其他项目活动受限;Ⅳ级:日常生活的自理和参与工作的能力都受限。

(2) 关节外表现

1) 类风湿结节:是本病的特异表现,表示病变处在活动期。结节多见于关节隆突部及经常受压处,位于皮下,常附着于骨膜上,呈圆形或椭圆形、无压痛、质地较硬,直径自数毫米至数厘米不等。

2) 类风湿血管炎:是关节外损害的基础,可出现于任何系统。表现为指(趾)尖端红斑、皮肤溃疡、肢端骨溶解症,病情较重者可累及多个脏器,肺受累很常见,有时可为首发症状,男性多于女性。最常见的肺病变是肺间质病变,约有30%的患者出现,还可出现Caplan综合征(类风湿性尘肺病)、胸膜炎、肺动脉高压等;心脏受累最常见的是心包炎,多见于RF阳性、有类风湿结节的患者,多数无相关临床表现。

3) 其他:较常见口、眼干燥等干燥综合征的表现,也可有神经系统病变如脊髓和周围神经受压,贫血、肾损害和胃肠道症状等表现。

3. 辅助检查

(1) 血常规:多数有轻至中度正细胞低色素性贫血。白细胞及分类多正常。

(2) 炎性标志物:血沉、C反应蛋白常升高,是判断疾病活动性的指标。

(3) 自身抗体:有70%的类风湿关节炎病人类风湿因子(RF)阳性,其数量与本病的活动性和严重性呈比例,但特异性不高。抗角蛋白抗体谱特异性较高,有助于RA的早期诊断,包括:抗核周因子抗体(APF)、抗角蛋白抗体(AKA)、抗聚角蛋白微丝蛋白抗体(AFA)、抗环瓜氨酸肽抗体(抗CCP抗体)。

(4) 免疫复合物和补体:RF病人可见各种血清免疫球蛋白如IgG、IgM、IgA升高;急性期和活动期血清补体均有升高,少数有血管炎者出现补体下降。

(5) 滑液检查:关节积液检查有大量白细胞,细菌培养阴性,类风湿因子阳性,可测到多种细胞因子及可溶性抗体。

(6) X线检查:可见病变关节骨质疏松(Ⅰ期),关节腔狭窄(Ⅱ期),关节面虫蚀样改变(Ⅲ期),关节半脱位、关节强直、畸形(Ⅳ期)。

(7) 类风湿结节活检:有助于病理学诊断。

4. 心理社会状况 类风湿关节炎给病人的工作、生活带来不便,且预后不良,是否出现胆怯、逃避、怨恨、自卑、孤独、失望、无助的表情和言行;有无角色适应不良的情况;病人的认知能力如何,对治疗、护理有何要求;家庭成员对疾病的认识,所采取的态度,家庭生活条件及所能为病人提供的服务,能否承担照顾角色;社区卫生服务条件如何,能否为病人提供健康指导和康复护理。

5. 治疗情况

(1) 一般治疗:包括休息、急性期的关节制动、恢复期关节功能锻炼、物理疗法等。卧床休息只适宜于急性期、发热以及内脏受累的病人。

(2) 药物治疗:是最重要的治疗措施。

1) 非甾体类抗炎药(NSAIDs):具有镇痛抗炎的作用,是改善关节肿痛的常用药,却不能控制病情,必须与改善病情的抗风湿药同服。药物选择应注意胃肠道反应为主的不良反应,避免同时服用两种或两种以上NSAIDs,因其疗效不能叠加,反而不良反应增多,选择性COX-2抑制剂可减少胃肠道的不良反应。可选用布洛芬、萘普生、双氯芬酸、吲哚美辛等,至少服用2周方能判断其疗效。

2) 抗风湿药(DMARDs):RA一旦确认,都应早期应用DMARDs,对控制RA活动性和防止关节破坏十分必要。该类药物发挥作用慢,需 1~6 个月临床症状才能改善,主张至少两种 DMARDs 联合应用。首选甲氨蝶呤(MTX),是作为联合治疗的基本药物,如无效或不耐受,再选择其他 DMARDs 药物。甲氨蝶呤每周 7.5~20 mg,以口服为主,也可静脉注射或肌内注射,4~6 周起效,疗程至少半年;其他 DMARDs 药物如柳氮磺嘧啶,由小剂量开始服用,对磺胺过敏者禁用;来氟米特与 MTX 有协同作用,常联合使用;羟氯喹和氯喹应每 6~12 个月做眼底检测,因长期服用该药可出现视物盲点,眼底有"牛眼"样改变;还有金制剂、青霉胺、硫唑嘌呤、环孢素等。

3) 糖皮质激素:具有强大的抗炎作用,可迅速缓解关节和关节外症状、改善关节功能。常用泼尼松每日 30~40 mg,口服,症状控制后递减,以每日 10 mg 或低于 10 mg 维持。

4) 生物制剂靶向治疗:疗效显著,是目前治疗 RA 快速发展的治疗方法,目前应用最普遍的是 TNF-a 拮抗剂、IL-6 拮抗剂。在 DMARDs 治疗未达标或有预后不良因素时考虑加用生物制剂,宜与 MTX 联合使用。主要不良反应有注射部位局部的皮疹、感染,尤其是结核菌感染,长期使用有些生物制剂可使淋巴系统肿瘤患病率增加。

5) 植物药制剂:包括雷公藤总苷、青藤碱、白芍总苷等,其中部分药物对缓解关节症状有较好作用。雷公藤总苷最为常用,其不良反应为骨髓抑制、性腺抑制、肝损伤等。

(3) 手术治疗:可行关节滑膜切除术(可减轻病情,但易复发,常同时应用改善病情药)及关节置换术(适用于晚期关节有畸形并且功能丧失者)。

【护理诊断】
1. 有废用综合征的危险　与关节疼痛、畸形引起功能障碍有关。
2. 预感性悲哀　与疾病久治不愈、关节可能致残、影响生活质量有关。
3. 慢性疼痛:关节疼痛　与关节炎症有关。
4. 躯体活动障碍　与关节疼痛、僵硬、功能障碍有关。

【护理计划与实施】
护理目标:①关节功能障碍好转;②能正确对待疾病,心理状况平稳;③关节疼痛减轻或消失。

护理措施:
1. 一般护理
(1) 休息与体位:环境应温湿度适宜、空气清新,避免潮湿与寒冷对机体的侵袭。急性活动期,除关节疼痛外,伴有发热、乏力等全身症状者,应卧床休息,减少体力消耗,保护关节功能,防止脏器受损。受累关节限制活动,保持关节功能位,使膝关节保持伸直位,避免垂足,不宜绝对卧床。恢复期进行适度活动,帮助体力恢复,增强机体抵抗力。

(2) 饮食护理:同时为病人提供易消化、营养丰富的清淡饮食,以补充疾病对机体的慢性消耗。

2. 病情观察　观察关节症状的进展,如关节损害的部位和范围,有无红、肿、热、痛,是否呈梭形肿胀,有无关节强直、脱位、畸形,有无晨僵现象,有无功能障碍。日常生活活动是否受影响,能否独立完成如穿衣、吃饭、如厕、洗浴等活动。病人活动情况及脏器受累情况,如有无发热及其热度;有无指(趾)尖端红斑、溃疡坏死和皮肤溃疡;有无肺、胸膜病变、心脏损害及肾脏病变;有无周围神经病变;有无角膜干燥、虹膜炎、睫状体炎等眼部病变等。

3. 对症护理　关节受累者,在活动期应限制关节活动,使关节保持功能位,以达到减轻关节疼痛、防止肌肉萎缩与关节畸形,不能绝对卧床;症状基本控制后鼓励病人尽早下床,避免长时间不做关节活动,在病人承受范围内进行关节功能锻炼,做到循序渐进,以恢复关节功能。必要时提供辅助用具或配合理疗、按摩等。对关节僵硬者,应鼓励病人早晨起床后先行温水浴或用热水浸泡僵硬的关节,然后活动关节。夜晚睡眠可戴弹力手套保暖,可减轻晨僵。

4. 用药护理　慢作用抗风湿药可有骨髓抑制、肝功能损害、胃肠道反应等不良反应,停药后会逐渐消失。用药期间应密切观察血象,注意有无肝功能变化、黄疸及胃肠道反应等症状,发现异常及时报告医生,并遵医嘱处理。非甾体抗炎药及糖皮质激素的用药护理见本章第一节"用药护理"。

5. 健康指导

(1) 疾病知识指导:RA是自身免疫性疾病,除遗传因素外,环境因素对发病也有不小的作用,故生活中要避免感染、潮湿、寒冷、过度劳累、营养不良及精神创伤等对机体的影响。目前RA的治疗缺乏根治及有效预防措施,主要以减轻症状、延缓病情、保护关节功能、最提高病人生活质量为治疗目标。应早诊断、早治疗。

(2) 心理疏导:要关心和理解病人,通过对RA知识的教育,鼓励患者做好心理准备,克服自卑心理,增强抗病信心;关节畸形及功能障碍是疾病晚期表现,要接受并正确对待事实,建立自强心理;加强锻炼,做力所能及的事,体现自身价值,得到精神满足。

(3) 自我护理:RA的治疗主要是药物治疗,要坚持按医嘱服用各种药物,不能随意停药、换药、增减剂量,学会自我监测药物不良反应,定期检测血象、尿常规及肝肾功能等。在疾病缓解后坚持按计划锻炼,进行适当运动,避免进行剧烈活动,以增强抵抗力、保护关节功能。预防跌倒,加强保护措施。

护理评价:①关节功能障碍是否好转;②病人能否正确对待疾病,心理状况平稳;③关节疼痛是否减轻或消失。

重点提示:
1. RA的关节表现的特点。
2. RA的治疗要点与常用药;主要护理诊断、护理措施及健康指导。

(庄道忠)

简答题:

1. 某患者,女,30岁,2年前开始关节痛,5月前出现下肢稍肿,近2个月发热,全身水肿伴尿量减少。患者表情紧张,不断询问病情、预后等问题。查体:体温38.4℃,脉搏112次/分,呼吸29次/分,血压105/60 mmHg。面部有蝶形红斑,双手掌和足底可见片状红斑,肾功能异常,抗核抗体阳性,抗双链DNA抗体阳性,抗Sm抗体阳性。

该病例的临床诊断是什么?临床特点有哪些?请列出主要的护理诊断及合作性问题。

2. 某患者,女,33岁。5年前开始两手指关节肿胀疼痛,晨起时感觉疼痛的指关节僵硬1~2小时,逐渐两腕关节也出现肿胀疼痛。近一年来逐渐加重,腕关节、指关节均变形。病人情绪低落。查体:生命体征正常,实验室检查:血红蛋白105g/L,红细胞沉降率加快,类风湿因子阳性。X线胸片:胸腔积液,关节片示指关节、腕关节骨质疏松,关节间隙变窄。

该病例的临床诊断是什么?临床特点有哪些?请列出主要的护理诊断及合作性问题。

第九章　神经系统疾病病人的护理

前言　神经系统疾病是指神经系统与骨骼肌由于血管病变、感染、外伤、肿瘤、变性、中毒、免疫障碍、遗传、营养缺陷和代谢障碍等因素所致的疾病。病人可出现感觉、运动、意识、认知、反射等神经功能障碍。神经系统疾病具有高发病率、高复发率、高死亡率、高致残率的特点，严重威胁人的生存和生活质量。在引起人类死亡的四大疾病（心血管病、肿瘤、脑血管病和老年变性病）中有两类为神经系统疾病，因而，给予神经系统疾病病人足够的人文关怀与高质量的专科护理，促进疾病康复，提高生活质量，重返家庭和社会，是现代护理发展的必然要求，学习和掌握神经系统疾病病人的护理知识与技能具有重要意义。

知 识 链 接

神经科学的发展

神经科学是当今学术界公认的生命科学的前沿学科之一。神经科学作为一门综合性学科，开始出现于20世纪50、60年代之交。它融合了神经解剖学、神经生理学、神经药理学、神经化学、神经生物物理学、心理学、神经病学以及精神病学等学科。1960年国际脑研究组织（IBRO）宣告成立，建立该组织的目的在于促进神经科学的发展和世界各国研究脑的工作者之间的交流。1962年美国麻省理工学院创建了"神经科学研究计划"（NRP）这样一个跨学科、跨校、跨国的项目。1970年美国成立了神经科学协会。美国神经科学协会是全球最大的神经科学协会，旨在促进大脑和神经系统的研究，并推动相关药物的开发。中国神经科学学会1995年10月在上海正式成立，并作为团体会员已加入了国际脑研究组织，促进了我国的神经科学研究的发展。

第一节　神经系统疾病概述

一、神经系统解剖生理概要

（一）神经系统结构和功能

神经系统分为中枢神经系统和周围神经系统（图9-1）。

1. 中枢神经系统　由脑和脊髓组成。脑由大脑（端脑）、间脑、脑干和小脑组成。

（1）大脑：主要由两侧大脑半球组成，每侧大脑半球由额叶、颞叶、顶叶、枕叶、岛叶组成。

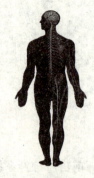

图9-1　神经系统组成

> **知 识 链 接**
>
> **脑代谢的特点和脑血流量的调节**
>
> 成人脑的平均重量1 400 g，占体重的2％～3％，而脑的血流量占全身15％～20％。脑组织几乎无葡萄糖和糖原的储备，需要血液连续地供应所需的氧和葡萄糖。脑的血管具有自动调节的功能，脑血液供应在平均动脉压60～160 mmHg范围内改变时仍可维持稳定，但超过自动调节的范围时或脑血管发生病变时，脑的自动调节功能受到损害，脑血流随血压的升降而增减。

大脑半球是脑最发达部分，表面有大脑皮质覆盖，皮质表面有脑沟和脑回。大脑皮质是神经系统的最高级中枢。大脑半球的功能两侧不完全对称，各叶的功能分别为：额叶主要与随意运动、精神活动及语言功能有关；颞叶与听觉、语言和记忆功能有关；顶叶与躯体感觉、味觉、语言等有关；枕叶与视觉信息的整合有关；岛叶与内脏感觉和运动有关；边缘系统与情绪、记忆和内脏活动有关。大脑半球深部重要结构有内囊、基底核。内囊位于尾状核、豆状核和丘脑之间，由纵行纤维束组成，在水平切面上内囊可分为前肢、膝部和后肢（图9-2）。基底核

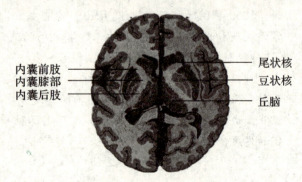

图9-2　内囊

由尾状核、豆状核、屏状核和杏仁体组成，主要功能是调节肌张力、随意运动、体态姿势及复杂行为。

大脑半球病变的特点：刺激性病灶可引起癫痫发作，破坏性病灶可导致神经功能缺失。

知识链接

神经系统症状的分类

根据发病机制，神经系统症状可分为四类：①缺损症状：指神经组织受损，使正常神经功能减弱或缺失，如大脑半球病变导致对侧肢体偏瘫、偏身感觉障碍和对侧同向偏盲；②刺激症状：指神经结构受激惹后产生过度兴奋的表现，如三叉神经各分支病变引起三叉神经痛等；③释放症状：指中枢神经系统受损，使其对低级中枢的控制功能减弱，而使低级中枢的功能显现出来，如上运动神经元损害而出现的锥体束征；④休克症状：指中枢神经系统急性局部性严重病变，引起与之功能相关的远隔部位的神经功能短暂缺失，如急性脊髓横贯性病变时导致的脊髓休克征象。

(2) 间脑：位于大脑半球和中脑之间，是脑干和大脑半球连接站。主要包括背侧丘脑（丘脑）和下丘脑。丘脑为皮质下感觉中枢，是除嗅觉以外感觉的三级神经元所在地。下丘脑是神经内分泌中心，也是内脏活动的较高级中枢，对摄食、体温、水电解质平衡、内分泌、生殖、睡眠和觉醒的生理调节起重要作用，同时参与情绪行为调节。

(3) 脑干：上接间脑，下续脊髓，自上而下由中脑、脑桥、延髓组成。延髓和脑桥的腹侧邻接枕骨的斜坡，背面与小脑相连。脑干连接第Ⅲ～Ⅶ对脑神经。脑干的主要功能：①生命中枢：呼吸中枢和心血管中枢位于延髓；②传导功能：上行传导束将脊髓及周围的感觉传导至中枢，下行传导束将大脑皮质的兴奋经脑干传导至脊髓及神经支配的效应器官；③睡眠与觉醒的维持：脑干的网状结构的激活与抑制的交替控制着觉醒与睡眠。

(4) 小脑：位于颅后窝，由小脑半球和小脑蚓部组成。当颅内病变引起颅内压增高时，小脑扁桃体可嵌入枕骨大孔，形成枕骨大孔疝或称小脑扁桃体疝，压迫延髓，危及生命。小脑是重要的运动调节中枢，具有维持身体平衡、调节肌张力和协调肌群随意运动的功能。小脑损伤的最主要症状为共济失调。

(5) 脊髓：是脑干向下的延伸部分，是四肢和躯干的初级反射中枢，主要完成传导和节段功能。传导功能是指大脑皮质的运动兴奋性经过脊髓、脊神经到达效应器，如下行的皮质脊髓束；肌肉、关节和皮肤的感觉经脊神经、脊髓和脑干到达大脑半球，如上行的脊髓丘脑束、薄束、楔束。节段功能是指当脊髓失去大脑控制后，仍然能自主完成一定的反射功能，如腱反射等。脊髓损害的症状与损伤的部位和程度有关，临床表现主要是运动障碍、感觉障碍、反射异常和自主神经功能障碍。

2. 周围神经系统 由脑神经、脊神经和内脏神经组成。

(1) 脑神经：脑神经共有12对，即：Ⅰ（嗅神经）、Ⅱ（视神经）、Ⅲ（动眼神经）、Ⅳ（滑车神经）、Ⅴ（三叉神经）、Ⅵ（外展神经）、Ⅶ（面神经）、Ⅷ（听神经）、Ⅸ（舌咽神经）、Ⅹ（迷走神经）、Ⅺ（副神经）、Ⅻ（舌下神经）。

1) 第Ⅻ对脑神经及第Ⅶ对脑神经核下部只受对侧大脑半球支配，其他均受双侧大脑半球支配。

2) 脑神经分三类，其中Ⅰ、Ⅱ、Ⅷ为感觉性神经；Ⅲ、Ⅳ、Ⅵ、Ⅺ、Ⅻ为运动性神经；Ⅴ、Ⅶ、Ⅸ、Ⅹ为混合性神经。脑神经支配头面部的运动和感觉（图9-3，图9-4）。

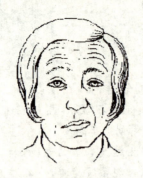
图9-3 右侧中枢性面瘫

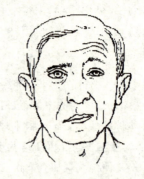
图9-4 右侧周围性面瘫

(2) 脊神经：脊神经共31对，与脊髓相连，从上而下包括颈神经8对、胸神经12对、腰神经5对、骶神经5对、尾神经1对。脊神经为混合神经，一般含有躯体感觉纤维、躯体运动纤维、内脏传入纤维和内脏运动纤维四种成分。脊神经损伤时主要症状有受损神经支配范围内的感觉、运动、反射和自主神经功能异常。脊神经在皮肤的分布有明显的节段性，如T2分布于胸骨角水平；T4分布于乳头平面；T8分布于肋弓下缘；T10分布于脐水平。这种分布规律为临床损伤节段的定位判断提供了重要依据。

(3) 内脏神经：分布于内脏、心血管和腺体，包括内脏运动神经和内脏感觉神经。

(二) 神经系统的活动方式

神经系统的基本活动方式是反射。反射是神经系统在调节机体活动中，对内外环境的各种刺激所作出的适应反应。完成反射的基础是反射弧，反射弧包括感受器、传入神经、中枢、传出神经和效应器。反射弧中任何环节发生损伤即出现反射障碍，故临床上常用检查反射的方法来诊断神经系统疾病。

(三) 神经系统传导通路

神经系统功能正常的情况下，通过感受器不断接受体内、外的刺激，并将其转化为神经冲动，经感觉神经元传向中枢，综合分析后，再由运动神经元送往效应器，使机体作出相应反应。因此，神经系统存在上行(感觉)和下行(运动)两大传导通路。

1. 上行(感觉)纤维束

(1) 薄束和楔束：传导同侧躯干和四肢的深感觉(位置觉、运动觉和振动觉)和皮肤的精细触觉(两点辨别觉)。

(2) 脊髓丘脑束：传导对侧躯体的浅感觉(痛觉、温度觉、粗触觉、压觉)。

知识链接

感觉障碍的类型和部位

类型：感觉障碍可以分为抑制性症状和刺激性症状两大类。抑制性症状有感觉减退和缺失，刺激性症状有感觉过敏、感觉过度、感觉异常、感觉倒错等。

部位：末梢型感觉障碍多见于多发性周围神经病；节段型感觉障碍多见于脊髓节段性病变；传导束型感觉障碍多见于内囊病变；交叉性感觉障碍多见于一侧脑干病变。

2. 下行(运动)纤维束 即锥体束。

（1）皮质脊髓束：将来自大脑皮质的神经冲动传导至脊髓前角运动神经元，管理躯干和四肢骨骼肌的随意运动。

（2）皮质核束：将来自大脑皮质的神经冲动传导至脑干的躯体运动神经核，支配头面部骨骼肌随意运动。

四肢肌、眼裂以下面肌和舌肌仅接受对侧锥体束支配，一侧锥体束损害即可导致对侧肢体瘫、中枢性面瘫和舌瘫。面部上部肌肉、咀嚼肌、咽喉声带及躯干肌等接受双侧锥体束支配，只有当双侧锥体束都受损的情况下才会出现瘫痪。

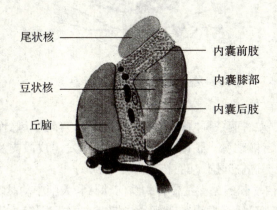

图9-5 内囊示意图

知识链接

瘫痪的分类和分级

分类：按瘫痪的分布，分为单瘫、截瘫、交叉瘫和偏瘫；按瘫痪的肌张力状态，分为痉挛性瘫痪和迟缓性瘫痪；按运动传导通路的不同部位，分为上运动神经元瘫痪和下运动神经元瘫痪。

分级：0级：完全瘫痪，肌肉无收缩；1级：肌肉有收缩，但肢体无运动；2级：肢体可在床面移动，但不能抬起；3级：肢体可抬离床面，但不能对抗阻力；4级：肢体能部分对抗阻力；5级：正常肌力。

（四）神经-肌肉接头

神经-肌肉接头由突触前膜、突触间隙和突触后膜组成（图9-6）。突触前膜内含有大量储存乙酰胆碱的突触小泡，当神经兴奋时突触小泡内的乙酰胆碱释放到突触间隙，与突触后膜的乙酰胆碱受体结合，引起肌肉收缩。神经-肌肉接头任何部位的病变均可引起神经肌肉疾病。突触前病变所致疾病有肉毒中毒、类重症肌无力（Eaton-Lambert综合征），突触间隙病变所致疾病有有机磷中毒，突触后膜病变所致疾病有重症肌无力等。

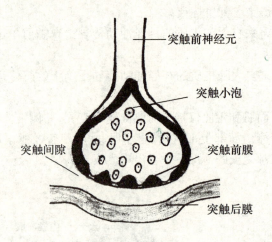

图9-6 神经-肌肉接头示意图

(五) 脑的血液循环

脑血液循环来源于左右两条颈内动脉和两条椎动脉。脑的动脉血供70%~80%来自颈内动脉,20%~30%来自椎动脉。颈内动脉和椎动脉都发出皮质支和中央支。皮质支供应皮质和浅表髓质,中央支供应间脑、基底核和内囊等。

1. 颈内动脉　颈内动脉的分支主要有大脑前动脉和大脑中动脉。大脑中动脉是颈内动脉主干的直接延续,在其起始部发出数支细小中央支(豆纹动脉)垂直进入脑实质。豆纹动脉极易破裂出血,有"出血动脉"之称(图9-7),是高血压脑出血的最好发部位。颈内动脉供应大脑半球的前3/5和部分间脑。

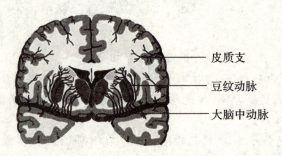

图9-7 大脑中动脉和豆纹动脉

知 识 链 接

高血压脑出血好发在内囊

高血压病的主要病理变化是细小动脉硬化,造成高外周阻力,引起持续性的血压增高。内囊的血液供应来自大脑中动脉垂直发出的小动脉(豆纹动脉、旁正中动脉等深穿支动脉)。由于大脑中动脉血流量大,造成豆纹动脉压力高,再加上高血压病人本身小动脉硬化,易形成微动脉瘤。当病人血压突然升高时,豆纹动脉就会破裂出血。

2. 椎动脉 左、右椎动脉经枕骨大孔入颅后合成一条基底动脉。基底动脉上行至脑桥上缘分为左、右大脑后动脉,主要供应大脑半球的后 2/5 及小脑、脑干和部分间脑。

3. Willis 环 颈内动脉系统和椎-基底动脉系统之间有脑底动脉(Willis)环连通(图 9-8)。Willis 环由颈内动脉分出的两侧大脑前动脉之间由前交通动脉相连、两侧颈内动脉与椎动脉分出的大脑后动脉之间由后交通动脉相连,对两大供血系统尤其是两侧大脑半球血液供应的调节、平衡和代偿起极为重要的作用。

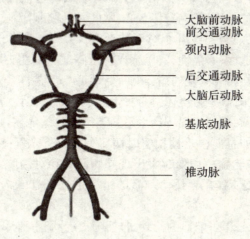

图 9-8 Willis 环

(六)脑和脊髓的被膜

脑和脊髓的表面有三层膜,由外向内依次是硬膜、蛛网膜和软膜,有支持、保护、营养脑和脊髓的作用。脑和脊髓由蛛网膜下腔连通脑脊液循环,并通过蛛网膜颗粒将脑脊液渗入硬脑膜窦内,流入颈内静脉。

二、神经系统疾病护理技术的特点

【护理评估】

(一)健康史

1. 人口学资料 神经系统疾病病人的发病与年龄往往有关,如急性脑血管疾病、帕金森病等好发于老年人,急性脊髓炎、多发性硬化、吉兰-巴雷综合征好发于年轻人,神经遗传性疾病多在儿童时期起病。

2. 既往史 了解有无与神经系统疾病相关的疾病,如高血压、糖尿病、高脂血症、心脏病、心律失常、风湿病、血液病等,有无外伤、手术、感染、过敏、中毒及卒中史。

3. 家族史 神经系统遗传病常常发生在有血缘关系的家族成员中,应询问直系家属中有无近亲婚配,家族成员中有无类似疾病发生及其分布情况,有无遗传病的可能性。

4. 生活及饮食习惯 工作、学习、活动、休息与睡眠有无规律性。生活或工作负担及承受能力,有无过度紧张、焦虑等情绪改变等。有无烟酒嗜好,吸烟年数及每日量,有无被动吸烟情况,饮酒年数、种类及量,有无酗酒史。是否养成良好的饮食习惯,有无高脂、高胆固醇饮食,是否喜欢高盐饮食;有无生食螃蟹史,是否有进食病猪肉史等。

5. 用药情况 了解针对神经系统疾病及危险因素问题的药物使用情况,包括药物的种类、剂量和用法,是按医嘱用药还是自行使用或调整用药,有无不良反应。

（二）身体评估

神经系统疾病常见症状包括头痛、感觉障碍、运动障碍、意识障碍及言语障碍等。

1. 头痛　头痛是指从眉以上至下枕部之间（包括额部、顶部、颞部和枕部）的疼痛。评估时应详细询问头痛的部位、性质和程度，头痛的规律如起病的缓急、发作的频率、诱发因素，伴随症状。颅内压增高性头痛多为持续性钝痛，晨起时较重，常伴有恶心、呕吐，严重者有喷射性呕吐，咳嗽、弯腰、过分用力或突然活动头部等诱因均可使头痛加重。蛛网膜下腔出血常表现为突然发生剧烈的爆炸样头痛，伴恶心、呕吐及脑膜刺激征。偏头痛表现为一侧或两侧搏动性疼痛或刺痛，头痛可持续几小时至几天，常伴恶心和呕吐，休息后可缓解。紧张性头痛可为单侧或双侧压迫性、酸痛性、紧压感或挤压感。丛集性头痛多为单侧，特别是眼眶、眶周和额颞部头痛，性质为钻痛、烧灼痛、刺痛，活动可减轻疼痛。

2. 感觉障碍　感觉障碍是指机体对各种形式刺激（痛、温度、触、压、位置、振动等）的感知缺失、减退或异常。不同部位的损害产生不同类型的感觉障碍，典型的感觉障碍类型具有特殊的定位诊断价值。如脊髓横贯性损害时病变平面以下全部感觉缺失，内囊病变时对侧偏身感觉缺失或减退，一侧脑桥病变时常出现同侧面部和对侧肢体的感觉缺失。评估时询问有无引起感觉障碍的起因，在无任何刺激的情况下是否有麻木感、冷热感、潮湿感、针刺感、震动感、自发性疼痛等。

3. 运动障碍　运动是指骨骼肌的活动，包括随意运动、不随意运动和共济运动。应重点询问瘫痪的性质（分为上运动神经元瘫痪和下运动神经元瘫痪）、瘫痪的程度（肌力分为 6 级）、瘫痪的类型（分为单瘫、偏瘫、交叉瘫、截瘫及四肢瘫等）。神经系统损害的部位不同，则瘫痪的类型不同，如单瘫病变部位在大脑皮质运动区、脊髓前角细胞、周围神经和肌肉等，偏瘫病变多在对侧大脑半球，交叉瘫多见于一侧脑干损害引起，截瘫多由脊髓的胸、腰段横贯性病变引起，四肢瘫可见于双侧大脑及脑干病变、颈髓病变及多发性周围神经病变。上、下运动神经元性瘫痪的鉴别见表 9-1。

表 9-1　上、下运动神经元瘫痪的鉴别

鉴别点	上运动神经元瘫痪	下运动神经元瘫痪
瘫痪分布范围	较广，偏瘫、单瘫、截瘫和四肢瘫	多局限瘫（肌群为主）或四肢瘫
肌张力	增高，呈痉挛性瘫痪	减低，呈弛缓性瘫痪
腱反射	亢进	减弱或消失
病理反射	（＋）	（－）
肌肉萎缩	无或者轻度失用性萎缩	显著
肌束震颤	无	可有
肌电图	神经传导速度正常，无失神经电位	神经传导速度减低，有失神经电位

4. 意识障碍　任何病因引起的大脑皮质、皮质下结构、脑干网状上行激活系统等部位的损害或功能抑制，均可出现意识障碍。临床上可通过病人的言语反应、对刺激的疼痛反应、瞳孔对光反射、吞咽反射、角膜反射等来判断意识障碍的程度。嗜睡是最轻的意识障碍，病人能被唤醒，醒后可进行正确的交谈或执行指令，刺激停止后又继续入睡。意识模糊的病人意识的清晰度减低，对时间、地点、人物的定向力发生障碍。昏睡的病人处深度睡眠状态，需经高声呼唤或者较强烈的刺激方可唤醒，答非所问，停止刺激后又很快入睡。昏迷是最重的

意识障碍,患者意识完全丧失,各种强刺激不能使其觉醒。

5. 言语障碍　言语障碍分为失语症和构音障碍。失语症是由于大脑皮质与语言功能有关的区域受损害所致,分为 Broca 失语(运动性失语)、Wernicke 失语(感觉性失语)、传导性失语、命名性失语、失写、失读等类型。构音障碍是一种纯口语语音障碍。患者具有语言交流必备的语言形成及接受能力,听、理解、阅读和书写正常,只是由于发音器官神经肌肉病变导致运动不能或不协调,使语言形成障碍。评估时询问病人语言障碍的类型、程度,了解病人是否意识清楚、检查配合,有无定向力、注意力、记忆力和计算力等障碍。

(三) 实验室及其他检查

1. 血液检查　①白细胞计数及分类、红细胞计数及嗜伊红细胞计数等对脑血管病及脑寄生虫病诊断有一定价值。②血脂、血糖检查对脑血管病的病因诊断有一定价值。③血清肌酶检查对肌肉疾病的诊断有意义。④血钾检测对周期性瘫痪以及血铜蓝蛋白对肝豆状核变性均有诊断价值。⑤凝血机制检查对脑血管病有一定价值。

2. 脑脊液检查　脑脊液压力测定可了解颅内压;脑脊液检查,如常规和生化、细胞学、培养等,对中枢神经系统感染、蛛网膜下腔出血、颅内占位性病变等诊断有重要价值。

3. 脑电图检查　主要用于癫痫的诊断、分类和病灶的定位;对区别脑部器质性或功能性病变、弥漫性或局限性损害及脑炎、中毒性和代谢性等各种原因引起的脑病的诊断均有辅助诊断价值。

4. 肌电图检查　主要用于周围神经、神经肌肉接头和肌肉病变的诊断。

5. 脑诱发电位检查　常用的有视觉诱发电位、脑干诱发电位和体感诱发电位,这些检查可选择性观察特异性传入神经通路的功能状态,可用于各种感觉(视觉、听觉)以及某些疾病(视神经炎、多发性硬化、脊髓病变)的客观检查,对意识障碍、认知障碍以及诈病者也是一种有效的客观检查手段。

6. 经颅多普勒超声检查(transcranial doppler,TCD)　主要用于颅内外动脉的检查,能显示血管有无狭窄或闭塞,左右两侧对比,定期复查观察,这对正确估价脑血管病变的部位和程度有参考价值。TCD 无创、快速、简便,可动态观测脑血管病变产生的血流动力学变化。TCD 检查的适应证还包括脑血管畸形、脑动脉瘤、脑血管痉挛、脑动脉血流微栓子检测、颅内压增高、脑死亡等。

7. X 线检查

(1) 头颅平片:可观察头颅大小、形状、颅骨厚度、密度及结构,颅缝有无裂开、蝶鞍、颅底等重要部位有无扩大、变形及破坏,有无颅内钙化斑等,注意两侧比较。

(2) 脊柱平片:可摄前后位、侧位和斜位,观察脊柱的生理弯曲度,椎体有无发育异常、骨质破坏、骨折、脱位、变形或骨质增生,椎间孔有无扩大,椎间隙有无变窄等。

(3) 脑血管造影:根据脑血管有无移位、闭塞、异常等,可帮助诊断颅内占位性病变和血管性病变。目前多采用数字减影血管造影(digital subtraction angiography,DSA)。

知识链接

脑血管造影检查

脑血管造影检查包括无创性和有创性。无创伤性的脑血管检查包括经颅多普勒超声检查(TCD)、核磁共振血管造影(MRA)、螺旋CT血管造影(CTA)等。数字减影脑血管造影(DSA)为脑血管造影技术中的金标准,可显示所有脑血管,包括颈动脉、椎动脉和颅内血管,便于准确观察狭窄远端的血流情况和侧支循环。目前常用的技术为有创性的经股动脉穿刺插管全脑血管造影。TCD、MRA、CTA与DSA相比,显然无论从灵敏度还是特异度来说均较后者差,但其非创伤性、可重复性和简单易行的优势也是很明显的。当不同技术联合运用或合理选择时,则可大大提高脑血管检查的可靠性。

(4) 电子计算机断层扫描摄影(CT):对颅内血肿、脑出血、颅内肿瘤、脑梗死、脑积水、脑萎缩的诊断有重要价值。对脊髓疾病也有一定的诊断价值。

(5) 磁共振成像(MRI):MRI较CT能显示人体任意断面的解剖结构,图像清晰度高,对人体无放射性损害。常用于脑血管病、脑肿瘤、颅脑先天发育畸形、颅脑外伤、颅内感染、脱髓鞘疾病、脑变性病等,尤其是脑干和后颅窝的病变能显示清楚。对诊断椎管和脊髓病变及神经系统发育异常疾病也具有优势。

8. 其他 放射性核素检查如正电子发射断层扫描(PET)、单光子发射计算机断层脑显像(SPECT),对颅内占位性病变、急性脑血管病变和癫痫等疾病的诊断有一定帮助。周围神经和肌肉的活组织检查,可鉴别各种肌肉和周围神经病,如多发性肌炎、进行性肌营养不良症等,脑组织活检可鉴别颅内占位性病变、脑寄生虫病等。

(四) 心理社会资料

1. 评估病人心理状态 临床症状如疼痛、抽搐、感觉异常及瘫痪等给病人带来不适和痛苦,特别是当症状反复出现或持续存在时,易使病人产生上述情绪反应,不良情绪反过来又可使症状加重。有些疾病疗效不佳,预后不良时会给病人带来精神压力。病人对疾病的性质、过程、预后及防治知识的了解不足也会加重其紧张的情绪。疾病对病人日常生活存在影响,如语言障碍、肢体活动困难等病人生活需要部分或完全照料。

2. 评估社会支持系统 包括病人的家庭成员组成、家庭经济、文化教育背景,亲属对病人所患疾病的认识,对病人的关怀和支持程度;慢性疾病病人、瘫痪病人出院后的继续就医条件、居住地的初级卫生或社区保健设施、康复设施等资源。

【护理诊断】

1. 急性意识障碍 与神经系统病变、严重感染、代谢紊乱及中毒等导致大脑皮质、皮质下结构和脑干网状结构受损或功能抑制有关。

(定义:急性意识障碍是指个体突然发作的持续或短暂的注意力、认知力、神经活动方面的改变或紊乱综合征,同时伴有睡眠-觉醒周期的改变。)

诊断依据:①病人对外界及自身的认知力不稳定或完全丧失。②心理过程发生变化,不能进行或完成有目的的活动,计算和记忆力下降等。

护理目标:意识障碍无加重或神志恢复,期间无损伤、感染及意外情况发生,营养状况良好。

2. 语言沟通障碍　与脑部疾病损害语言功能区导致语言的接受或表达发生障碍,损害锥体系和锥体外系导致发音肌瘫痪、肌张力增高及共济失调,肌肉病变导致发音肌瘫痪有关。

(定义:语言沟通障碍是指个体处于讲话的能力丧失或下降,但能听懂他人语言的状态。)

诊断依据:①病人不能言语,或语言含糊不清、发音缓慢、说话节律慢及音韵紊乱。②不能表达自己的意图或表达不能被人理解。

护理目标:能与他人进行有效地沟通。

3. 感知觉紊乱　与神经肌肉病变及代谢障碍导致感觉传导通路受损有关。

(定义:感知觉紊乱是指个体处于对所接受的刺激有量或形态方面的感受发生变化,伴有对这些刺激的减弱、夸大、曲解或损害的反应。)

诊断依据:①感觉缺失、感觉减退、感觉过敏、感觉倒错、感觉异常或疼痛。②视觉障碍。③意识障碍。④不自觉地发生冻伤、烫伤、撞伤、压伤、刺伤和抓伤等。

护理目标:感觉障碍减轻或消失,期间无损伤。

4. 疼痛:头痛、三叉神经分布区疼痛　与颅内压变化、颅内外血管扩张、脑膜受刺激、脑神经或颈神经受刺激或损害、颅面外伤、头颈部肌肉痉挛、颅外疾病牵扯头部及精神因素有关。

(定义:指一种与实际或者潜在组织损伤相关的不愉快的感觉和情绪体验。)

诊断依据:①主诉头部疼痛或一侧面部剧痛,有痛苦表情,甚至烦躁、哭泣及采取保护性姿势等。②伴有血压升高、脉搏增快、呼吸急促、出汗、瞳孔散大等。

护理目标:疼痛减轻或消失。

5. 躯体活动障碍　与锥体系、锥体外系病变导致运动传导通路暂时或永久性损害及肌肉病变有关。

(定义:指个体不能独立完成/顺利完成躯体的移动活动。)

诊断依据:①肢体不同程度的瘫痪,生活不能自理。②肌张力增高引起肌肉僵硬、活动受限。③骨骼肌不自主运动使活动受限。④共济失调使活动协调能力下降。

护理目标:活动能力逐渐增强,期间不发生损伤和并发症。

6. 自理缺陷　与锥体系或锥体外系病变有关。

(定义:指个体的自理能力无法满足自己的治疗性自理需求。)

诊断依据:不能独自完成进食、洗漱、如厕、修饰等日常活动。

护理目标:能独立或在他人帮助下完成日常活动,自理能力基本得到改善。

7. 吞咽受损　与舌咽、迷走神经损害,意识障碍有关。

(定义:吞咽障碍是指个体处于主动将液体或固体食物从口运送到胃的能力降低的状态。)

诊断依据:吞咽困难或不能吞咽、呛咳。

护理目标:吞咽障碍好转,能安全进食。

8. 排尿障碍　与自主神经功能障碍有关。

(定义:指尿液大量存留在膀胱内而不能自主排出或排尿失去意识控制或不受意识控制而尿液不自主地流出。)

诊断依据:尿潴留或尿失禁。

护理目标:排尿功能改善。

9. 社交孤立　与过于在意别人对自身疾病的评价,及家庭和社会支持不够有关。

(定义:指缺乏正常的社会接触,不能与人正常交往。)

诊断依据:①自诉孤独、无安全感等。②表现胆怯、退缩、呆滞、食欲下降、睡眠障碍等。

护理目标:能应对自身病情变化,争取家庭和社会的支持,基本做到和正常人一样的生活。

10. 低效性呼吸形态　与呼吸肌麻痹有关。

(定义:个体呼气、吸气活动过程中肺组织不能有效扩张和排空的状态。)

诊断依据:①呼吸困难,有呼吸频率、节律或深度的改变。②发绀,有低氧血症。

护理目标:能进行有效呼吸,呼吸形态恢复正常。

11. 营养失调:低于机体需要量　与咽喉肌瘫痪、进食减少、肌肉不自主运动使消耗增加有关。

(定义:指营养素摄入量不足以满足机体需要量。)

诊断依据:①进食困难、咀嚼无力、吞咽障碍。②肢体瘫痪、肌肉强直、震颤。③食欲下降,食量减少。④接受药物治疗产生胃肠道反应。

护理目标:营养状况改善并保持良好状态。

12. 焦虑　与疼痛难忍、机体功能障碍给生活带来不便,突然发病缺乏思想准备,病情反复发作而担心预后,缺乏家庭支持等有关。

(定义:指一种由紧张、不安、忧虑、担心、恐惧等感受交织而成的复杂的情绪状态。)

诊断依据:紧张不安或情绪低落,对检查、治疗和护理缺乏耐心。

护理目标:情绪稳定,能积极配合治疗和护理。

13. 有窒息的危险　与癫痫、吉兰-巴雷综合征及严重脑血管病等疾病状态有关。

诊断依据:有喉肌痉挛、抽搐、咽喉肌瘫痪、消化道大出血、呼吸道分泌物增加、意识障碍、缺乏保护等危险因素存在。

护理目标:呼吸道通畅,无窒息情况出现。

14. 有受伤的危险　与神经系统功能受损有关。

诊断依据:有眩晕、意识障碍、视觉障碍、感觉障碍、运动障碍等危险因素存在。

护理目标:将受伤的危险降低到最低限度或不受伤。

15. 医护合作问题　潜在并发症:心脏损害、心律失常、直立性低血压、急性呼吸衰竭、肺部感染、泌尿道感染、败血症、压疮、颅内压增高、脑疝、消化道出血、酸中毒和电解质紊乱等。

【护理措施】

1. 昏迷护理　防止意外、损伤、感染,保证营养,密切观察病情变化是昏迷病人护理的重点。①肩下垫高,使颈部伸展,平卧,头偏一侧,取下义牙;做好吸痰和气管切开的准备;及时吸痰,必要时配合医生进行气管切开,以保证呼吸道通畅。②昏迷病人抽搐时,可加床栏并进行适当约束,以防止坠床;有幻觉时防止走失或伤人毁物,以避免发生意外。③眼睑不能闭合时,应滴抗生素眼药水或涂眼膏,用生理盐水纱布盖眼,可以避光防尘,保持角膜湿润,以防止结膜感染;清洁口腔,张口呼吸时用生理盐水纱布覆盖口鼻,定时为病人翻身拍背,限制探视,以预防呼吸道感染;做好大小便护理,以防止泌尿道感染;做好受压部位的皮肤护理,以防止压疮形成。

2. 运动障碍护理　①根据瘫痪病人病情可选择仰卧、侧卧、半卧或高枕卧等卧姿。正确卧姿是保持肢体良好功能的关键,必须做到:定时翻身;按摩受压部位;置瘫痪肢体功能位;身下垫软垫(棉垫、海绵垫或气垫等)。②每2~3小时翻身一次,翻身时应避免拖、拉、推等粗暴动作,保护好瘫肢关节,防止关节脱臼,给急性期脑出血病人翻身要避免牵动头部。③翻身后要按摩受压部位防止压疮形成,当受压皮肤发红时可用20％乙醇或温水轻揉,涂3.5％安息香酊;已发生压疮者应局部换药,加强全身营养,以促进愈合。④保持瘫痪肢体功能位并加强支托可防止关节变形和神经走行处的骨组织受压,可在每次翻身后置病人于仰卧位,上肢伸展、略高或与躯体水平,肩部及髋关节下垫小枕,手伸展或呈敬礼位;健侧卧位时患侧上肢向前伸,放在枕头上,患侧下肢屈曲垫小枕;健侧下肢伸直从背部垫小枕;有手下垂或足下垂者,可用"T"型板固定。⑤给病人讲解早期活动的必要性及重要性。教会病人做一些主动或被动活动锻炼,逐渐增加肢体活动量,做到强度适中,循序渐进,持之以恒。

3. **感觉障碍的护理** ①浅感觉障碍的病人,衣服应柔软,床褥应轻软、平整,以减少对皮肤的刺激和防重压;床上不可有锐器,以防身体被刺伤;通过增加被褥和提高环境温度以保暖,不可用热水袋进行局部加温,洗澡时可用健侧肢体试水温,以防烫伤。②对有深感觉障碍的病人,要提供安全的活动场所,不能在黑暗处行走,活动时要有人保护,以防跌伤。③反复训练感觉及知觉,给病人做知觉训练,如用棉签、毛线刺激触觉;用冷水、温水刺激温度觉。

4. **语言障碍护理** 非语言沟通是失语病人有效的交流方式,可借助手势、表情、点头或摇头、文字卡片、书写、实物等进行。①对语言理解力降低的病人,配合手势或实物进行交谈,通过语言与逻辑性的结合,训练病人理解语言的能力。②对说话有困难的病人,可借书写和文字卡片进行表达和提问,用点头或摇头来回答。③对失去阅读能力的病人可将日常用语、短语、写在卡片上,由简到繁、由易到难、由短到长教其朗读。④对说不出物体名称的病人,护士或家人可借助实物清楚地说出物体的名字,使病人重建物体与名称之间的联想。

5. **颅内压增高及脑疝的护理** ①绝对卧床休息。②将床头抬高15°~30°,以减轻脑水肿。③呕吐时将头偏一侧,以防误吸呕吐物引起吸入性肺炎甚至发生窒息,保持呼吸道通畅。④限制液体进入,遵医嘱快速静脉滴入脱水剂如20％甘露醇或静脉推注50％葡萄糖等,以控制脑水肿、降低颅内压。⑤密切观察有无脑疝先兆。脑疝是脑出血的主要死亡原因之一,一旦发现脑疝征象(如烦躁不安、频繁呕吐、意识障碍进行性加重、两侧瞳孔大小不等)时,应立即进行急救:①与医生联系,同时给予吸氧,增加脑供氧。②头部置冰袋或戴冰帽,降低脑耗氧,增加脑组织对缺氧的耐受性,防止加重脑水肿。③迅速建立静脉通路,遵医嘱快速给予脱水剂,以减轻脑水肿。④控制每日液体进入量,以前一日的尿量加500 ml为宜。⑤密切观察病情,及时发现呼吸、心搏骤停并立即实施心肺复苏。

重点提示:
1. 神经系统解剖生理特点。
2. 神经系统疾病护理评估的特点;主要的护理诊断与护理措施。

(张兰青)

第二节 三叉神经痛病人的护理

某女病人,30岁。8天来,常在刷牙时反复出现左侧面颊电击样、刀割样剧痛,每次约持续3~5分钟,间歇期完全正常。神经系统检查无阳性体征,头颅CT未见异常。
请分析:患者所患疾病、主要护理问题及健康指导内容。

【概述】

三叉神经痛是三叉神经分布区短暂的反复发作性剧痛,不伴有三叉神经功能破坏的症状。多发于中老年人,40岁以上起病者占70%~80%,女性多见,具有突发突止、反复发作的特点。开始发作次数较少,间歇期长,随着病程的进展发作逐渐频繁,间歇期缩短,甚至整日疼痛不止。本病可以缓解,但极少自愈。

【病因及发病机制】

原发性的三叉神经痛病因不明,可能是三叉神经脱髓鞘产生异位冲动或伪突触传递所致。相邻轴索纤维伪突触形成或产生短路时,轻微痛觉刺激通过短路传入中枢,中枢传出冲动亦通过短路传入,如此叠加造成三叉神经痛发作。

继发性的三叉神经痛多为脑桥小脑角占位病变压迫三叉神经所致。

知识链接

脱髓鞘疾病

髓鞘是一层脂肪组织,包裹在某些神经元的轴突外,有保护神经元和轴突的作用,髓鞘还具有绝缘作用,并提高神经冲动的传导速度。髓鞘的脱失会使神经冲动的传送受到影响,并最终失去对肌肉的控制。脱髓鞘疾病是一大类病因不相同、临床表现各异,但有类同特征的获得性疾患,其特征的病理变化是神经纤维的髓鞘脱失而神经细胞相对保持完整。

【护理评估】

1. 健康史 询问过去健康状况,了解有无与三叉神经痛有关的疾病;是否因洗脸、刷牙、咀嚼、吞咽、说话、打哈欠等动作诱发;有无反复发作,病程的长短,病情的发展变化及过去的治疗情况等。

2. 身体状况

(1) 疼痛的部位:疼痛常局限于一侧,第2、3支最常受累,极少三支同时受累。疼痛以面颊、上下颌及舌部最明显,轻触鼻旁、颊部、舌都可以诱发,称为"扳机点"或"触发点",以致患者不敢洗脸、刷牙、进食和刮胡子等。

(2) 疼痛的性质:为短暂的电击样、刀割样或撕裂样剧痛,每次持续数秒至1~2分钟。

突发突止,间歇期完全正常。
　　(3) 伴随症状:严重病例出现面部肌肉反射性抽搐,可伴有面红、皮肤温度高、结膜充血和流泪等。
　　(4) 神经系统检查:原发性三叉神经痛一般无阳性体征。但由于疼痛发作时病人常用手揉搓面部,久之面部皮肤变得粗糙、增厚、眉毛脱落。同时面部痛觉、触觉减退。继发性的三叉神经痛多伴有其他脑神经受损的症状和体征。
　　3. 辅助检查　　主要是进行影像学检查,包括X线摄片、CT和MRI检查,目的是查明原因,排除继发性三叉神经痛。
　　4. 心理社会状况　　反复发作的剧痛,影响工作、交际、家庭生活和对预后的信心,容易造成病人焦虑、情绪低落,甚至绝望等。
　　5. 治疗情况　　迅速有效的止痛是治疗的关键。治疗三叉神经痛应针对病因,以止痛为目的,无效时可采用神经阻滞或手术等治疗方法。
　　(1) 药物治疗:是治疗三叉神经痛的首选方法。首选卡马西平,其次是苯妥英钠、氯硝西泮等药物。
　　(2) 封闭治疗:是将无水乙醇或甘油封闭三叉神经分支或半月神经节,破坏感觉神经细胞可达到止痛效果。
　　(3) 射频热凝术:利用高温作用于神经节、神经干和神经根等部位,使其蛋白质凝固变性,从而阻断神经冲动的传导。
　　(4) 手术治疗:可采取微血管减压术、外周神经切断及撕脱术、三叉神经后根切断术等。其中微血管减压术是把可能产生压迫的血管、蛛网膜条索都"松懈"开,让刺激源消失及三叉神经核的兴奋性消失,从而使疾病恢复。绝大多数患者术后疼痛立即消失,并保留正常的面部感觉和功能,不影响生活质量。

【护理诊断】
1. 疼痛:面颊、上下颌及舌疼痛　　与三叉神经受损有关。
2. 焦虑　　与疼痛反复发作及手术因素有关。

【护理计划与实施】
护理目标:①病人疼痛减轻或消失;②病人能正确对待疾病,情绪稳定,心态正常。
护理措施:
1. 一般护理　　为病人提供安静、温度适宜的环境,保证病人休息。给予清淡软食,如鸡蛋羹、面条、米粥等。尽量少吃油炸、带骨肉、硬果类等让咀嚼费力的食物,要保证机体营养,严重者予以流质饮食。
2. 病情观察　　观察病人疼痛的部位、性质及有无伴随症状。
3. 对症护理　　指导病人运用想象、分散注意力、放松、适当按摩以减轻疼痛;尽可能地减少洗脸、刷牙、咀嚼等刺激因素;生活要有规律,保证充分睡眠,鼓励病人多参加娱乐活动,如听音乐、看电视、跳交谊舞等,以减轻疼痛和消除精神紧张。
4. 用药护理　　遵医嘱从小剂量开始服用卡马西平,逐渐增加剂量,疼痛控制后逐渐减量。用药过程中加强观察眩晕、嗜睡、恶心、步态不稳、皮疹和白细胞减少等不良反应。轻者多在数日内消失,重者应告知医生。
5. 健康教育
　　(1) 疾病知识指导:向病人介绍三叉神经痛的病因、诱因、临床表现、主要治疗方法及预后,使病人了解该病有突发突止、反复发作的特点。帮助病人建立自我护理的意识。

(2) 心理疏导:由于洗脸、刷牙、咀嚼、吞咽、说话、打哈欠等动作可诱发疼痛,病人不敢做这些动作,造成其负性情绪。护理人员应帮助病人树立与疾病斗争的信心,积极配合治疗。保持良好心态,才能促进身体健康。

(3) 用药指导:遵医嘱用药,病人服用卡马西平期间不要单独外出,不能开车或高空作业。

(4) 自我护理指导:帮助病人掌握三叉神经痛有关的治疗和训练方法。洗脸、刷牙要轻柔,进软食或流质饮食。刮风时尽量不要出门,天气寒冷时应注意保暖,外出戴口罩,避免冷风直接刺激面部等。

护理评价:①发作次数是否减少;②头部或面部疼痛是否减轻或消失,引起疼痛的因素是否去除;③焦虑感是否减轻。

重点提示:
1. 三叉神经痛的性质、部位及"扳机点"。
2. 三叉神经痛的首选治疗方法;三叉神经痛的健康指导要点。

(张志萍)

第三节　急性炎症性脱髓鞘性多发性神经病病人的护理

案例

某患者,女,20岁,述"双下肢无力麻木,行走困难1周"。1周前患者开始出现双下肢麻木,行走一段时间后开始双下肢软弱无力,无抽搐、昏迷,无发热、头痛,未给予重视,随后症状进行性加重直至不能自行站立行走。病前2周有"感冒"史,平素体健。体检:神志清楚,精神萎靡,言语正常,生命体征正常,心、肺和腹部检查无明显异常,双侧眼睑无下垂,鼻唇沟对称、伸舌居中,双下肢呈袜套样感觉障碍,双下肢肌力3级、肌张力减低、腱反射减低,病理反射及脑膜刺激征未引出。血常规:白细胞9.5×10^9/L,中性粒细胞百分比76%。肝、肾功能及电解质正常,心电图正常,颅脑MRI平扫未见异常。脑脊液检查结果:压力120 mmH$_2$O,细胞计数8.0×10^6/L,蛋白1.57 g/L,糖、氯化物正常。诊断:吉兰-巴雷综合征。

请思考:假如你是责任护士,该病人目前主要的护理诊断是什么?如何为病人实施有效的护理?

【概述】

急性炎症性脱髓鞘性多发性神经病又称吉兰-巴雷综合征(GBS),是一种由自身免疫介导的周围神经病。主要引起周围神经组织小血管淋巴细胞和巨噬细胞浸润,神经纤维脱髓鞘。常呈急性或亚急性起病,多以肢体对称性无力为首发症状。病前1~3周左右常有胃肠道和呼吸道感染史,病情常在数日至2周达到高峰,4周时肌力开始恢复,出现并发症者预后较差。任何年龄均可发病,但好发于青壮年,男性多于女性。通过及时、适当的治疗,大多数病人在6个月至1年恢复。

【病因及发病机制】

GBS确切病因未明,病前多有非特异性病毒感染或疫苗接种史。空肠弯曲菌(CJ)感染最常见,GBS还可能与EB病毒、巨细胞病毒、肺炎支原体、HIV、乙型肝炎病毒感染有关。以腹泻为前驱症状的GBS患者CJ感染率高达85%,患者常在腹泻停止后发病。目前认为分子模拟机制可能是导致GBS发病的最主要机制之一。主要病变部位在脑神经、脊神经根、神经节和周围神经。

知 识 链 接

GBS发病的分子模拟机制

分子模拟机制学说认为由于病原体的某些组分与周围神经的某些成分结构相同,机体免疫系统发生识别错误,自身免疫性细胞和自身抗体对正常的周围神经组分进行免疫攻击,致周围神经脱髓鞘。不同类型GBS可识别不同部位的神经组织靶位,所以临床表现也不尽相同。

【护理评估】

1. 健康史 询问病人发病前1~3周有无呼吸道或肠道感染病史,既往健康状况和疫苗接种史。

2. 身体状况

(1) 运动障碍:首发症状多为四肢对称性无力,自远端向近端或自近端向远端发展,常由双下肢开始,逐渐波及躯干肌、脑神经。数天至2周达高峰,严重者可累及膈肌和肋间肌而致呼吸麻痹,危及生命。四肢腱反射常减低。

(2) 感觉障碍:感觉异常也可为首发症状,多表现为四肢末端麻木、烧灼感、针刺感和不适感等,部分病人有手套、袜套样感觉障碍。检查时牵拉神经根常可使疼痛加剧,肌肉可有明显压痛,双侧腓肠肌尤为显著。

(3) 脑神经损害:以双侧面神经麻痹最常见,其次是舌咽、迷走神经受累,表现为吞咽困难、声嘶、咳嗽反射消失等。动眼、三叉、展、舌下神经瘫痪少见。

(4) 自主神经功能障碍:初期或恢复期常有皮肤潮红、多汗、汗臭味较浓,部分病人可出现窦性心动过速、体位性低血压、心律失常、暂时性尿潴留、大便秘结等。

(5) 并发症:可并发压疮、坠积性肺炎、尿路感染、心力衰竭等,严重者可发生呼吸循环衰竭。

3. 辅助检查

(1) 脑脊液:典型改变为蛋白-细胞分离(即蛋白含量增高而细胞数正常或轻度增加),病后1~2周后蛋白质开始升高,4~6周后达高峰,但脑脊液蛋白含量增高的幅度与病情并无平行关系。脑脊液和血液的免疫学检查常有异常。

(2) 肌电图:最初的改变为运动单位动作电位降低。神经传导速度(NCV)早期可仅有F波或H反射延迟或消失,F波异常提示神经近端或神经根损害,对诊断GBS有重要意义;晚期NCV可减慢,运动潜伏期延长,波幅轻度异常或正常提示脱髓鞘改变,轴索受损波幅明显降低。

(3) 腓肠神经活检:活检可见神经脱髓鞘及炎性细胞浸润,作为 GBS 辅助诊断方法。

4. 心理-社会状况 本病发病突然、进展迅速,因病情凶险、肢体运动障碍、皮肤感觉异常,病人可出现紧张、焦虑等情绪。当病人出现吞咽障碍、呼吸困难时,则易出现恐惧、悲观等心理。

5. 治疗情况

(1) **辅助呼吸**:呼吸肌麻痹是 GBS 的主要危险,抢救呼吸肌麻痹是治疗重症 GBS 的关键。对呼吸麻痹者,必要时及早进行气管切开,采用呼吸机辅助呼吸,定期和充分吸痰,保持呼吸道通畅;定期进行血气分析,适当调节呼吸机通气量和压力;选择应用抗生素,防治肺部感染。待病情明显好转后可考虑脱离呼吸机。

(2) **免疫球蛋白静脉注射**:治疗 GBS 有效,成人每日每千克体重 0.4 g 静注,连用 5 天。常见的不良反应为发热面红,减慢输液速度可减轻。对免疫球蛋白过敏或先天性 IgA 缺乏者禁用。

(3) **血浆交换疗法**:可直接去除血浆中致病因子如抗体,每次按每千克体重 40 ml 或 1～1.5 倍血浆量计算,可用 5% 清蛋白复原血容量。轻、中、重度病人分别每周交换 2、4、6 次。严重感染、心律失常、心功能不全及凝血系统疾病等禁用。

(4) **抗生素**:考虑有胃肠道 CJ 感染,选用大环内酯类抗生素治疗。

(5) **辅助药物**:大剂量 B 族维生素、维生素 C 以及三磷腺苷、胞二磷胆碱、辅酶 Q10 等改善神经营养代谢药物有助于神经修复。

知 识 链 接

糖皮质激素与 GBS 的治疗

国外的多项临床试验结果均显示单独应用糖皮质激素治疗 GBS 无明确疗效,糖皮质激素和 IVIg 联合治疗与单独应用 IVIg 治疗的效果也无显著差异,因此 GBS 指南均不推荐应用糖皮质激素治疗 GBS。但在我国,部分医院因条件限制,仍在应用糖皮质激素治疗 GBS,尤其在早期或重症病人中使用。对于糖皮质激素治疗 GBS 的疗效以及对不同类型 GBS 的疗效可能还有待进一步探讨。推荐有条件者尽早应用 IVIg 或 PE 治疗。

【护理诊断】

1. **低效性呼吸形态** 与周围神经损害、呼吸肌麻痹有关。
2. **躯体活动障碍** 与四肢肌肉进行性瘫痪有关。
3. **吞咽障碍** 与脑神经受损所致延髓麻痹、咀嚼肌无力及气管切开等有关。
4. **清理呼吸道无效** 与肌麻痹致咳嗽无力、肺部感染致分泌物增多等有关。
5. **恐惧** 与呼吸困难、濒死感或害怕气管切开有关。
6. **潜在并发症**:深静脉血栓形成、营养失调。

【护理计划与实施】

护理目标:①病人能进行有效的呼吸,呼吸形态恢复正常;②活动能力逐渐增强,无感觉异常,期间不发生损伤和并发症;③情绪稳定,能积极配合治疗和护理;④吞咽障碍好转,能安全进食;⑤呼吸道分泌物能顺利排出。

护理措施:

1. 一般护理

(1) 休息与体位:保持病室适宜温度,协助病人选择最佳适宜体位。肢体瘫痪者要保持瘫痪肢体功能位,定时翻身、按摩,防止压疮。

(2) 饮食护理:给高热量、高蛋白、富含维生素的易消化饮食。对吞咽困难的病人,喂食速度要慢,温度要适宜。有延髓麻痹者应及早给予鼻饲,做好口腔护理,进食时及食后30分钟取坐位,以免食物误入气管导致窒息。

2. 病情观察 密切观察病人生命体征、神志、感觉障碍等情况的变化,尤其是有无呼吸费力、吞咽困难、呛咳、构音障碍等现象,监测肺活量及血气分析。当病人出现呼吸费力、口唇发绀、出汗、烦躁等缺氧症状,肺活量降至每千克体重 20～25 ml 以下,$PaO_2 < 70$ mmHg,SaO_2 降低时,应立即报告医师,遵医嘱及早使用呼吸机,做好气道护理。

3. 对症护理 做好对症护理,预防并发症发生,如:床单平整,勤翻身以防压疮;保持呼吸道通畅,定时翻身拍背及时排出呼吸道分泌物,预防肺不张及呼吸道感染;尿潴留者先加压按摩下腹部,无效时可留置导尿;便秘者可使用大便软化剂、轻泻剂或灌肠;长期卧床者应保持瘫痪肢体功能位,早期做好瘫痪肢体的主动运动和被动运动训练;可穿弹力长袜以预防下肢深静脉血栓形成。

4. 用药护理 遵医嘱用药,注意药物疗效及不良反应。使用糖皮质激素可能引起上消化道出血,留置鼻胃管时应定时回抽胃液,注意胃液颜色、性质,观察有无出血;为了减轻对呼吸的抑制,忌用镇咳药;疼痛时应用非阿片类镇痛药。

5. 健康指导

(1) 疾病知识指导:向病人及家属介绍本病的基本知识,指导病人和家属掌握自我护理方法,强调持之以恒锻炼肢体功能的重要性;出现并发症时应及时就诊。

(2) 生活指导:养成健康的生活方式,注意营养,增强体质,避免受凉、感冒、过度疲劳和创伤。

(3) 心理疏导:告知病人和家属本病虽然病情凶险,进展快,恢复期长,但只要积极配合治疗及康复锻炼,本病具有自限性,预后良好,瘫痪多在3周后恢复,多数患者2个月至1年内恢复正常,约10%的患者有较严重后遗症。增强病人治疗的信心。有呼吸肌麻痹、呼吸困难、使用机械通气的病人,应加强语言或非语言交流以抚慰病人。

护理评价:①病人是否能够保持良好的呼吸状态,血气分析、血氧饱和度正常;②咳嗽是否有力,呼吸道是否通畅;③病人活动能力是否增强,是否学会了摆放瘫痪肢体的位置,保持身体平衡;④病人能否适应鼻饲,摄取食物是否会发生误吸及窒息;⑤病人感觉障碍是否减轻或消失;⑥病人是否显得放松,恐惧感消失,应对能力增加。

重点提示:

1. GBS 的临床特点。
2. GBS 脑脊液的特点、治疗要点与常用药、主要护理诊断与措施、健康指导。

(庄道忠)

第四节 急性脑血管疾病病人的护理

案例

某病人,女,67岁,因"右侧肢体无力、麻木伴言语含糊3小时"入院。病人今晨起床时发现右侧上下肢活动无力,持物易自落,无法自床上坐起,并有麻木感,喊人时感觉言语含糊不清,头部昏重,精神不济,略感恶心,无呕吐、呃逆,无肢体抽搐,无二便失禁。既往发现高血压病史15年,服用"硝苯地平,每日1片"治疗,血压未规律监测。入院时神经系统体检:意识清楚,不完全性运动性失语,双侧眼球向左侧轻度凝视,双侧瞳孔等大等圆,直径约3.0 mm,对光反射敏感,右侧鼻唇沟浅,伸舌右偏,右上肢肌力2级,右下肢肌力3级,右侧肢体肌张力减低,双侧腱反射基本正常,右侧Babinski征(＋),双侧Kernig征(－)。辅助检查:头颅CT正常,头颅MRI显示左侧颞、顶叶T1相低信号,T2相高信号,弥散加权成像(DWl)高信号。

请思考:如果你作为责任护士,应如何进行护理评估?目前主要的护理诊断及护理措施。

一、概述

【概念】

脑血管疾病(CVD)是指脑血管病变和(或)全身血液循环紊乱所致的脑组织供血障碍,脑功能异常或结构破坏的脑部疾病的总称。急性脑血管疾病是指急性脑血液循环障碍所导致的局限性或弥漫性神经功能缺损综合征。我国发病率为(120～180)/10万,患病率(400～700)/10万,存活者致残率高,增加了社会和家庭的负担。

知识链接

世界卒中日的设立

2004年6月24日,在加拿大温哥华召开的第5届世界卒中大会上,神经病学专家共同呼吁设立"世界卒中日"。为了唤起公众对脑血管疾病及其危险因素的关注,世界卒中组织从2004年开始将每年的10月29日确立为"世界卒中日",每年设定一个主题,全世界各国都围绕这个主题开展各种相关活动。2012年世界卒中日的主题是:"关注脑卒中,立即行动";2013年世界卒中日的主题是"预防脑卒中,从今天开始"。世界卒中日宣言着重阐述6项主要目标:充分调动各界力量预防卒中,把预防卒中和预防心血管病、认知障碍的工作结合起来;建立跨学科卒中医疗队伍;把知识转化为行动;开发新的研究方法;教育公众主动参与;建立全球合作。

【分类】

脑血管疾病常用的临床分类方法有:①根据神经功能缺失症状持续时间,将不足24小时者称为短暂性脑缺血发作,超过24小时者称为脑卒中。②根据发病机制脑卒中又分为缺血性卒中和出血性卒中。前者又称为脑梗死,包括脑血栓形成和脑栓塞;后者包括脑出血和蛛网膜下隙出血。

> **知 识 链 接**
>
> **大脑血管结构特点及与疾病的关系**
> 　　大脑血管的动脉内膜层厚,有较发达的弹力膜,中层和外层壁较薄,没有弹力膜,脑动脉几乎没有搏动,可避免因血管搏动影响脑功能,但易导致胆固醇、甘油三酯等沉积,使血管硬化、管腔狭窄,导致脑血栓形成。大脑动脉壁薄,当血压突然升高时,容易导致脑出血。大脑血管长、弯曲度大、缺乏弹性搏动,不易排出随血液而来的栓子,易患脑栓塞。

【病因和危险因素】

1. 基本病因

(1) 血管壁病变:主要见于高血压性脑细小动脉硬化,血管先天性发育异常和遗传性疾病,各种感染和非感染性动、静脉炎,中毒,代谢及全身性疾病导致的血管壁病变。其中脑动脉粥样硬化最常见。

(2) 血液成分改变:见于血液黏滞度增高、凝血机制异常的病人。

(3) 血流动力学改变:见于高血压、低血压、血压的急骤波动、心瓣膜病、心房颤动、心脏功能障碍等,其中以房颤最常见。

(4) 其他原因:各种栓子(如空气、脂肪、癌细胞核、寄生虫等)引起的脑栓塞、脑血管痉挛等。

2. 危险因素

(1) 不可干预的因素:包括年龄、性别、种族、遗传因素等。

(2) 可干预的因素:包括高血压、糖尿病、心脏病、高同型半胱氨酸血症、TIA或脑卒中病史、肥胖、无症状性颈动脉狭窄、酗酒、吸烟、抗凝治疗、脑动脉炎、不良饮食习惯(如高盐、高动物脂肪、缺钙饮食)及体力活动减少、长期服用含雌激素的避孕药、滥用药物、气候寒冷等。其中高血压、心脏病、糖尿病和短暂性脑缺血发作被认为是脑血管病发病最重要的四大危险因素,尤以高血压是脑卒中最重要的独立危险因素。

【脑血管疾病的预防】

脑血管病一旦发生,不论何种类型,迄今均缺乏有效的治疗方法,脑血管疾病以其高发病率、高死亡率、高致残率和高复发率极大的危害人类的健康,因此,对脑血管疾病应提倡预防为主。主要应针对危险因素进行三级预防干预。

1. 一级预防　为发病前的预防,对存在可干预的危险因素的高危人群进行干预,可有效地降低脑卒中的发生率。包括改变不健康的生活方式,积极治疗高血压、心血管病、糖尿病、高脂血症等相关疾病。

2. 二级预防　对短暂性脑缺血发作宜早期诊断,早期治疗,纠正可干预的危险因素,防止发展成为完全性卒中。

3. 三级预防　脑卒中发生后积极治疗,防治并发症,减少致残,提高脑卒中病人的生活质量,预防复发。

二、短暂性脑缺血发作病人的护理

【概述】

短暂性脑缺血发作(TIA)是指由于某种因素造成局灶性脑缺血导致的突发短暂性、可逆性神经功能障碍。症状持续数分钟,通常在1小时内完全恢复,可反复发作,不留任何神经功能缺损症状和体征。传统TIA定义的时限为24小时恢复,但目前认为缺血超过2小时即可遗留轻微神经功能缺损表现,或CT及MRI显示脑组织缺血征象。本病好发于50~70岁中老年人,男性多于女性。如近期频繁发作易发生脑梗死,应高度重视。

【病因及发病机制】

本病的病因和发病机制尚未清楚,但主要的病因是动脉粥样硬化导致的动脉狭窄。也可能与心脏病、血液成分改变、血流动力学改变、心功能障碍、高凝状态等多种因素有关。发生机制主要是小动脉发生微栓塞所致,此外脑内血管痉挛等也参与发病环节。

知 识 链 接

TIA发病机制的现代观点

目前TIA发病机制有多种学说:①微栓子学说认为,颈内动脉和椎-基底动脉系统动脉硬化狭窄处的附壁血栓、硬化斑块及其中的血液分解物、血小板聚集物等游离脱落后,阻塞脑部动脉,引起缺血症状;当栓子碎裂或向远端移动时,缺血症状消失。②血流动力学改变学说认为,颈动脉和椎-基底动脉系统闭塞或狭窄的病人血压波动易导致本病发作。当突然发生一过性血压过低,由于脑血流量减少,可导致本病发作;血压回升后,症状消失。③颈部动脉扭曲、过长、打结或椎动脉受颈椎骨增生骨刺压迫,当转头时即可引起本病发作。④其他,如脑外盗血、血管痉挛也可能引发。

【护理评估】

1. 健康史　应向病人询问过去健康状况,包括有无动脉粥样硬化、高血压、糖尿病、高脂血症、心脏病及以前类似发作的病史。还应询问本次起病的形式及症状持续时间,生活习惯及家族史等。

2. 身体状况　本病具有以下临床特点:①突发性:一般突然起病;②短暂性:多持续数分钟或数十分钟,通常不超过1小时,最长不超过24小时;③可逆性:可完全恢复,不遗留神经功能缺损体征;④反复性:常反复发作,每次发作的症状相似。按其供血障碍区域不同而出现不同的临床表现。

(1) 颈内动脉系统TIA:常见症状为病灶对侧单肢无力或不完全性瘫痪,对侧感觉障碍,眼动脉缺血时出现短暂的单眼失明,优势半球缺血时可有失语。

(2) 椎-基底动脉系统TIA:以眩晕、平衡失调为常见症状,其特征性的症状有跌倒发作、短暂性全面遗忘症、双眼视力障碍发作等。

3. 辅助检查

(1) 血常规及生化检查:可有血糖、血脂、血黏度异常,有助于明确病因。

(2) CT 或 MRI 检查:大多正常。

(3) 颈部超声波检查:可见双侧颈动脉狭窄。

(4) 数字减影血管造影(DSA)或彩色多普勒超声检查(TCD):可发现血管狭窄、动脉粥样硬化斑。

4. 心理社会状况　无论是病人或家属,大多数会因 TIA 突然发病或反复发作而产生焦虑或恐惧心理。但有些偶发病例,病人和家属常因症状缓解迅速、未发生后遗症而产生麻痹大意心理。

5. 治疗情况　以去除病因、减少和预防复发、保护脑功能为主,对有明确的颈部血管动脉硬化斑块引起明显狭窄或闭塞者可选用手术治疗。

(1) 病因治疗:适当调整血压,有效控制高血糖、高脂血症,纠正心律失常,消除高凝状态等。

(2) 药物治疗

1) 抗血小板聚集药物:常用阿司匹林、双嘧达莫、噻氯匹定、氯比格雷等药物,可减少微栓子的发生,对预防复发有一定的效果。

2) 抗凝药物:对频繁发作、持续时间长、症状逐渐加重且无禁忌证者,常用肝素、低分子量肝素。

3) 活血化瘀类中药:常用丹参、红花、川芎等药物。

(3) 外科治疗:颈动脉狭窄程度大于 70% 的 TIA 病人可考虑颈动脉内膜剥离术、血管内介入治疗等。

【护理诊断】

1. 知识缺乏　缺乏本病的防治知识。
2. 有受伤的危险　与突发眩晕、平衡失调、一过性失明有关。
3. 恐惧　与突发神经定位症状而致组织器官功能障碍有关。
4. 潜在并发症:脑卒中。

【护理计划与实施】

护理目标:①病人能说出 TIA 的危险因素及各项预防保健措施;②学会自我保护的方法,无受伤;③能正确认知疾病的预后,情绪稳定;④未发生永久性脑卒中。

护理措施:

1. 一般护理　应给予低脂、低胆固醇、低盐饮食,生活规律,忌刺激性及辛辣食物。可根据身体情况适当参加体育锻炼。

2. 病情观察　对发作频繁的病人要注意每次发作持续时间及间隔时间,警惕缺血性脑卒中的发生。在抗凝药物治疗期间,应密切观察有无出血倾向,及时测定出、凝血时间及凝血酶原时间,一旦出现情况应及时给予相应的处理。

3. 对症护理　TIA 发作时病人会出现突发眩晕、一过性失明等,应避免病人单独外出、如厕、沐浴等,以免受伤。

4. 用药护理　遵医嘱给药,注意观察疗效及不良反应。阿司匹林宜饭后服用,选用肠溶片、小剂量服用,可减少不良反应。在应用抗血小板聚集药物及抗凝药物时要观察有无出血征象,并定期检测血象,发现异常情况立即就诊。

5. 健康指导

(1) 疾病知识指导:告知病人及家属 TIA 的基本知识,重点是本病的预防及治疗措施,要积极寻找并治疗危险因素,定期到医院复诊。告知本病预后情况,约 1/3 的病人在数年内会发展为完全性的脑卒中;约 1/3 的病人反复发作损害脑功能;只有 1/3 的病人可能自然缓解。

(2) 心理疏导:向病人解释疾病知识,帮助病人消除恐惧心理,保持心态平衡、稳定情绪。

(3) 自我护理指导:告知病人应选择低盐、低糖、低脂、充足蛋白质和丰富维生素的饮食,避免暴饮暴食,戒烟、限酒。鼓励病人增加及保持适当的体育运动,指导病人注意运动量和方式,选择适合个体的活动。避免各种引起循环血量减少、血液浓缩的因素,如大量呕吐、腹泻、高热、大汗等,以防诱发脑血栓形成。

(4) 用药护理指导:指导病人坚持遵医嘱正规用药,正确服用,不能随意更改、停药或自行购药服用。发现异常,及时就诊。

护理评价:①病人是否能说出 TIA 的各项预防保健措施;②能否自我保护,有无受伤;③情绪是否稳定;④TIA 发作次数有无减少,有无发生脑卒中。

三、脑血栓形成病人的护理

【概述】

脑血栓形成(CI)是指颅内外供应脑组织的动脉管壁发生病变,形成血栓,使血管闭塞,造成脑局部血流中断,脑组织缺血、缺氧、坏死、软化,并出现相应的神经症状和体征。脑血栓形成是脑血管疾病中最常见的一种类型,多见于 60 岁以上的老年人。

【病因及发病机制】

1. 病因 最常见的病因是脑动脉粥样硬化,其次为各种病因所致的脑动脉炎、真性红细胞增多症、弥散性血管内凝血的早期、脑血管畸形、脑肿瘤等。

2. 发病机制 在颅内供应脑组织的动脉血管壁发生病变的基础上,血液中有形成分黏附、沉着、聚集在血管壁形成血栓,使脑血管狭窄甚至闭塞,血流中断,造成脑组织缺血缺氧、脑坏死或脑软化。脑动脉粥样硬化的好发部位是脑部大血管的分叉处、弯曲和汇合处部位,故脑血栓形成以颈内动脉、大脑中动脉多见。

【护理评估】

1. 健康史 询问有无动脉粥样硬化、高血压、高脂血症、糖尿病及短暂性脑缺血发作等病史。发病前有无各种引起循环血量减少、血液浓缩的因素,如大量呕吐、腹泻、高热、大汗、大出血等。本次起病的方式、发病时间及有无头痛、头晕、肢体麻木、无力等前驱症状。

2. 身体状况 本病起病较缓,常在安静或休息状态下发病,病情常于发病后数小时或 1~2 日内达到高峰,少数病人病情逐渐进展数天才达高峰。

(1) 病人可有眩晕、头痛、偏瘫、失语等症状和体征。多数病人无意识障碍及生命体征的改变,高颅压情况比较少见。如果大面积梗死、重症脑干梗死、重症小脑梗死时,可出现意识障碍、脑疝甚至死亡。

(2) 神经系统局灶性表现视脑血管闭塞的部位及梗死的范围而定:

1) 颈内动脉闭塞:可出现病灶侧单眼一过性黑蒙或病灶侧 Horner 征。大脑中动脉闭塞时影响内囊区供血,导致偏瘫、偏身感觉障碍、偏盲,优势半球受累可出现失语。

2) 椎-基底动脉闭塞：出现交叉性瘫痪、交叉性感觉障碍、复视、眼肌麻痹、眼球震颤、构音障碍、吞咽困难、眩晕、呕吐及共济失调。

(3) 临床类型：依据症状和体征的进展速度可分为：

1) 完全性卒中：进展较迅速，6小时内达到高峰。

2) 进展性卒中：渐进性加重，48小时内仍不断进展。

3) 可逆性缺血性神经功能缺失：症状较轻，但持续存在，可在3周内恢复。

3. 辅助检查

(1) CT检查：是最常用的检查方法。发病当天多无改变，但可排除脑出血。多数病例脑CT扫描在24~48小时后可见低密度梗死灶。

(2) MRI：在数小时内可显示低信号缺血区和坏死区。

(3) 彩色多普勒超声检查（TCD）：对判断颅内外血管狭窄、闭塞、血管痉挛或侧支循环建立的程度有帮助。

(4) 脑脊液：多正常。大面积梗死时压力可增高。

(5) 其他：血常规、血糖、血脂、同型半胱氨酸、心肌酶学、心电图等检查，可提示目前存在的危险因素。

4. 心理社会状况　面对突然出现的感觉与运动障碍、生活自理缺陷、生活质量下降，病人心理压力很大，容易出现焦虑、急躁、沮丧甚至悲哀。

5. 治疗情况　治疗以挽救生命、降低病残、预防复发为目的，重点是急性期的治疗，以血管再通和神经保护最关键。

知识链接

缺血半暗带

缺血半暗带（IP）是介于梗死灶和正常组织间的移行区域，这一概念最早是由Abrupt等（1977）提出，是指因缺血致使组织电活动停止，但能保持跨膜离子平衡和结构完整的脑区。梗死病灶系由其中心的缺血中心区和其周围的缺血半暗带组成。缺血中心区由于脑血流量严重不足或完全缺血致脑细胞死亡；而缺血半暗带内，由于侧支循环存在，仍可获得部分血液供给，神经细胞功能虽受损但短期内尚存活，处于可逆状态，如在有效时间内及时恢复血液供应，则脑代谢障碍得以恢复，神经细胞可以存活并可恢复功能。

(1) 急性期治疗

1) 一般治疗：病人应卧床休息，加强护理，防治各种并发症。发病24~48小时不能进食者，应予鼻饲，保证营养。

2) 早期溶栓：早期溶栓是指发病后6小时内采用溶栓治疗使血管再通，恢复梗死区的血流灌注。常用药物有重组组织型纤溶酶原激活剂（rt-PA）、尿激酶和链激酶等。其主要并发症有症状性脑出血、蛛网膜下腔出血、再灌注损伤、血管再闭塞等。

> **知识链接**
>
> **溶栓治疗的适应证与禁忌证**
>
> 溶栓治疗的适应证:①年龄18~80岁;②发病在6小时以内;③脑功能损害的体征持续存在超过1小时,且比较严重(NIHSS 7~22分);④脑CT已排除颅内出血,且无早期脑梗死低密度改变及其他明显早期脑梗死改变;⑤病人或家属签署知情同意书。
>
> 溶栓治疗的禁忌证:①近3个月有脑卒中、脑外伤、心肌梗死史;近3周内有胃肠或泌尿系统出血;近2周内接受较大的外科手术;近1周内有不可压迫部位的动脉穿刺的病史。②严重心、肾、肝功能不全或严重糖尿病者。③体检发现有活动性出血或外伤(如骨折)的证据。④已口服抗凝药,且INR>1.5;48小时内接受过肝素治疗(APTT超出正常范围)。⑤血小板计数<100×10^9/L,血糖<2.7mmol/L。⑥血压:收缩压>180 mmHg,或舒张压>100 mmHg。⑦妊娠。⑧不合作。

3)防治脑水肿:脑梗死时,多数都有不同程度的脑水肿,可发生于脑梗死的几个小时内,一般3~7天达高峰,可持续1~2周或更长。脑梗死面积越大,脑水肿越重。

4)调整血压:发病48小时内不要盲目降低血压,只有血压超过220/120 mmHg时才能使用降压药。

5)抗凝治疗:常用肝素、低分子肝素、华法林等药物。

6)抗血小板聚集:常用阿司匹林、噻氯匹啶等药物。

7)血管扩张剂:血管扩张剂可加重脑水肿或使病灶区的血流量降低,脑梗死急性期不宜使用。亚急性期(2~4周)可适当应用。

8)脑保护剂:可用胞二磷胆碱、钙拮抗剂、自由基清除剂、亚低温治疗等。

9)降纤治疗:可用巴曲酶、降纤酶降解血中的纤维蛋白原,抑制血栓形成。

10)高压氧舱治疗:可提高血氧供应,并利用正常血管收缩增加病变部位血液灌注(反盗血),使脑组织有氧代谢增强,有利于神经功能的恢复。

11)外科治疗:凡幕上大面积脑梗死有严重脑水肿出现颅内高压危象,小脑梗死使脑干受压等,内科治疗无效时,应积极争取外科治疗。

12)康复治疗:病人只要意识清楚,生命征平稳,病情不再进展后48小时即可进行康复治疗。

(2)恢复期治疗:重点是继续进行运动、言语、吞咽、心理等功能康复。

> **知识链接**
>
> **卒中单元**
>
> 卒中单元(SU)是脑血管病的医疗管理模式,指由神经科医师、物理治疗师、语言康复师、心理治疗师和专业护理人员共同参与,将卒中的急救、治疗、护理及康复等

有机地融为一体,使病人得到及时、规范的诊断和治疗,有效降低病死率和致残率,改善病人预后,提高生活质量,缩短住院时间和减少住院费用,有利于出院后管理和社区治疗。

【护理诊断】
1. 躯体活动障碍　与脑血管闭塞,脑组织缺血、缺氧,使锥体束受损导致肢体瘫痪有关。
2. 语言沟通障碍　与病变累及大脑优势半球,使语言中枢受损有关。
3. 吞咽困难　与意识障碍或延髓麻痹有关。
4. 潜在并发症:压疮、肺部感染、出血。

【护理计划与实施】
护理目标:①病人躯体活动能力逐渐增强,生活能部分或完全自理;②言语表达能力逐渐增强,保持与人沟通能力;③吞咽功能改善或能够正常进食;④无压疮、肺部感染等并发症发生。

护理措施:
1. 一般护理
(1) 休息与体位:急性期病人应卧床休息,取平卧位,避免搬动。头部禁用冰袋或冷敷,以免血管收缩,血流缓慢而使脑血流量减少。
(2) 饮食护理:给予低盐、低脂、丰富维生素、足量纤维素的无刺激性食物;有吞咽困难及呛咳者,加强吞咽功能训练,小口慢慢喂食,防止误吸发生;昏迷病人应鼻饲流质饮食,保证每日的摄入量。
2. 病情观察　密切观察神志、瞳孔及生命体征变化,注意有无高颅压症状、出血情况、原有症状加重或出现新的瘫痪症状、心律失常、呼吸困难等。发现血压过高或过低,应及时通知医师并配合处理。
3. 对症护理
(1) 瘫痪护理
1) 生活护理:指导和协助病人洗漱、进食、如厕、穿脱衣服及个人卫生,帮助病人翻身和保持床单位整洁,满足病人基本生活需要;指导病人学会配合和使用便器,要注意动作轻柔,勿拖拉和用力过猛。
2) 安全护理:运动障碍的病人要防止跌倒,确保安全。床边要有护栏;走廊、厕所要装扶手;地面要保持平整干燥,防湿、防滑,去除门槛或其他障碍物;呼叫器应置于床头病人随手可及处。病人应穿着防滑的软橡胶底鞋,对步态不稳者,选用三角手杖等合适的辅助工具,并有人陪伴,防止跌伤;护理人员行走时不要在其身旁擦过或在其面前穿过,同时避免突然呼唤病人,以免分散其注意力致摔倒。
3) 运动训练:当病人病情稳定、心功能良好、无出血倾向时,应及早进行康复训练。应本着循序渐进,活动量由小渐大、时间由短到长,被动与主动运动、床上与床下运动相结合,语言训练与肢体锻炼相结合的原则开展康复训练。康复训练应注意:①病人及家属理解早期活动的必要性及重要性,服从护理人员及家属帮助活动肢体和定时翻身。②保持关节功能位置,如上肢手关节保持轻微背屈,手中可握一手帕,肘关节微屈曲,上臂高于肩部水平;下肢应注意足背屈与小腿成直角,膝关节下放一小枕垫起,使膝关节微屈曲,外侧放枕头垫好,以防止髋外旋外展。③训练时保持环境安静,病人注意力集中。④鼓励病人做力所能及的活动,培训病人日常生活基本技能,训练病人平衡和协调能力,如穿脱衣服、系纽扣、洗脸、漱口,自己动手吃饭,使用各种餐具等。指导病人调动健侧肢体能动性,辅助瘫侧进行运动。⑤重视对患侧的刺激和保护。如床头柜、电视机应置于患侧、所有护理工作如帮助病人洗漱、进食、测血压、脉搏等都应在患侧进行;家属与病人交谈时也应握住患侧手,避免偏瘫病人的头转向健侧,以致忽略患侧身体和患侧空间。尽量不在患肢静脉输液,慎用热水袋热敷,以避免损伤患肢。

(2) 感觉障碍护理

1) 生活护理:保持床单整洁、干燥、无渣屑,防止感觉障碍的身体部位受压或机械性刺激;避免高温或过冷刺激,慎用热水袋或冰袋,防止烫伤;对感觉过敏的病人尽量避免不必要的刺激。

2) 知觉训练:每天用温水擦洗感觉障碍的身体部位,以促进血液循环和刺激感觉恢复。同时可进行肢体的被动运动、按摩、理疗及针灸等。

(3) 失语护理

1) 心理支持:要体贴、关心、尊重病人;鼓励病人克服害羞心理,大声说话。鼓励家属、朋友多与病人交谈,耐心、缓慢、清楚地解释每个问题,直至病人理解。

2) 加强沟通:选择一些实用性的非语言交流,如手势、图画、交流画板等,也可利用电脑等训练病人实用交流能力。训练中应根据病人病情及情绪状态,循序渐进,不可操之过急。

3) 语言训练:由病人、家属及参与语言康复训练的医护人员共同制订语言康复计划。①运动性失语者,侧重于口语表达;②感觉性失语者,侧重于听、理解、会话等;③传导性失语,侧重于听、复述;④命名性失语者,侧重于口语命名;⑤构音障碍者,侧重于构音器官功能训练。

4. 用药护理　遵医嘱用药,并注意药物的副作用。使用抗凝剂和溶栓剂期间,应严格把握药物剂量,密切观察意识和血压变化,观察颅内、皮肤黏膜及消化道有无出血,发现异常应立即报告医生。另外,静脉应用扩血管药物时速度宜慢,并随时观察血压的变化。

5. 健康指导

(1) 疾病知识指导:告知病人及家属应积极治疗原发病,如高血压、糖尿病、风湿性心瓣膜病等,在降压治疗过程中要做到平稳降压、不宜使血压波动过大或下降过低。

(2) 心理疏导:为病人创造安静、舒适的环境,给予精神上的安慰和支持。加强与病人交流,尤其对失语病人,应鼓励并指导病人用非语言方式来表达自己的需求及情感。指导家庭成员积极参与病人的康复训练,鼓励或组织病友进行康复训练经验交流,帮助病人树立信心,积极配合治疗。

(3) 自我护理指导

1) 指导病人生活要有规律,平时保持适量的体力活动,以促进心血管功能,改善脑血液循环。饮食应以低脂、低胆固醇、高维生素为宜,忌烟、酒及辛辣食物,忌暴饮暴食或过分饥饿。

2) 指导病人及家属学会康复功能训练的基本方法,并鼓励病人长期坚持。多数病人可在1~3年内逐步恢复肢体功能。

(4) 用药护理指导:坚持长期服用抗血小板聚集的药物以预防复发,告知病人药物常见的不良反应。定期到医院复查,如出现头晕、肢体麻木、短暂脑缺血发作等先兆表现时,应及时就诊。

护理评价:①病人能否积极参与肢体、语言功能的康复锻炼,躯体活动能力有无恢复,生活自理能力有无提高;②言语表达能力有无增强;③吞咽功能是否改善;有无并发症发生。

四、脑栓塞病人的护理

【概述】

脑栓塞是血流中各种栓子(异常的固体、液体、气体)随血流进入脑动脉系统使血管腔急性闭塞,引起相应供血区脑组织缺血、坏死及脑功能障碍。任何年龄均可发病。风湿性心瓣膜病引起者以青壮年多见,冠心病和大动脉病变则以老年人多。

【病因及发病机制】

1. 病因　脑栓塞栓子的来源有:心源性、非心源性和来源不明三类。

(1) 心源性栓子:是脑栓塞最常见的原因,其中最多见的是风湿性心瓣膜病,特别是二尖瓣狭窄合并心房纤颤时更容易发生。其次是心肌梗死,特别是梗死面积大,合并充血性心力衰竭和心律失常者容易发生。其他常见心脏因素有心内膜炎、心肌病、心脏黏液瘤、先天性心脏病及瓣膜手术等。

(2) 非心源性栓子:主动脉弓及其发出的大血管动脉粥样硬化斑块与附着物及肺静脉血栓脱落是脑栓塞的重要原因。其他少见的栓子有脂肪滴、空气、肿瘤细胞、寄生虫卵和异物等。

(3) 来源不明栓子:少数病例在现有条件下无法查明栓子的来源。

2. 发病机制　脑栓塞多发生于颈内动脉系统,尤其是大脑中动脉。因为大脑中动脉是颈内动脉的延续,约 3/4 的栓塞发生在此。其他动脉是颈内动脉的分支,栓子不易进入。外来栓子若堵塞脑动脉,阻断脑血流,脑也可发生组织缺血、缺氧和坏死。如果梗死面积广泛,可形成脑水肿、颅内压增高,甚至形成脑疝。

【护理评估】

1. 健康史　询问病人有无风湿性心瓣膜病、动脉粥样硬化、感染性心内膜炎及心肌梗死等病史;本次起病的方式、发病时间;有无心律失常、心力衰竭等诱因。

2. 身体状况　病人常在活动中突然发病,起病急骤是本病的主要特征。

(1) 神经系统表现:局限性神经缺失症状多在数秒至数分钟内发展到高峰,为脑血管疾病中起病最快的一种,多属完全性卒中。常见的脑部症状为局限性抽搐、偏盲、偏瘫、失语等,意识障碍较轻。颈内动脉或大脑中动脉主干栓塞导致大面积脑梗死,可发生严重脑水肿、颅内压增高,甚至脑疝和昏迷;椎-基底动脉主干栓塞常发生突然昏迷。若病情一度好转后又出现恶化,提示栓塞再发或继发出血。

(2) 原发病表现:除神经系统功能障碍外,大多数病人有栓子来源的原发疾病的症状和体征。如心脏杂音、心律失常、心力衰竭等。部分病人有其他部位血管栓塞的表现。

3. 辅助检查

(1) CT 检查:多数病例脑 CT 扫描在 24~48 小时后可见低密度梗死灶,并有助于检出梗死区继发出血。

(2) MRI:可在数小时内检出脑梗死病灶及范围。

(3) 常规心电图检查:可发现心律失常、心肌梗死等证据。

(4) 超声心动图检查:可发现心腔内附壁血栓。

(5) 彩色多普勒超声检查(TCD)：可判断颅内外血管有无狭窄、闭塞、痉挛。

4. 心理社会状况　由于起病急、病情进展快,容易产生焦虑、自卑、依赖及悲观失望等心理反应。

5. 治疗情况　包括脑部病变和原发病的治疗两个方面。

(1) 脑部病变的治疗：与脑血栓形成基本相同,严重病变应积极降低颅内压处理,但禁忌溶栓治疗,溶栓容易导致出血。应根据栓子性质分别进行处理。

(2) 治疗原发病：是预防栓子形成,防止脑栓塞的重要环节。

【护理诊断、护理计划与实施】

同脑血栓形成。

五、脑出血病人的护理

【概述】

脑出血(ICH)是指原发性非外伤性脑实质内出血,占急性脑血管疾病的20%~30%。好发于50~70岁的中老年人。脑出血发生于大脑半球者占80%,脑干或小脑者约占20%。脑出血的致残率和病死率均较高,脑水肿、颅内压增高和脑疝形成是导致病人死亡的主要原因。北方寒冷地区发病率高于南方,冬季发病率高于夏季。

【病因及发病机制】

1. 病因　高血压是脑出血最常见的病因,约占全部脑出血的60%以上。多数是高血压和脑动脉粥样硬化并存。其他病因有血液病、脑血管畸形、夹层动脉瘤、脑动脉炎、脑淀粉样血管病、原发性或转移性脑肿瘤、抗凝和溶栓治疗等。

2. 发病机制　多由于长期高血压,导致脑内小动脉或深穿支动脉壁纤维素样坏死或脂质透明变性、小动脉瘤或微夹层动脉瘤形成。当血压骤然升高时,血液自血管壁渗出或动脉瘤壁直接破裂,进入脑组织形成血肿。豆纹动脉自大脑中动脉近端呈直角分支,受高压血流冲击最大,是脑出血最好发部位,故出血多在基底节、内囊和丘脑附近(图9-9)。

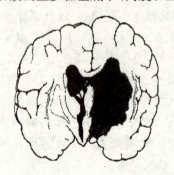

图9-9　左侧基底核和内囊出血并破入脑室

【护理评估】

1. 健康史　询问有无高血压、动脉粥样硬化等病史；有无情绪激动、用力排便、过度劳累及剧烈运动等诱因；本次起病的方式、发病时间及有无头痛、恶心、呕吐等颅内压增高的表现；有无家族史；病人的生活习惯、年龄、烟酒嗜好、体重等。

2. 身体状况　多在白天体力活动、酒后或情绪激动时突然起病,往往在数分钟至数小时内病情发展到高峰。病人常先有进行性加重的头痛、头晕、呕吐,随即出现意识障碍,颜面潮红、呼吸深沉而有鼾声,脉搏缓慢有力、血压升高、全身大汗、大小便失禁。根据出血部位的不同,出现不同的神经系统局灶体征。

(1) 内囊出血:病人常有头和眼转向出血病灶侧,呈双眼"凝视病灶"状。同时可有出血灶对侧偏瘫、偏身感觉障碍和对侧同向偏盲,即"三偏"症状。如出血灶在优势半球,可伴有失语;如呕吐物为咖啡样液体时,多系丘脑下部功能障碍引起应激性溃疡所致;如有两侧瞳孔不等大,出血侧瞳孔散大或先缩小后散大,多为天幕疝的表现。但轻症病人病情较轻,多意识清楚。

(2) 脑叶出血:以顶叶出血最多见。脑叶出血部位不同,临床表现也不同:如顶叶出血,出现偏身感觉障碍和空间构象障碍;额叶出血,出现偏瘫、Broca 失语等;颞叶出血,出现 Wernicke 失语、精神症状;枕叶出血,出现对侧偏盲等。

(3) 脑桥出血:小量出血可无意识障碍,表现为交叉性瘫痪,头和眼转向非出血侧,呈"凝视瘫肢"状;大量出血常破入第四脑室,病人随即昏迷,双侧瞳孔缩小呈针尖样、呕吐咖啡样胃内容物、中枢性高热、中枢性呼吸衰竭,病情常迅速恶化,多数在 24～48 小时内死亡。

(4) 小脑出血:常表现为枕部剧烈头痛、眩晕、频繁呕吐和平衡障碍,但无肢体瘫痪。当出血量较多时,可有颅神经麻痹、两眼向病变对侧同向凝视,肢体瘫痪及病理反射阳性。

(5) 原发性脑室出血:由于脑室内脉络丛动脉或室管膜下动脉破裂出血所致。小量脑室出血表现酷似蛛网膜下腔出血,可完全恢复,预后良好。大量脑室出血时,病人迅速出现深昏迷、四肢弛缓性瘫痪、去大脑强直状态、频繁呕吐、针尖样瞳孔等,预后极差。

3. 辅助检查

(1) 头部 CT 检查:是确诊脑出血的首选检查方法。早期呈高密度出血影(图 9-10),可准确显示脑出血灶的部位与范围,并可据此计算出血量。1 周后血肿密度变淡,周围有环形增强,血肿吸收后呈现低密度灶或囊性变(中风囊)。CT 检查观察血肿的动态变化,对指导治疗及判断预后均有很大的帮助。

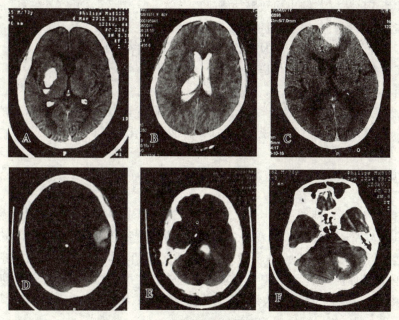

A. 内囊出血　B. 丘脑出血破入脑室　C. 额叶出血
D. 颞叶出血　E. 脑干出血　F. 小脑出血

图 9-10　CT 显示不同部位高密度出血灶

(2) MRI 检查:有助于区别陈旧性脑出血和脑梗死,亦有助于发现 CT 不能确定的脑干或小脑的小量出血。

(3) 脑脊液检查:可显示脑脊液压力增高或血性脑脊液。但绝大多数脑出血经头部 CT 或 MRI 检查已能确诊,无需进行脑脊液检查;病情危重有脑疝形成时禁忌行脑脊液检查。

(4) 血液检查:外周血白细胞呈暂时性增高。

4. 心理社会状况 脑出血病人病情多危重,家属多处于紧张、恐惧的状态。病人如能清醒,面对突然发生的肢体瘫痪、感觉障碍和失语的残酷现实,易表现为悲观、绝望和急躁情绪,对以后的生活丧失信心。

5. 治疗情况 脑出血急性期治疗的基本原则是防止再出血、控制脑水肿、维持生命体征和防治并发症。

(1) 一般治疗:保持环境安静,保证病人卧床休息。同时,应保持呼吸道通畅及瘫痪肢体功能位,进行头部降温,给予吸氧、鼻饲、预防感染等。

(2) 调整血压:出血后由于颅内压升高而发生机体反射性自我调节,使血压升高,以维持脑灌注和脑血流量。但持续高血压可加重脑水肿。对血压过高的脑出血病人,经降颅压后,如收缩压仍高于 200 mmHg 以上,可慎重使用降压药,使血压维持在 160/100 mmHg 左右。急性期后可常规用药控制高血压。

(3) 降低颅内压:颅内压增高引起脑疝是脑出血病人死亡的主要原因,因此,降低颅内压是脑出血急性期治疗的关键所在。临床常用甘露醇、利尿剂、复方甘油、地塞米松等药物。

(4) 外科治疗:可采用开颅血肿清除术、钻孔扩大骨窗血肿清除术、立体定向血肿引流术、脑室引流术等手术治疗方法。

【护理诊断和医护合作性问题】

1. 疼痛:头痛 与颅内压增高有关。
2. 急性意识障碍 与脑出血致脑功能障碍有关。
3. 躯体活动障碍 与瘫痪、机体平衡功能障碍有关。
4. 语言沟通障碍 与病变累及大脑优势半球,语言中枢受损有关。
5. 潜在并发症:脑疝、上消化道出血等。

【护理计划与实施】

护理目标:①病人疼痛减轻或缓解;意识障碍减轻或逐渐恢复;②躯体活动能力逐渐增强,生活能部分或完全自理;③能说简单的语句,能和人沟通,甚至完全恢复;④无脑疝及上消化道出血发生。

护理措施:

1. 一般护理

(1) 休息与体位:急性期病人应绝对卧床,尤其是发病后 24～48 小时内应避免搬动,必须搬动病人时,需保持身体的长轴在一条直线上;应安置病人于侧卧位,有利于唾液和呼吸道分泌物的自然流出,如病人面神经瘫痪,可取面瘫侧朝上侧卧位;病人头部应抬高 15°～30°,以利颅内血液回流,减轻脑水肿。各项护理操作如翻身、吸痰、鼻饲等动作均需轻柔并集中进行;应限制亲友探视,保持病人情绪稳定,避免情绪激动、剧烈咳嗽、打喷嚏等,以保障病人充分休息。

(2) 饮食护理:急性脑出血病人在发病 2～3 天内禁食,此后如生命体征平稳、无颅内压增高及严重上消化道出血,可开始流质饮食,昏迷者可鼻饲。应保证病人每天有足够的蛋白质、维生素及纤维素的摄入；调整饮食中的水和电解质的量，水一般每日不超过 1 500～2 000 ml。清醒病人摄食时一般以坐位或头高侧卧位为宜，进食要慢，面颊肌麻痹时食物可由一侧口角流出，应将食物送至口腔健侧近舌根处，使病人容易控制和吞咽食物。

（3）排便护理：保持大便通畅，防止用力排便而导致颅内压增高，必要时按医嘱给予缓泻剂，禁止大量不保留灌肠。对尿失禁或尿潴留病人应及时留置导尿，并做好相应的护理。

2. 病情观察　密切观察生命体征、意识、瞳孔变化等情况，及时判断病人有无病情加重及并发症的发生，发现异常应立即与医生联系。如病人意识障碍呈进行性加重，常提示颅内有进行性出血；当出现剧烈头痛、频繁呕吐、烦躁不安、血压进行性升高、脉搏加快、呼吸不规则、意识障碍加重、一侧瞳孔散大，常提示脑疝可能；若鼻饲时抽出咖啡色液体，应考虑为上消化道出血；迅速出现的持续高热，常由于脑出血累及下丘脑体温调节中枢所致。

3. 对症护理

（1）脑疝抢救配合

1）迅速建立静脉通路，遵医嘱应用降低颅内压药物，以迅速控制脑水肿。通常给予20％甘露醇 250 ml 加压快速静脉滴注，15～30 分钟内滴完；或 20％甘露醇 250 ml 分次反复静脉注射；可同时应用呋塞米 20～60mg 静脉注射或静脉滴注。

2）保持呼吸道通畅，积极合理吸氧。

3）避免躁动、剧咳、打喷嚏、用力排便等使颅内压增高的因素。

4）备好气管切开包、脑室穿刺引流包、监护仪、呼吸机及抢救药品。

5）控制每日液体入量，一般禁食病人以尿量加 500 ml 液体为宜。

（2）高热护理：应给予物理降温，头部置冰袋或戴冰帽，降低脑耗氧，提高脑组织对缺氧的耐受性，减轻脑水肿。

（3）昏迷护理：随时给病人吸痰、翻身拍背，做好口腔护理，清除呼吸道分泌物，以防误吸。准备好气管切开或气管插管包，必要时配合医生进行气管切开或气管插管，以保证呼吸道通畅。躁动者加保护性床栏，必要时给予约束带适当约束。防止意外、损伤、感染、保证营养，密切观察病情变化是昏迷病人护理的重点。

（4）运动障碍、感觉障碍、失语的护理详见"脑血栓形成"。

4. 用药护理　降低颅内压药物容易引起水电解质紊乱及肾损害，用药时应主要观察尿量、肾功能及血清电解质变化。甘露醇若因低温出现结晶，需加温溶解后使用；静脉用药速度要快，通常在 30 分钟内滴完，通过渗透性利尿达治疗目的；但注射速度过快，可引起一过性头痛、视力模糊、眩晕、畏寒、发热、注射部位疼痛等，个别病人可有过敏反应。

5. 健康指导

（1）疾病知识指导：向病人和家属介绍有关疾病的基本知识。告知积极治疗原发病对防止再次发生脑出血的重要性；要避免精神紧张、情绪激动、用力排便及过度劳累等诱发因素；功能锻炼开始越早疗效越好，并介绍康复锻炼的具体操作方法。

（2）心理疏导：指导病人自我控制情绪，避免过分喜悦、焦虑、愤怒、恐惧、悲伤等不良刺激，保持乐观心态。

（3）自我护理指导

1）教会病人家属测量血压的方法，每日定时监测血压，维持血压稳定，同时坚持规律服用降压药。

2）指导病人饮食宜清淡，要摄取低盐、低胆固醇食物，避免刺激性食物及饱餐，多吃新鲜蔬菜和水果,矫正不良的生活方式,戒除烟酒。

3) 鼓励病人增强自我照顾的意识,通过康复锻炼,尽可能恢复生活自理能力。同时告知病人只要坚持功能锻炼,许多症状和体征可以在1~3年内得到改善。

护理评价:①病人头痛是否减轻或缓解;神志是否恢复;②躯体活动能力是否增强,生活自理能力有无提高;③言语表达能力是否增强;④有无脑疝、上消化道出血等并发症发生。

六、蛛网膜下腔出血病人的护理

【概述】

蛛网膜下腔出血(SAH)通常为脑底部动脉瘤或脑动静脉畸形破裂,血液直接流入蛛网膜下腔所致。蛛网膜下腔出血约占急性脑卒中的10%,占出血性脑卒中的20%,死亡率高,但致残率低。各年龄组均可发病,但以青壮年多见。

【病因及发病机制】

最常见的原因是先天性脑动脉瘤(图9-11),其次是动脉硬化性动脉瘤、脑动静脉血管畸形、烟雾病。动脉炎、血液病、结缔组织、肿瘤破坏血管等少见。以上原因的血管病变可引起自发破裂,或在血压突然增高时被冲击破裂,导致蛛网膜下腔出血。

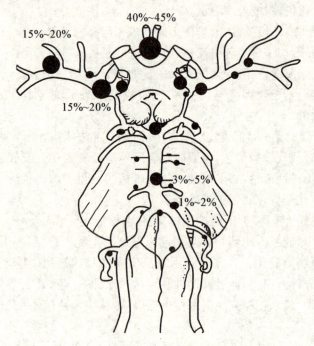

图9-11 先天性脑动脉瘤的好发部位

知识链接

烟雾病

烟雾病（Moyamoya病）又称脑底异常血管网，是一组以颈内动脉虹吸部及大脑前中动脉起始部位狭窄或闭塞，脑底出现异常的小血管网为特点的脑血管病。因在脑血管造影时呈现许多密集成堆的小血管影，很像吸烟吐出的烟雾，故名。1955年首先由日本人描述和命名。本病是目前危害儿童及青少年最严重的一种脑血管疾病。

【护理评估】

1. 健康史　询问有无先天性的脑动脉瘤、动脉粥样硬化、脑血管畸形、高血压、血液病、颅内肿瘤等病史；有无抗凝治疗史；有无情绪激动、突然用力、剧烈运动、头部过度摆动等诱因；既往有无类似发病史以及诊疗情况。

2. 身体状况

(1) 病人常在剧烈运动、过度疲劳、情绪激动、用力排便等时突然出现剧烈头痛、呕吐、面色苍白、全身冷汗。在数十分钟至数小时内发展至高峰，呈胀痛或爆裂样疼痛，难以忍受。可有短暂的意识障碍或烦躁、谵妄、幻觉等精神症状，少数出现部分性或全面性癫痫发作，重症病人起病后迅即陷入昏迷。

(2) 脑膜刺激征阳性是蛛网膜下腔出血最具有特征性的体征。发病数小时后出现颈项强直、凯尔尼格征阳性，一般3~4周后好转或消失。

(3) 常见并发症

1) 再出血：是SAH主要且致命的急性并发症，多发生在病后10~14天。病人在病情稳定后突然再次出现剧烈头痛、呕吐、昏迷等，脑膜刺激征明显加重，脑脊液再次呈鲜红色。

2) 脑血管痉挛：脑血管痉挛导致脑实质缺血，引起轻偏瘫等局灶性体征。病后5~14天为迟发性血管痉挛高峰期，是SAH死亡和致残的重要原因。

3) 脑积水：分别发生于发病当日或数周后，病人出现嗜睡、近记忆损害、脑神经瘫痪等，严重者可造成颅内高压甚至脑疝。

4) 其他：少数SAH病人可出现癫痫发作、低钠血症、心功能不全等。

3. 辅助检查

(1) 头颅CT扫描：有高密度出血征象（图9-12），是确诊SAH的首选方法。

(2) 脑脊液检查：呈均匀一致的血性脑脊液，是最具有诊断价值和特征性的检查方法。

(3) 数字减影血管造影（DSA）：有助于发现动脉瘤或血管畸形，是诊断SAH病因最有意义的辅助检查方法（图9-13）。

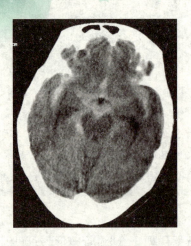
图9-12 CT示脑池内高密度影

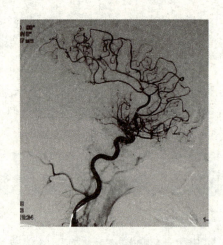
图9-13 蛛网膜下腔出血DSA检查

4. 心理社会状况 突然发病、剧烈头痛,尤其在接受损伤性检查和手术治疗情况下,病人易出现紧张、烦躁及恐惧情绪。

5. 治疗情况

(1) 防止再出血:安置病人绝对卧床休息4~6周;有剧烈头痛、烦躁等症状时可适当选用镇痛剂、镇静剂;常用氨甲苯酸、6-氨基己酸、酚磺乙胺等进行抗纤溶治疗。

(2) 预防脑血管痉挛:常用尼莫地平等钙离子拮抗剂。

(3) 降低颅内压:颅内压增高时,应使用甘露醇等降颅压药。

(4) 营养神经药物:可用B族维生素、ATP、辅酶A等。

(5) 外科治疗:是根治蛛网膜下腔出血的有效方法,对防止动脉瘤再发、减少并发症、降低死亡率十分重要。

知 识 链 接

动脉瘤血管内弹簧圈栓塞介入治疗

电解可脱卸弹簧圈(GDC)是一种由钛合金制成的柔软的金属螺旋线圈。首先在腹股沟部位做一小切口,在股动脉插入一根导管,沿着血管一直延伸到脑动脉瘤的部位,通过导管将GDC放入动脉瘤腔内。这时,瘤腔内的血流速度明显减慢和停滞,逐渐形成血栓而阻塞动脉瘤腔。自上世纪70年代开始运用介入疗法治疗脑动脉瘤以来,经历了最开始的球囊技术、上世纪80年代的弹簧圈栓塞技术,以及上世纪90年代的电解可脱卸弹簧圈栓塞技术,操作性和安全性逐步得到增强。随着导管技术和栓塞材料的不断改进,介入技术逐渐成熟,目前已成为治疗颅内动脉瘤的重要方法。

【护理诊断】

1. 疼痛:头痛 与脑水肿、颅内高压、血液刺激脑膜或继发性脑血管痉挛有关。

2. 自理缺陷　与绝对卧床有关。
3. 恐惧　与担心再出血、害怕特殊检查、害怕手术、担心预后有关。
4. 潜在并发症：再出血。

【护理计划与实施】

护理目标：病人头痛减轻或消失，情绪稳定，积极配合治疗和护理；生活能够部分或完全自理；无再出血并发症发生。

护理措施：

1. 一般护理

（1）休息：绝对卧床 4～6 周，床头抬高 15°～30°。保持病房内安静、安全、舒适的环境。

（2）饮食：给予易消化饮食，避免辛辣与刺激，戒烟酒。

2. 病情观察　SAH 死亡多发生在发病最初几天，1 个月内再出血的危险性最大。应加强观察头痛的部位、持续时间与程度，观察神志、瞳孔、生命体征变化，及高颅压、心律失常等临床症状体征变化等。

3. 对症护理　指导病人做深慢呼吸、引导式想象以分散注意力减轻头痛。剧烈头痛者，可适当选用镇痛剂或镇静剂。

4. 用药护理　按医嘱服药，注意观察疗效及不良反应。应用镇痛剂或镇静剂要注意药物的依赖性或成瘾性；应用尼莫地平时，监测血压的变化；应用甘露醇时，要警惕肾脏损害。

5. 健康指导

（1）疾病知识指导：向病人介绍本病的病因、诱因、临床常见表现与并发症、主要治疗及预后，帮助病人建立自我护理的意识。

（2）心理疏导：告知病人如无并发症则几乎不遗留任何后遗症，能基本恢复生活和工作能力；告知病人过度紧张会加重病情，甚至诱发再出血，解除思想顾虑，树立信心，积极配合治疗和护理能明显改善预后。

（3）自我护理指导：指导病人避免诱因，对生育期已婚女病人，应指导其患病后 1～2 年内避免妊娠及分娩。对有条件的病人应尽早进行手术治疗。

护理评价：病人头痛有无减轻或消失；情绪是否稳定；生活是否能够自理；有无脑出血等并发症发生。

重点提示：

1. 脑血管疾病的分类、病因及危险因素、预防措施。
2. 常见脑血管疾病的临床特点、辅助检查、治疗要点、主要护理诊断。
3. 常见脑血管疾病的护理措施及健康指导。

第五节 癫痫病人的护理

上班途中一名年轻男性在横穿马路时突然跌倒在地,神志不清、四肢抽搐、两眼上翻、牙关紧闭伴小便失禁,6~8分钟后逐渐清醒,清醒后对发作全无记忆。护理体检:生命体征正常,神志清楚、情绪焦虑,双侧瞳孔等大等圆,对光反射存在,上下肢肌力正常,双侧巴宾斯基征阴性。

问题:你认为该男子发生了什么问题?你如正在现场,应如何抢救?假如你是责任护士,如何给病人进行健康指导?

【概述】

癫痫(epilepsy,EP)是一组以脑神经元异常放电导致的慢性反复发作性短暂脑功能失调综合征,以引起反复痫性发作为特征,是发作性意识丧失的常见原因。痫性发作是脑神经元过度同步放电引起的短暂脑功能障碍,癫痫是神经系统疾病中仅次于脑血管病的第二大常见疾病。一般人群的癫痫年发病率为(50~70)/10万,患病率约为0.5%。按照病因主要分为特发性癫痫和症状性癫痫两类。

知 识 链 接

世界癫痫日的由来

我们都清楚2月14日是情人节,很少有人知道这天还是世界癫痫病日。2002年,国际癫痫署、国际抗癫痫联盟和世界卫生组织共同发起了"全球抗癫痫运动"来纪念意大利一位著名癫痫病治疗专家,而这位癫痫病专家Valentine恰好与情人节Valentine's Day同名,因此宣布2月14日为"世界癫痫日"。

【病因及发病机制】

1. 特发性癫痫 主要由遗传因素所致。

2. 症状性癫痫 由脑内器质性病变(脑部先天性疾病、颅脑外伤、颅内感染、脑血管病、颅脑肿瘤)和全身性疾病(一氧化碳中毒等所致脑缺氧、苯丙酮尿症、尿毒症等代谢性疾病)所致,临床上此型多见。

3. 影响癫痫发作的因素 ①遗传因素:在特发性癫痫的近亲中,癫痫的患病率为1%~6%,高于普通人群。在症状性癫痫的近亲中,癫痫的患病率为1.5%,高于一般人群。②环境因素:年龄、内分泌、睡眠等环境因素和癫痫的发生有关;饥饿、过饱、疲劳、饮酒、精神刺激和代谢紊乱可以诱发癫痫。部分病人在特定条件下发作,如音乐、闪光、下棋、阅读、刷牙等,这一类癫痫统称反射性癫痫。

癫痫发病机制复杂,尚未完全阐明,但不论是何种原因引起的癫痫,其电生理改变是一致的,即发作时大脑神经元出现异常的、过度的同步性放电。

【护理评估】

1. 健康史　询问病人有无癫痫发作的家族史;有无脑部病变、外伤史;有无儿童期的高热惊厥史;有无中毒(如一氧化碳、药物、食物及金属类中毒)及营养代谢障碍性疾病;是否存在睡眠不足、饥饿、疲劳、饮酒、便秘、精神刺激、强烈的声光刺激及一过性代谢紊乱等诱发因素;女病人还应了解癫痫发作与月经有无关系。了解首次癫痫发作时的年龄、时间、诱因、表现、发作频度、诊治经过及用药情况等。

2. 身体状况　癫痫具有短暂性、刻板性、间歇性和反复发作的特征。国际抗癫痫联盟(ILAE,1981)将癫性发作分为部分性发作、全面性发作和不能分类的癫痫发作三大类。

(1) 部分性发作

1) 单纯部分性发作:多为症状性癫痫。以发作性一侧肢体、局部肌肉感觉障碍或节律性抽动为特征,持续时间短,一般不超过1分钟,起始与结束均较突然,无意识障碍。如抽搐发作时自一侧拇指、脚趾、口角开始,按大脑皮质运动区的分布顺序扩延,逐渐传至半身,即称为杰克逊(Jackson)发作。

2) 复杂部分性发作:又称精神运动性发作,主要特征有意识障碍,于发作开始时出现错觉、幻觉等各种精神症状或特殊感觉,随后出现意识障碍、自动症或遗忘症。病灶多在颞叶,故又称颞叶癫痫。

3) 部分性发作继发泛化:单纯部分性发作可发展为复杂部分性发作;单纯或复杂部分性发作可发展为全面性强直-阵挛发作。

(2) 全面性发作:发作伴有意识障碍或以意识障碍为首发症状。

1) 全面性强直-阵挛发作(GTCS):又称大发作,是最常见的发作类型之一。主要特征为全身肌肉强直和阵挛,伴有意识丧失和自主神经功能障碍。大多数病人发作前无先兆,部分病人在发作前一瞬间可能有头晕、血气上冲、无名恐惧、局部轻微抽动等先兆症状。发作分为三期:强直期,病人突然意识丧失,发出尖叫后摔倒,全身骨骼肌强直性收缩,眼球上翻,喉部痉挛,口先强张后突闭,可咬破舌尖,颈部和躯干先屈曲后反张,上肢屈曲,下肢伸直,呼吸暂停,瞳孔散大及对光反射消失。此期持续10~20秒,可有跌倒、外伤。阵挛期,强直期后全身肌肉一张一弛交替抽动,阵挛频率逐渐变慢,松弛期逐渐延长,在最后一次强烈阵挛后抽搐突然终止,所有肌肉松弛,但意识仍未恢复。本期持续0.5~1分钟或更长,可发生舌咬伤。惊厥后期,阵挛期后可出现短暂的强直痉挛,以面部和咬肌为主,导致牙关紧闭。本期全身肌肉松弛,可发生大小便失禁;呼吸首先恢复,口鼻有泡沫或血沫;心率、血压和瞳孔也随之恢复正常,意识逐渐苏醒。发作开始至意识恢复历时5~10分钟。清醒后病人常感头昏、头痛、全身酸痛和疲乏无力,对发作过程全无记忆。部分病人还可进入昏睡状态,持续数小时或更长。

2) 强直性发作:多见于弥漫性脑损害儿童,常在睡眠中发作。表现为全身或部分肌肉强直性收缩,头、眼、肢体固定在某一位置,躯干呈角弓反张,伴短暂意识丧失、面部青紫、呼吸暂停、瞳孔散大等。

3) 阵挛性发作:仅见于婴幼儿,特征是全身重复性阵挛性抽动伴意识丧失,无强直期,持续一至数分钟。

4) 肌阵挛发作:特征是突发短促的震颤样肌收缩,表现为全身闪电样抖动或面部、某一肢体、个别肌群颤动,一般无意识障碍。

5）失神发作：典型失神发作称小发作，多见于儿童。特征是突发短暂的意识丧失，每次发作3～15秒，每天发作数次或几十次不等。发作时病人停止在进行的动作，双眼凝视，呼之不应，手中持物可坠落，一般不会跌倒，事后立即清醒，继续原先活动，但对发作无记忆。

6）无张力发作：表现为部分或全身肌肉的张力突然降低，导致垂颈、张口、肢体下垂、跌倒等，发作后立即清醒并站起。

（3）癫痫持续状态：又称癫痫状态，指癫痫连续发作之间意识尚未完全恢复又再次频繁发作，或癫痫发作持续30分钟以上不自行停止。多由于突然停用抗癫痫药，或因饮酒、孕产、精神紧张、过度疲劳及合并感染等所致，常伴有高热、脱水、酸中毒，如不及时终止发作，可因呼吸、循环及脑功能衰竭而死亡。

3. 辅助检查

（1）脑电图检查：发作时有特异性脑电图改变，对本病诊断有重要价值，有助于分型、估计预后及手术前定位。常见痫样放电，有尖波、棘波、尖-慢波或棘-慢波等。脑电图正常或非特异性改变不能排除癫痫。

（2）影像学检查：头颅CT、MRI可确定脑结构性异常或损害，有助于继发性癫痫的病因诊断。

（3）实验室检查：血常规、血糖、血寄生虫检查，可了解病人有无贫血、低血糖及寄生虫病等。

4. 心理社会状况　癫痫发作时有碍病人自身形象，因发作时出现抽搐、跌伤、尿失禁等，常使病人自尊心受挫而产生自卑感；癫痫反复发作影响生活和工作，使病人对生活丧失信心；如果缺乏家庭及社会支持，病人可产生绝望心理。

5. 治疗情况　癫痫发作时以预防外伤和并发症为原则，而不是立即用药。发作间歇期除病因治疗外，应定时服用抗癫痫药物。常用的抗癫痫药有苯妥英钠、卡马西平、丙戊酸钠、乙琥胺、苯巴比妥、托吡酯和拉莫三嗪等，根据发作类型选择相应的药物，原发性全面性强直-阵挛发作首选丙戊酸钠；症状性或原因不明的全面性强直-阵挛发作首选卡马西平；失神发作首选乙琥胺；复杂部分性发作首选卡马西平。能对癫痫源进行精确定位的病人也可采取手术治疗。

癫痫持续状态病人应尽快制止发作，保持呼吸道通畅，立即采取维持生命功能的措施和防治并发症。①首选地西泮静脉注射或滴注；②水合氯醛保留灌肠；③苯妥英钠；④异戊巴比妥钠。

【护理诊断】

1. 有窒息的危险　与癫痫发作时意识障碍、喉头痉挛、气道分泌物增多有关。
2. 有受伤的危险　与癫痫发作时突然意识丧失和肌肉抽搐有关。
3. 社交孤立　与害怕在公共场合发病引起窘迫有关。
4. 潜在并发症：脑水肿、酸中毒、水电解质失衡。

【护理计划与实施】

护理目标：①癫痫发作时能保持病人呼吸道通畅；②病人无意外伤害发生；③能够正确面对病情，人际交往正常，愿意参加社交活动；④无严重并发症发生。

护理措施：

1. 一般护理

（1）休息与活动：发作时及发作后均应卧床休息，保证充足的睡眠。

(2) 饮食护理：宜进食清淡、无刺激、富含营养的食物，保持大便通畅，避免过饱、饥饿，戒除烟酒，禁忌咖啡、浓茶等刺激性的饮料。

2. 病情观察　严密观察生命体征、神志、瞳孔变化；注意发作的类型；发作过程中有无心率加快、血压升高、呼吸减慢或暂停、瞳孔散大、牙关紧闭、大小便失禁等；记录发作持续时间和频率；发作停止后意识恢复的时间，在意识恢复过程中有无自动症，有无头痛、疲乏和行为异常。

3. 发作时护理

(1) 防止受伤：①有发作先兆时，应立即就地平卧，取下眼镜和义齿，将手边的柔软物垫在病人头下，移去病人身边的危险物品。②将牙垫或厚纱布垫在上下磨牙间，以防咬伤舌头及颊部，但不可强行塞入。③抽搐发作时，切勿用力按压肢体，以免造成骨折、肌肉撕裂及关节脱位。④对躁动的病人，应专人守护，放置保护性床档，必要时使用约束带。

(2) 保持呼吸道通畅：①病人取头低侧卧位，使呼吸道分泌物由口角流出，为保持气道通畅应解开领扣和裤带。②防止舌后坠阻塞呼吸道，必要时用舌钳将舌拖出。③及时吸氧，床边备好吸引器和气管切开包等，及时清除口鼻腔分泌物。④不可强行喂食、喂水。

4. 用药护理

(1) 用药原则及注意事项：根据癫痫发作的类型遵医嘱服用抗癫痫药物。①尽量使用单一药物治疗，大部分病人可用单药治疗取得疗效。②药物通常从小剂量开始，逐渐增加至有效控制发作而无明显毒副作用的剂量。③只有当一种药物最大剂量仍不能控制发作、出现明显毒副作用或有两种以上发作类型时，可考虑两种药物联合使用。化学结构相同的药物不宜联用。④增减剂量时，应做到增量可适当地快，减量一定要慢；换药应在第一种药逐渐减量时逐渐增加第2种药的剂量至控制发作或出现不良反应，并应监控血药浓度，换药宜有至少1周以上的交替时间。⑤坚持长期按时定量服用，不随意减量、换药或停药，不间断服药。一般原发性癫痫完全控制2～5年后方可考虑停药，停药应遵循缓慢和逐渐减量的原则，最好在3～6个月内减量；如减量后有复发趋势或脑电图有明显恶化，应再恢复原剂量；对继发性癫痫停药困难时，可能要终生服药。⑥间断不规则用药，不利于癫痫控制，且易发生癫痫持续状态。

(2) 药物不良反应的观察和处理：抗癫痫药物应餐后服用，以减轻胃肠道不良反应；严重的特异性反应如卡马西平所致皮疹、丙戊酸钠所致肝损害需减量或停药。服药前应检查血、尿常规和肝肾功能，服药期间定期做血象和生化检查，必要时做血药浓度的测定。常用抗癫痫药物不良反应见表9-2。

表9-2　常用抗癫痫药物的有效发作类型和不良反应

药物	有效发作类型	不良反应及特异反应
苯妥英钠	全面性强直-阵挛发作、部分性发作	胃肠道反应、毛发增多、齿龈增生、面容粗糙、复视、精神症状、共济失调。特异反应有骨髓、肝、心损害、皮疹等
卡马西平	部分性发作、继发性全面性强直-阵挛发作	胃肠道反应、复视、嗜睡、共济失调。特异反应有骨髓与肝损害、皮疹等
苯巴比妥	小儿癫痫的首选药，全面性强直-阵挛发作、部分性发作	复视、嗜睡、认知与行为异常。特异反应少见

续表 9-2

药物	有效发作类型	不良反应及特异反应
丙戊酸盐	是全面性强直-阵挛发作合并失神发作的首选	肥胖、毛发减少、嗜睡、震颤、肝功能异常。特异反应有骨髓损害、肝损害及胰腺炎等
托吡酯	难治性部分发作、继发性全面性强直-阵挛	震颤、头痛、头晕、胃肠道症状、精神症状、体重减轻、共济失调
拉莫三嗪	部分性发作、全面性强直-阵挛发作	头晕、嗜睡、恶心
乙琥胺	单纯失神发作、肌阵挛发作	胃肠道症状、嗜睡、共济失调、精神异常。特异反应为骨髓损害

5. 癫痫持续状态的护理　①迅速建立静脉通道，遵医嘱静脉注射地西泮，成人首次剂量 10~20 mg，注射速度不超过 2 mg/min，对有效而复发者，15~30 分钟后可重复应用，或在首次用药后将地西泮 100~200 mg 加入 5％葡萄糖液 500 ml 中缓慢静滴，每小时 10~20 mg，视发作情况控制滴注速度和剂量。用药中密切观察病人呼吸、心率、血压的变化，如出现呼吸抑制、血压下降、昏迷加深，则需停止注射。也可用异戊巴比妥钠、苯妥英钠静脉滴注或 10％水合氯醛、副醛保留灌肠等。②保持病室安静，避免刺激，保持呼吸道通畅，吸痰，给予高流量氧气吸入，注意安全护理，避免病人受伤。③严密观察生命体征、意识状态和瞳孔等变化；观察抽搐发作持续的时间与频率；监测血清电解质和酸碱平衡。

6. 健康指导

(1) 疾病知识指导：向病人及家属介绍本病的基本知识和发作时家庭紧急护理方法。指导病人避免各种诱发因素，如过度疲劳、睡眠不足、便秘、感情冲动等；向病人及家属强调遵医嘱服药的重要性，切忌自行突然停药、减药、自行换药或漏服药，用药时注意有无药物不良反应，一旦发现立即就医，以调整药物。

(2) 心理疏导：在了解病人的心理状态的基础上，帮助病人克服自卑心理，正确对待自己的疾病，鼓励病人积极参与各种社交活动，承担力所能及的社会工作。鼓励家属要关爱、理解和帮助病人，解除病人的精神负担，增强其自信心。

(3) 生活指导：鼓励病人积极参与有益的社交活动，保持良好的心理状态，提高自信心，减轻心理负担。禁止从事攀高、游泳、驾驶及带电作业等危险的工作或活动，以免危及生命。嘱病人随身携带病情诊疗卡，注明姓名、地址、病史及联系电话等，以备癫痫发作时得到及时救治。有家族史的指导生育。保持良好的饮食习惯。

(4) 用药指导：向病人及家属解释控制癫痫发作需长时间服药的道理，遵医嘱按时服药，切忌随意增减或撤换药物，注意观察有无药物不良反应。定期门诊复查并动态监测血药物浓度、血常规和肝、肾功能等。

护理评价：①病人是否停止抽搐、神志清醒、呼吸通畅；②是否有意外伤害发生；③是否愿意与他人沟通或参加社交活动；④有无脑水肿等并发症。

重点提示：

1. 癫痫的病因、分类、临床特点。
2. 癫痫的脑电图检查、治疗要点及用药原则、主要护理诊断。
3. 癫痫的护理措施及健康指导，癫痫持续状态的护理。

(张兰青)

第六节 帕金森病病人的护理

案例

某患者,男性,78岁。近1年来无明显诱因出现上肢震颤,活动后不明显,情绪紧张时加重,病人未重视,未服用任何药物,随着时间的推移震颤逐渐加重,由局部拇指发展为整个上肢,肢体僵硬,不能穿衣。既往有高血压病史。护理体检:病人面容僵硬,慌张步态,双手有细震颤,无智力障碍。双上肢肌力四级、双侧肢体肌张力增高,无感觉障碍,病理反射及脑膜刺激征未引出。

请分析:患者所患什么疾病?该病人目前主要的护理措施是什么?

【概述】

帕金森病(Parkinson's disease,PD)又称震颤麻痹,是一种常见于中老年的神经变性疾病。临床以静止性震颤、肌强直、运动迟缓和姿势、步态异常为主要特征。好发于中老年人,男多于女。呈慢性进行性发展,且不能自动缓解,药物虽可减轻症状,但不能阻止疾病的发展。

知识链接

帕金森综合征

脑部炎症、肿瘤、代谢障碍、脑动脉硬化及使用药物(氟桂利嗪、氯丙嗪、利血平)等产生的震颤、肌强直等症状,称为帕金森综合征。

【病因及发病机制】

1. 病因 病因尚未阐明,目前认为非单一因素引起,是多因素共同作用的结果。①年龄老化:多见于中老年人,尤其多见于60岁以上的人,随着年龄的增长纹状体中的多巴胺和多巴胺受体逐年下降。②环境因素:环境中与嗜神经毒甲苯基四氢吡啶(MPTP)分子结构相类似的工业毒物和某些杀虫剂、除草剂可导致多巴胺能神经元变性死亡,与本病相关。③遗传:10%的病人有家族史,呈不完全外显的常染色体显性遗传或隐性遗传。

2. 发病机制 帕金森病发病机制复杂,目前认为黑质变性是其关键所在。黑质变性是以遗传因素为基础,在年龄老化和环境因素作用下,通过氧化应激、线粒体功能衰竭、钙超载、兴奋性氨基酸毒性作用、细胞凋亡、免疫异常等机制,导致多巴胺能神经元显著变性丢失,纹状体多巴胺递质浓度显著降低,乙酰胆碱与多巴胺的功能失去平衡。多巴胺的缺乏导致新纹状体运动功能释放,与此同时,对新纹状体具有兴奋功能的乙酰胆碱处于相对优势,而导致帕金森病的发生与发展(图9-14)。

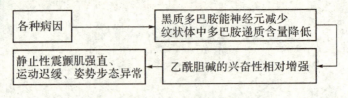

图 9-14 帕金森病发病机制

知 识 链 接

纹状体

纹状体是基底神经节的主要组成部分,包括豆状核和尾状核。壳核和尾状核通过大量条纹状细胞桥互相连接,所以得名纹状体。根据发生的早晚,可分为新、旧纹状体。新纹状体指豆状核的壳和尾状核,旧纹状体指苍白球。纹状体属锥体外系的结构,与锥体系统共同完成调节肌张力、随意运动以及肢体姿势的功能。

【护理评估】

1. 健康史　询问病人家族中是否有同种疾病者;病人是否有长期接触工业或农业毒物史;有无继发性脑部疾病史,如脑动脉硬化、脑肿瘤、脑外伤、脑炎等;有无长期服用氟桂利嗪、氯丙嗪、利血平等药物史。

2. 身体状况　帕金森病多发于 50～60 岁的男性。起病多缓慢,病情进行性发展,动作不灵活和震颤为疾病早期的首发症状,随病情进展出现特征性表现。

(1) 静止性震颤:常为首发症状,开始一侧上肢远端逐渐到同侧下肢及对侧上下肢,手指呈 4～6 Hz 的"搓丸样动作",表现手指呈现有规律的拇指对掌和余指屈曲的震颤。震颤在静止状态时出现且明显,运动时减轻或暂时停止,情绪激动时可加重,睡眠时可完全停止。可累及下颌、口唇、舌和头部。少数 70 岁以上发病者可无震颤。

(2) 肌强直:是主要特征之一,多从一侧上肢或下肢近端开始,逐渐至远端、对侧及全身肌肉。呈铅管样强直,合并有震颤可表现齿轮样强直。病人可出现头部前倾、躯干俯屈、上臂内收、肘关节屈曲、腕关节伸直、手指内收、拇指对掌、指间关节伸直、髋关节膝关节均略屈曲等特殊姿势。

(3) 运动迟缓:①写字过小症:书写时字越写越小,上肢不能做精细动作。②慌张或前冲步态:行走时起步困难,步距小,往前冲。③面具脸:面肌运动减少的表现。④日常活动受限:表现为坐下后不能起立,卧床时不能自动翻身,手持勺取食物时发抖,不能将食物准确送入口中,进食困难;不能独立洗浴、穿衣、刷牙;不能独立如厕。严重者发生流涎、吞咽困难。⑤晚期病人:可有痴呆、忧郁症,也可因为严重肌强直和继发性关节僵硬,使病人长期卧床而并发肺炎和压疮。

3. 辅助检查　缺乏有诊断价值的实验室及其他检查。脑脊液中多巴胺及其代谢产物高,香草酸含量降低。

4. 心理社会状况　病人因为不自主的震颤、肌强直、运动减少,给工作带来不便或困难,因"面具脸"的形成和流涎等自体形象的改变,而不愿参与社会活动、胆怯、逃避。因为生活自理能力差而感到无望、无助、失望、孤独和忧郁。

5. 治疗情况　帕金森病的治疗原则是及早使用替代性药物和抗乙酰胆碱药物治疗,辅助以行为治疗,必要时手术治疗,减轻症状及并发症,增强自理能力,延长病人生命。主要治疗药物有:①抗乙酰胆碱药物:适用于早期轻症病人,常用药盐酸苯海索(安坦)。②多巴胺替代药物:常用药左旋多巴。③多巴胺受体激动剂:早期病人使用可延迟使用左旋多巴及减少左旋多巴用量,常用药有溴隐亭、培高利特。

【护理诊断】

1. 躯体活动障碍　与黑质病变、锥体外系功能障碍有关。
2. 长期自尊低下　与震颤、流涎、面肌强直等身体形象改变和言语障碍、生活依赖他人有关。
3. 自理缺陷　与锥体外系功能障碍有关。
4. 营养失调:低于机体需要量　与舌、腭及咽部肌肉运动障碍致进食减少引起吞咽困难有关。
5. 潜在并发症:外伤、压疮、感染等。

【护理计划与实施】

护理目标:①活动能力逐渐增强,期间不发生损伤和并发症;②能独立或在他人帮助下完成日常活动,自理能力基本得到改善;③以良好的心态对待疾病状态,积极表达自我价值。

护理措施:

1. 一般护理

(1) 生活护理:指导和鼓励病人自我护理,做力所能及的事情。协助病人进食、洗漱、沐浴、大小便料理和做好安全防护,增加病人的舒适度。

(2) 饮食护理:给予高热量、高维生素、低脂、适量蛋白质饮食为主。及时补充水分。饮食注意安置病人正确的体位,餐前餐后让病人取坐姿坐在椅子上10~15分钟。进食速度要慢,由小量食物开始,给予适合病人吞咽的食物。

2. 病情观察　密切观察病情的发展与演变、有无并发症的发生及药物的治疗效果。观察肌强直、肌震颤及其发展情况。注意观察有无吞咽困难及其程度,有无肺炎、压疮等并发症。

3. 运动护理　告知患者运动锻炼的目的是防止和推迟关节强直和肢体挛缩。①疾病早期:应指导患者维持和增加业余爱好,积极参加有益的社交活动,坚持生活自理,适当运动。②疾病中期:对起坐困难者,应每天做完一般运动后,反复练习起坐动作;起步困难者步行时尽量跨大步伐,向前走时要脚抬高,双臂摆动。③疾病晚期:患者卧床不起,应帮助患者采取舒适体位,被动活动关节,按摩四肢肌肉,注意动作轻柔。

4. 用药护理　告知患者本病需要长期或终身服药治疗。①多巴胺替代药物,如左旋多巴有恶心、呕吐、直立性低血压,幻觉、妄想等不良反应,进食时服药,不应同时服维生素B_6。高蛋白饮食会降低左旋多巴类药物的疗效,故治疗期间饮食蛋白不宜给予过多。长期服用左旋多巴制剂会出现运动障碍和症状波动。运动障碍常表现为怪相、摇头以及双臂、双腿和躯干的各种异常运动,减量或停药后症状可改善或消失。症状波动包括"开-关现象"(症状在突然加重和突然缓解之间波动)和"剂末恶化"(又称疗效减退,指每次服药后药物的作用时间逐渐缩短)两种。遵医嘱加用多巴胺受体激动剂,减少左旋多巴用量,可以防止或减少"开-

关现象"。遵医嘱增加每天总剂量,分开多次服用可以预防"剂末恶化"。②抗乙酰胆碱药物,如苯海索有口干、眼花、少汗等不良反应,前列腺增生及青光眼者禁用。③多巴胺受体激动剂,如溴隐亭、培高利特有恶心、呕吐、低血压等不良反应。用药应从小剂量开始,逐渐增加剂量直至有效维持,尽量避免使用维生素 B_6、利血平、氯丙嗪等药物,以免降低疗效或导致直立性低血压。

5. 健康指导

(1) 生活指导:指导病人日常生活中避免情绪激动,坚持参加适量的力所能及的活动和体育锻炼,最大程度的活动关节,防止继发关节僵硬。保持充足睡眠,注意饮食营养,预防感冒。

(2) 心理疏导:在建立信任的护患关系的基础上,鼓励病人表达自己的想法和观点,促进病人与社会的交往。指导病人保持衣着整洁和自我形象的尽量完美,提高自我照顾和自我护理的能力,增强治疗和生活的信心。

(3) 用药指导:按医嘱正确用药和坚持用药,注意药物的副作用,定期检查肝、肾功能,监测血压变化。

护理评价:①基本生活自理活动,如进食、沐浴、如厕、穿着及修饰等能否独立完成或在他人帮助下完成;②紧张感是否消失,情绪是否稳定,能否正确地对待现实,对康复是否有信心,能否积极地寻求健康信息;③是否逃避社交,情绪低落和孤独无助感是否减轻或消失;④肌力是否增加,肌肉不自主运动是否消失,咀嚼和吞咽功能是否好转,每日进食量有无增加,进食后有无胃肠道不适,体重有无增加。

重点提示:

帕金森病的主要病理特点;帕金森病的临床表现特点、用药护理、安全护理及康复护理措施。

(张志萍)

第七节 神经系统疾病常用诊疗技术及护理

一、腰椎穿刺术

腰椎穿刺术是通过穿刺腰椎间隙进入蛛网膜下腔抽取脑脊液和注射药物的一种临床诊疗技术。可测定脑脊液压力、检查椎管有无阻塞、施行脊髓腔或脑室造影。主要用于中枢神经系统疾病的诊断、鉴别诊断及鞘内注射药物。

【适应证与禁忌证】

1. 适应证 ①脑血管病变。②各种中枢神经系统的炎性病变、脑肿瘤。③不明原因的剧烈头痛、昏迷、抽搐或瘫痪。④怀疑有中枢神经系统白血病者。⑤中枢神经系统疾病需椎管内给药治疗者。⑥颅脑手术的术前检查。

2. 禁忌证 ①穿刺部位有化脓性感染或患有脊柱结核者。②颅内压明显增高或已有脑疝先兆。③开放性颅脑损伤或有脑脊液漏者。④脊髓压迫症的脊髓功能处于即将丧失的临界状态。⑤有出血倾向,血小板低于 $50×10^9/L$ 者。⑥有败血症或病情危重者。

【操作流程】

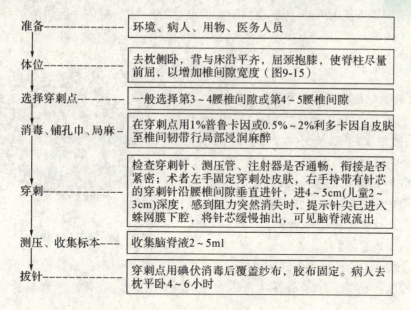

准备————————环境、病人、用物、医务人员

体位————————去枕侧卧,背与床沿平齐,屈颈抱膝,使脊柱尽量前屈,以增加椎间隙宽度(图9-15)

选择穿刺点—————一般选择第3~4腰椎间隙或第4~5腰椎间隙

消毒、铺孔巾、局麻——在穿刺点用1%普鲁卡因或0.5%~2%利多卡因自皮肤至椎间韧带行局部浸润麻醉

穿刺————————检查穿刺针、测压管、注射器是否通畅,衔接是否紧密;术者左手固定穿刺处皮肤,右手持带有针芯的穿刺针沿腰椎间隙垂直进针,进4~5cm(儿童2~3cm)深度,感到阻力突然消失时,提示针尖已进入蛛网膜下腔,将针芯缓慢抽出,可见脑脊液流出

测压、收集标本————收集脑脊液2~5ml

拔针————————穿刺点用碘伏消毒后覆盖纱布,胶布固定。病人去枕平卧4~6小时

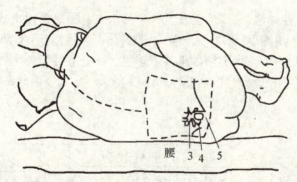

图9-15 腰椎穿刺体位

【护理配合】

1. 操作前护理

(1)病人准备:①向病人和家属说明穿刺目的及注意事项,消除紧张情绪。②做普鲁卡因皮试并记录。③嘱病人排空大小便,在床上静卧15~30分钟。

(2)环境准备:环境安静、整洁、温暖,有屏风遮挡。

(3)用物准备:腰椎穿刺用物(穿刺包、洞巾、纱布、手套等)、急救药品(肾上腺素、地塞米松等)及器械(2 ml及20 ml注射器等)。

2. 操作中护理 术中指导及协助病人保持腰椎穿刺术的正确体位;密切观察病人呼吸、脉搏及面色变化,询问有无不适感,一旦出现异常立即告知操作医生,停止穿刺;协助医生测压;留取脑脊液标本并送检。

3. 操作后护理

(1)嘱病人去枕平卧4~6小时,防止发生低压性头痛。

(2)观察病人有无头痛、腰背痛、脑疝及感染等穿刺后并发症。穿刺后头痛最常见,多发生在穿刺后1~7天,可能为脑脊液量放出较多或持续脑脊液外漏导致颅内压降低。正确的处理应嘱病人多饮水或静脉滴注生理盐水,并将卧床时间延长至 24 小时。

(3) 保持穿刺部位的纱布干燥,观察有无渗血、渗液,24 小时内不宜淋浴,以防发生局部感染。

二、高压氧舱

高压氧舱治疗是让病人在密闭的加压装置(图 9-16)中吸入高压力(2~3 个大气压)、高浓度的氧,使氧大量溶解于血液和组织,从而提高血氧张力,增加血氧含量,收缩血管和加速侧支循环形成,以降低颅内压,减轻脑水肿,改善脑缺氧,促进觉醒反应和神经功能恢复。

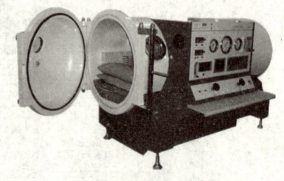

图 9-16 高压氧舱设备

【适应证与禁忌证】

1. 适应证 ①各种急慢性缺氧性疾病,如一氧化碳中毒、脑炎、缺血性脑血管病、中毒性脑病、急性颅脑损伤等。②神经性耳聋。③多发性硬化、老年期痴呆、脊髓及周围神经损伤等。

2. 禁忌证 ①恶性肿瘤,尤其是已发生转移的病人。②出血性疾病,如颅内血肿、椎管或其他部位有活动性出血可能者。③颅内病变诊断不明者。④严重高血压(>160/95 mmHg)、心功能不全。⑤原因不明的高热、急性上呼吸道感染、急慢性鼻窦炎、中耳炎或咽鼓管通气不良、肺部感染、肺气肿、活动性肺结核。⑥妇女月经期或妊娠期,有氧中毒和不能耐受高压氧者。

【操作流程】

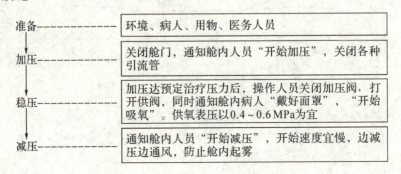

【护理配合】

1. 操作前护理

(1) 病人准备:①了解病人病情,及时发现有无治疗的禁忌证。②向病人介绍高压氧舱治疗的基础知识,消除其恐惧、疑虑。③指导病人掌握调节中耳气压的具体方法及要领,如捏鼻鼓气法、吞咽法、咀嚼法等。教会病人正确戴面罩吸氧的方法。④禁止病人携带各种违禁物品进入高压氧舱,如易燃易爆物品、钢笔、手表、保温杯等,以防损坏高压氧舱。⑤入舱前更换纯棉衣服,洗净油脂类化妆品,勿饱食、饥饿、酗酒,不进食碳酸饮料,排空大小便,一般在餐后 1~2 小时进舱。⑥首次进舱治疗的病人及陪舱人员进舱前用 1% 麻黄碱滴鼻。

(2) 用物准备:检查高压氧舱内治疗设备(仪表、阀门、气源等)及抢救物品(静脉输液器、消毒敷料、吸引器、血压计)和药物(肾上腺素)。

2. 操作中护理 ①严格执行舱内消毒隔离制度,及时清洁、消毒舱体,防止空气污染和交叉感染。②严格执行"五禁",即严禁火种、舱内绝对禁止吸烟、严禁穿着易产生静电火花的化纤服装及被褥入舱、严禁腐坏食品或易燃品入舱、严禁启动舱内一切设备。③密切观察血压、脉搏、呼吸变化。④观察病人有无氧中毒症状。⑤减压过程中严格执行减压方案,不得随意缩短减压时间,输液应采用开放式,各种引流管都要开放。

3. 操作后护理 观察病人有无肺气压伤、氧中毒、减压病等并发症;有无昏迷病人脑水肿加重、肺水肿,伤口渗血、出血等,发现异常及时报告医师并协助处理。

三、脑血管造影术

脑血管造影术是应用含碘造影剂注入颈动脉、椎动脉、肱动脉或股动脉内,经连续 X 线摄影技术记录造影剂随脑血液循环的不同时期显示脑动脉、脑静脉和脑静脉窦的形态、部位、分布和行径的一种显影技术。脑血管造影分为常规脑血管造影和数字减影脑血管造影(DSA)(图 9-17)。数字减影脑血管造影具有简便快捷、血管影像清晰、可选择性拍片、并发症少等优点,因而常规脑血管造影已被数字减影脑血管造影所取代。目前通常采用股动脉或桡动脉插管法做全脑血管造影。

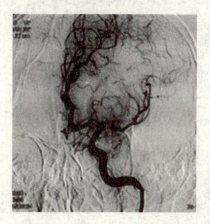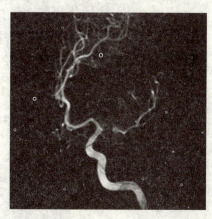

(左侧大脑中动脉 M1 段重度狭窄)
图 9-17 数字减影脑血管造影

【适应证与禁忌证】

1. 适应证 ①脑血管疾病的诊断和鉴别诊断,如动脉粥样硬化、栓塞、狭窄、闭塞性疾病、动脉瘤、动静脉畸形、动静脉瘘等。②脑肿瘤动脉灌注化疗、术前栓塞及介入治疗前的常规造影。③颅内占位性病变,如颅内肿瘤、脓肿、囊肿、血肿等。颅脑外伤所致各种脑外血肿。④术后观察脑血管循环状态。

2. 禁忌证 ①对造影剂过敏者。②严重高血压,舒张压大于 110 mmHg 者。③严重肝、肾功能损害者。④近期有心肌梗死和严重心肌疾患、心力衰竭及心律失常者。⑤甲状腺功能亢进症及糖尿病未控制者。

【操作流程】

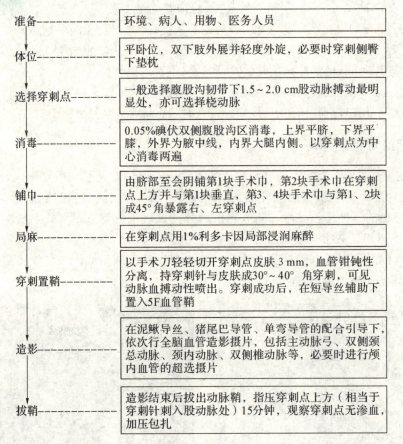

【护理配合】

1. 操作前护理

（1）用物准备：血管造影手术包、60%泛影葡胺、2%利多卡因、生理盐水、肝素、无菌手套、沙袋、碘过敏反应急救用品等。

（2）病人准备：①向病人及家属说明脑血管造影的必要性和造影过程中可能发生的反应，家属签字同意后造影；②儿童和烦躁不安者应使用镇静剂或在全身麻醉下进行；③检查病人的出凝血时间及血小板计数；④做碘过敏试验，阳性者禁忌；⑤一般经股动脉插管最常用，穿刺部位皮肤要清洗，按手术要求准备皮肤。

2. 操作中护理

（1）病人平卧在手术台上，常规双侧腹股沟及会阴区消毒铺单，暴露一侧（一般为右侧）腹股沟部，能配合者进行局麻，不能配合者需全麻（图9-18，图9-19）。

（2）遵医嘱连接至少两路滴注，其一与导管鞘连接，另一备用或接Y阀导管；对所有连接装置仔细排气；稀释、抽吸、注射肝素，肝素盐水充满造影管。

（3）接高压注射器并抽吸造影剂，造影剂用量一般不超过2 ml/kg体重。

（4）穿刺点选腹股沟韧带下1.5~2.0 cm股动脉搏动最明显处，与皮肤成30°~40°角穿刺。

（5）穿刺成功后，在短导丝辅助下置血管鞘。调节血管鞘滴注肝素，使全身肝素化；对有经验的医生可不行全身肝素化。

（6）血管迂曲导管不能到位时，可使用导丝引导。全身肝素化者，造影结束后用鱼精蛋白中和。

（7）在泥鳅导丝、猪尾巴导管、单弯导管的配合引导下，依次行全脑血管造影拍片，包括主动脉弓、双侧颈总、内动脉、双侧椎动脉等。根据需要进行颅内血管的超选摄片。

（8）在注射和造影过程中严密观察有无碘过敏反应，一旦发现病人出现胸闷、心慌、恶心、呕吐、气促、头晕、头痛甚至休克等碘过敏反应的表现，应立即配合医师分秒必争进行抢救。

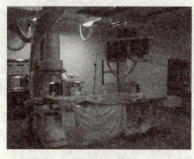 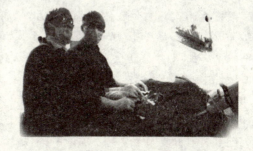

图 9-18　DSA 操作空间　　　　　图 9-19　DSA 介入操作

3. 操作后护理

（1）术后卧床 24 小时，保持穿刺侧下肢伸直，股动脉穿刺点应用沙袋压迫止血 6～12 小时。

（2）每 1 小时观察记录病人呼吸、血压、穿刺部位有无血肿、足背动脉搏动，查看包扎处松紧情况，发现异常及时通知医生。

（3）嘱病人保持情绪稳定，避免躁动；适当多饮水，以利于造影剂的排出。

重点提示：

1. 腰椎穿刺术、高压氧舱治疗、脑血管造影术的适应证、禁忌证及操作流程。
2. 腰椎穿刺术、高压氧舱治疗、脑血管造影术的术前、术中、术后护理要点。

（张兰青）

简答题：

1. 姚女士，55 岁。高血压病史 11 年，间断服降压药治疗，平时性情比较急躁。观看足球赛时突然剧烈头痛，随后不省人事，大小便失禁，1 小时后急诊入院，诊断为"高血压性脑出血"。体检：体温 38.8 ℃，脉搏 62 次/分，呼吸 22 次/分，血压 210/120 mmHg。深昏迷，双侧瞳孔不等大，对光反射迟钝，右侧鼻唇沟变浅，口角歪向左侧，右侧上、下肢肌力 0 级，针刺无反应，病理征阳性。心脏检查正常。

讨论：护士应如何进行病情监测？如何采取措施防止出血加重？

2. 某女性，30 岁。8 天来，常在刷牙时反复出现左侧面颊剧痛，每次持续 3～5 分钟，神经系统检查无阳性体征，头颅 CT 未见异常。临床诊断为三叉神经痛。

讨论：如何对该病人进行健康指导？

3. 某患者，女，35 岁。因四肢无力 1 周，伴吞咽困难、呼吸困难 1 日入院。患者 1 周前受凉后感冒，体温 38.5 ℃，继之出现双下肢无力，症状持续存在，以远端为重。在家服用"感冒药"后体温下降。昨日起出现吞咽困难、呼吸困难，门诊以吉兰-巴雷综合征收住。体检：呼吸急促,表情痛苦,两鬓被泪水浸湿。双侧周围性面瘫,咽反射消失,双上肢肌力1级,双下肢肌力0级,四肢肌张力低,腱反射消失,病理反射未引出,双上肢手腕以下、双下肢膝以下呈对称性手套、袜套样感觉减退。脑脊液检查:蛋白100 mg/dl,细胞数5/mm³;血常规:白细胞$9.3×10^9$/L,中性粒细胞0.68。患者入院后因呼吸肌麻痹、吞咽障碍,已行气管切开,呼吸肌辅助呼吸。插管鼻饲。

讨论:(1)患者可能的诊断是什么?
(2)患者主要的护理问题有哪些?
(3)请给出护理措施及进行健康指导。

4. 某男性,56岁,右侧肢体麻木1个月,不能活动伴嗜睡2小时。病人呈嗜睡状态,叫醒后能正确回答问题,无头痛、呕吐,无发热、畏寒,二便正常。既往无药物过敏史,有高血压史10余年,无心脏病史。查体:体温36.8 ℃,脉搏80次/分,呼吸20次/分,血压160/90 mmHg。嗜睡,双眼向左凝视,双瞳孔等大等圆,直径2.0 mm,对光反射灵敏,右侧鼻唇沟浅,伸舌偏右,心率80次/分,律齐,无异常杂音,右上下肢肌力0级,右侧腱反射亢进,右侧巴氏征(+)。辅检:血常规正常,血糖8.6 mmol/L。头颅CT:左颞、顶叶大片低密度病灶。

讨论:(1)列出病人主要的护理诊断/问题。
(2)分析目前应采取的护理措施。

5. 某男性,60岁,突然人事不知2小时来诊。病人2小时前饮酒时,突然语言不清,随即昏倒在地,呕吐1次,为胃内容物,同时大小便失禁,被家人急送入院。既往有高血压病史25年,无肝炎、结核病史,无心脏病、糖尿病史,无药物过敏史。饮酒30年,每日饮白酒4两。查体:体温36.8 ℃,脉搏90次/分,呼吸20次/分,血压210/120 mmHg。中度昏迷,双眼向左凝视,左侧瞳孔直径4.0 mm,对光反射迟钝,右侧瞳孔直径2.5 mm,对光反射灵敏,心、肺、腹无异常,右侧偏瘫,右侧肢体少动,腱反射亢进,右Babinski征(+),右Chaddock征(+),颈抵抗(+)。头颅CT:左豆状核区有一高密度灶,出血量约40 ml。

讨论:(1)列出病人主要的护理诊断。
(2)分析目前应采取的护理措施。
(3)简述脑出血的临床特点。
(4)简述脑出血的健康指导要点。

6. 某病人,男,38岁。发作性四肢抽搐23年,走路不稳伴呕吐5天入院。病人于15岁开始,出现反复发作性意识不清,四肢抽搐,口吐白沫,尿失禁,每次发作持续15~20秒,抽搐后昏睡1~2小时。每月发作2~3次,劳累或情绪紧张后次数增多。长期服用苯妥英钠治疗。入院前1周,因母亲病故,情绪不稳定而发作频繁,自行加药,苯妥英钠每日3次,每次2片。4天后出现头晕,走路不稳,呕吐等症状。体格检查:体温36.8 ℃,脉搏88次/分,呼吸18次/分,血压120/90 mmHg。神清,言语含糊,双眼向两侧注视时出现水平眼球震颤,伸舌居中,四肢肌力5级,腱反射++,步态不稳,行走困难,病理反射未引出。辅助检查:脑电图显示痫性放电。血白细胞$9.0×10^9$/L,中性粒细胞70%。

讨论:(1)列出病人主要的护理诊断。
(2)分析目前应采取的护理措施。
(3)简述全面性强直-阵挛发作的临床特点。
(4)简述癫痫持续状态的护理措施。

7. 某病人,男性,76岁。近3年来无明显诱因出现行动缓慢,逐渐加重,现行走困难、行走时上肢无摆动,前倾屈曲。病人双手有震颤,无智力障碍。查体:双侧肢体肌张力增高,无感觉障碍,巴宾斯基征阴性。

讨论:(1) 该病人最可能的临床诊断。

(2) 目前最主要的护理问题。

(3) 如果给该病人服用美多巴应注意不能与何种维生素合用。

8. 简述腰椎穿刺术的术前、术中、术后护理。

9. 列出数字减影脑血管造影术的适应证与禁忌证。

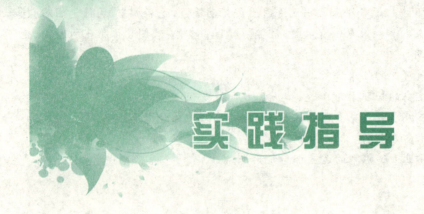

实践指导

实践一 慢性阻塞性肺疾病、慢性呼吸衰竭病人护理

【实践内容】
慢性阻塞性肺疾病、慢性呼吸衰竭病人护理技术。

【实践要求】
1. 在老师指导下,学生通过与病人及知情者交谈,进行护理体检,阅读住院病历、护理记录及检查报告等,对病人进行护理评估。包括:①相关疾病、生活及工作环境、个人嗜好。②疾病过程、初次发病年龄、发病与气候季节的关系、诱发因素、起病急缓、症状轻重、病情发展、缓解方式或曾进行的治疗及疗效等。③呼吸频率、节律及深度的改变,呼吸困难的程度,发绀的程度,意识状况,心率,血压,其他脏器的情况等。④血常规、胸片、呼吸功能、动脉血气分析、心电图及血清电解质测定等报告结果。⑤病人病后的心理反应及日常生活活动能力,家属、朋友、单位对病人支持的情况。

2. 对收集到的资料进行分析、整理,提出护理诊断及合作性问题,制订护理计划,并能结合病人的具体病情进行健康教育。

3. 在实践中处处能体现关心、爱护、尊重病人,认真负责的态度和团队协作的精神。

【实践方法】

(一)临床见习

1. 在呼吸内科病房由带教老师选定慢阻肺及呼吸衰竭病人若干例。
2. 学生每6~10人一组,衣帽整齐、举止端庄、语言亲切、态度和蔼、听从安排、积极认真、分工协作。
3. 带教老师提供实习病例的有关临床资料让学生参阅,在对病人的基本情况(如姓名、年龄等)及所患疾病的情况(如入院诊断、病情轻重等)有所了解后,在带教老师的指导下与病人及家属交流,收集病人入院评估资料及病情变化资料。
4. 分小组讨论护理诊断及护理计划。
5. 各小组推荐1名代表,将本小组讨论意见进行全班交流,同时教师进行点评和总结。
6. 学生将评估资料、护理诊断及护理计划填写在实习报告中,交教师批阅。

(二)病例讨论

何先生,65岁。慢性咳嗽、咳痰20余年。近5年来咳嗽、咳痰症状较前明显加剧,长年不断,伴有喘息和呼吸困难,且以冬春季更重。$FEV_1/FVC<70\%$,$FEV_1\%<80\%$预计值。3日前因受凉感冒后,发热、剧咳、咳大量黄脓痰、气急、发绀,在家口服消炎、止咳药(药名及剂量不详),未见明显好转。今晨起出现神志模糊,躁动不安,故急送医院就诊。门诊以"慢性阻塞性肺疾病、慢性呼吸衰竭"收入住院。有吸烟史30余年。体检:体温39.6 ℃,脉搏120次/分,呼吸30次/分,血压130/90 mmHg,半卧位,神志模糊,唇颊发绀。球结膜充血水肿,皮肤湿润,杵状指(趾)。桶状胸,双侧触觉语颤减弱,叩诊过清音,双肺呼吸音减弱,闻及哮鸣音及湿啰音。心尖搏动不明显,心律齐,未闻及杂音。肝在右肋缘下2 cm,质软,脾未触及。四肢及脊柱未见异常。血常规:白细胞$5.8\times10^9/L$,中性粒细胞占96%;PaO_2 50 mmHg,$PaCO_2$ 80 mmHg。

讨论:(1) 疾病的发生、发展与预后。

(2) 主要的护理诊断及合作性问题。

(3) 护理计划及健康教育的内容与实施。

(胡月琴)

实践二 肺炎或肺结核病人护理

【实践内容】

肺炎或肺结核病人的护理技术。

【实践要求】

1. 在老师指导下,学生通过与病人交谈、护理体检、阅读住院病历、护理记录及检查报告等,进行护理评估。

(1) 对肺炎病人应重点评估:①询问病人既往的身体状况,本次发病的诱因,起病的急缓,有哪些症状,如发热应重点询问热度,咳嗽的患者还有询问有无咳痰、痰的颜色、性状、量及能否顺利咳出,有无气促、胸痛,发病以来病情发展及演变过程,曾进行的治疗及疗效如何。发病以来的饮食和睡眠情况。②评估身体状况:重点检查生命体征、神志、面容、肺部有无实变,有无湿啰音。③发病对病人生活和工作的影响,病人对疾病的认识程度及心理反应,对治疗与护理的要求等。④查阅血常规、痰液检查、胸片等报告结果。

(2) 对肺结核病人应重点评估:①询问既往有无结核病病史以及与肺结核病病人接触史、疫苗接种史及引起免疫力降低的疾病等因素。起病急缓,有哪些症状;如发热,应重点问热度;咳嗽的患者还有询问有无咳痰、痰的颜色、性状、量及能否顺利咳出;有无气促、胸痛;发病以来病情发展及演变过程,曾进行的治疗及疗效如何。发病以来的体重变化,饮食和睡眠情况。②评估身体状况:重点检查生命体征、肺部叩诊有无浊音,听诊有无湿啰音。③疾病对生活和工作的影响,发病后病人及家属的心理反应,及对结核病及其药物治疗的认识程度和接受知识的能力,家庭隔离和社区卫生服务的条件。④查阅痰结核菌检查、X线检查、结核菌素试验等检查结果。

2. 对收集到的资料进行整理、分析,提出护理诊断,制定护理措施,并在实习中能结合病人的健康问题进行健康教育。

3. 在临床实习过程中,培养学生自觉地关心、爱护、尊重护理对象,体现"以人的健康为中心"的护理理念。认真、细致的工作作风,严谨求实的科学态度和协作精神。

【实践方法】

(一)临床见习

1. 带教老师在呼吸病房选择肺炎或肺结核病人若干例。

2. 学生每6～10人一组,要求衣帽整齐、举止端庄、语言亲切、态度和蔼、听从安排、积极认真。

3. 带教老师提供实习病例的有关临床资料让学生参阅,在对病人的基本情况(如姓名、年龄等)及所患疾病的情况(如入院诊断、病情轻重等)有所了解后,确定交谈目的及交谈方式。

4. 安排合适的环境向病人及知情者询问健康史,重点询问病人病后所感受到的身体不适和出现的心理反应,以及对医疗与护理的要求等,然后进行必要的护理体检。

5. 对病人进行健康指导。

6. 对收集的资料进行整理分析,小组讨论后,提出护理诊断及合作性问题,制定护理计划及健康教育要点。带教老师讲评、小结。

7. 每位学生对采集的资料进行整理,撰写护理病历1份,交老师批阅。

(二)病例讨论

1:张先生,男,30岁。3日前受凉后突然寒战高热,体温达40℃,以下午和晚间为重。咳嗽、咳暗红色血痰,右侧胸痛,深吸气及咳嗽时胸痛加重,伴气促。近1天出现烦躁、出汗、四肢厥冷、尿量减少,急诊入院。既往体健。体检:体温39.5℃,脉搏110次/分,呼吸28次/分,血压75/45 mmHg。神志模糊,烦躁不安,口唇发绀明显,右上肺叩诊浊音、语颤增强、可听到支气管呼吸音,心率110次/分,心律齐,心脏各瓣膜区未闻及杂音,腹软,无压痛,肝脾肋下未及,双下肢无水肿,肢端冰凉、发绀。X线胸片显示右上肺野大片状致密阴影;血常规检查见白细胞$19×10^9$/L,中性粒细胞占0.92,淋巴细胞占0.08。

讨论:(1)医疗诊断和治疗要点。

(2)主要的护理诊断及合作性问题,护理措施及健康教育内容。

2:王女士,25岁,工人。因低热、乏力、咳嗽1个月,咯血3日而入院。病人于1个月前开始,无明显诱因下出现发热,体温37.6～38.5℃,以午后为重,伴乏力、盗汗、食欲不振、咳嗽,初为干咳,继而咳少量白色黏痰。在家按感冒治疗,口服速效感冒胶囊及抗生素等药物,但未见好转。今晨咳嗽加剧,并咯出鲜血约100 ml,即来医院就诊。门诊以"咯血原因待查"收入住院。体检:体温38.2℃,脉搏86次/分,呼吸20次/分,血压120/80 mmHg,呈急性病容,神志清楚,自动体位,查体合作。左锁骨上叩诊稍浊可闻及少量湿啰音。心脏及腹部未见异常。血常规:白细胞$8.8×10^9$/L,其中淋巴细胞占64%;结核菌素试验呈强阳性;胸片示左上肺片状阴影,中间有一透亮区。考虑肺结核空洞形成。

讨论:(1)应补充询问的健康资料。

(2)主要的护理诊断及合作性问题,护理措施。

(3)健康教育内容。

(李中荣)

实践三　呼吸系统疾病常用护理技术(一)

一、体位引流术护理

【实践内容】

体位引流术护理。

【实践要求】

1. 在老师指导下，学生通过与病人及知情者交谈，阅读住院病历、护理记录及检查报告等，对病人进行护理评估。包括：①患者所患疾病，病灶部位，痰液多少，呼吸功能及精神状态等，能否良好配合操作。②体位引流术的适应证与禁忌证。③操作技术的流程及护理要点。④操作中的注意事项，出现异常情况时的应急措施。⑤病人患病后的心理反应及日常生活活动能力，家属、朋友、单位对病人的支持情况等。

2. 能够完成护理操作技术，能结合病人的病情特点进行健康教育。

3. 在实践中处处能体现关心、爱护、尊重病人，认真负责的态度和团队协作的精神。

【实践方法】

(一) 临床见习

1. 在呼吸内科病房由带教老师选定可进行体位引流术以协助排痰的病人若干例。

2. 学生每 6~10 人一组，衣帽整齐、举止端庄、语言亲切、态度和蔼、听从安排、积极认真、分工协作。

3. 带教老师提供见习病例的有关临床资料让学生参阅，在对病人的基本情况、所患疾病有所了解后，在带教老师的指导下与病人及家属交流，收集病人入院评估资料及病情变化资料。

4. 分小组讨论体位引流术的适应证与禁忌证，操作流程及护理要点。

5. 各小组推荐 1 名代表，将本小组讨论意见进行全班交流，同时教师进行点评和总结。

6. 学生将评估资料、体位引流术的适应证与禁忌证、操作流程及护理要点等填写在实习报告中，交教师批阅。

(二) 模拟操作

1. 体位引流术护理流程

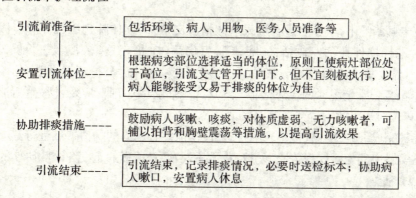

2. 体位引流术护理评价

体位引流术护理评分表

专业与班级：_____ 姓名：_____ 学号：_____ 成绩：_____

项目	内　　容	得分
评估 (8分)	评估病人一般情况,精神状态与合作能力,能否耐受体位变化;了解病灶部位,排痰是否顺畅;有无呼吸功能不全、严重呼吸困难及发绀等,近期有无发生大咯血	
准备 (5分)	(1) 环境:环境清洁无尘,温湿度适宜(1分) (2) 病人:说明目的、方法、配合及注意事项(2分) (3) 用物:靠背架、小桌、痰杯、纱布、清水等(2分)	
引流 (55分)	(1) 选择引流时间,宜饭前进行,每次15~20分钟左右(10分) (2) 根据病灶位置及病人实际耐受情况,安置适当的排痰体位(15分) (3) 鼓励病人咳嗽排痰,观察病人反应(15分) (4) 引流结束为病人漱口,安置病人休息(5分) (5) 整理用物,标本送检(5分) (6) 记录引流痰量及性质(5分)	
宣教 (12分)	(1) 引流前向病人及家属解释体位引流的目的、方法和术中需注意的事项(4分) (2) 术中指导病人深呼吸及有效咳嗽以促进排痰;密切观察病人的反应,如病人出现面色苍白、心悸、呼吸困难、发绀、出汗、疲劳等情况,应立即停止引流并通知医师予以适当处理(4分) (3) 引流后指导病人清水漱口,保持口腔清洁舒适。安置病人休息(4分)	
专业行为 (20分)	(1) 课前准备:复习相关知识(4分) (2) 遵守制度:听从指挥、自觉遵守课堂纪律(4分) (3) 尊重他人:与小组同学合作学习、相互尊重(4分) (4) 认真学习:勤于思考,勇于发言,规范操作(4分) (5) 富有情感:在护理操作中体现对病人的关爱(4分)	
合　　计		

二、纤维支气管镜检查的护理配合

【实践内容】

纤维支气管镜检查的护理配合。

【实践要求】

1. 在老师指导下,学生通过与病人及知情者交谈,阅读住院病历、护理记录及检查报告等,对病人进行护理评估。包括:①患者所患疾病,症状轻重,精神状态,能否良好配合。②纤维支气管镜检查的适应证与禁忌证。③操作技术的流程、护理配合要点。④操作中的注意事项,出现异常情况时的应急措施。⑤病人患病后的心理反应及日常生活活动能力,家属、朋友、单位对病人的支持情况等。

2. 能够完成纤维支气管镜检查的护理配合,能结合病人的病情特点进行健康教育。

3. 在实践中处处能体现关心、爱护、尊重病人,认真负责的态度和团队协作的精神。

【实践方法】

(一)临床见习

1. 在呼吸内科病房由带教老师选定准备进行纤维支气管镜检查或已经进行纤维支气管

镜检查的临床病人若干例。

2. 学生每6～10人一组,衣帽整齐,举止端庄,语言亲切、态度和蔼、听从安排、积极认真、分工协作。

3. 带教老师提供见习病例的有关临床资料让学生参阅,在对病人的基本情况、所患疾病有所了解后,在带教老师的指导下与病人及家属交流,收集病人入院评估资料及病情变化资料。

4. 分小组讨论纤维支气管镜检查的适应证与禁忌证,操作流程及护理要点。

5. 各小组推荐1名代表,将本小组讨论意见进行全班交流,同时教师进行点评和总结。

6. 学生将评估资料、纤维支气管镜检查的适应证与禁忌证、操作流程及护理配合要点等填写在实习报告中,交教师批阅。

(二)模拟操作

1. 纤维支气管镜检查流程

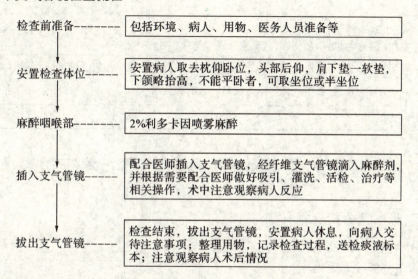

2. 纤维支气管镜检查护理配合的评价

纤维支气管镜检查护理配合评分表

专业与班级:_____   姓名:_____   学号:_____   成绩:_____

项目	内　　　容	得分
评估 (8分)	评估病人所患疾病,是否属于检查适应证;病人一般情况,精神状态与合作能力,能否耐受检查,有无检查禁忌证	
准备 (5分)	(1)环境:环境清洁、无尘,室温不宜低于20 ℃(1分) (2)病人:说明目的、方法、配合、可能存在的不适及注意事项(2分) (3)用物:纤维支气管镜、吸引器、冷光源、活检钳、细胞刷、喉头喷雾器、麻醉药、镇静药及抢救药品和物品等(2分)	

项目	内　　容	得分
检查 (55分)	(1) 安置检查体位(15分) (2) 配合医师喷雾麻醉咽喉部(10分) (3) 配合医师插入支气管镜,经纤维支气管镜滴入麻醉剂,并根据需要配合医师做好吸引、灌洗、活检、治疗等相关操作(15分) (4) 术中应密切观察病人面色、生命征等,发现异常及时告知医师(5分) (5) 检查结束安置病人休息,标本送检(5分) (6) 整理用物,记录检查过程(5分)	
宣教 (12分)	(1) 检查前向病人及家属解释检查目的、方法、术中配合和注意事项等(4分) (2) 嘱病人术后半小时内避免交谈,减少咽喉部刺激;禁食水2小时,避免误吸,2小时后试饮水,无呛咳时方可进温凉流质或半流质饮食(4分) (3) 密切观察呼吸道出血情况,观察病人有无发热、声音嘶哑或咽喉部疼痛、胸痛等不适症状。向病人说明术后数小时内,特别是活检后会有少量咯血或痰中带血,不必担心,如出现大咯血及其他不适情况应及时通知医师(4分)	
专业行为 (20分)	(1) 课前准备:复习相关知识(4分) (2) 遵守制度:听从指挥、自觉遵守课堂纪律(4分) (3) 尊重他人:与小组同学合作学习、相互尊重(4分) (4) 认真学习:勤于思考,勇于发言,规范操作(4分) (5) 富有情感:在护理操作中体现对病人的关爱(4分)	
合　　计		

实践四　呼吸系统疾病常用护理技术(二)

一、动脉血气分析标本采集

【实践内容】

动脉血气分析标本采集。

【实践要求】

1. 在老师指导下,学生通过与病人及知情者交谈,阅读住院病历、护理记录及检查报告等,对病人进行护理评估。包括:①患者所患疾病,病情轻重,精神状态,血管情况,能否良好配合等。②动脉血气分析的适应证与禁忌证。③操作技术的流程、护理要点。④操作中的注意事项,出现异常情况时的应急措施。⑤病人患病后的心理反应及日常生活活动能力,家属、朋友、单位对病人的支持情况等。

2. 能够完成护理操作技术,能结合病人的病情特点进行健康教育。

3. 在实践中处处能体现关心、爱护、尊重病人,认真负责的态度和团队协作的精神。

【实践方法】

(一)临床见习

1. 在呼吸内科病房由带教老师选定需进行动脉血气分析检查的病人若干例。

2. 学生每6～10人一组,衣帽整齐、举止端庄、语言亲切、态度和蔼、听从安排、积极认真、分工协作。

3. 带教老师提供见习病例的有关临床资料让学生参阅,在对病人的基本情况、所患疾病有所了解后,在带教老师的指导下与病人及家属交流,收集病人入院评估资料及病情变化资料。

4. 分小组讨论动脉血气分析的适应证与禁忌证,动脉血标本采集的操作流程及护理要点。

5. 各小组推荐1名代表,将本小组讨论意见进行全班交流,同时教师进行点评和总结。

6. 学生将评估资料、动脉血气分析检查的适应证与禁忌证、标本采集的操作流程及护理要点等填写在实习报告中,交教师批阅。

(二)模拟操作

1. 动脉血气分析标本采集流程

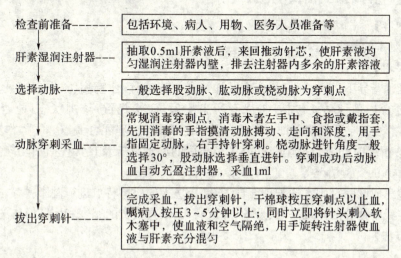

2. 动脉血气分析标本采集评价

动脉血气分析标本采集评分表

专业与班级:_____   姓名:_____   学号:_____   成绩:_____

项目	内 容	得分
评估 (8分)	评估病人所患疾病,是否属于检查适应证;病人体质情况,精神状态与合作能力,有无禁忌证等	
准备 (5分)	(1) 环境:环境清洁无尘,温湿度适宜(1分) (2) 病人:解释检查目的及穿刺过程,避免病人紧张,取得配合(2分) (3) 用物:消毒用品、无菌治疗盘、2ml无菌注射器1支、肝素注射液1支、软木塞、指套等(2分)	
采血 (55分)	(1) 用肝素湿润注射器,排去注射器内多余的肝素溶液(10分) (2) 选择动脉,一般选择股动脉、肱动脉或桡动脉为穿刺点(10分) (3) 常规消毒穿刺点,动脉穿刺采血(10分) (4) 用干棉球按压穿刺点5分钟以止血(10分) (5) 针头刺入软木塞中,使血液和空气隔绝,用手旋转注射器使血液与肝素充分混匀(10分) (6) 标本及时送检(5分)	
宣教 (12分)	(1) 采血前向病人解释检查目的及穿刺过程,避免病人紧张(4分) (2) 采血后拔出穿刺针,指导病人用干棉球或无菌敷料垂直按压穿刺点5分钟左右以止血(4分) (3) 指导病人保持穿刺部位干燥,注意观察局部有无血肿产生(4分)	

项目	内　　容	得分
专业行为 （20分）	（1）课前准备：复习相关知识(4分) （2）遵守制度：听从指挥、自觉遵守课堂纪律(4分) （3）尊重他人：与小组同学合作学习、相互尊重(4分) （4）认真学习：勤于思考，勇于发言，规范操作(4分) （5）富有情感：在护理操作中体现对病人的关爱(4分)	
合　　计		

二、胸腔穿刺术的护理配合

【实践内容】

胸腔穿刺术的配合护理。

【实践要求】

1. 在老师指导下，学生通过与病人及知情者交谈，阅读住院病历、护理记录及检查报告等，对病人进行护理评估。包括：①患者所患疾病，症状轻重，精神状态，能否良好配合。②胸腔穿刺术的适应证与禁忌证。③操作技术的流程、护理配合要点。④操作中的注意事项，出现异常情况时的应急措施。⑤病人患病后的心理反应及日常生活活动能力，家属、朋友、单位对病人的支持情况等。

2. 能够完成胸腔穿刺术的护理配合，能结合病人的病情特点进行健康教育。

3. 在实践中处处能体现关心、爱护、尊重病人，认真负责的态度和团队协作的精神。

【实践方法】

（一）临床见习

1. 在呼吸内科病房由带教老师选定准备进行胸腔穿刺术或已经进行胸腔穿刺术的临床病人若干例。

2. 学生每6~10人一组，衣帽整齐、举止端庄、语言亲切、态度和蔼、听从安排、积极认真、分工协作。

3. 带教老师提供见习病例的有关临床资料让学生参阅，在对病人的基本情况、所患疾病有所了解后，在带教老师的指导下与病人及家属交流，收集病人入院评估资料及病情变化资料。

4. 分小组讨论胸腔穿刺术的适应证与禁忌证，操作流程及护理要点。

5. 各小组推荐1名代表，将本小组讨论意见进行全班交流，同时教师进行点评和总结。

6. 学生将评估资料、胸腔穿刺术的适应证与禁忌证、操作流程及护理配合要点等填写在实习报告中，交教师批阅。

（二）模拟操作

1. 胸腔穿刺术流程

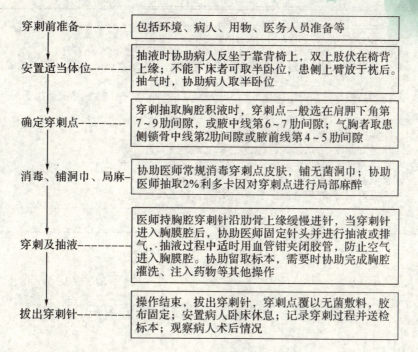

2. 胸腔穿刺术护理配合的评价

胸腔穿刺术护理配合评分表

专业与班级：_____ 姓名：_____ 学号：_____ 成绩：_____

项目	内　　容	得分
评估 (8分)	评估病人所患疾病,是否属于穿刺适应证;病人体质情况,精神状态与合作能力,能否耐受操作,有无禁忌证等	
准备 (5分)	(1) 环境:环境清洁、无尘,温暖舒适,必要时有屏风遮挡(1分) (2) 病人:向病人说明穿刺目的、方法、病人的配合及注意事项等(2分) (3) 用物:胸腔穿刺包(内有无菌试管、无菌洞巾、12号和16号穿刺针、5 ml和50 ml注射器、血管钳、7号针头、纱布、无菌手套等)、消毒用品、局麻药(2%利多卡因)1支、0.1%的肾上腺素1支(2分)	
穿刺 (55分)	(1) 安置穿刺体位,根据病情及穿刺目的,选择穿刺点(10分) (2) 检查无菌胸穿包消毒有效期,打开穿刺包(5分) (3) 协助医师对穿刺部位进行常规消毒、铺巾和局麻(10分) (4) 配合穿刺过程,并协助抽取胸腔积液和其他各项操作(10分) (5) 术中密切观察病人反应,注意有无不适感及头晕、心悸、出冷汗、面色苍白、脉细、四肢发凉等"胸膜反应"表现,必要时通知医师停止抽液,并采取相应措施(10分) (6) 穿刺结束,拔出穿刺针,局部覆以无菌敷料。安置病人卧位休息30分钟。观察病人呼吸、脉搏、血压等情况,注意穿刺点局部有无渗血或液体流出。记录穿刺过程和抽取液体的颜色、量、性状等,及时送检留取的标本(10分)	

项目	内　　容	得分
宣教 （12分）	（1）向病人及家属解释检查目的、方法、术中配合和注意事项等（4分） （2）指导病人在操作过程中注意保持穿刺体位，不要随意活动，尽量不要咳嗽或深呼吸，以免损伤胸膜或肺组织（4分） （3）术后指导病人卧床休息至少30分钟，观察穿刺点有无渗血、渗液等（4分）	
专业行为 （20分）	（1）课前准备：复习相关知识（4分） （2）遵守制度：听从指挥、自觉遵守课堂纪律（4分） （3）尊重他人：与小组同学合作学习、相互尊重（4分） （4）认真学习：勤于思考，勇于发言，规范操作（4分） （5）富有情感：在护理操作中体现对病人的关爱（4分）	
合　　计		

（杨　华）

实践五　冠心病、心律失常病人护理

【实践内容】

冠心病、心律失常病人护理。

【实践要求】

1. 在教师的指导下，学生通过临床见习或病例讨论，学会对冠心病、心律失常病人进行护理评估的方法。①注意询问病人的年龄、职业、工作环境、生活方式、体重变化、饮食习惯、烟酒嗜好、过度劳累、情绪激动等，家族中有无冠心病、高血压病人，有无与心律失常相关的疾病，如高血压、冠心病、糖尿病、甲状腺功能亢进症、风湿热等。②有无胸闷、心悸、心前区疼痛、发绀、乏力、晕厥、意识改变、休克等症状及其特点和持续时间，有无恶心、呕吐、腹痛等消化道症状。③过去有无类似发作，当时是否就诊，做过哪些检查，诊断结果，用过何药，疗效如何。④是否就诊过，在何处就诊，做过何种检查，用过哪些药物，是否规则、疗效如何。⑤重点测量生命体征、身高、体重，检查心尖搏动、心率、心律、心音等。⑥阅读入院后所做的心电图、超声心动图、X线胸片、心肌酶谱及血脂、血糖、血常规、尿常规、肾功能检查报告单。

2. 对收集到的资料进行分析、整理，提出护理诊断并制定护理计划。

3. 在见习中关心爱护病人，在每个细节中表现出尊重病人的良好修养和为病人着想的良好医德，以及认真、细致、严谨的工作作风。

【实践方法】

（一）临床见习

1. 教师在病房选定冠心病、心律失常病人若干例。

2. 学生每组6～10人，对病人进行护理评估，向病人及知情者询问健康史，进行护理体检，阅读实验室及其他检查的报告单。

3. 对收集的资料进行整理并综合分析，列出护理诊断和护理计划。

4. 分小组讨论病人的病情或课堂交流、讨论，教师及时引导、反馈矫正，并进行归纳总结。

5. 学生根据讨论内容，写出护理病历并制订出护理计划，由教师批改。

(二) 病例讨论

1. 李先生，55岁，机关工作人员。突然胸痛约 1 小时，疼痛位于胸骨后呈压榨样闷痛，向左上肢放射到无名指，并烦躁、出冷汗、有濒死感而急诊入院。既往有类似发作，但时间短，含服硝酸甘油可缓解。有饮酒、吸烟史十几年，喜肉食。体检：体温：36.8 ℃，脉搏 98 次/分，呼吸 18 次/分，血压 150/80 mmHg，体胖，痛苦貌，面色苍白，肺部无干湿啰音，心率 98 次/分，心律不齐，心音减低，未闻及杂音，腹平软。心电图检查：V_1-V_3 导联见宽而深的 Q 波，S-T 段抬高、弓背向上，可见室性期前收缩。

讨论：

(1) 可能的临床诊断，此病人还应做哪些检查？

(2) 列出护理诊断及合作性问题。

(3) 主要护理措施有哪些？制定健康教育计划。

2. 张女士，28岁，办公室工作人员。发作性心慌、胸闷 1 年余。发作的当时感到气促、乏力，家里人介绍说病人面色苍白，被迫中断工作。发作时间为数分或十多分钟，每到医院就诊时，病情已好转。体格检查：心、肺、腹部及神经系统均正常。X 线胸片、心电图、超声心动图等检查亦无异常发现。

讨论：

(1) 可能的临床诊断，此病人还应做哪些检查？

(2) 列出护理诊断及合作性问题。

(3) 主要护理措施，包括健康教育措施。

3. 李先生，30 岁。心慌、胸闷、气促 1 日。有类似发作约半年。既往有"风湿性心脏病"病史。体格检查：体温 37 ℃，血压测量不太清楚，甲状腺不大，双肺(一)，心界向左扩大，心尖区第一心音强弱不等，心率快慢不一，可闻舒张期隆隆样杂音，左侧卧位较清楚，腹平软，双下肢无水肿，各关节无红、肿。

讨论：

(1) 可能的临床诊断，此病人还应做哪些检查？

(2) 列出护理诊断及合作性问题。

(3) 主要护理措施，包括健康教育措施。

(章正福)

实践六　心瓣膜病、慢性心力衰竭病人护理

【实践内容】

心瓣膜病、慢性心力衰竭病人的护理技术。

【实践要求】

1. 在带教老师的指导下，学生通过临床见习或病例讨论，学会对心瓣膜病、慢性心力衰竭病人进行护理评估的方法。①注意询问有无与心力衰竭相关的疾病，如高血压、冠心病、风湿性心瓣膜病等。对风湿性心脏病患者还应询问既往有无慢性扁桃体炎。起病的急缓，本次心力衰竭发生的诱因，如感染、过度劳累、情绪激动、输液过多过快、用药不当等。主要症状如：有无乏力、心慌、胸闷、呼吸困难、食欲不振等，发病以后及对日常生活的影响，以判断心功能级别。病情发展演变情况，发病以后就诊情况，做过哪些检查，诊断结果，用过何

药,疗效如何。发病以来的饮食、睡眠、大小便情况。②身体状况评估,重点评估有无心脏杂音、交替脉、水肿、肺部湿啰音及范围、舒张期奔马律、肝肿大等。③评估病人患病后的心理状况,病人及家属对疾病的认知程度、家庭经济状况和社会支持情况。④阅读入院后所做的心电图及超声心动图、X线胸片、心肌酶谱等报告单。

2. 对收集到的资料进行分析、整理,提出护理诊断,制订护理计划及健康教育计划。

3. 在见习中关心爱护病人,表现出尊重病人的良好修养和为病人着想的良好医德,以及认真、细致、严谨的工作作风。

【实践方法】

（一）临床见习

1. 由带教老师在心血管病房选定风湿性心脏病并发心力衰竭病人若干例。

2. 学生每6~10人为一组,衣帽整齐、举止端庄、语言亲切、听从安排、积极认真、分工协作。

3. 带教老师提供实习病例的有关临床资料让学生参阅,在对病人的基本情况(如姓名、年龄等)及所患疾病的情况(如入院诊断、病情轻重等)有所了解后,确定交谈目的及交谈方式。

4. 安排合适的环境向病人及知情者询问健康史,重点询问病人病后所感受到的身体不适和出现的心理反应,以及对医疗与护理的要求等,然后进行必要的护理体检,尤其是体验心脏杂音、肺部湿啰音、水肿等体征。

5. 分小组讨论病人的病情,对收集的资料进行整理并综合分析,按功能性健康形态进行整理分类,列出护理诊断及合作性问题,制订护理计划及健康教育要点。

6. 课堂交流讨论,教师及时反馈矫正。

7. 每小组根据讨论内容写出护理病历由教师批改。

（二）病例讨论

某患者,女,39岁,有风湿性心脏病6年,活动后心悸、气促3年。一周前受凉感冒后症状加重,并出现咳嗽、咳痰,夜间睡眠不能平卧、下肢水肿、尿少。体检:体温37℃,脉搏110次/分,呼吸24次/分,血压110/70 mmHg,二尖瓣面容,口唇发绀,颈静脉怒张,两肺底可闻及湿啰音,心率110次/分,律齐,心尖部闻及三级舒张期隆隆样杂音,心界向两侧扩大,肝肋下3 cm,双下肢凹陷性水肿。

讨论:

(1) 可能的医疗诊断? 还应补充询问哪些健康资料?

(2) 护理诊断及医护合作性问题有哪些?

(3) 如何实施护理?

(李中荣)

实践七、八　循环系统常用护理技术

心脏电复律术的护理配合

【实践内容】

心脏电复律、人工心脏起搏及心血管介入诊疗的护理技术。

【实践要求】

1. 了解心脏电复律术的操作方法,初步学会进行护理配合。

2. 做到以满腔热忱的态度、一丝不苟的精神配合医生,做好护理工作,体现团队协作精神。

【实践方法】

(一) 临床见习

1. 学生观看心脏电复律术的录像。

2. 由老师带领去医院见习,参观心脏电复律术及护理配合。

(二) 模拟操作

1. 心脏电复律术流程

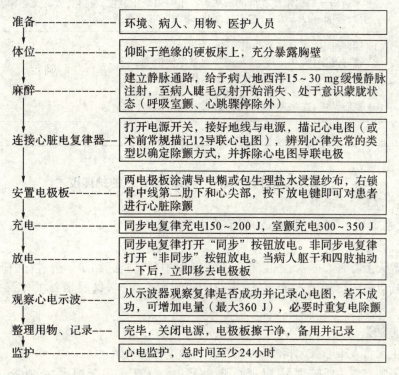

2. 心脏电复律术评价

心脏电复律术评分表

专业与班级:_____   姓名:_____   学号:_____   成绩:_____

项目	内　　容	得分
评估 (8分)	评估病人一般情况,有无心脏电复律术适应证和禁忌证	
准备 (5分)	(1) 环境:舒适、温暖、清洁、空气新鲜(1分) (2) 病人:说明目的,方法、配合及注意事项;复律当日禁食,排空大小便,停用洋地黄类制剂1~3日,并积极纠正低钾血症、酸中毒,复律前1~2日按医嘱使用奎尼丁(2分) (3) 用物:心脏电复律器(除颤仪)及心肺复苏所需的抢救设备及药品等等(2分)	

项目	内　　容	得分
复律 (55分)	(1) 安置病人体位(2分) (2) 麻醉(5分) (3) 描记心电图(3分) (4) 连接心脏电复律器(5分) (5) 安置电极板(10分) (6) 充电(5分) (7) 放电(5分) (8) 观察心电示波(10分) (9) 复律不成功可重复电除颤(5分) (10) 整理用物、记录及监护(5分)	
宣教 (12分)	(1) 术前向病人说明电复律目的,方法及注意事项,取得病人配合(4分) (2) 术中密切观察病人呼吸、脉搏及面色变化,协助医生行电复律术(4分) (3) 术后指导病人家属在麻醉清醒后2小时内禁止进食;观察病人有无心率、心律、呼吸、血压、瞳孔、神志等变化;遵医嘱继续服药(4分)	
专业行为 (20分)	(1) 课前准备:复习相关知识(4分) (2) 遵守制度:听从指挥、自觉遵守课堂纪律(4分) (3) 尊重他人:与小组同学合作学习、相互尊重(4分) (4) 认真学习:勤于思考,勇于发言,规范操作(4分) (5) 富有情感:在护理操作中体现对病人的关爱(4分)	
合　　计		

人工心脏起搏术、心血管介入诊疗术的护理技术

【实践内容】

人工心脏起搏术、心血管介入诊疗术的护理技术。

【实践要求】

1. 了解人工心脏起搏术、心血管介入诊疗术的操作方法,初步学会进行护理配合。

2. 做到以满腔热忱的态度、一丝不苟的精神配合医生,做好护理工作,体现团队协作精神。

【实践方法】

1. 学生观看人工心脏起搏术、心血管介入诊疗术的录像。

2. 由老师带领去医院见习,参观心脏电复律术、人工心脏起搏术、心血管介入诊疗术及护理配合。

3. 每人写1份见习报告交教师批阅。

(章正福)

实践九　消化性溃疡、上消化道出血病人护理

【实践内容】

消化性溃疡病人的护理技术。

【实践要求】

1. 在老师的指导下,学生通过与病人交谈、护理体检、阅读住院病历、护理记录和实验检查报告单等,练习对病人进行护理评估。应重点评估:①病人的年龄、职业、生活与饮食规

律,有无暴饮暴食、喜食酸辣等食物的习惯,是否嗜烟酒,有无长期服用对胃有刺激性的药物,家族中有无溃疡病病人。②病人首次发病情况,包括首次发病的时间、病程经过、发作时有无明确诱因,疼痛与饮食的关系,是餐后痛还是空腹痛,有无规律,部位及性质如何,是否伴有恶心、呕吐、反酸、嗳气等,曾做过哪些检查及治疗,何种方法能使疼痛缓解。③是否呈反复发作,此次发病的情况,如腹痛特点,包括诱因、疼痛性质、与饮食是否有关、疼痛的周期性、节律性;有无放射痛及放射的部位,与既往腹痛有无不同,有无呕血、黑粪、频繁呕吐等并发症的出现。再次发作后的诊治情况及疗效。④全身情况、腹部压痛等。⑤病人及家属对疾病的认识程度、家庭经济状况和社会支持情况;病人的性格特点,有无重大精神创伤及全身应激情况;患病后心理状况等。⑥胃液分析、粪便隐血试验、X线钡餐检查、胃镜检查、幽门螺杆菌检查的结果。

2. 对收集到的资料进行分析、整理、归纳,提出主要的护理诊断及合作性问题,制订护理计划和健康指导计划。

3. 在临床见习过程中,应关心、体贴、爱护、同情病人,体现"以病人为中心"的护理理念。

【实践方法】

(一)临床见习

1. 教师在消化病房选定消化性溃疡病人若干例。

2. 学生分组(每组6~10人)服从安排,统一行动,分工协作。

3. 带教老师提供实习病例的有关临床资料让学生参阅,在对病人的基本情况和所患疾病的情况有所了解后,在老师的指导下与病人及家属交流,收集病人入院评估资料和病情变化资料。

4. 对收集到的资料进行分析讨论,提出主要的护理诊断,制订护理计划及健康指导内容。

5. 临床见习结束后,每位学生将病人的健康资料、护理计划和健康指导内容整理成文,交任课教师批阅。

(二)病例讨论

张先生,31岁,汽车驾驶员。反复发作性上腹痛6年,近1周腹痛再发并伴有恶心、反酸、黑便。6年前,病人在一次晚餐时饮酒半斤,当晚即出现上腹隐痛,进食少量食物后缓解,伴有恶心、反酸、嗳气。次日始,上午10~11点,下午4~5点,均感上腹隐痛不适,餐后缓解。数日后去医院检查,经胃肠钡餐诊断为"十二指肠球部溃疡"。因病人拒绝住院而在门诊接受雷尼替丁和硫糖铝等药物治疗,1周后疼痛等症状消失。6年来,曾反复发作上腹痛4次,均和第一次发作类似,每次经服上述药物均在短时间内有效缓解。1周前,病人因吃了较多粽子,又饮酒半斤左右,而出现上腹痛等症状,进食后不能缓解,自行服用雷尼替丁和硫糖铝等药物,3日后腹痛仍未减轻,恶心、反酸等症状更明显,并解柏油样黑便2次,而入院治疗。病人平素有吸烟(每日30~40支)和饮浓茶的生活嗜好,喜食辛辣刺激性食物,饮食无规律,且一向争强好胜,性情急躁。入院体检:体温37.2 ℃,脉搏90次/分,呼吸21次/分,血压120/80 mmHg,神志清楚,表情痛苦,面色稍苍白。心肺未发现异常。腹软,未见胃肠型及胃肠蠕动波,上腹部偏右有轻微压痛,无反跳痛和肌紧张,肝、脾未触及。无移动性浊音,肠鸣音稍增强。血常规:红细胞$3.6×10^{12}/L$,血红蛋白113 g/L。

讨论:

(1)目前的临床诊断。

(2) 针对病人目前的情况,还需要完善哪些资料?
(3) 主要的护理诊断和合作性问题,护理措施和健康指导要点。

实践十　肝硬化、肝性脑病病人护理

肝硬化病人护理

【实践内容】
肝硬化病人的护理技术。

【实践要求】
1. 在老师的指导下,学生通过与病人交谈、护理体检,阅读住院病历、护理记录及检查报告等,练习对病人进行护理评估。应重点评估：①本病的有关病因,如有无肝炎等病史和输血史、居住环境和职业、疫水接触史、长期接触化学毒物和使用损肝药物、酗酒史等。②有无肝硬化的有关症状,既往及目前检查、用药和治疗情况,有无并发症的征象等。③病人的一般状况,肝硬化的有关体征。④患病后病人的情绪变化,家庭经济状况,社区医疗保健服务情况。⑤血常规、尿常规、肝功能检查、腹水检查、免疫功能测定、影像学检查、内镜检查、肝穿刺活组织检查等结果。
2. 将收集到的资料进行分析、整理,列出主要护理诊断、制订护理计划及健康教育计划。
3. 在临床见习过程中,培养学生自觉地关心、爱护、尊重护理对象、全心全意为护理对象服务的意识;认真、细致的工作作风;严谨求实的科学态度和协作精神。

【实践方法】
（一）临床见习
1. 教师在消化病房选定肝硬化病人若干例。
2. 学生每组 6~10 人,听从安排,统一行动。
3. 带教老师提供实习病例的有关临床资料让学生参阅,在对病人基本情况及所患疾病的情况有所了解后,在带教老师的指导下与病人及家属进行交谈,收集病人入院评估资料及病情变化资料。
4. 对所获病人资料分小组进行讨论,提出护理诊断及合作性问题,制定护理计划及健康教育要点。
5. 大班交流,带教老师讲评、小结。
6. 每位学生对采集的资料进行整理,撰写护理病历 1 份,交老师批阅。

（二）病例讨论

李先生,52 岁。腹胀、食欲减退、乏力 7 个月,呕血及便血 1 日入院。7 个月前无明显诱因感上腹不适、恶心、乏力、食欲不振,进油腻食物后易腹泻。曾先后在当地医院以"消化不良"、"胃炎"、"肝炎"等诊治,症状无明显改善。入院前 1 日因劳累,突发呕血,量约 700 ml 左右,伴有头晕、心慌、解暗红色大便 2 次。既往有乙型肝炎病史,无烟酒嗜好,否认血吸虫疫水接触史。入院体检:体温 37℃,脉搏 110 次/分,呼吸 22 次/分,血压 90/60 mmHg。发育正常,慢性肝病面容,神志清楚,精神差。巩膜黄染,无颈静脉怒张,颈部及前胸可见蜘蛛痣 4 枚。心肺未发现异常。腹部膨隆,腹壁静脉可见,肝脏未触及,脾左肋下 4 cm,质地中等,无明显触痛,移动性浊音阳性,双下肢中度凹陷性水肿。血液检查:红细胞计数 2.2×10^{12}/L,

血红蛋白 75 g/L、白细胞计数 3.5×10^9/L,血小板计数 120×10^9/L;尿液检查:尿胆原阳性,尿胆红素阳性;血清电解质测定:钾 3.8 mmol/L,钠 136 mmol/L,氯 104 mmol/L;肝功能检查:丙氨酸氨基转移酶 120 U/L,清蛋白 26 g/L,球蛋白 32 g/L,总胆红素 35.2 μmol/L;凝血酶原时间 14 秒;乙肝血清标志物测定:HBsAg(+),HBsAb(-),HBeAg(-),HBeAb(+),HBcAb(+);腹水为漏出液;B超显示肝内光点增多,门静脉和脾静脉内径增宽,脾大,腹内显示液性暗区;胃镜检查:食管静脉曲张呈串珠状。

讨论:
(1) 最可能的临床诊断。
(2) 主要的护理诊断及合作性问题、护理计划和健康教育计划。

肝性脑病病人护理

【实践内容】
肝性脑病病人的护理技术。

【实践要求】
1. 在老师的指导下,学生通过与病人交谈、护理体检、阅读住院病历、护理记录及检查报告等,练习对病人进行护理评估。应重点评估:①有无肝病史,尤其是肝硬化史,是否做过门-体静脉分流术,有无诱发因素,如上消化道出血、感染、使用镇静药物等。②既往及目前检查、用药及治疗情况。有无精神病病史,有无类似发作。③病人有无性格、行为、神志、精神异常。④全身营养状况,有无皮肤黏膜黄染、出血点、蜘蛛痣、肝掌、腹壁静脉曲张、腹水、肝脾大小、质地、表面情况、压痛等,有无扑翼样震颤、腱反射和肌张力是否异常,锥体束征是否阳性等。⑤病人及家庭成员对疾病的认识程度及对待病人的态度、情绪反应,家庭经济情况及应对能力。⑥血氨、脑电图、诱发电位检查结果等。

2. 将收集到的资料进行分析、整理、归纳,列出主要的护理诊断及合作性问题,制订护理计划及健康教育计划。

3. 培养学生自觉地关心、爱护、尊重护理对象,表现出认真、细致、严谨的工作作风。

【实践方法】
(一)临床见习
1. 带教老师在消化病房选定肝性脑病病人若干例。
2. 学生每 6~10 人一组,服从安排,听从指挥,分工协作。
3. 带教老师提供实习病例的有关临床资料让学生参阅,在对病人的基本情况(如姓名、年龄等)及所患疾病的情况(如入院诊断、病情轻重等)有所了解后,在带教老师的指导下与家属交流,若病人神志清醒阶段可以与病人交谈,收集病人入院评估资料及病情变化资料。
4. 分小组讨论病人的病情、护理诊断及合作性问题、护理计划及健康教育内容。
5. 课堂交流讨论后,教师归纳总结,讲评矫正。
6. 每人根据讨论内容写 1 份护理病历,交老师批阅。

(二)病例讨论
吴先生,65 岁,农民。近半年来时常感到疲乏无力、食欲不振、腹胀,常有牙龈出血。曾先后在当地医院就诊,均按"消化不良"治疗,效果不佳。3 天前午餐时饮酒约 100 ml(2~3 两),突然出现上腹部不适、恶心、呕出咖啡样液体 500 ml 左右,解黑色柏油样大便 2 次,伴有头晕、心悸、出冷汗。立即到医院就诊,经"止血"治疗后,呕血、便血停止。但昨日起病人神志恍惚,行为异常,大部分时间呈昏睡状态。既往有"乙肝"病史。入院体检:体温 37 ℃,脉搏 100 次/分,呼吸 22 次/分,血压 120/80 mmHg。发育正常,营养中等,慢性肝病面容,昏睡。巩膜轻度黄染,未见肝掌及蜘蛛痣,无颈静脉怒张。心肺无异常。腹部膨隆,腹壁静脉可见,肝脏未触及,脾肋下 2 cm,移动性浊音阳性。有扑翼样震颤、肌张力增高、腱反射亢进。

讨论:
(1) 病人目前的临床诊断,治疗原则和主要用药。
(2) 护理诊断及合作性问题、护理措施。
(3) 健康教育计划。

实践十一 消化系统疾病常用护理技术

【实践内容】
胃、十二指肠镜检查术、纤维结肠镜检查术、双气囊三腔管压迫止血术及腹腔穿刺术的护理配合。

【实践要求】
1. 在老师指导下,学生通过与病人及知情者交谈,阅读住院病历、护理记录及检查报告等,对病人进行护理评估。包括:①患者所患疾病,症状轻重,精神状态,能否良好配合。②常用操作技术的适应证与禁忌证。③操作技术的流程、护理配合要点。④操作中的注意事项,出现异常情况时的应急措施。⑤病人病后的心理反应及日常生活活动能力,家属、朋友、单位对病人支持的情况。
2. 能够完成护理操作技术配合,能结合病人的病情特点进行健康教育。
3. 在实践中处处能体现关心、爱护、尊重病人,认真负责的态度和团队协作的精神。

【实践方法】
(一) 临床见习
1. 在消化内科病房由带教老师选定准备进行或已经实施消化系统护理操作技术的病人若干例。
2. 学生每 6~10 人一组,衣帽整齐,举止端庄,语言亲切,态度和蔼,听从安排,积极认真、分工协作。
3. 带教老师提供实习病例的有关临床资料让学生参阅,在对病人的基本情况、所患疾病有所了解后,在带教老师的指导下与病人及家属交流,收集病人入院评估资料及病情变化资料。
4. 分小组讨论护理技术的适应证与禁忌证,操作流程及护理配合。
5. 各小组推荐 1 名代表,将本小组讨论意见进行全班交流,同时教师进行点评和总结。
6. 学生将评估资料、护理技术的适应证与禁忌证、操作流程及护理配合填写在实习报告中,交教师批阅。

(二) 模拟操作

胃、十二指肠镜检查术

1. 胃、十二指肠镜检查术流程

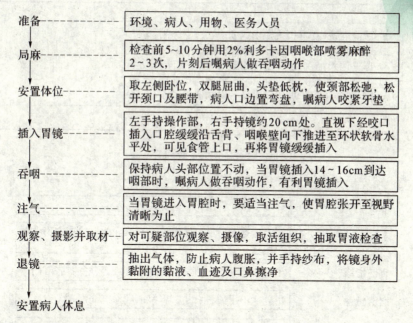

安置病人休息

2. 胃、十二指肠镜检查术评价

胃、十二指肠镜检查术评分表

专业与班级：_____ 姓名：_____ 学号：_____ 成绩：_____

项目	内　　　容	得分
评估 (8分)	评估病人一般情况与合作能力，以及有无胃、十二指肠镜检查禁忌，作为判断胃、十二指肠镜检查术可行性的依据	
准备 (5分)	(1) 环境：舒适、温暖、清洁、空气新鲜(1分) (2) 病人：说明目的、方法、配合及注意事项，检查前禁食(2分) (3) 用物：胃镜检查仪器一套，喉头麻醉喷雾器，无菌注射器及针头，局麻、急救药，无菌手套、弯盘、牙圈、润滑剂、乙醇棉球、纱布、甲醛固定液标本瓶等(2分)	
操作 (55分)	(1) 局麻(5分) (2) 安置病人体位(10分) (3) 插入胃镜(10分) (4) 吞咽(5分) (5) 注气(5分) (6) 观察、摄影并取材，收集标本(10分) (7) 退镜(5分) (8) 安置病人休息(5分)	
宣教 (12分)	(1) 术前向病人说明检查目的、方法及注意事项，取得病人配合(4分) (2) 术中密切观察病人呼吸、脉搏及面色变化，询问有无不适感，协助医生检查(4分) (3) 术后观察病人有无腹痛、腹胀、有无消化道出血情况等。检查后1小时方可进食水。如进行病理检查，应在检查2小时后进温凉半流质或软烂食物(4分)	

项目	内　　容	得分
专业行为 (20分)	(1) 课前准备：复习相关知识(4分) (2) 遵守制度：听从指挥、自觉遵守课堂纪律(4分) (3) 尊重他人：与小组同学合作学习、相互尊重(4分) (4) 认真学习：勤于思考，勇于发言，规范操作(4分) (5) 富有情感：在护理操作中体现对病人的关爱(4分)	
合　　计		

纤维结肠镜检查术

1. 纤维结肠镜检查术流程

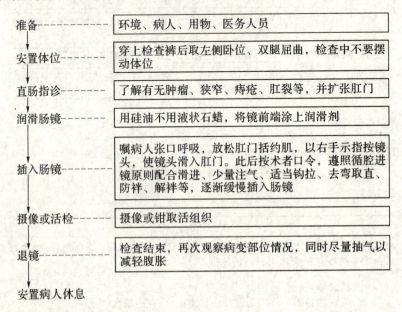

2. 纤维结肠镜检查术评价

纤维结肠镜检查术评分表

专业与班级：＿＿＿＿　　姓名：＿＿＿＿　　学号：＿＿＿＿　　成绩：＿＿＿＿

项目	内　　容	得分
评估 (8分)	评估病人一般情况与合作能力，以及有无纤维结肠镜检查禁忌，作为判断纤维结肠镜检查术可行性的依据	
准备 (5分)	(1) 环境：舒适、温暖、清洁、空气新鲜(1分) (2) 病人：说明目的，方法、配合及注意事项，检查前禁食及肠道准备(2分) (3) 用物：纤维结肠镜一套、纱布、润滑液、活组织标本瓶、载玻片及固定液、橡胶手套等(2分)	
操作 (55分)	(1) 安置病人体位(5分) (2) 直肠指诊(10分) (3) 润滑肠镜(10分) (4) 插入肠镜(10分) (5) 摄像或活检(15分) (6) 退镜(5分) (7) 安置病人休息(5分)	

项目	内　　容	得分
宣教 (12分)	(1) 术前向病人说明检查目的、方法及注意事项，取得病人配合(4分) (2) 术中密切观察病人呼吸、脉搏及面色变化，询问有无不适感，协助医生检查(4分) (3) 术后观察病人有无腹痛、腹胀、有无消化道出血情况等。取活检后绝对卧床休息，三天内勿剧烈运动，不做钡灌肠检查(4分)	
专业行为 (20分)	(1) 课前准备：复习相关知识(4分) (2) 遵守制度：听从指挥、自觉遵守课堂纪律(4分) (3) 尊重他人：与小组同学合作学习、相互尊重(4分) (4) 认真学习：勤于思考，勇于发言，规范操作(4分) (5) 富有情感：在护理操作中体现对病人的关爱(4分)	
合　　计		

双气囊三腔管压迫止血术

1. 双气囊三腔管压迫止血术流程

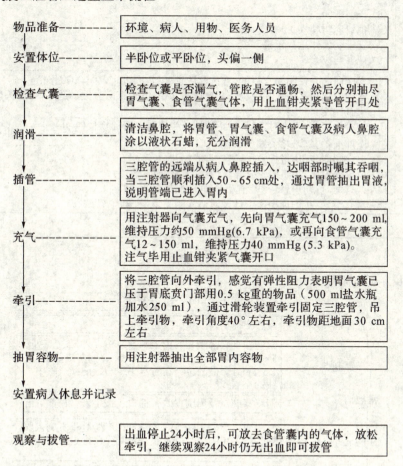

2. 双气囊三腔管压迫止血术评价

双气囊三腔管压迫止血术评分表

专业与班级：_____ 姓名：_____ 学号：_____ 成绩：_____

项目	内　　容	得分
评估 (8分)	评估病人一般情况与合作能力，以及有无双气囊三腔管压迫止血术禁忌，作为判断双气囊三腔管压迫止血术可行性的依据	
准备 (5分)	(1) 环境：舒适、温暖、清洁、空气新鲜(1分) (2) 病人：说明目的，方法、配合及注意事项(2分) (3) 用物：双囊三腔管，纱布、棉签、50 ml注射器、止血钳、治疗碗、血压计、蝶形胶布、滑轮牵引架、胃肠减压器、沙袋、纱绳、液状石蜡(2分)	
操作 (55分)	(1) 安置病人体位(5分) (2) 检查气囊(5分) (3) 润滑(5分) (4) 插管(10分) (5) 充气(5分) (6) 牵引(10分) (7) 抽胃容物(5分) (8) 安置病人休息并记录(5分) (9) 观察与拔管(5分)	
宣教 (12分)	(1) 术前向病人说明检查目的，方法及注意事项，取得病人配合(4分) (2) 术中密切观察病人呼吸、脉搏、血压及面色变化，询问有无不适感，协助医生检查(4分) (3) 拔管后禁食24小时，以后给予流质→半流质→普通饮食(4分)	
专业行为 (20分)	(1) 课前准备：复习相关知识(4分) (2) 遵守制度：听从指挥、自觉遵守课堂纪律(4分) (3) 尊重他人：与小组同学合作学习，相互尊重(4分) (4) 认真学习：勤于思考，勇于发言，规范操作(4分) (5) 富有情感：在护理操作中体现对病人的关爱(4分)	
合　　计		

腹腔穿刺术

1. 腹腔穿刺术流程

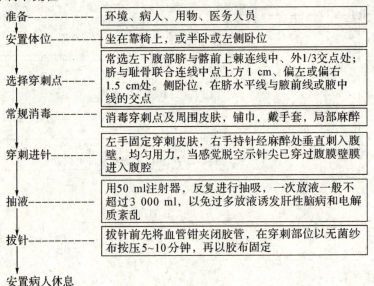

2. 腹腔穿刺术评价

腹腔穿刺术评分表

专业与班级：_____　　姓名：_____　　学号：_____　　成绩：_____

项目	内　　容	得分
评估 (8分)	评估病人一般情况,精神状态与合作能力,腹部评估及穿刺部位的皮肤情况等,作为判断腹腔穿刺术可行性的依据	
准备 (5分)	(1) 环境:舒适、温暖、清洁、空气新鲜(1分) (2) 病人:说明目的、方法、配合及注意事项,排空大小便(2分) (3) 用物:常规治疗消毒盘,无菌腹腔穿刺包,无菌手套、多头带、油布、治疗巾、放液用的胶管、大量杯、水桶、软尺等(2分)	
穿刺 (55分)	(1) 安置病人体位(10分) (2) 选择穿刺点(10分) (3) 消毒、铺孔巾、局部麻醉(10分) (4) 穿刺进针(10分) (5) 抽液(10分) (6) 拔针(5分)	
宣教 (12分)	(1) 穿刺前向病人说明穿刺目的,方法及注意事项,取得病人配合(4分) (2) 术中密切观察病人呼吸、脉搏及面色变化,询问有无不适感,协助医生穿刺(4分) (3) 术后平卧休息8～12小时,或卧向穿刺部位的对侧,防止腹水外溢;预防伤口感染,穿刺点如有腹水外溢,应及时更换无菌敷料;监测腹痛、腹胀、腹围及肝性脑病等表现;大量放液后,腹部需系多头腹带(4分)	
专业行为 (20分)	(1)课前准备:复习相关知识(4分) (2)遵守制度:听从指挥、自觉遵守课堂纪律(4分) (3)尊重他人:与小组同学合作学习、相互尊重(4分) (4)认真学习:勤于思考,勇于发言,规范操作(4分) (5)富有情感:在护理操作中体现对病人的关爱(4分)	
合　　计		

(蔡长明)

实践十二　尿路感染病人护理

【实践内容】

尿路感染病人的护理。

【实践要求】

1. 在老师的指导下,学生通过与病人交谈、护理体检、阅读住院病历、护理记录和实验检查报告单等,练习对病人进行护理评估。应重点评估:①病人的性别、年龄、个人卫生状况、月经生育史。②病人发病时情况,包括发病的时间、病程经过、发病时有无明确诱因,病情加重或缓解的因素。曾做过哪些检查和治疗。③是否反复发作,此次发病的情况,如体温有无升高、排尿情况、腰背有无疼痛。诊疗情况、疗效如何。④肾区有无叩压痛、有无输尿管压痛点压痛及膀胱区压痛。⑤病人及家属对疾病的认知程度、家庭经济状况和社会支持情况;病人患病后的心理状况等。⑥血常规检查、尿液常规检查、尿液病原学检查的结果。

2. 对收集到的资料进行分析、整理、归纳，提出主要的护理诊断及合作性问题，制订护理计划和健康指导计划。

3. 在临床见习过程中，应关心、体贴、爱护、同情病人，体现"以病人为中心"的护理理念。

【实践方法】

（一）临床见习

1. 教师在肾脏病房选择尿路感染病人若干例。

2. 学生分组（每组6～10人），服从安排，统一行动，分工协作。

3. 带教老师提供实践病例的有关临床资料让学生参阅，在对病人的基本情况和所患疾病的情况有所了解后，在老师的指导下与病人及家属交流，收集病人入院评估资料和病情变化资料。

4. 对收集到的资料进行分析讨论，提出主要的护理诊断，制订护理计划和健康指导内容。

5. 临床见习结束后，每位学生将病人的健康资料、护理计划和健康指导内容整理并编写见习报告，交任课教师批阅。

（二）病例讨论

刘女士，32岁，已婚。畏寒、发热、乏力、肌肉酸痛、尿急、尿频、尿痛、恶心呕吐伴腰部酸痛2天入院。既往无类似发作病史。入院后护理体检：体温39.2 ℃，脉搏102次/分，呼吸25次/分，血压100/70 mmHg。发育正常，急性病容，神志清楚，精神状况稍差。头颈无异常。心肺未发现异常。腹软，肝脾肋缘下未触及，右肾区叩压痛（＋），膀胱区压痛（＋）。实验室检查：红细胞计数 $4×10^{12}/L$，血红蛋白 120 g/L，白细胞计数 $10×10^9/L$，嗜中性粒细胞87％。尿液常规：白细胞（＋＋），红细胞（＋），白细胞管型（＋）。尿液细菌培养菌大肠埃希菌菌落计数 $10^6/ml$。

讨论：

（1）该病人最可能的医疗诊断。

（2）主要的护理诊断及合作性问题、护理计划和健康教育计划。

实践十三　慢性肾炎及慢性肾衰竭病人护理

【实践内容】

慢性肾炎及慢性肾衰竭病人的护理。

【实践要求】

1. 在老师的指导下，学生通过与病人交谈、护理体检、阅读住院病历、护理记录和实验检查报告单等，练习对病人进行护理评估。应重点评估：①病人的性别、年龄。②发病情况，包括发病的时间、病程经过、发病时有无明确诱因，病情加重或缓解的因素。曾做过哪些检查和治疗。③既往有无类似发作，是否反复发作，此次发病的情况，如尿量多少、尿液颜色改变，有无血尿，有无贫血，有无恶心、呕吐，水肿情况，意识状况，体温有无升高，活动耐力有无改变，是否有心慌气急表现，诊疗情况、疗效如何。④全身状况、皮肤黏膜、心肺检查情况，有无体腔积液。⑤病人及家属对疾病的认知程度、家庭经济状况和社会支持情况；病人患病后的心理状况等。⑥血常规检查、尿液常规检查、肾功能检查的结果。

2. 对收集到的资料进行分析、整理、归纳，提出主要的护理诊断及合作性问题，制订护理计划和健康指导计划。

3. 在临床见习过程中,应关心、体贴、爱护、同情病人,体现"以病人为中心"的护理理念。

【实践方法】

(一)临床见习

1. 教师在肾脏病房选择慢性肾炎及慢性肾衰竭病人若干例。

2. 学生分组(每组 6~10 人),服从安排,统一行动,分工协作。

3. 带教老师提供实践病例的有关临床资料让学生参阅,在对病人的基本情况和所患疾病的情况有所了解后,在老师的指导下与病人及家属交流,收集病人入院评估资料和病情变化资料。

4. 对收集到的资料进行分析讨论,提出主要的护理诊断,制订护理计划和健康指导内容。

5. 临床见习结束后,每位学生将病人的健康资料、护理计划和健康指导内容整理并编写见习报告,交任课教师批阅。

(二)病例讨论

王先生,28 岁,因反复发生水肿 5 年、加重 2 个月入院。病人 5 年前受凉"感冒"后出现颜面水肿,到医院就诊,拟诊为"急性肾炎",给予泼尼松、利尿剂等治疗后,病情好转。以后每年在"感冒"后即出现颜面水肿,并伴有少尿症状。2 个月前因再次受凉而使病情复发,并逐渐加重。出现食欲减退,并伴有恶心、呕吐,活动后心慌气急等症状。经医院外处理无效而入院。体格检查:体温 37 ℃,脉搏 95 次/分,呼吸 22 次/分,血压 150/95 mmHg。神志清,贫血面容,颜面水肿,下肢指压凹陷性水肿,颈静脉怒张,双肺底可及湿啰音,心界向双侧扩大,心音低钝,心尖部可闻及收缩期吹风样杂音。腹软,肝肋缘下 2 cm,质软,有压痛,腹部无移动性浊音。肾区无叩击痛。神经系统检查无异常发现。血常规检查:红细胞 3×10^{12}/L,血红蛋白 90 g/L,白细胞计数 4×10^9/L,嗜中性粒细胞 60%,淋巴细胞 40%。尿液检查:蛋白(++),红细胞少许,透明管型(+),颗粒管型(+),偶可见粗大、折光性强的管型;血肌酐 450 μmol/L,血尿素氮 20 mmol/L。肾脏 B 超检查:双肾形态缩小。

讨论:

(1) 该病人最可能的医疗诊断。

(2) 主要的护理诊断及合作性问题、护理计划和健康教育计划。

(郭 杨)

实践十四 泌尿系统疾病常用护理技术

【实践内容】

血液透析和腹膜透析病人的护理。

【实践要求】

1. 在老师指导下,通过实验或临床见习,初步学会对透析病人的护理。

2. 在实验或临床见习中坚持以病人为中心的服务观念,学会关心、爱护、尊重病人,做到以严肃、认真的工作态度,积极配合医生,做好护理。

【实践方法】
（一）实验
1. 在实验室准备模拟人若干个,准备实验用物若干套。
2. 教师示教透析的操作方法及护理配合。
3. 学生分成每 6~10 人一组,练习护理配合,教师巡回指导。
4. 实验结束后,每人写 1 份实验报告,交教师批阅。

（二）临床见习
1. 组织学生观看有关血透和腹透的录像。
2. 在老师的带领下去医院见习,到血液净化中心参观由带教老师操作的血液透析及护理配合。
3. 见习结束后,每人交 1 份见习报告由教师批阅。

（三）病例讨论
患者,男,50 岁,工人。因双下肢水肿 2 个月,尿少 4 天入院。患者于 2 个月前拔牙后伤口出血,出现流脓,自行口服阿莫西林治疗后,症状好转,但出现双下肢水肿,压之凹陷。4 天前,出现尿少,每天尿量约 200 ml,出现恶心。今到医院进一步诊治。发病以来,无四肢关节疼痛,无皮疹、脱发、无心悸、气促。既往史、个人史、家族史无特殊。查体:血压 130/80 mmHg,患者颜面部轻度水肿,双肺呼吸音清,未闻及干湿性啰音。心率 85 次/分,律齐,未闻及杂音。腹平软,无压痛,未触及包块,肝脾肋下未触及,双下肢中度凹陷性水肿。入院后完善相关辅助检查:尿常规:尿蛋白(+4)、尿红细胞(+),尿比重 1.015。24 小时尿蛋白定量为 5.2 g/24 h,血红蛋白 144 g/L,白细胞计数 10.8×10^9/L,白蛋白 18 g/L,总胆固醇 7.4 mmol/L,血尿素氮 30.6 mmol/L,血肌酐 450 μmol/L,血钾 4.5 mmol/L,血钠 138 mmol/L。腹部 B 超:双肾大小形态正常。

讨论:
(1) 此病人目前最可能的临床诊断。
(2) 主要的治疗方法。
(3) 主要的护理诊断及合作性问题,应采取哪些护理措施及健康教育计划。

实践十五　贫血病人护理

【实践内容】
贫血病人的护理技术。

【实践要求】
1. 在带教老师的指导下,学生通过与病人及家属(或陪护)的交谈,护理体检,并阅读住院病历、检查报告、护理记录等,练习对病人进行护理评估。应重点评估:①机体健康状况,有无全身性疾病史;对缺铁性贫血病人应注意病人的营养状况如何,有无偏食习惯、有无慢性失血、吸收不良等病史;有无机体需铁量增加而供给不足等情况;对再生障碍性贫血的病人应了解有无病毒感染史;有无化学药物、毒物及放射线物质等接触史。②发病情况及发病过程,临床症状轻重及缓急,患病后是否经过治疗,包括所用的药物、用药时间、疗效及不良反应等,家族中有无类似贫血的病人。③体温变化,皮肤黏膜颜色,舌部、指甲的形态变化,有无出血点或淤点、淤斑、紫癜,肝、脾及淋巴结是否肿大,咽部、肺部、肛周皮肤、注射部位等部位有无感染灶等。④病人及家属的心理反应,社区医疗保健服务情况。⑤血象和骨髓细胞学的检查结果。

2. 对收集的资料进行分析、整理,列出护理诊断及合作性问题、护理目标,制订具体的护理措施和健康教育计划,并做出护理评价。

3. 在见习过程中,学生要充分体现出以"人的健康为中心"的护理理念,树立以"护理对象为中心"的整体护理观,学会尊重、关心病人。

【实践方法】

(一)临床见习

1. 带教老师在血液科病房选定缺铁性贫血、再障病人若干例。

2. 学生每6～8人为一组,进入病区应衣帽整齐、举止端庄、态度和蔼、语言亲切,听从安排、积极认真、分工协作。

3. 带教老师提供实习病例有关临床资料让学生参阅,在对病人的基本情况及所患疾病的情况有所了解后,在带教教师的指导下与病人及家属交流,收集病人入院评估及病情变化资料。

4. 学生以小组为单位,先对所收集的资料进行分析和讨论,提出护理诊断及合作性问题、护理目标,制订具体的护理措施和健康教育计划,并做出护理评价。

5. 大班交流各组讨论情况,教师进行点评和总结。

6. 实习结束学生交护理计划,由教师批阅。

(二)病例讨论

1. 李某,男性,60岁,因心慌、乏力两个月入院。两个月前开始逐渐出现心慌、乏力,上楼吃力,家人发现其面色不如以前红润,病后食欲下降,有时下腹不适,偶有黑便,小便正常,睡眠尚可,略见消瘦,既往无胃病史。查体:体温36.5 ℃,脉搏96次/分,呼吸18次/分,血压130/70 mmHg,贫血貌,皮肤无出血点和皮疹,浅表淋巴结不大,巩膜无黄染,心界不大,心率96次/分,律齐,心尖部闻及2/6级收缩期吹风样杂音,肺无异常,腹平软,无压痛,肝脾未及,下肢不肿。实验室检查:血红蛋白75 g/L,红细胞计数3.08×10^{12}/L,平均红细胞体积76 fl,平均红细胞血红蛋白含量24 pg,平均红细胞血红蛋白浓度26%,网织红细胞1.2%,白细胞计数8.0×10^9/L,血小板:136×10^9/L,大便隐血(+),尿常规(-),考虑为缺铁性贫血。

讨论:

(1)引起该病最主要的原发病,诊断疾病还需要做什么检查?

(2)治疗要点与常用药物,用药的注意事项。

(3)主要的护理诊断,健康教育措施。

2. 赵某,男性,32岁。主诉乏力、活动后心悸半年余,发热1天。患者于半年前开始无明显诱因出现乏力、活动后心悸、气短,休息后可缓解;口唇较前色淡,但未进行系统诊治。之后半年间乏力日渐加重,逐渐无法耐受日常劳动。1天前受凉后发热,体温未测,发热前寒战,伴咽痛,无咳嗽、咳痰,自服感冒药2片,大汗后退热。患者发病以来下肢皮肤出现出血点,无鼻出血及齿龈出血;无呕血、黑便。食欲欠佳,睡眠尚可,二便无明显异常,体重下降约2.5 kg。否认肝炎、结核等传染病史;否认高血压、糖尿病等慢性病史;否认输血史。体格检查:体温37.4 ℃,呼吸平稳,神志清楚,查体合作,贫血貌,巩膜无黄染。下肢皮肤见散在淤点、淤斑,浅表淋巴结未触及肿大。咽部充血,双侧扁桃体Ⅱ度肿大,表面无脓苔。胸骨无压痛,双肺呼吸音清,心率100次/分,律齐。腹部未扪及包块,肝脾肋下未及,全腹无压痛。实验室检查:血常规:白细胞计数 $3.2×10^9/L$,红细胞计数 $2.5×10^{12}/L$,血红蛋白 $70\ g/L$,血小板 $53×10^9/L$。骨髓象:骨髓有核细胞增生减低,粒系增生减低,红系增生减低,淋巴细胞比例增高,全片见巨核细胞 1 个。

讨论:
(1) 此病人最可能的临床诊断,治疗原则。
(2) 疾病的发生、发展及预后。
(3) 主要的护理诊断及合作性问题,护理计划及健康教育计划。

实践十六　急性白血病病人护理

【实践内容】
白血病病人的护理技术。

【实践要求】
1. 在带教老师的指导下,学生通过与病人及家属(或陪护)的交谈,并阅读住院病历、护理记录及检查报告等,练习对病人进行护理评估。应重点评估:①病人的职业和工作环境,是否有电离辐射、化学药物和毒物接触史。家庭中有无类似疾病。②起病情况及发病过程,临床症状轻重及缓急。既往患病情况,以及治疗情况,包括所用的药物、用药时间、疗效及不良反应。③皮肤黏膜有无出血点或淤点、淤斑、紫癜,肝、脾及淋巴结是否肿大,有无体温升高,咽部、肺部、肛周皮肤、注射部位等部位有无感染灶等。④病人及家属对所患疾病的心理反应及应对能力,社区医疗保健服务情况。⑤血象和骨髓象的检查结果。
2. 对收集的资料进行分析、整理,提出护理诊断及合作性问题,护理目标,制定具体的护理措施,并作出护理评价。
3. 在见习过程中,学生要充分体现出以"人的健康为中心"的护理理念,树立以"护理对象为中心"的整体护理观,学会尊重、关心、爱护病人。

【实践方法】
(一) 临床见习
1. 带教老师在血液科病房选定急性白血病病人若干例。
2. 学生每 6~8 人为一组,进入病区应衣帽整齐、举止端庄、态度和蔼、语言亲切、听从安排、积极认真、分工协作。
3. 带教老师提供实习病例有关临床资料让学生参阅,在对病人的基本情况及所患疾病的情况有所了解后,在带教教师的指导下与病人及家属交流,收集病人入院评估及病情变化资料。
4. 学生以小组为单位,先对所收集的资料进行分析和讨论,提出护理诊断及合作性问题,护理目标,制定具体的护理措施,并做出护理评价。
5. 大班交流各组讨论情况,教师进行点评和总结。
6. 实习结束学生交护理计划,由教师批阅。

(二) 病例讨论
刘某,男性,36 岁,咽痛 3 周,发热伴出血倾向 1 周入院。3 周前无明显诱因咽痛,服增效联磺片后稍好转,1 周前又加重,发热 39 ℃,伴鼻出血(量不多)和皮肤出血点,咳嗽,痰中带血丝。在外院验血血红蛋白 $94\ g/L$,白细胞计数 $2.4×10^9/L$,血小板 $38×10^9/L$,诊断未明转来诊。病后无尿血和便血，进食少，睡眠差。既往健康，无肝肾疾病和结核病史。查体：体温 37.8 ℃，脉搏88次/分，呼吸 20 次/分，血压 120/80 mmHg，皮肤散在出血点和淤斑，浅表淋巴结不大，巩膜无黄染，咽充血（＋），扁桃体Ⅰ°肿大，无分泌物，甲状腺不大，胸骨有轻压痛，心界不大，心率 88 次/分，律齐，无杂音，肺部叩诊清，右下肺可闻及少量湿啰音，腹平软，肝脾未触及。实验室检查：血红蛋白 80 g/L，白细胞计数 2.8×10^9/L，分类：原始粒细胞 12%，早幼粒细胞 28%，中幼细胞 8%，分叶细胞 8%，淋巴细胞 40%，单核细胞 4%，血小板 30×10^9/L，骨髓增生明显-极度活跃，早幼粒 91%，红系 1.5%，全片见一个巨核细胞，过氧化酶染色强阳性。凝血检查：凝血酶原时间 19.9（对照 15.3），纤维蛋白原 1.5 g/L，纤维蛋白原降解产物 180 μg/ml（对照 5 μg/ml），3P试验阳性。大便隐血（－），尿蛋白微量，红细胞多数。

讨论：
(1) 此病人最可能的临床诊断及主要的治疗方法。
(2) 疾病的发生、发展及预后。
(3) 主要的护理诊断及合作性问题，护理计划及健康教育计划。

（程 辉）

实践十七　血液系统疾病常用护理技术

一、骨髓穿刺术护理

【实践内容】
骨髓穿刺术的护理配合。
【实践要求】
1. 在老师指导下，学生通过与病人及知情者交谈，阅读住院病历、护理记录及检查报告等，对病人进行护理评估。包括：①患者所患疾病，症状轻重，精神状态，能否良好配合。②骨髓穿刺术的适应证与禁忌证。③操作技术的流程、护理配合要点。④操作中的注意事项，出现异常情况时的应急措施。⑤病人病后的心理反应及日常生活活动能力，家属、朋友、单位对病人支持的情况。
2. 能够完成护理操作技术配合，能结合病人的病情特点进行健康教育。
3. 在实践中处处能体现关心、爱护、尊重病人，认真负责的态度和团队协作的精神。
【实践方法】
（一）临床见习
1. 在血液内科病房由带教老师选定准备进行或已经实施骨髓穿刺术的病人若干例。
2. 学生每 6～10 人一组，衣帽整齐、举止端庄、语言亲切、态度和蔼、听从安排、积极认真、分工协作。
3. 带教老师提供实习病例的有关临床资料让学生参阅，在对病人的基本情况、所患疾病有所了解后，在带教老师的指导下与病人及家属交流，收集病人入院评估资料及病情变化资料。
4. 分小组讨论骨髓穿刺术的适应证与禁忌证，操作流程及护理配合。

5. 各小组推荐1名代表,将本小组讨论意见进行全班交流,同时教师进行点评和总结。

6. 学生将评估资料、骨髓穿刺术的适应证与禁忌证、操作流程及护理配合填写在实习报告中,交教师批阅。

(二) 模拟操作

1. 骨髓穿刺术流程

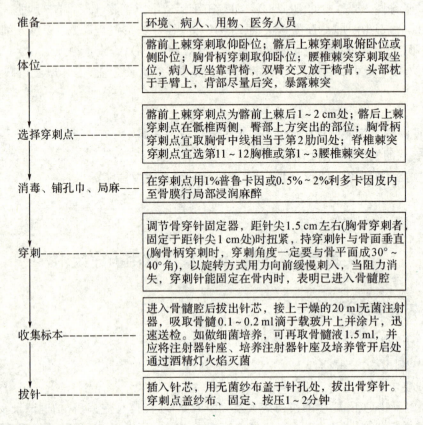

2. 骨髓穿刺术评价

骨髓穿刺术评分表

专业与班级:_____ 姓名:_____ 学号:_____ 成绩:_____

项目	内容	得分
评估 (8分)	评估病人一般情况与生命体征,神志与合作能力,了解病人病情,作为选择穿刺方式的依据	
准备 (5分)	(1) 环境:舒适、清洁、温暖、空气新鲜(1分) (2) 病人:说明目的,方法、配合及注意事项。消除病人不必要的焦虑和恐惧,以取得合作(2分) (3) 用物:消毒治疗盘一套;无菌骨髓穿刺包;棉签、2%利多卡因溶液、无菌手套等(2分)	

项目	内　　容	得分
穿刺 (55分)	(1) 根据评估结果,正确安置穿刺体位,病人感觉舒适(10分) (2) 常规消毒穿刺点(5分) (3) 配合局麻(5分) (4) 配合穿刺(5分) (5) 配合涂片、送检(5分) (6) 观察病人术中反应(10分) (7) 拔针时配合穿刺部位的处理(5分) (8) 安排病人休息(5分) (9) 术后观察(5分)	
宣教 (12分)	(1) 穿刺前指导目的、方法、配合及注意事项,取得了病人配合(4分) (2) 穿刺过程中配合得当,手术顺利(4分) (3) 穿刺后指导正确,促进了病人休息(4分)	
专业行为 (20分)	(1) 课前准备:复习相关知识(4分) (2) 遵守制度:听从指挥、自觉遵守课堂纪律(4分) (3) 尊重他人:与小组同学合作学习、相互尊重(4分) (4) 认真学习:勤于思考,积极发言与提问(4分) (5) 富有情感:在护理操作中体现对病人的关爱(4分)	
合　　计		

二、注射铁剂的护理

【实践内容】

注射铁剂的护理配合。

【实践要求】

1. 在老师指导下,学生通过与病人及知情者交谈,阅读住院病历、护理记录及检查报告等,对病人进行护理评估。包括:①患者所患疾病,症状轻重,精神状态,能否良好配合。②注射铁剂的适应证与禁忌证。③操作技术的流程、护理配合要点。④操作中的注意事项,出现异常情况时的应急措施。⑤病人病后的心理反应及日常生活活动能力,家属、朋友、单位对病人支持的情况。

2. 能够完成护理操作技术配合,能结合病人的病情特点进行健康教育。

3. 在实践中处处能体现关心、爱护、尊重病人,认真负责的态度和团队协作的精神。

【实践方法】

(一) 临床见习

1. 在血液内科病房由带教老师选定准备进行或已经实施注射铁剂的病人若干例。

2. 学生每6~10人一组,衣帽整齐、举止端庄、语言亲切、态度和蔼、听从安排、积极认真、分工协作。

3. 带教老师提供实习病例的有关临床资料让学生参阅,在对病人的基本情况、所患疾病有所了解后,在带教老师的指导下与病人及家属交流,收集病人入院评估资料及病情变化资料。

4. 分小组讨论注射铁剂的适应证与禁忌证,操作流程及护理配合。

5. 各小组推荐1名代表,将本小组讨论意见进行全班交流,同时教师进行点评和总结。

6. 学生将评估资料、注射铁剂的适应证与禁忌证、操作流程及护理配合填写在实习报告中,交教师批阅。

（二）模拟操作

1. 注射铁剂流程

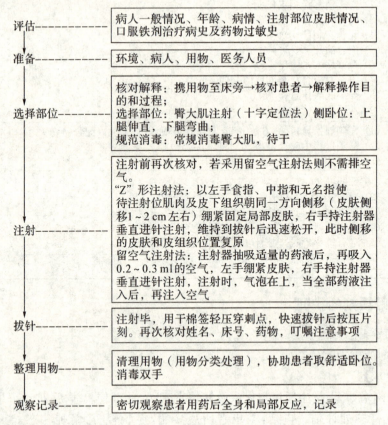

2. 注射铁剂评价

注射铁剂评分表

专业与班级：_____ 姓名：_____ 学号：_____ 成绩：_____

项目	内　　容	得分
评估 （8分）	评估病人的一般情况、年龄、病情、合作能力、注射部位皮肤情况、口服铁剂治疗的病史，药物过敏史	
准备 （5分）	(1) 环境：舒适、温暖、清洁、空气新鲜(1分) (2) 病人：说明目的，方法、配合及注意事项。(1分) (3) 注射器2~5 ml、针头7~8号、消毒液(2%碘酊、70%乙醇)、无菌棉签、弯盘、砂轮、铁剂药液、注射卡、利器盒(2分) (4) 护士：着装整洁，洗手、戴口罩(1分)	

项目	内　　容	得分
流程 (55分)	(1) 准备药液：核对医嘱、注射卡及药液，检查药液并吸取药液。更换针头(5分) (2) 核对解释：携用物至床旁→核对患者→解释操作目的和过程(5分) (3) 选择部位：臀大肌注射(十字定位法)侧卧位：上腿伸直，下腿弯曲(5分) (4) 规范消毒：常规消毒，待干(2分) (5) 核对排气：再次进行核对，若采用留空气注射法则不需排空气(5分) (6) 进针刺入："Z"形注射法：以左手食指、中指和无名指使待注射位肌肉及皮下组织 朝同一方向侧移（皮肤侧移1～2cm左右）绷紧固定局部皮肤，右手持注射器垂直进针注射，维持到拔针后迅速松开，此时侧移的皮肤和皮组织位置复原(8分) 留空气注射法：注射器抽吸适量的药液后，再吸入0.2～0.3 ml的空气，注射时，气泡在上，当全部药液注入后，再注入空气(5分) (7) 拔针按压：注射毕，用干棉签轻压穿刺点，快速拔针后按压片刻(5分) (8) 再次核对：姓名、床号、药物，叮嘱注意事项(5分) (9) 整理用物：清理用物(用物分类处理)，协助患者取舒适卧位。消毒双手(5分) (10) 观察记录：密切观察患者用药后全身和局部反应，记录(5分)	
宣教 (12分)	(1) 注射前指导目的、方法、配合及注意事项，取得了病人配合(4分) (2) 注射中指导患者深吸气、解除患者的思想顾虑，心理放松(4分) (3) 注射后指导正确，环境安静、舒适，促进了病人休息(4分)	
专业行为 (20分)	(1) 课前准备：复习相关知识(4分) (2) 遵守制度：听从指挥、自觉遵守课堂纪律(4分) (3) 尊重他人：与小组同学合作学习、相互尊重(4分) (4) 认真学习：勤于思考，积极发言与提问(4分) (5) 富有情感：在护理操作中体现对病人的关爱(4分)	
合　　计		

（庄道忠）

实践十八　糖尿病病人护理

【实践内容】

糖尿病病人的护理技术。

【实践要求】

1. 在老师指导下，学生通过与病人及知情者交谈，进行护理体检，阅读住院病历、护理记录及检查报告等，对病人进行护理评估。主要了解：①有无家族史、生活方式、饮食习惯及明显的感染史等。②发病年龄、起病急缓、病情轻重及疾病发展情况。③典型临床表现。④有无急慢性并发症。⑤血生化检查如血糖、血酮、血电解质、血脂测定结果，尿糖、尿酮测定结果。⑥疾病对自我、给家庭带来的影响，社区卫生服务机构医疗护理的条件等。

2. 对收集到的资料进行分析、整理，提出护理诊断，制定护理措施，并在实习中能结合病人的健康问题进行健康教育。

3. 在实习中处处能体现关心、爱护、尊重病人和认真负责的态度。

【实践方法】

(一)临床见习

1. 带教老师在内分泌病房选择糖尿病病人若干例。

2. 学生每 6~10 人一组,要求衣帽整齐、举止端庄、语言亲切、态度和蔼、听从安排、积极认真。

3. 带教老师提供实习病例的有关临床资料让学生参阅,在对病人的基本情况(如姓名、年龄等)及所患疾病的情况(如入院诊断、病情轻重等)有所了解后,确定交谈目的及交谈方式。

4. 安排合适的环境向病人及知情者询问健康史,并重点询问病人病后所感受到的身体不适和出现的心理反应,以及对医疗与护理的要求等,然后进行必要的护理体检。

5. 对收集的资料进行整理分析,小组讨论后进行大班交流,课后每组写 1 份护理病历,交老师批阅并讲评。

(二)病例讨论

曹先生,32 岁。1 个月前因受凉感冒出现咳嗽、发热,经治疗 1 周后好转,但出现明显口渴,每日饮水量达 5 000 ml 左右,并出现多尿。测血糖、尿糖均升高,经控制饮食和口服降糖药后症状缓解。5 天前,停药后感到严重的乏力、口干、厌食,且症状逐渐加重入院。体检:病人身高 172 cm,体质量 60 kg,体温 36.5 ℃,脉搏 120 次/分,呼吸 24 次/分,血压 80/50 mmHg,皮肤干燥,弹性减弱,神志呈嗜睡状态,呼吸深长有烂苹果味,双肺呼吸音正常,心率 120 次/分,心律齐。辅助检查:血常规:白细胞 10.2×10^9/L,中性粒细胞 65%,淋巴细胞 35%;尿糖(4+),尿酮体(4+),尿蛋白(+),尿沉渣镜检正常。空腹血糖 18.6 mmol/L。

讨论:

(1) 目前的医疗诊断和治疗要点。

(2) 护理诊断及合作性问题。

(3) 护理措施及健康教育内容。

附:血糖仪的操作程流

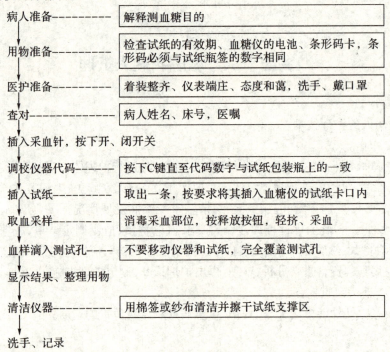

实践十九　甲亢病人护理

【实践内容】
甲状腺疾病病人的护理技术。

【实践要求】
1. 在老师指导下,学生通过与病人及知情者交谈,进行护理体检,阅读住院病历、护理记录及检查报告等,对病人进行护理评估。主要了解:①有无家族史及其他可能的病因。②有无诱发因素存在。③起病急缓和病情进展速度。④主要症状和体征,有无严重情况的发生,给病人带来的烦恼,对医疗与护理的要求。⑤实验室检查的结果。⑥家庭对病人的态度,社区卫生服务的条件。

2. 对收集到的资料进行分析、整理,提出护理诊断,制定护理措施,并在实习中能结合病人的健康问题进行健康教育。

3. 在实习中处处能体现关心、爱护、尊重病人和认真负责的态度。

【实践方法】

（一）临床见习

（1）带教老师在内分泌病房选择甲状腺疾病病人若干例。

（2）学生每 6~10 人一组,要求衣帽整齐、举止端庄、语言亲切、态度和蔼、听从安排、积极认真。

（3）带教老师提供实习病例的有关临床资料让学生参阅,在对病人的基本情况(如姓名、年龄等)及所患疾病的情况(如入院诊断、病情轻重等)有所了解后,确定交谈目的及交谈方式。

（4）安排合适的环境向病人及知情者询问健康史,然后进行必要的护理体检。

（5）对收集的资料进行整理分析;小组讨论后进行大班交流,教师及时矫正;课后每组写 1 份护理病历,交教师批阅并进行讲评。

（二）病例讨论

张女士,34 岁。1 个月前开始无明显诱因感觉怕热多汗、心慌、无力、易怒、手抖、多食善饥、体重下降、大便稀溏、月经量减少。体检:身高 160 cm,体质量 50 kg,体温 37.4 ℃,脉搏 120 次/分,呼吸 18 次/分,血压 140/60 mmHg,精神紧张、多言快语,皮肤潮湿多汗,眼球突出明显,甲状腺Ⅱ度肿大,心率 120 次/分,第一心音亢进,心律齐,未闻及杂音,伸手见细微震颤。辅助检查:游离三碘甲状腺原氨酸(FT_3)26.3 pmol/L,血清游离甲状腺素(FT_4)68.2 pmol/L;促甲状腺激素(TSH) 0.02 mU/L;甲状腺吸碘率 2 小时为 25%,6 小时为 54%;白细胞 $7.5×10^9$/L,中性粒细胞 65%,淋巴细胞 35%;心电图示窦性心率,心率为 120 次/分。

讨论:

（1）目前的医疗诊断和治疗要点。

（2）护理诊断及合作性问题。

（3）抗甲状腺药物、放射性[131]I 的治疗护理。

（4）突眼护理。

（5）日常护理及健康教育。

(6) 住院过程中，患者突然出现烦躁不安、高热，体温 40 ℃、呕吐、腹泻、大汗淋漓、心率加快。

你认为该病人可能发生了什么征象？目前最急需解决的护理问题是什么？

（张志萍）

实践二十　系统性红斑狼疮病人护理

【实践内容】
系统性红斑狼疮病人的护理技术。

【实践要求】
1. 在老师的指导下，学生通过与病人及知情者交谈、进行护理体检、阅读住院病历、护理记录和实验检查报告单等，对病人进行护理评估。包括：①病人的性别、年龄。②发病情况，包括发病的时间、病程经过、发病时有无明确诱因，病情加重或缓解的因素。曾做过哪些检查和治疗。③既往有无类似发作，是否反复发作，此次发病的情况，如皮肤有无皮疹，尿液颜色有无改变、有无血尿，有无贫血，有无恶心、呕吐，水肿情况，体温有无升高，是否有心悸、气促表现，意识状况。病人骨关节有无红肿、功能障碍，有无关节畸形。诊疗情况、疗效如何。④病人患病后的心理状况，病人及家属对疾病的认知程度、家庭经济状况和社会支持情况。⑤血象检查、尿液常规检查、肾功能检查、影像学检查以及免疫学检查的结果。

2. 对收集到的资料进行分析、整理、归纳，提出主要的护理诊断及合作性问题，制订护理计划和健康指导计划。

3. 在临床见习过程中，应培养学生关心、体贴、爱护、同情病人，体现"以病人为中心"的护理理念；培养学生认真细致的工作作风，严谨求实的科学态度和协作精神。

【实践方法】
（一）临床见习
1. 教师在风湿病病房选择系统性红斑狼疮病人若干例。
2. 学生每 6~10 人一组，服从安排，统一行动，分工协作。
3. 带教老师提供实习病例的有关临床资料让学生参阅，在对病人的基本情况（姓名、年龄等）及所患疾病的情况（入院诊断、病情演变等）有所了解后，在带教老师的指导下与病人及家属交流，收集病人入院评估资料及病情变化资料。
4. 分小组讨论护理诊断及护理计划。
5. 各小组推荐 1 名代表，将本小组讨论意见进行全班交流，同时教师进行点评和总结。
6. 学生将评估资料、护理诊断及护理计划填写在实习报告中，交教师批阅。

（二）病例讨论
王女士，30 岁。因持续发热、面部红斑伴膝踝关节肿痛 1 周入院。询问病史，病人 3 年来反复发作口腔黏膜无痛性溃疡，冬季遇冷时手指苍白疼痛继之发绀，夏季皮肤受阳光照射易出现红斑。家族中无类似病例。入院体检：体温 38 ℃，脉搏 85 次/分，呼吸 20 次/分，血压 110/70 mmHg。意识清楚，行走稍困难。睑结合膜苍白，面颊部皮肤出现对称性水肿性红斑。心肺检查无异常发现。腹软，肝脾肋缘下未触及。双膝踝关节肿胀、皮温增高、关节活动受限，但无关节脱位、畸形。神经系统无异常。辅助检查：血常规检查红细胞 $2.5 \times 10^{12}/L$，血红蛋白 80 g/L,白细胞 $3×10^9$/L,血小板 $70×10^9$/L,血沉 100 mm/h。尿液检查:蛋白(－)。肝肾功能正常。影像学检查无异常发现。免疫学检查:抗核抗体(＋),抗 Sm 抗体(＋)。

讨论:
(1) 最可能的临床诊断。
(2) 主要的护理诊断及合作性问题、护理计划和健康教育计划。

(庄道忠)

实践二十一 脑血管疾病病人护理

【实践内容】
急性脑血管疾病病人护理技术。

【实践要求】
1. 在老师指导下,学生通过与病人及知情者交谈,进行护理体检,阅读住院病历、护理记录及检查报告等,对病人进行护理评估。包括:①高血压、糖尿病、心脏病、高脂血症等相关疾病、生活方式、个人嗜好。②疾病过程、初次发病年龄、起病急缓、症状轻重、病情发展、诱发因素、缓解方式或曾进行的治疗及疗效等。③意识及瞳孔状况、言语状况、肢体瘫痪、感觉障碍、大小便状况等。④头颅 CT、头颅 MRI、TCD、脑血管造影、血常规、心肌酶学、电解质、心电图等报告结果。⑤病人病后的心理反应及日常生活活动能力,家属、朋友、单位对病人支持的情况。

2. 对收集到的资料进行分析、整理,提出护理诊断及合作性问题,制订护理计划,并能结合病人的具体病情进行健康教育。

3. 在实践中处处能体现关心、爱护、尊重病人,认真负责的态度和团队协作的精神。

【实践方法】
(一)临床见习
1. 在神经内科病房由带教老师选定急性脑血管疾病病人若干例。
2. 学生每 6~10 人一组,衣帽整齐、举止端庄、语言亲切、态度和蔼、听从安排、积极认真、分工协作。
3. 带教老师提供实习病例的有关临床资料让学生参阅,在对病人的基本情况(姓名、年龄等)及所患疾病的情况(入院诊断、病情演变等)有所了解后,在带教老师的指导下与病人及家属交流,收集病人入院评估资料及病情变化资料。
4. 分小组讨论护理诊断及护理计划。
5. 各小组推荐 1 名代表,将本小组讨论意见进行全班交流,同时教师进行点评和总结。
6. 学生将评估资料、护理诊断及护理计划填写在实习报告中,交教师批阅。

(二)病例讨论
1. 患者,王女士,66 岁。有动脉粥样硬化及高血压病史 12 年、糖尿病 10 年。3 天前早晨醒来自觉头晕并发现左侧上、下肢不能自如活动,说话不流利,且病情逐渐加重,至次日上午左侧上、下肢瘫痪,遂来医院就诊。

体检:体温 36.8 ℃,脉搏 70 次/分,血压 150/90 mmHg,肥胖,神志清楚,双侧瞳孔 3 mm 等大等圆,对光反射正常,神志清楚,语言不流利,左侧鼻唇沟浅,伸舌偏左,饮水自左侧口角漏出,左侧肢体偏瘫,左侧痛觉减退,双眼左侧偏盲,左侧病理征阳性。心肺正常,腹平软,无压痛及反跳痛,肝脾未触及,肠鸣音正常,双下肢无水肿。

讨论:
(1) 最有价值的辅助检查项目。
(2) 主要护理问题。
(3) 运用所学知识通过制订针对性的护理计划完成各项护理任务。
(4) 入院后经治疗与护理病情稳定,准备出院,如何对病人及其亲属进行健康指导。

2. 李先生,51岁,高中教师。入院前一天由于急忙奔跑下楼上班突然感到剧烈头痛,并伴有恶心、呕吐,随即出现意识不清,身体向右倾倒在地,同时双眼上翻,口吐白沫,小便失禁,不能言语,左侧肢体可见自主运动,右侧肢体无自主运动,来院急诊。

体格检查:嗜睡,血压190/115 mmHg,心率80次/分,律齐,未闻及病理性杂音,失语,头眼向左侧偏斜,右口角低,右侧肢体肌张力高,腱反射亢进,左侧肢体肌张力腱反射均正常,并有自主运动。右侧巴氏征(+),左侧病理征(-),颈软,克氏征(-)。辅助检查:心电图(-),头颅CT:左侧基底节区一异常高密度影,左侧侧脑室受压。既往史:患者有高血压病史8年,平时服用(不规则)降压药,血压控制在150/90 mmHg。否认有慢性头痛、头昏,无心悸、气短等病史,无意识障碍、肢体麻木、无力等症状,否认有长期咳嗽、咳痰、低热等症状。临床诊断"脑出血(左侧基底节区)"。

讨论:
(1) 根据以上诊断,请找出临床诊断依据。
(2) 目前病人主要的护理问题有哪些?
(3) 护理措施及健康指导内容。

实践二十二　癫痫病人护理

【实践内容】
癫痫病人护理技术。

【实践要求】
1. 在老师指导下,学生通过与病人及知情者交谈,进行护理体检,阅读住院病历、护理记录及检查报告等,对病人进行护理评估。包括:①相关疾病、生活及工作环境、个人嗜好、家族成员发病情况。②了解首次癫痫发作时的年龄、时间、诱因、表现、发作频度、诊治经过及用药情况等。③询问病人有无脑部病变、外伤史;有无高热惊厥史;是否存在睡眠不足、饥饿、疲劳、饮酒、便秘、精神刺激、强烈声光刺激等诱发因素。④脑电图、头颅CT、头颅MRI、血常规、血糖、血寄生虫检查等报告结果。⑤病人病后的心理反应及日常生活活动能力,家属、朋友、单位对病人支持的情况。

2. 对收集到的资料进行分析、整理,提出护理诊断及合作性问题,制订护理计划,并能结合病人的具体病情进行健康教育。

3. 在实践中处处能体现关心、爱护、尊重病人,认真负责的态度和团队协作的精神。

【实践方法】

(一) 临床见习

1. 在神经内科病房由带教老师选定癫痫病人若干例。

2. 学生每6~10人一组,衣帽整齐、举止端庄、语言亲切、态度和蔼、听从安排、积极认真、分工协作。

3. 带教老师提供实习病例的有关临床资料让学生参阅,在对病人的基本情况(姓名、年龄等)及所患疾病的情况(入院诊断、病情演变等)有所了解后,在带教老师的指导下与病人及家属交流,收集病人入院评估资料及病情变化资料。

4. 分小组讨论护理诊断及护理计划。

5. 各小组推荐1名代表,将本小组讨论意见进行全班交流,同时教师进行点评和总结。

6. 学生将评估资料、护理诊断及护理计划填写在实习报告中,交教师批阅。

(二)病例讨论

董明,13岁,发作性意识丧失7年,伴全身抽搐5个月。患者于6年前玩耍时突然出现双眼凝视,呼之不应,约几秒钟后清醒,继续原先的活动,对发作无记忆,此后经常发作。在当地医院诊断为"癫痫"口服丙戊酸钠后症状好转。5个月前出现发作性意识丧失,尖叫后跌倒,全身抽搐,口吐白沫,尿失禁。恢复后不能回忆发作过程,此种发作每月4次左右,口服卡马西平效果不佳。该病人出生时难产,否认家族史。病人生活习惯不良,经常熬夜打游戏,不按时用药。护理体检:体温36.5℃,脉搏80次/分,呼吸20次/分,血压120/80 mmHg。心肺正常,腹部检查无异常,神经系统无阳性体征。头部CT正常。临床诊断:癫痫大发作。

讨论:

(1) 该病人目前可能存在的护理问题。

(2) 针对该护理问题,确定护理任务。

(3) 护理措施与健康指导内容。

实践二十三 神经系统疾病常用护理技术

【实践内容】
神经系统常用护理技术。

【实践要求】

1. 在老师指导下,学生通过与病人及知情者交谈,阅读住院病历、护理记录及检查报告等,对病人进行护理评估。包括:①患者所患疾病,症状轻重,精神状态,能否良好配合。②常用操作技术的适应证与禁忌证。③操作技术的流程、护理配合要点。④操作中的注意事项,出现异常情况时的应急措施。⑤病人病后的心理反应及日常生活活动能力,家属、朋友、单位对病人支持的情况。

2. 能够完成护理操作技术配合,能结合病人的病情特点进行健康教育。

3. 在实践中处处能体现关心、爱护、尊重病人,认真负责的态度和团队协作的精神。

【实践方法】

(一)临床见习

1. 在神经内科病房由带教老师选定准备进行或已经实施神经系统护理操作技术的病人若干例。

2. 学生每6~10人一组,衣帽整齐、举止端庄、语言亲切、态度和蔼、听从安排、积极认真、分工协作。

3. 带教老师提供实习病例的有关临床资料让学生参阅,在对病人的基本情况、所患疾病有所了解后,在带教老师的指导下与病人及家属交流,收集病人入院评估资料及病情变化资料。

4. 分小组讨论护理技术的适应证与禁忌证,操作流程及护理配合。

5. 各小组推荐1名代表,将本小组讨论意见进行全班交流,同时教师进行点评和总结。

6. 学生将评估资料、护理技术的适应证与禁忌证、操作流程及护理配合填写在实习报告中,交教师批阅。

(二)模拟操作

1. 腰椎穿刺术流程

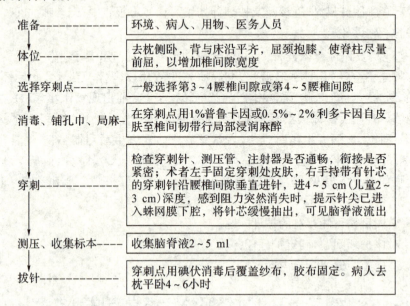

2. 腰椎穿刺术评价

腰椎穿刺术评分表

专业与班级:_____ 姓名:_____ 学号:_____ 成绩:_____

项目	内　　容	得分
评估 (8分)	评估病人一般情况,精神状态与合作能力,头痛的性质及程度,穿刺部位的皮肤情况,出血倾向等,作为判断腰椎穿刺术可行性的依据	
准备 (5分)	(1)环境:舒适、温暖、清洁、空气新鲜(1分) (2)病人:说明目的,方法,配合及注意事项。排空大小便(2分) (3)用物:穿刺包、洞巾、纱布手套、2 ml及20 ml注射器、急救药等(2分)	
穿刺 (55分)	(1)安置病人体位(10分) (2)选择穿刺点(10分) (3)消毒、铺孔巾、局部麻醉(10分) (4)穿刺进针(10分) (5)测压、收集标本(10分) (6)拔针,嘱去枕平卧4~6小时(5分)	
宣教 (12分)	(1)穿刺前向病人说明穿刺目的,方法及注意事项,取得病人配合(4分) (2)术中密切观察病人呼吸、脉搏及面色变化,询问有无不适感,协助医生穿刺(4分) (3)穿刺后指导病人去枕平卧4~6小时,观察病人有无头痛、腰背痛、脑疝及感染等穿刺后并发症。观察穿刺部位的纱布有无渗血、渗液。说明24小时内不宜淋浴,以防发生局部感染(4分)	

项目	内　　容	得分
专业行为 (20分)	(1) 课前准备：复习相关知识(4分) (2) 遵守制度：听从指挥、自觉遵守课堂纪律(4分) (3) 尊重他人：与小组同学合作学习、相互尊重(4分) (4) 认真学习：勤于思考，勇于发言，规范操作(4分) (5) 富有情感：在护理操作中体现对病人的关爱(4分)	
	合　　计	

(张兰青)

附 录

内科护理技术教学大纲

一、课程性质和任务

《内科护理技术》是护理专业重要的专业课程,主要研究各系统内科疾病病人的生物、心理和社会等方面健康问题的发生、发展规律与护理,以达到促进健康和保持健康的目的。本课程主要内容包括各系统内科常见病、多发病病人的护理,主要任务是使学生树立"以人的健康为中心"的护理理念,养成良好的职业道德和工作作风,掌握内科护理的基本理论、基本知识和基本技能,运用护理程序的科学方法为服务对象提供促进康复、预防疾病、保持健康的护理服务。

二、课程教学目标

(一)知识目标

了解各系统内科常见病、多发病的病因及发病机制,理解主要护理诊断/问题,掌握护理评估、护理措施及健康教育的基本理论与基本技能。

(二)能力目标

运用所学护理人文知识、医学基础知识、护理专业知识和技能解决护理问题、完成护理任务的能力。

(三)思想目标

培养良好的职业素质,具有良好的医德及完成护理任务应具备的团队意识与协作精神。养成认真学习、刻苦钻研的习惯,形成临床护理创新思维。

三、教学内容和要求

教学内容与参考课时	教学要求			教学活动参考
	了解	理解	掌握	
一、绪论				
(一)内科护理技术的结构、内容和特点	√			
(二)内科护理技术的学习目的、方法和要求	√			理论讲授
(三)内科护理技术的发展		√		多媒体演示
(四)内科护理技术对护士角色的基本要求			√	
二、呼吸系统疾病病人的护理				
(一)呼吸系统疾病概述				

教学内容与参考课时	教学要求			教学活动参考
	了解	理解	掌握	
1. 呼吸系统解剖生理概要	✓			
2. 呼吸系统疾病护理技术的特点			✓	理论讲授
（二）急性呼吸道感染病人的护理（急性上呼吸道感染、急性支气管炎）				多媒体演示 案例分析讨论
1. 概述	✓			
2. 病因及发病机制	✓			
3. 护理评估			✓	
4. 护理诊断		✓		
5. 护理计划与实施			✓	
（三）支气管哮喘病人的护理				
1. 概述	✓			
2. 病因及发病机制	✓			
3. 护理评估			✓	
4. 护理诊断		✓		
5. 护理计划与实施			✓	
（四）慢性阻塞性肺疾病病人的护理				
1. 概述	✓			
2. 病因及发病机制	✓			
3. 护理评估			✓	
4. 护理诊断		✓		
5. 护理计划与实施			✓	
（五）慢性肺源性心脏病病人的护理				
1. 概述	✓			
2. 病因及发病机制	✓			
3. 护理评估			✓	
4. 护理诊断		✓		
5. 护理计划与措施			✓	
（六）支气管扩张病人的护理				
1. 概述	✓			
2. 病因及发病机制	✓			
3. 护理评估			✓	
4. 护理诊断		✓		
5. 护理计划与实施			✓	

教学内容与参考课时	教学要求			教学活动参考
	了解	理解	掌握	
(七) 肺炎病人的护理				
1. 概述	✓			
2. 病因及发病机制	✓			
3. 护理评估			✓	
4. 护理诊断		✓		
5. 护理计划与实施			✓	
(八) 肺结核病人的护理				
1. 概述	✓			
2. 病因及发病机制	✓			
3. 护理评估			✓	
4. 护理诊断		✓		
5. 护理计划与实施			✓	
(九) 慢性呼吸衰竭病人的护理				
1. 概述	✓			
2. 病因及发病机制	✓			
3. 护理评估			✓	
4. 护理诊断		✓		
5. 护理计划与实施			✓	
(十) 呼吸系统疾病常用诊疗技术及护理				
1. 体位引流			✓	
2. 纤维支气管镜检查		✓		
3. 动脉血气分析标本采集			✓	
4. 胸腔穿刺术			✓	
实践一　慢性阻塞性肺疾病、慢性呼吸衰竭病人护理 实践二　肺炎或肺结核病人护理 实践三、四　呼吸系统常用护理技术(体位引流术护理,纤维支气管镜检查的护理配合,采集动脉血气分析标本,配合胸腔穿刺术)	熟悉掌握 学会			临床见习 病案讨论 技能训练
三、循环系统疾病病人的护理				
(一) 循环系统疾病概述				
1. 循环系统解剖生理概要	✓			
2. 循环系统疾病护理技术的特点			✓	
(二) 心力衰竭(慢性、急性)病人的护理				

教学内容与参考课时	教学要求			教学活动参考
	了解	理解	掌握	
1. 概述	✓			理论讲授
2. 病因及发病机制	✓			多媒体演示
3. 护理评估			✓	案例分析
4. 护理诊断		✓		
5. 护理计划与实施			✓	
(三)心律失常病人的护理				
1. 概述	✓			
2. 病因及发病机制	✓			
3. 护理评估			✓	
4. 护理诊断		✓		
5. 护理计划与实施			✓	
(四)心脏瓣膜病病人的护理				
1. 概述	✓			
2. 病因及发病机制	✓			
3. 护理评估			✓	
4. 护理诊断		✓		
5. 护理计划与实施			✓	
(五)感染性心内膜炎病人的护理				
1. 概述	✓			
2. 病因及发病机制	✓			
3. 护理评估			✓	
4. 护理诊断		✓		
5. 护理计划与实施			✓	
(六)原发性高血压病人的护理				
1. 概述	✓			
2. 病因及发病机制	✓			
3. 护理评估			✓	
4. 护理诊断		✓		
5. 护理计划与实施			✓	
(七)冠状动脉粥样硬化性心脏病病人的护理(心绞痛、急性心肌梗死)				
1. 概述	✓			

教学内容与参考课时	教学要求			教学活动参考
	了解	理解	掌握	
2. 病因及发病机制	✓			
3. 护理评估			✓	
4. 护理诊断		✓		
5. 护理计划与实施			✓	
（八）病毒性心肌炎病人的护理				
1. 概述	✓			
2. 病因及发病机制		✓		
3. 护理评估			✓	
4. 护理诊断		✓		
5. 护理计划与实施			✓	
（九）心肌疾病病人的护理				
1. 概述	✓			
2. 病因及发病机制		✓		
3. 护理评估			✓	
4. 护理诊断		✓		
5. 护理计划与实施			✓	
（十）心包疾病病人的护理				
1. 概述	✓			
2. 病因及发病机制		✓		
3. 护理评估		✓		
4. 护理诊断		✓		
5. 护理计划与实施			✓	
（十一）循环系统疾病常用诊疗技术及护理				
1. 心脏电复律术		✓		
2. 人工心脏起搏术		✓		
3. 心血管介入诊疗术		✓		
实践五　冠心病、心律失常病人护理 实践六　心瓣膜病、慢性心力衰竭病人护理 实践七、八　循环系统常用护理技术（心脏电复律、人工心脏起搏及心血管介入诊疗的护理配合）	熟练掌握 学会			临床见习 案例讨论 技能训练
四、消化系统疾病病人的护理				

教学内容与参考课时	教学要求			教学活动参考
	了解	理解	掌握	
（一）消化系统疾病概述				
1. 消化系统解剖生理概要	✓			
2. 消化系统疾病护理技术的特点			✓	
（二）慢性胃炎病人的护理				
1. 概述	✓			
2. 病因及发病机制	✓			理论讲授
3. 护理评估			✓	多媒体演示
4. 护理诊断		✓		案例分析
5. 护理计划与实施			✓	
（三）消化性溃疡病人的护理				
1. 概述	✓			
2. 病因及发病机制	✓			
3. 护理评估			✓	
4. 护理诊断		✓		
5. 护理计划与实施			✓	
（四）肝硬化病人的护理				
1. 概述	✓			
2. 病因及发病机制	✓			
3. 护理评估			✓	
4. 护理诊断		✓		
5. 护理计划与实施			✓	
（五）肝性脑病病人的护理				
1. 概述	✓			
2. 病因及发病机制	✓			
3. 护理评估			✓	
4. 护理诊断		✓		
5. 护理计划与实施			✓	
（六）急性胰腺炎病人的护理				
1. 概述	✓			
2. 病因及发病机制	✓			
3. 护理评估			✓	
4. 护理诊断		✓		

教学内容与参考课时	教学要求			教学活动参考
	了解	理解	掌握	
5. 护理计划与实施			✓	
（七）溃疡性结肠炎病人的护理				
1. 概述	✓			
2. 病因及发病机制	✓			
3. 护理评估			✓	
4. 护理诊断		✓		
5. 护理计划与实施			✓	
（八）肠结核病人的护理				
1. 概述	✓			
2. 病因及发病机制	✓			
3. 护理评估			✓	
4. 护理诊断		✓		
5. 护理计划与实施			✓	
（九）上消化道出血病人的护理				
1. 概述	✓			
2. 病因及发病机制	✓			
3. 护理评估			✓	
4. 护理诊断		✓		
5. 护理计划与实施			✓	
（十）消化系统常用诊疗技术及护理				
1. 胃、十二指肠镜检查术		✓		
2. 结肠镜检查术		✓		
3. 双气囊三腔管压迫止血术			✓	
4. 腹腔穿刺术			✓	
实践九　消化性溃疡、上消化道出血病人护理 实践十　肝硬化、肝性脑病病人护理 实践十一　消化系统常用护理技术（双气囊三腔管插管及护理，腹腔穿刺术护理配合，胃肠镜的检查及护理）	熟悉掌握 学会			临床见习 病案讨论 技能训练
五、泌尿系统疾病病人的护理				
（一）概述				
1. 泌尿系统解剖生理概要	✓			
2. 泌尿系统疾病护理技术的特点			✓	

教学内容与参考课时	教学要求			教学活动参考
	了解	理解	掌握	
（二）尿路感染病人的护理（肾盂肾炎、膀胱炎）				理论讲授
1. 概述	√			多媒体演示
2. 病因及发病机制	√			案例分析
3. 护理评估			√	
4. 护理诊断		√		
5. 护理计划与实施			√	
（三）慢性肾小球肾炎病人的护理				
1. 概述	√			
2. 病因及发病机制	√			
3. 护理评估			√	
4. 护理诊断		√		
5. 护理计划与实施			√	
（四）肾病综合征病人的护理				
1. 概述	√			
2. 病因及发病机制	√			
3. 护理评估			√	
4. 护理诊断		√		
5. 护理计划与实施			√	
（五）慢性肾衰竭病人的护理				
1. 概述	√			
2. 病因及发病机制	√			
3. 护理评估			√	
4. 护理诊断		√		
5. 护理计划与实施			√	
（六）泌尿系统常用诊疗技术及护理				
1. 血液透析		√		
2. 腹膜透析		√		
实践十二　尿路感染病人护理 实践十三　慢性肾炎、慢性肾衰竭病人护理 实践十四　泌尿系统常用护理技术（血液透析护理配合，腹膜透析护理配合）	熟练掌握 学会			临床见习 案例讨论 技能训练

教学内容与参考课时	教学要求			教学活动参考
	了解	理解	掌握	
六、血液系统疾病病人的护理				理论讲授
（一）血液系统疾病概述				多媒体演示
1. 血液系统解剖生理概要	✓			案例分析
2. 血液系统疾病护理技术的特点			✓	
（二）贫血病人的护理（缺铁性贫血、再生障碍性贫血）				
1. 概述	✓			
2. 病因及发病机制		✓		
3. 护理评估			✓	
4. 护理诊断		✓		
5. 护理计划与实施			✓	
（三）特发性血小板减少性紫癜病人的护理				
1. 概述	✓			
2. 病因及发病机制		✓		
3. 护理评估			✓	
4. 护理诊断		✓		
5. 护理计划与实施			✓	
（四）过敏性紫癜病人的护理				
1. 概述	✓			
2. 病因及发病机制		✓		
3. 护理评估			✓	
4. 护理诊断		✓		
5. 护理计划与实施			✓	
（五）白血病病人的护理				
1. 概述	✓			
2. 病因及发病机制	✓			
3. 护理评估			✓	
4. 护理诊断		✓		
5. 护理计划与实施			✓	
（六）血友病病人的护理				
1. 概述	✓			
2. 病因及发病机制		✓		
3. 护理评估			✓	

教学内容与参考课时	教学要求			教学活动参考
	了解	理解	掌握	
4. 护理诊断		✓		
5. 护理计划与实施			✓	
(七)血液系统疾病常用诊疗技术及护理				
1. 骨髓穿刺术			✓	
2. 成分输血			✓	
3. 骨髓移植		✓		
实践十五　贫血病人护理 实践十六　急性白血病病人护理 实践十七　血液系统疾病常用护理技术(骨髓穿刺术、注射铁剂的护理)	熟练掌握 学会			临床见习 案例讨论 技能训练
七、内分泌与代谢疾病病人的护理				
(一)概述				
1. 内分泌系统解剖生理概要	✓			
2. 内分泌系统疾病护理技术的特点		✓		
(二)单纯性甲状腺肿病人的护理				理论讲授
1. 概述	✓			多媒体演示
2. 病因及发病机制	✓			案例分析
3. 护理评估			✓	
4. 护理诊断		✓		
5. 护理计划与实施			✓	
(三)甲状腺功能亢进症病人的护理				
1. 概述	✓			
2. 病因及发病机制	✓			
3. 护理评估			✓	
4. 护理诊断		✓		
5. 护理计划与实施			✓	
(四)甲状腺功能减退症病人的护理				
1. 概述	✓			
2. 病因及发病机制	✓			
3. 护理评估		✓		
4. 护理诊断		✓		

教学内容与参考课时	教学要求			教学活动参考
	了解	理解	掌握	
5. 护理计划与实施			✓	
（五）Cushing综合征病人的护理				
1. 概述	✓			
2. 病因及发病机制	✓			
3. 护理评估			✓	
4. 护理诊断		✓		
5. 护理计划与实施			✓	
（六）糖尿病病人的护理				
1. 概述	✓			
2. 病因及发病机制	✓			
3. 护理评估			✓	
4. 护理诊断		✓		
5. 护理计划与实施			✓	
（七）痛风病人的护理				
1. 概述	✓			
2. 病因及发病机制	✓			
3. 护理评估			✓	
4. 护理诊断		✓		
5. 护理计划与实施			✓	
实践十八　糖尿病病人护理 实践十九　甲亢病人护理	熟练掌握 学会			临床见习 案例讨论
八、风湿性疾病病人的护理				
（一）系统性红斑狼疮病人的护理				理论讲授
1. 概述	✓			多媒体演示
2. 病因及发病机制	✓			案例分析
3. 护理评估		✓		
4. 护理诊断		✓		
5. 护理计划与实施			✓	
（二）类风湿关节炎病人的护理				
1. 概述	✓			

教学内容与参考课时	教学要求			教学活动参考
	了解	理解	掌握	
2. 病因及发病机制	✓			
3. 护理评估		✓		
4. 护理诊断		✓		
5. 护理计划与实施			✓	
实践二十 系统性红斑狼疮病人护理	熟练掌握 学会			临床见习 案例讨论
九、神经系统疾病病人的护理				
(一) 概述				
1. 神经系统解剖生理概要	✓			
2. 神经系统疾病护理技术的特点		✓		
(二) 三叉神经痛病人的护理				理论讲授
1. 概述	✓			多媒体演示
2. 病因及发病机制	✓			案例分析
3. 护理评估		✓		
4. 护理诊断		✓		
5. 护理计划与实施			✓	
(三) 急性炎症性脱髓鞘性多发性神经病病人的护理				
1. 概述	✓			
2. 病因及发病机制	✓			
3. 护理评估			✓	
4. 护理诊断		✓		
5. 护理计划与实施			✓	
(四) 急性脑血管疾病病人的护理(脑血栓形成、脑栓塞、脑出血、蛛网膜下腔出血、短暂性脑缺血发作)				
1. 概述	✓			
2. 病因及发病机制	✓			
3. 护理评估			✓	
4. 护理诊断		✓		
5. 护理计划与实施			✓	
(五) 癫痫病人的护理				
1. 概述	✓			
2. 病因及发病机制	✓			
3. 护理评估			✓	

教学内容与参考课时	教学要求			教学活动参考
	了解	理解	掌握	
4. 护理诊断		✓		
5. 护理计划与实施			✓	
（六）帕金森病病人的护理				
1. 概述	✓			
2. 病因及发病机制	✓			
3. 护理评估		✓		
4. 护理诊断		✓		
5. 护理计划与实施			✓	
（七）神经系统常用诊疗技术及护理				
1. 腰椎穿刺术			✓	
2. 高压氧舱			✓	
3. 脑血管造影术		✓		
实践二十一　脑血管疾病病人护理 实践二十二　癫痫病人护理 实践二十三　神经系统常用护理技术（指导瘫痪肢体康复训练，腰椎穿刺术护理配合）	熟练掌握 学会			临床见习 案例讨论 技能训练

四、学时分配

单 元	学时		
	理论	实践	合计
一、绪论	1	0	1
二、呼吸系统疾病病人的护理	18	8	26
三、循环系统疾病病人的护理	22	8	30
四、消化系统疾病病人的护理	15	6	21
五、泌尿系统疾病病人的护理	10	6	16
六、血液系统疾病病人的护理	12	6	18
七、内分泌与代谢疾病病人的护理	10	4	14
八、风湿性疾病病人的护理	4	2	6
九、神经系统疾病病人的护理	14	6	20
机动	4	0	4
合计	110	46	156

五、大纲说明

本大纲是在参照历年护士执业考试大纲与部颁教学大纲的基础上制定。

(一)适用对象与参考学时

1. 本教学大纲主要供卫生类高职高专护理专业、助产专业教学使用。

2. 总学时为156学时,其中理论教学110学时,实践教学46学时,机动4学时。各校可根据具体情况进行微调。

(二)教学要求

1. 本课程对理论教学内容的要求分为掌握、理解、了解三个层次。掌握:指对所学内容有较深的认识,并能综合、灵活运用,解决实际问题。理解:指对所学内容能够领会其概念与含义,并能解释护理现象。了解:指对所学内容有一定的认识,能够记忆其知识要点。

2. 本课程对实践教学内容的要求分为熟练掌握和学会两个层次。熟练掌握:指能独立、规范地按照护理程序处理病人的护理问题,完成各项技术操作。学会:指能在教师的指导下,配合医生实施诊疗技术操作及护理。

(三)教学建议

1. 理论教学强调"必须、够用",突出实用性,采用讲授、多媒体演示、病案讨论、情境教学等多种教学方法,启迪学生思维,培养其分析、解决临床实际问题的能力。

2. 实践教学强调与岗位"无缝"对接。内科常用诊疗技术护理主要在实验室进行并结合临床见习。内科常见病病人的护理主要采用病案分析、临床见习的形式进行。

3. 教学评价主要通过提问、作业、实验报告、测验、理论及技能考试等多种形式对学生知识、能力、态度进行综合考评。

主要参考文献

1. 陈灏珠,等.内科学.第8版.北京:人民卫生出版社,2013.
2. 尤黎明,等.内科护理学.北京:人民卫生出版社,2012.
3. 胡月琴,等.内科护理技术.南京:东南大学出版社,2006.
4. 申丽静,等.内科护理.北京:北京出版社,2014.